《药理学》编委会

主　编

杨解人　宋建国

副主编

郑书国　丁伯平　洪宗元

编　委（以姓氏笔画为序）

丁伯平 / 皖南医学院　　　马张庆 / 皖南医学院

王　娟 / 皖南医学院　　　王宏婷 / 皖南医学院

孔　祥 / 皖南医学院　　　史琪清 / 复旦大学附属儿科医院

刘晓云 / 皖南医学院　　　许金红 / 皖南医学院

李先伟 / 皖南医学院　　　杨解人 / 皖南医学院

汪五三 / 皖南医学院　　　宋　珏 / 安徽医科大学

宋建国 / 皖南医学院　　　张俊秀 / 皖南医学院

陈国祥 / 皖南医学院　　　郑书国 / 皖南医学院

洪宗元 / 皖南医学院　　　徐朝阳 / 皖南医学院

栾家杰 / 皖南医学院　　　郭莉群 / 皖南医学院

唐丽娟 / 皖南医学院　　　黄帧桧 / 皖南医学院

韩　军 / 皖南医学院　　　熊　波 / 复旦大学附属儿科医院

熊　莺 / 皖南医学院

21世纪高等医学院校规划教材

供口腔、法医、麻醉、预防、药学、制药工程等专业使用

药理学

YAOLIXUE

第2版

主　编　杨解人　宋建国

副主编　郑书国　丁伯平　洪宗元

中国科学技术大学出版社

内 容 简 介

本书是在 2012 年我社出版的《药理学》基础上，根据高等医学院校非临床医学专业人才培养目标及教学实际需要编写而成的。本书以科学性、先进性、综合性、实用性为原则，对各类常用药物作简要概述，着重介绍各类药物的基本理论、基本知识和基本用法，以使学生对药理学有个全面的了解。其中突出介绍了国家基本药物，并以基本药物为主干，与同类药物进行比较；对临床重点、难点药物及近年进展迅速的药物予以详述；对其他学科知识，仅阐述与药物作用相关的内容。

本书内容丰富，知识性和针对性强，突出实用性，可作为高等医学院校非临床医学专业本、专科教学和参考用书。

图书在版编目(CIP)数据

药理学/杨解人，宋建国主编. —2 版. —合肥：中国科学技术大学出版社，2014.1（2019.1 重印）

ISBN 978-7-312-03390-2

Ⅰ. 药⋯　Ⅱ. ①杨⋯ ②宋⋯　Ⅲ. 药理学—高等学校—教材　Ⅳ. R96

中国版本图书馆 CIP 数据核字（2013）第 318662 号

出　版	中国科学技术大学出版社
	安徽省合肥市金寨路 96 号，邮编：230026
	http://press.ustc.edu.cn
	https://zgkxjsdxcbs.tmall.com
印　刷	安徽省瑞隆印务有限公司
发　行	中国科学技术大学出版社
经　销	全国新华书店
开　本	787 mm×1092 mm　1/16
印　张	24.25
字　数	605 千
版　次	2012 年 1 月第 1 版　2014 年 1 月第 2 版
印　次	2019 年 1 月第 4 次印刷
定　价	40.00 元

前　言

　　本书是根据"创新教材"编写精神与宗旨,以适应医药学相关专业(非临床医学专业)本科药理学特点及培养实用型人才的需要为目的,在总结作者从事药理学教学经验以及中国科学技术大学出版社2012年出版的《药理学》的基础上编写而成的。

　　药理学是医药学教育的核心课程,是基础医学与临床医学之间的桥梁学科,在医药学各相关专业的教育中均占有十分重要的地位。通过药理学的教学,使学生掌握药理学最基本、最需要的专业知识,是高等医药学教育的基础和前提之一,也是药理学教学的中心任务。

　　在本书的编写过程中,作者力求用辩证唯物主义的观点,阐述药理学的基本原则及各类药物的作用特点,尽量体现教材的科学性、先进性、思考性和实用性。在遵循药理学教学的基本规律和系统化的基础上,突出医药学教育教学的目标,结合实践工作的实际需要,以基础理论和常用药物为主线,适当介绍成熟的新理论和新药物,紧密联系实际,删繁就简,突出重点,便于教师讲授和学生自学。

　　全书共分为46章,对每类药物均有简要概述,介绍了药物的基本理论、基本知识及研究进展。以国家基本药物目录为主线,以国家基本药物为重点,详尽地介绍了各类药物的体内过程、药理作用及机制、临床应用及不良反应;在章节及内容的处理上,对重点、难点及近来进展迅速的药物予以详述;对其他学科仅阐述与药物作用相关的内容;对某些疗效不确切、毒副作用大、临床少用或已基本不用的药物未予以收载。

　　本书编写工作受到很多老师的积极帮助,在此一并衷心感谢!

　　限于编者的水平,书中难免有欠妥和疏漏之处,恳请广大师生及读者不吝指教。

编　　者

2013 年 10 月

目　录

第1章 绪 论

一、药物与药理学

药物(drug)是指可以用于预防、诊断或治疗疾病的物质。药物可以调节机体生理功能并有相应的适应证、剂量和用法。正确地使用药物,可以使机体紊乱的功能和病理过程得到纠正,抑制和消除致病因素,使机体康复。但药物是一把"双刃剑",使用不当可能给患者造成不良反应,甚至引起药源性疾病(drug induced diseases)。因此,全面地、辩证地认识药物的作用和不良反应,是保证临床安全合理用药的前提。

药物经过相应的加工制成制剂后称药品。药品作为一种特殊的商品,有不同于其他商品的特殊规定:① 应用范围的专一性,药物仅适用于适应证患者;② 保存时间的有限性,药物仅在有效期内方能使用;③ 质量标准的唯一性,药品只有合格与不合格之分,不能有次品或等外品;④ 鉴定评价的权威性,药品需经专业人员按法定标准和专业测试方法,才能对其质量做出鉴定结论。

药理学(Pharmacology)是研究药物与机体(含病原体)相互作用的学科。药理学研究主要包括两方面:一方面研究药物对机体的作用及其机制,称为药物效应动力学(Pharmacodynamics,简称药效学)。通过药效学的研究和学习,掌握药物的临床作用及各种可能发生的不良反应,掌握药物的适应证和禁忌证,掌握药物的临床用法、剂量、用药时间和疗效之间关系,以指导临床正确选择和使用药物。另一方面,研究机体对药物的处置,即研究药物在体内的吸收、分布、代谢和排泄过程及其规律,称为药物代谢动力学(Pharmacokinetics,简称药动学)。药动学的研究和发展,推动了药理学由定性向定量发展,为临床用药剂量个体化奠定了基础。

二、药理学的任务与研究方法

药理学的学科任务主要有以下几方面:① 阐明药物的作用及作用机制、作用规律,为临床合理用药提供理论依据,以最大限度地发挥药物疗效,降低不良反应;② 研究开发新药物,发现药物的新用途;③ 为其他相关生命科学的研究提供依据和方法。

药理学既是一门理论学科,又是一门实践学科。药理学研究,应当在严格控制的条件下,从整体、器官、组织、细胞以至分子水平出发,研究药物的作用及其机制。药理学既依托于其他生命科学及化学、物理学的理论与知识,又具有自身的特点和重点。随着学科间的相互交叉与渗透,越来越多的新技术、新方法被引入药理学的研究,如计算机技术、分子生物学技术、基因工程等,极大提高了研究水平。

药理学的研究方法根据研究对象不同,可以分为基础药理学(Basic Pharmacology)和临床药理学(Clinical Pharmacology)研究两类。基础药理学方法以实验动物为研究对象,其中以正常动物(包括麻醉状态下的动物)、正常器官、组织、细胞或受体分子为研究对象者称实验药理学方法,常用于研究药物作用、作用机制及药物动力学;以病理模型动物或器官组织为研究对象者称实验治疗学方法,常用于观察药物的治疗作用,对肿瘤细胞、细菌、病毒等病原生物的体外实验,也属于该方法范畴。临床药理学方法以健康志愿者或临床病人为研究对象,研究药物与人体相互作用的规律,阐明药物在人体内的药效学、药动学及不良反应,研究主要目的是对药物的有效性和安全性做出科学评价,确保安全合理用药,推动药物研发。

三、药理学在医药相关专业中的地位

药理学是医学教育与药学教育的核心课程,是一门理论性和实践性都很强的学科。药理学既是药学和医学之间的桥梁学科,又是基础医学与临床医学之间的桥梁学科。药理学的基本理论以生理学、生物化学、病理学及病原生物学等医学知识为基础,为临床药物治疗和药物监护提供理论依据和指导。在药学的教学与研究中,药理学也是承前启后的课程,它既以药物化学、药剂学等主干学科为基础,又是这些学科的指导和研究目的。因此,学习并掌握药理学的基本知识,是学好医药相关学科的基础和前提。

四、如何学好药理学

药理学是医药学教育重要课程,为了学好这门课程,应重视和掌握以下学习方法。

1. 纵向联系地学习　学习药理学应以药物的作用机制及主要作用特点为中心,掌握药物的药理作用、临床用途、不良反应及注意事项。通过纵向联想,举一反三,切忌死记硬背和不求甚解。

2. 横向对比地学习　学习中应重点掌握各章节具有代表性的典型药物,对比其他同类药物的主要特点,掌握各药在临床选用及联合用药时的主要依据。

3. 前向发展地学习　科学的发展,使人们对药物作用机制的认识不断深入,新药层出不穷,老药也会不断发现新用途或新的不良反应。所以学习药理学要重视理论的学习,重视对具体药物的了解,更应重视对基本原理和学习方法的掌握。努力提高分析问题、解决问题的能力。

4. 全面辩证地学习　应当用全面的、辩证的观点认识各类药物,要充分理解药物既有防治疾病、解除患者病痛的有益作用,又可能有干扰机体正常功能,对患者造成不良反应的负面作用。牢固树立安全合理的用药理念,为今后的工作打下良好的基础。

（宋建国）

第2章 药物效应动力学

药物效应动力学是研究药物对机体作用及作用机制的科学。药效学主要研究药物对机体产生的生理生化效应和产生这些效应的机制以及药物效应与药物剂量之间的关系。药效学是药理学的重要理论基础,也是临床合理用药的主要依据之一。

2.1 药物的基本作用

一、药物作用与药物效应

药物作用(drug action)是药物与机体的初始作用,药物效应(drug effect)是药物作用的结果,表现为机体功能的改变。例如,肾上腺素对气管的初始作用是激活支气管平滑肌细胞膜上的 β_2 受体,经一系列生化反应,最终产生支气管平滑肌松弛的效应。

一般来说,药物作用决定药物的效应,但并非药物具有某种效应,就一定具有相应的疗效。与药物效应不同,临床疗效是指药物治疗某种疾病的良性效果。例如,有降低血压作用的药物并不一定都是良好的抗高血压药。如神经节阻断药有明显的降压作用,即使对高血压危象患者也可在短期内控制血压,但由于其作用过快、过强、过短,有严重的不良反应,故这类药物多数已被淘汰。

二、药物作用的基本类型

1. 兴奋作用与抑制作用 药物作用是在机体原有的生理生化功能基础上产生的,其结果有两种:使机体功能增强的作用称为兴奋作用(excitation),如使腺体分泌增加、呼吸加深加快、肌肉收缩等;反之,使机体功能减弱的作用称为抑制作用(inhibition),如使酶活性降低、呼吸变浅变慢、平滑肌松弛等。主要引起兴奋作用的药物称兴奋药,主要引起抑制作用的药物称抑制药。但是,药物的兴奋作用与抑制作用并非一成不变,在一定条件下,兴奋药可产生抑制作用,抑制药也可产生兴奋作用,例如,中枢兴奋药尼克刹米用量过大可致呼吸中枢抑制;镇痛药吗啡可兴奋胃肠道平滑肌使其蠕动减弱引起便秘。

2. 局部作用与全身作用 局部作用(local action)是指药物在用药部位产生的作用,如硫酸镁口服后在胃肠道不被吸收,产生导泻作用。全身作用(general action)是药物被吸收进入血液循环后产生的作用,也称吸收作用,如硫酸镁注射用药可产生抗惊厥和降压作用。

3. 选择作用与普遍作用 药物对机体各器官、组织的作用强度不完全相同,对某些组织的作用明显强于其他部位,称为药物的选择作用。例如,奥美拉唑只抑制胃酸而对胃液、胃蛋白酶、胃平滑肌没有影响。有些药物对所接触的器官、组织作用相似,称为普遍作用。

如消毒防腐药对细菌和人体蛋白质均可使其变性。

一般来说,药物作用特异性高,其药理效应的选择性也较高。但两者并不完全平行,例如,阿托品特异地作用于 M 胆碱受体,对心脏、血管、腺体、平滑肌及中枢神经有广泛作用,但对有些脏器呈兴奋作用,对有些则呈抑制作用。这是由于药物效应的选择性除了与药物化学结构有关外,还受药物受体在不同脏器中分布不均匀等因素的影响。

药物的选择作用具有重要的临床意义。药物的选择性高,临床应用范围窄,不良反应较少;反之,选择性低,应用范围广,不良反应多。需要指出的是,药物的选择性是相对的。有些药,随着用药剂量增大,作用范围逐渐扩大,选择性逐渐降低,如尼可刹米主要兴奋延髓呼吸中枢,但用量过大,也可兴奋脊髓,导致惊厥。

三、药物作用的双重性

药物作用具有双重性。一方面,药物可改变机体的生理生化过程或病理过程,有利于疾病的治疗;另一方面,药物也可引起机体生理生化过程紊乱或组织结构改变,危害机体。药物对疾病的治疗作用称为疗效(therapeutic effect);药物对机体所产生的无益有害的作用称为不良反应(adverse reaction)。

(一)治疗作用

药物的疗效表现为药物对疾病的预防和治疗作用,其中治疗作用又分为对因治疗和对症治疗。对因治疗(etiological treatment)是指药物可消除原发致病因子,治愈疾病,又称"治本",如抗生素的杀菌作用等。对症治疗(symptomatic treatment)指药物改善疾病症状或增强机体的抵抗力,而不能祛除病因,称"治标",如阿司匹林的镇痛、退热作用等。对因治疗和对症治疗在临床都很重要。能对因治疗固然理想,但当病因未明或某些重危急症(如休克、惊厥、高热、剧痛等)时,对症治疗也至关重要。一般应提倡"急则治标,缓则治本,标本兼治"的治疗原则。

有些药物既不能消除致病因子,也不是简单改善临床症状,而是阻断发病机制的中间环节,如溶栓药溶解血栓使组织免于坏死,抗酸药降低胃酸治疗消化性溃疡等。还有一些药物通过补充体内缺乏的代谢物质以治疗疾病,如铁剂治疗缺铁性贫血,胰岛素治疗糖尿病等。

(二)不良反应

药物引起的不符合用药目的甚至给患者带来痛苦的有害反应统称不良反应。多数不良反应是药物固有效应所致,可以预知。少数较严重的不良反应难以逆转,称为药源性疾病,如庆大霉素引起的神经性耳聋等。不良反应包括以下几种情况。

1. 副作用(side effect) 药物在治疗量时产生的与治疗目的无关的不适反应称副作用。副作用是由于药物作用选择性低,作用广泛或同时有多种效应,当其中某一效应作为治疗目的时,其他效应就成为副作用。如阿托品治疗胃肠痉挛时有口干、心悸、便秘等副作用;而抑制腺体分泌时,又有肠胀气等副作用。副作用一般较轻微,且可预知,但常常难以避免。

2. 毒性反应(toxic reaction) 药物剂量过大或用药时间过久对机体造成的危害反应。毒性反应一般较严重,可引起机体的病理性改变,有些难以逆转。因短时间大剂量用药引起的毒性反应称急性毒性(acute toxicity),多损害呼吸、循环及神经系统功能;因长期药物蓄积引起的毒性反应称慢性毒性(chronic toxicity),多损害肝、肾、骨髓、内分泌等功能。

"三致"反应指药物引起的致癌、致畸胎、致突变等慢性毒性。国家规定新药用于临床前,应进行严格的"三致"实验。致突变是某些药物使 DNA 碱基对排列顺序发生改变,造成基因突变;致癌是某些药物影响遗传物质,导致恶性肿瘤;致畸胎是某些药物能影响胚胎的正常发育,导致胎儿畸形。妊娠早期(怀孕 3 个月内)胎儿对药物的致畸作用特别敏感,易导致胎儿畸形,如腭裂、唇裂、骨骼及身体发育不全等,故妊娠早期用药应十分慎重。

3. 后遗效应(residual effect)　药物停用后,血药浓度降至阈浓度以下时残存的药理效应。例如,服用催眠药后,次晨会有乏力、困倦的"宿醉"现象。

4. 停药反应(withdrawal reaction)　长期用药后突然停药,原有疾病复发或症状加重,又称"回跃反应"。例如,长期服用降压药可乐定,停药次日血压回升甚至超过用药前水平。麻醉药成瘾患者,突然停药会出现严重的生理功能紊乱,称为戒断症状(abstinence syndrome)。

5. 变态反应(allergic reaction)　过敏体质患者用药后产生的异常免疫反应,又称过敏反应。许多药物可作为半抗原与机体蛋白质结合成为抗原引起变态反应。变态反应的临床表现因人而异,严重程度也各不相同,从轻微的皮疹、水肿、药热到肝、肾功能损害、造血系统抑制,甚至休克等。变态反应性质与药物原有效应不同,与用药剂量关系不大,药理拮抗药无效,症状一般停药后可逐渐消失,再用再发。致敏物质可以是药物或其代谢物,也可以是药剂中的杂质。变态反应往往难以预测,青霉素等药物虽可进行皮肤过敏试验,但仍需警惕假阳性或假阴性反应。

6. 特异质反应(idiosyncratic reaction)　极少数人对某些药物特别敏感,对药物反应与常人不同,但这类反应与药物的药理作用基本一致,反应程度与剂量成正比,并可用药理拮抗药对抗。药物的特异质反应多与遗传缺陷有关。例如,对琥珀胆碱有特异质反应的患者是由于先天性血浆胆碱酯酶缺乏所致。

2.2　药物剂量与效应的关系

一、剂量与效应关系

在一定范围内,药物效应与药物剂量(或浓度)成正比,效应随剂量增加而增强。准确地说,药物效应强度是与靶器官药物浓度呈正相关,但多数药物在体内分布达到平衡时,靶器官药物浓度与血浆药物浓度呈平行变化,故常以血药浓度间接反映靶器官的药物浓度,用于分析药物的剂量—效应关系。

随着剂量增加,药物效应经历了从无到有、从小到大,直至产生毒性反应的过程。根据药物所产生的效应性质,可将用药剂量依次称为无效量、最小有效量、极量、最小中毒量、最小致死量等(图 2-1)。最小有效量与最小中毒量之间的范围为药物的安全范围,该范围越大,说明药物越安全。为确保用药安全,规定最大治疗量为极量。临床常用量为最小有效量与极量之间的剂量,除特殊需要,一般用药量不宜超过极量。

药物剂量增加,不仅可表现为效应强度的增大,也可能表现为作用性质的改变。如苯巴比妥随剂量增加其效应依次表现为镇静(15 mg/kg)、催眠(30 mg/kg)、麻醉(60 mg/kg)、昏迷(120 mg/kg)，更大剂量可致呼吸衰竭死亡。临床用药时切忌盲目增加剂量。

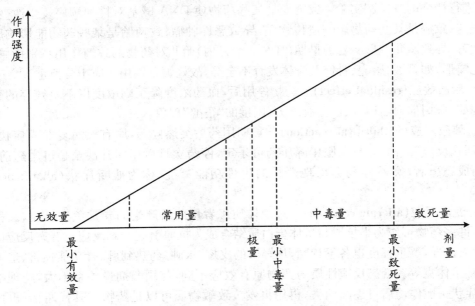

图 2-1　药物剂量与效应关系

二、量效曲线

以药物剂量（或浓度）为横坐标，以药物效应为纵坐标作图，绘制的曲线称量效曲线（图 2-2）。根据药效性质不同，量效曲线可分为量反应曲线和质反应曲线两类。

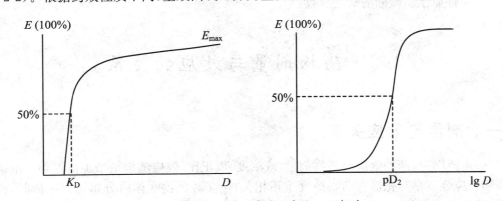

横坐标为剂量(D)时，量效曲线呈双曲线(左)；
横坐标为对数剂量($\lg D$)时，量效曲线呈S形曲线(右)

图 2-2　药物作用的量效曲线

（一）量反应量效曲线

药理效应随用药剂量增减呈连续变化，这类反应称量反应（graded response）。例如呼吸、心律、血压、血糖等，药效强度可用具体数值分级纪录，当药物剂量由小到大增加时，药效相应由弱到强，直至达到最大效应。低剂量时，药效随药量增加的趋势明显，以后药效增加趋势逐渐减弱,达某一限度时,剂量再增加效应增大不明显。如将药物剂量转换成对数值,可得对称的 S 形曲线,由该曲线可获得以下信息:

1. 最小有效量(minimal effective dose)　即引起可观测药效的阈剂量(threshold dose)或阈浓度。

2. 效能(efficacy)　药物所能产生的最大效应(E_{max})。效能由药物本身的内在活性决定,是药物的重要特征。镇痛药与解热止痛药的主要区别之一就是前者的效能高,能解除剧痛;后者效能较低,仅能解除钝痛或中度疼痛。

3. 半效剂量(dose for 50% of maximum effect)　引起 50% 最大效应的剂量或药物浓度。

4. 效价强度(potency)　能引起等效反应(一般用 50% 最大效应量)的药物剂量或浓度。效价强度反映药物与受体的亲和力,其值越小表明药物的效应强度越大。评价药物优劣时应兼顾药物的效能及效价强度,并非效价强度高就一定优于他药。例如,环戊噻嗪 1 mg 能引起相当于呋塞米 100 mg 的排钠利尿效应(图 2-3),即前者的效价强度为后者的 100 倍。但前者的排钠利尿效能却远不如后者,所以临床上在应用噻嗪类无效时改用呋塞米常能奏效。

5. 量效曲线斜率　量效曲线中段基本呈直线,其斜率(slope)平缓提示药效温和,陡峻则提示药效剧烈。

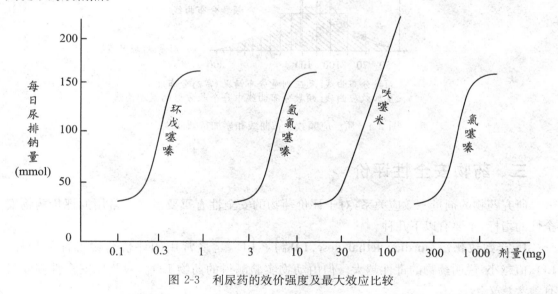

图 2-3　利尿药的效价强度及最大效应比较

(二)质反应量效曲线

药物效应随剂量增减呈全或无、阴性或阳性反应者,称质反应(all-or-noneresponse)或计数反应(quantal response),如动物存活或死亡、惊厥或不惊厥等。由于药物引起此类反应需达到某一临界值才能产生,且同一剂量对不同个体的作用有差异,因此该临界剂量必须用多个或多组实验,测定反应百分率,以对数剂量为横坐标,以累加阳性率为纵坐标作图,可获得对称的 S 形曲线,为质反应量效曲线(图 2-4)。该曲线具有如下特点:

① 曲线中段基本呈直线,表明在此范围内反应阳性率与对数剂量成正比,且反应敏感。因此,以能引起 50% 动物产生阳性反应的剂量反映药物的效应最为合理。若反应指标为药

效,称半效量(median effective dose,ED$_{50}$);若反应指标为毒性,则称半数中毒量(median toxic dose,TD$_{50}$);反应指标为死亡率,则称半数致死量(median lethal dose,LD$_{50}$)。

② 曲线中段斜率不仅反映药效强度,也反映受试个体差异的离散度,斜率陡峻提示标准差较小。

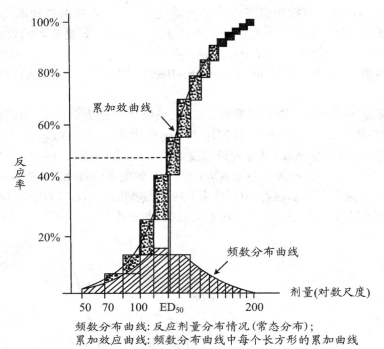

频数分布曲线:反应剂量分布情况(常态分布);
累加效应曲线:频数分布曲线中每个长方形的累加曲线

图 2-4　质反应频数分布曲线和累加量效曲线

三、药物安全性评价

研究药物的剂量—效应关系,对于评价药物的安全性有重要意义。常用的评价药物安全性的指标,主要有以下几种。

1. 半数致死量(median lethal dosc,LD$_{50}$)　LD$_{50}$ 是最常用的评价药物毒性的指标。LD$_{50}$值越小,说明药物的毒性越大。但由动物实验测得的药物 LD$_{50}$,对临床安全性判断只有参考意义。

2. 治疗窗(therapeutic window)与治疗指数(therapeutic index,TI)　TI 为 LD$_{50}$ 与 ED$_{50}$ 的比值。TI 越大,表示药物的有效量与中毒量间距离越大,药物越安全。但应当指出,临床常见的一些毒副反应,如头晕、头痛、恶心、腹痛等在动物实验中难以发现;同一药物可能会有多种毒性,TD$_{50}$值各不相同,ED$_{50}$值也可有多个,所以用 TI 评价药物的安全性有时不够全面;各药药效及毒效的量效曲线斜率不同,即使两药 TI 相等,它们的毒性也有可能不同。

3. 可靠安全系数(certain safety factor,CSF)　CSF 是 1% 致死量(LD$_1$)与 99% 有效量(ED$_{99}$)的比值,若 CSF>1,表示药物较为安全。

4. 治疗安全范围　为 5% 中毒量(TD$_5$)与 95% 有效量(ED$_{95}$)的对数值之差,差值越大表示药物越安全。

2.3　用药时间与效应的关系

一、时效曲线

药物在给药后大致可经历呈现药效、达到药效峰值、效应消失、药物从体内消除的过程，称药物的时效关系。时效关系大致可分为 3 期：从给药开始到效应出现为潜伏期；从效应出现到效应消失为持续期；从效应消失到体内药物完全消除为残留期，此期体内残留的药物虽不能产生明显的效应，但对随后用药可产生影响(图 2-5)。一般情况下，药物的时效关系与药物的体内过程密切相关，也往往与血药浓度密切相关。但有些前体药物需在体内转化成活性药物后才产生疗效，也有些药物的代谢物仍具有药理活性，这些药物的时效关系可能与其血药浓度关系不明显。

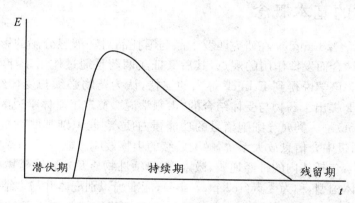

图 2-5　药物的时效曲线

二、时间药效学

时间药效学(Chronopharmacodynamics)是在对药物作用的时间生物学研究的基础上发展起来的药理学新分支。大量事实证明，机体对药物的反应性受体内生物钟的影响，呈时间节律性变化。例如，皮内注射利多卡因，其局麻作用可因用药时间不同而变化，早上用药，作用仅维持 20 min，而相同剂量在下午用药，可维持 50 min。药物的毒性作用也因用药时间不同而有很大差异。例如，茶碱、普萘洛尔等药物对小鼠的急性毒性，均是白昼(休息期)高于夜间(活动期)。

药物的时间敏感性常与受体的敏感性节律变化有关。例如，多巴胺受体阻滞剂氟哌啶醇对大鼠的镇静作用及其激动剂阿扑吗啡对大鼠的行为影响，都呈现出昼夜节律性改变，但两药在脑内的浓度并无昼夜差异，现已证实，这种差异与脑内多巴胺受体的昼夜节律性变化有关。药物的时间感受性也与机体的生理生化功能的生物节律有关。研究发现，小鼠脑啡肽水平傍晚时高于早晨，对疼痛的敏感性也在下午较低，使其对镇痛药反应呈周期性差异。

时间药理学研究表明，在制订用药方案时，不但应选择合理的用药剂量和疗程，还应根据机体敏感性节律变化以及药物的时间药理学特征,选择合理的用药时间。择时用药对实现临床安全用药有重要意义。

2.4 药物作用的受体学说

不同的药物有不同的作用,但就作用机制而言,它们都是通过改变机体原有的生理、生化过程而发挥作用的。有的药物通过改变作用部位的理化环境而发挥疗效,如抗酸药中和胃酸治疗溃疡病;有的药物参与或干扰细胞物质代谢,如维生素、铁剂、磺胺类药物;有的药物影响酶的活性,改变机体的物质的代谢,如新斯的明抑制胆碱酯酶活性,使体内乙酰胆碱堆积;有的药物影响细胞膜上的离子通道,如钙通道拮抗剂,等等。但大多数药物可以与受体结合,通过细胞生物信号转导而产生药理效应,这是药物最重要的作用机制。

一、受体的基本概念

1878 年英国学者 Langley 在研究匹罗卡品与阿托品对唾液腺分泌的影响时,提出了两药是与细胞受体结合而发挥作用的观点,其后又证实两药是通过作用于神经肌肉间的受体物质发挥作用的。该学说得到 Erhlich 等人的支持,认为药物必须与受体结合才能发挥作用。1933 年 Clark 提出了药物与受体结合的"占领学说",奠定了受体学说的基础。

受体(receptor)是一类介导细胞信号的功能蛋白质,它能识别某些微量化学物质,并特异地与之结合,通过中介信息放大系统,触发后续的生物效应。能与受体特异性结合的物质称为配体(ligand),包括体内的神经递质、激素、自身活性物质及外源性药物等。受体上具有高度选择性的立体构型,称为受点(receptor site),能准确识别配体并与之结合。

受体具有以下性质:① 灵敏性高,在很低的浓度下药物就能产生明显的效应。受体在组织中含量极微,但对配体识别能力很强,配体浓度在 $10^{-12} \sim 10^{-15}$ mol 即可被识别。在反应过程中,药物是"化学信号",受体是"识别器"并通过细胞内第二信使的信号转导及放大系统,发挥作用。② 选择性强,引起同一类反应的药物结构相似,光学异构体的改变可导致反应改变甚至消失,同系化合物往往表现出明显的构效关系。③ 反应呈专一性,同类型的激动剂与同类型受体结合时产生的效应相似。④可逆性与饱和性,配体与受体的结合是可逆的,复合物可以解离成原来的配体;受体数目固定,其与配体结合具饱和性和竞争性。

二、受体动力学

(一) 药物与受体的结合

药物与受体结合大致分为两个步骤:初始作用,药物与受体结合形成复合物;继发作用,药物受体复合物激活细胞内生化反应系统,使信息传递、放大,引起生物效应。

药物依靠其化学结构的特异性与受体可逆结合,结合方式主要是通过分子间引力、氢键、离子键、共价键等,其中分子间引力、氢键、离子键的键能较小,与受体结合不牢固,容易解离,故药物效应持续时间较短;共价键的键能较大,结合较牢固,不易解离,药物效应较为持久。如酚妥拉明和酚苄明均为 α 受体拮抗药,前者以氢键、离子键与受体结合,作用短暂,一次给药作用仅维持 1.5 h 左右;后者以共价键与受体结合,作用持久,一次给药作用可维持 3～4 d。

相对于小分子药物而言,受体数目有限,当药物浓度过大时,药物与受体结合达到饱和状态,并达到药物的最大效应。

药物与受体结合后引起的药物作用称为受体后效应(post receptor events),主要表现为:① 改变细胞膜对离子的通透性,影响细胞功能。如乙酰胆碱作用于 N_2 胆碱受体后,使细胞膜对 Na^+、K^+ 的通透性增加,引起骨骼肌收缩。② 激活细胞膜上的酶,通过第二信使生物放大系统产生效应。如儿茶酚胺与肾上腺素 β 受体结合后,激活靶细胞膜上的 AC,使 ATP 变为 cAMP,通过生物放大效应,产生药理作用。③ 促进 mRNA 及蛋白质合成。如肾上腺糖皮质激素作用于靶细胞的胞浆受体后,促进多种 RNA 和蛋白质合成,从而引起各种生理效应。

(二) 药物与受体作用的动力学

药物与受体作用取决于药物分子向受体的扩散速度、作用过程和效应强度。根据受体占领学说(occupation theory),药物(D)与受体(R)结合有以下关系:

$$D + R \underset{k_2}{\overset{k_1}{\rightleftharpoons}} DR \longrightarrow E \tag{2-1}$$

其中,DR 为药物—受体复合物,E 为效应,k_1 为结合速率常数,k_2 为解离速率常数。当反应达平衡时,药物和受体的结合与解离速率相等:

$$k_1[D][R] = k_2[DR] \tag{2-2}$$

平衡解离数 K_D 等于:

$$K_D = \frac{k_2}{k_1} = \frac{[D][R]}{[DR]} \tag{2-3}$$

设受体总量 $[R_T] = [R] + [DR]$,代入(2-3)式,得:

$$\frac{[DR]}{[R_T]} = \frac{[D]}{K_D + [D]} \tag{2-4}$$

由于仅 DR 型药物才能产生效应,所以,效应(E)的强弱与受体被结合的数目成比例,且只有当全部受体被占领时才呈现最大效应(E_{max}),所以

$$\frac{E}{E_{max}} = \frac{[DR]}{[R_T]} = \frac{[D]}{K_D + [D]} \tag{2-5}$$

由式(2-5)可知:当 $[D] = 0$ 时,$E = 0$,即无药物时不产生效应;当 $[D] \gg K_D$ 时,$[DR]$ 近似等于 $[R_T]$,受体几乎全部被药物占领,E 接近 E_{max},达到最大效应;当 50% 受体与药物结合时,$\frac{[DR]}{[R_T]} = 50\% = \frac{[D]}{K_D + [D]}$,此时 $K_D = [D]$。所以,平衡解离常数 K_D 在数值上等于 50% 受体被占领时的药物剂量,即产生 $50\% E_{max}$ 时的药物剂量(图 2-2 左)。

药物与受体结合的能力称亲和力(affinity),它决定药物效价强度。亲和力大小与药物的平衡解离常数 K_D 有关,即 K_D 与亲和力成反比,K_D 越大,亲和力越小。令 $pD_2 = -\log K_D = \log\left(\frac{1}{K_D}\right)$,则 pD_2 与亲和力成正比。pD_2 称亲和力指数,是受体动力学研究中常用的参数之一(图 2-2 右)。

药物与受体结合后产生效应的能力称内在活性（intrinsic activity，α），它决定药物的最大效能。内在活性值为 $0 \leqslant \alpha \leqslant 1$。

可见，若两药的亲和力相等，其效应强度取决于各药内在活性的强弱；若两药内在活性相等，则取决于各药的亲和力大小。

将药物的内在活性 α 引入（2-5）式，则

$$\frac{E}{E_{\max}} = \alpha \frac{[DR]}{[R_T]} = \alpha \frac{[D]}{K_D + [D]} \tag{2-6}$$

（三）受体激动剂与拮抗剂

根据药物与受体结合后所产生效应的不同，可将作用于受体的药物分为以下 3 类：

1. 激动剂（agonist） 药物与相应的受体有较高的亲和力和内在活性（$\alpha=1$），能与受体结合并激动受体产生效应，又称受体兴奋药。

2. 拮抗剂（antagonist） 药物与相应的受体有较强亲和力，能与受体结合但缺乏内在活性（$\alpha=0$），又称受体阻断药。拮抗药虽然能与受体结合，但不能激动受体，却又占据了受体，阻碍激动药与受体结合，表现为拮抗作用。拮抗药根据其与受体结合的性质，可分为竞争性拮抗药和非竞争性拮抗药两类。

（1）竞争性拮抗药（competitive antagonist）：多数拮抗药与受体呈可逆性结合，能与激动药竞争受体，使激动药的量效曲线平行右移，最大效应不变（图 2-6(a)）。

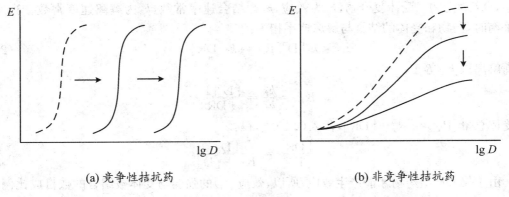

(a) 竞争性拮抗药 　　　　　　　　　　　　(b) 非竞争性拮抗药

图 2-6　竞争性拮抗药、非竞争性拮抗药对激动药量效曲线的影响（虚线表示单用激动药）

竞争性拮抗药的作用强度可用拮抗参数（pA_2）表示。在竞争性拮抗药存在时，激动药浓度增加 1 倍才能达到单用激动药时的效应水平，此时拮抗药浓度的负对数值即为 pA_2。pA_2 值越大，拮抗作用越强。测定 pA_2 的意义是：① 用于判断药物的特异性拮抗和非特异性拮抗作用；② 用于比较不同组织中受体性质，用同一对拮抗药和激动药测定不同组织的 pA_2，若 pA_2 相近，表明各组织的受体性质相似；③ 观察多种激动药是否作用于同一受体，用同一种拮抗药分别测各激动药的 pA_2，若结果近似，表明这些激动药可能作用于同一受体；④ 验证药物是否为竞争性拮抗。

（2）非竞争性拮抗药（noncompetitive antagonist）：有些拮抗药以共价键与受体牢固结合，解离缓慢难以逆转，干扰了激动药与受体的结合，生理功能恢复往往依赖于受体新生，其结果相当于受体总数减少。非竞争性拮抗药不影响激动药与受体的亲和力，即 K_D 不变。但即使增加激动药的剂量，也难以达到单用激动药时的最大效应，使 $E_{\max}$ 降低，量效曲线右移

并变得低平(图 2-6(b))。

3. 部分激动药(partial agonist)　有些药物与受体有较强亲和力而内在活性较弱($0 < \alpha < 1$),称部分激动药。部分激动药单用时表现为激动效应,而与激动药合用时,则可拮抗激动药的部分效应,如喷他佐辛为阿片受体的部分激动药。

少数拮抗药同时尚有较弱的激动受体作用,称为具有内在活性的拮抗药,如 β 受体拮抗药氧烯洛尔。

(四)对占领学说的修正与发展

受体占领学说揭示了药物与受体作用的本质,奠定了受体动力学的基础,但也存在一定缺陷和局限性。随着研究的深入,不断有人对占领学说做出修正,提出新的观点,使受体学说日臻完善。

1. 储备受体(spare receptor)　受体占领学说强调药物所占领的受体数量与效应成正比,但实际上并非所有激动药都必须占领全部受体才能产生最大效应。一些活性高的药物在产生最大效应时,尚有 95%～99%受体未被占领,这些未被结合的受体称为储备受体。储备受体的存在,使不到半数的受体被占领就能达到 $50\% E_{max}$,即 $EC_{50} < K_D$。但拮抗药必须完全占领受体后才能发挥其最大拮抗效应。

2. 速率学说(rate theory)　药物的效应不但与药物结合受体数目有关,也与药物和受体结合后解离的速率有关。药物与受体每结合一次,即产生一定量的刺激,其最大平衡效应与解离速率常数成比例。解离快的药物为强激动药,解离慢的药物效应也弱;难解离的药物,则为拮抗药。

3. 二态模型学说(two model theory)　受体蛋白有两种可以互变的构型。静息态(R)和活动态(R^*)。静息时受体蛋白构型趋向 R,无活性;活化时受体蛋白构型趋向 R^*,有活性,可引起药理效应。根据与这两种受体构型的亲和力不同,药物可分为激动药(R^* 的量>R 的量),拮抗药(R^* 的量=R 的量),超拮抗药(R^* 的量<R 的量)。超拮抗药与受体结合后可引起与激动药相反的效应。该学说较好地解释了个别患者服用安定类药物后出现中枢兴奋症状的现象。

(五)受体的调节

受到各种生理和药理因素的影响时,受体的数量、亲和力和效应会发生改变。受体的这种自我调节是维持机体内环境平衡的重要方式。受体的调节有脱敏和增敏两种方式。

1. 受体脱敏(receptor desensitization)　长期使用某种激动药后,组织或细胞对激动药的敏感性和反应性下降。若组织或细胞只对一种受体激动药反应性下降,称激动药特异性脱敏(agonist-specific desensitization);若同时对他类激动药反应性也下降,则称激动药非特异性脱敏(agonist-nonspecific desensitization)。

2. 受体增敏(receptor hypersensitization)　长期使用拮抗药或受体激动药水平突然降低可造成组织或细胞对药物敏感性增高。如长期应用 β 受体拮抗药普萘洛尔,突然停药时可导致"反跳"现象。

若受体脱敏和增敏只涉及受体密度变化,分别称为**向下调节**(down-regulation)和**向上调节**(up-regulation)。

三、受体的类型

根据受体的结构、信号转导过程、效应性质、受体位置等特征,迄今已知的受体大致可以分成 5 类。

1. 门控离子通道受体　这类受体存在于快反应细胞膜上,按生理功能又可分为配体门控离子通道及电压门控离子通道两类。这类受体的天然配体是神经递质,如乙酰胆碱(N)、γ-氨基丁酸、谷氨酸、甘氨酸等。受体结构为肽链,往返穿透细胞膜形成亚单位,由 4～5 个亚单位组成穿膜离子通道。受体激动时离子通道开放,细胞膜去极化或超极化,引起兴奋或抑制效应。该过程一般在若干毫秒内完成。

2. G-蛋白耦联受体　此类受体目前发现最多,包括数十种神经递质及多肽激素受体,如肾上腺素、多巴胺、乙酰胆碱(M)、阿片类、嘌呤类、前列腺素类受体等。受体结构为由单一肽链形成 7 个 α 螺旋往返穿透细胞膜而成,胞内有鸟苷酸结合调节蛋白结合区(G-蛋白),是受体与腺苷酸环化酶(AC)之间的联系蛋白。G-蛋白分两类:兴奋性 G-蛋白(Gs),可激活 AC 使 cAMP 增加;抑制性 G-蛋白(Gi),可抑制 AC 使 cAMP 减少。G-蛋白还介导心钠素及 NO 对鸟苷酸环化酶(GC)的激活,并对磷脂酶 C(PLC)、磷脂酶 A_2(PLA$_2$)、Ca^{2+}、K^+ 离子通道有重要调节作用。

3. 酪氨酸激酶受体　此类受体本身具有酪氨酸激酶活性,其内源性配体是多肽激素如胰岛素、上皮生长因子、血小板生长因子等。受体由胞外配体结合区、跨膜区和胞内酶活性区 3 个区段组成多肽链。受体与配体结合后,使本身酪氨酸残基发生磷酸化而增强酪氨酸激酶活性,继而激活细胞内其他底物,促其酪氨酸磷酸化,从而产生细胞生长分化效应。

4. 细胞内受体　又称基因活性受体,属可溶性 DNA 蛋白,可以调节某些特殊的基因转录而加速效应蛋白的合成。由此类受体激发的细胞效应,一般缓慢而持久。甾体激素、甲状腺激素、维生素 A 及 D 的受体均属于此类。

5. 其他酶类受体　鸟苷酸环化酶(GC)也是一类具有酶活性的受体,分别存在于胞膜或胞浆中,心钠肽可以兴奋 GC,促使 GTP 转化为 cGMP 而产生效应。

四、第二信使及细胞内信号转导

受体是细胞的一个微小组成部分,它们能极敏锐地识别微量配体,并引起广泛而复杂的效应,这主要是通过细胞内第二信使实现的。作为第一信使的神经递质、多肽激素、细胞因子等物质,作用于受体后,第二信使可将受体所接收的生物信号转导、放大、分析、整合并传递给效应器,从而发挥其特定的生理或药理效应。

现已确认的第二信使主要有以下几种。

1. 环磷腺苷(cAMP)　cAMP 是 ATP 经 AC 催化的产物,它能使蛋白激酶 A(PKA)磷酸化而激活胞内许多蛋白激酶,发挥放大及分化作用。β 受体、D_1 受体、H_2 受体的激动药通过 Gs 活化 AC 而增加细胞 cAMP;α 受体、D_2 受体、M_2 受体、阿片受体等激动药通过 Gi 抑制 AC 而减少细胞内 cAMP;茶碱抑制磷酸二酯酶(PDE),减少 cAMP 灭活而增加 cAMP。cAMP 引起的效应主要有肝糖原分解、脂肪水解、肾脏保水、心力加强、血管舒张、血钙上升及钙通道开放等。

2. 环磷鸟苷(cGMP)　cGMP 是 GTP 经 GC 催化的产物。cGMP 激活蛋白激酶 C

（PKC）引起效应，与 cAMP 作用大致相反，cGMP 引起的效应主要有心脏抑制、血管扩张、血压下降、肠腺分泌等。

3. 肌醇磷脂　肾上腺素（α_1）、乙酰胆碱（M_2）、5-羟色胺、组胺等受体通过 G-蛋白激活磷脂酶 C（PLC）促进磷酸肌醇磷脂（PIP_2）水解，水解产物 1,4,5-三磷酸肌醇（IP_3）和二酰甘油（DAG）也是重要的第二信使。IP_3 能引起肌浆网等胞内钙池释放 Ca^{2+}。DAG 则在 Ca^{2+} 协同下激活 PKC，使许多靶蛋白发生磷酸化引起效应，如腺体分泌、血小板聚集、细胞生长、代谢、分化等。DAG 由磷脂酶 A_2（PLA_2）水解或经磷酸化后，重新生成肌醇磷脂循环使用。

4. 钙离子　细胞内 Ca^{2+} 浓度仅为胞外 0.1%，但对细胞功能，如肌肉收缩、腺体分泌、白细胞和血小板活化及胞内多种酶的激活有重要的调节作用。胞外 Ca^{2+} 可通过钙通道进入胞内，也可由肌浆网钙池释放，两种途径相互促进，增加调控效率。钙通道受膜电位、受体、G-蛋白及 PKA 等调控。胞膜上还有钙泵，受 ATP 酶激活，对 Ca^{2+} 呈双向调控。很多药物是通过影响细胞内 Ca^{2+} 而发挥药效的。

近年证实，一些生长因子、转移因子等可以传递细胞核内、外信息，参与基因调控、细胞增殖及分化、肿瘤形成等过程，被称为第三信使。

（宋珏）

第3章 药物代谢动力学

药物代谢动力学是研究药物在体内的转运、处置过程及体内药量经时变化规律的科学。掌握药物具体的体内过程，便可以设计合理的剂型、给药方案、临床治疗面向，尽力规避不良反应的发生；掌握体内过程的定量规律，便可以据此科学地计算临床用药剂量，制定合理的用药方案，使之达到有效的治疗浓度；此外，药动学的定量规律也为临床用药监测、个体用药剂量调整、预测药物不良反应提供了重要的理论依据，因而对临床安全合理用药有重大指导意义。

3.1 药物的跨膜转运

药物进入体内、到达效应部位和代谢器官、排出体外等过程均涉及跨越生物膜的过程，药物的跨膜转运主要有如下几种方式。

一、主动转运

药物依靠载体的参与，由低浓度侧向高浓度侧转运。这种转运方式的特点是：消耗能量；载体选择性转运特定化学结构的药物，并具有竞争及饱和现象。如传出神经末梢突触前膜主动摄取儿茶酚胺类药物；近曲小管主动排泌青霉素及丙磺舒等均属主动转运。这一转运机制与某些药物在体内的分布及肾脏排泌有密切关系。

二、胞饮转运

大分子药物接触细胞膜时，膜的局部向内凹陷形成小泡，使药物进入细胞内，这种方式称为胞饮转运。胞饮转运亦需消耗能量，但速度很慢，且特异性不高。菠萝蛋白酶口服后即可通过胞饮转运吸收。

三、被动转运

药物顺浓度梯度由高浓度侧向低浓度侧转运，不需消耗能量，转运速率符合扩散规律，故又称扩散转运。药物的被动转运有三种类型：

1. 易化扩散 为不消耗能量的载体扩散。多见于某些与机体新陈代谢有关的物质，如葡萄糖的吸收、氨基酸和核苷酸的转运等。参与易化扩散的载体亦有竞争与饱和现象。

2. 滤过扩散 又称膜孔扩散，指某些小分子药物可穿过生物膜的膜孔进行转运。由于多数组织的细胞膜膜孔小（直径 0.8 nm 左右），所以仅有少数小分子药物能通过这种方式转运。毛细血管的膜孔较大(6～12 nm),多数药物易于通过;肾小球膜孔更大,且有静水压参与,使扩散速率加快,所以大多数药物及其代谢物可通过肾小球滤过排泄。

3. 简单扩散　又称脂溶性扩散。脂溶性高的药物分子可通过与生物膜的脂质双分子层溶融而发生跨膜转运。多数药物以这种方式跨膜转运。简单扩散的速度除取决于膜的性质、面积及膜两侧的浓度梯度外,还与药物的性质有关,分子量小(200 D 以下者)、脂溶性高、极性小(不易离子化)的药物较易通过简单扩散跨膜转运。多数药物为弱酸性或弱碱性有机化合物,其脂溶性与离子化程度有关,非离子型药物脂溶性高,可穿透细胞膜;离子型药物极性大、脂溶性低,难以跨越细胞膜,被局限于膜的一侧,称为离子障。药物的离子化程度受其pKa(弱酸性或弱碱性药物解离常数的负对数值)及溶液 pH 的影响。因而,药物离子化程度是影响其跨膜转运,进而影响其吸收、分布、排泄的重要因素。在溶液中,弱酸性或弱碱性药物的解离规律遵循 Handerson-Hasselbach 方程。

弱酸性药物解离:

$$10^{pKa-pH} = \frac{[离子型]}{[非离子型]}$$

弱酸性药物解离:

$$10^{pH-pKa} = \frac{[离子型]}{[非离子型]}$$

可见,当 pKa 与 pH 的差值以算术值增减时,药物的离子型与非离子型浓度比值以指数值相应变化。如丙磺舒(属弱酸性药物,pKa 为 3.4)在胃液(pH 1.4)、血液(pH 7.4)及碱性尿液(pH 8.4)中的离子型与非离子型的比值依次为 100/1、1/10 000 和 1/100 000(图 3-1)。由上所述,我们发现药物简单扩散具有以下规律:

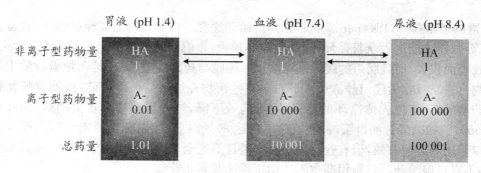

(因非离子型药物可自由通透细胞膜,故分布平衡时理论上各侧浓度应相等,设为1)

图 3-1　丙磺舒在胃—血—尿之间的跨膜扩散示意图

① 弱酸性药物在酸性体液中易于跨膜扩散;弱碱性药物则在碱性体液中易于跨膜扩散。

② 弱酸性药物易由酸性侧向碱性侧扩散;弱碱性药物易由碱性侧向酸性侧扩散。

③ 在分布达到平衡后,弱酸性药物在酸性侧浓度低于碱性侧;弱碱性药物在碱性侧浓度低于酸性侧。

掌握了药物跨膜转运的规律,便易于理解以下问题:

① 弱酸性药物易在胃中被吸收,较少受胃排空的影响;而弱碱性药物则易在肠道中被吸收。

② 弱酸性药物中毒可用碳酸氢钠等碱性药物碱化体液以增加排泄;而弱碱性药物中毒时则需用氯化铵等酸性药物酸化体液,促进排泄。

3.2 药物的体内过程

药物的体内过程包括 4 个方面:吸收(absorption)、分布(distribution)、生物转化或代谢(metabolism)和排泄(excretion),简称 ADME 过程。其中,药物的生物转化和排泄合称为消除(elimination)。

一、吸收

药物自用药部位进入血液循环的过程称为吸收。多数药物通过被动转运吸收,少数药物可经主动转运吸收。吸收的速度与程度受以下因素影响:

(一) 药物的理化性质和制剂特点

一般来说,分子越小、脂溶性越高、极性越低,药物越易吸收;反之,则难吸收。注射用药时,水溶液制剂吸收较快,油剂及混悬剂因在注射部位滞留,吸收较慢。口服用药时,各种剂型的吸收快慢依次为:水溶液、粉剂、胶囊、片剂。

(二) 给药途径

1. 胃肠道给药 口服(peros)是最常用的给药途径。由于药物需要经过口腔、食道、胃、肠、肝脏等脏器才能进入全身循环,故吸收速率较慢,影响因素亦较多。小肠 pH 近于中性,黏膜吸收表面积大,而且肠道的缓慢蠕动增加了黏膜与药物接触机会,是药物吸收的主要部位。药物自胃肠吸收后经门静脉进入肝脏。有些药物在进入体循环之前,会被胃肠黏膜和肝脏肝药酶破坏,使进入体循环的药量减少,药效下降,这一现象称为首关消除(first pass elimination)。如硝酸甘油口服,首关消除率高达 80% 以上,故硝酸甘油不宜口服而应舌下含服。口服用药方便有效,但有些药物吸收缓慢且不完全,有些药物对胃刺激大或首关消除率高,均不宜口服给药。口服用药也不适用于昏迷及婴儿等病人。

舌下给药(sublingual)吸收迅速,不需经门静脉,故可避免首关消除。直肠给药(per rectum)吸收亦较迅速,且可防止药物对上消化道的刺激,但亦有部分药量经门静脉入肝发生首关消除。

2. 注射给药 静脉注射(intravenous injection, i. v.)和静脉滴注(intravenous infusion,Vgtt)可使药物迅速而准确进入体循环,没有吸收过程。肌肉注射(intramuscle injection,i. m.)及皮下注射(subcutaneous injection,i. h.)药物吸收完全,一般较口服为快;吸收速率主要取决于注射局部的血液循环,局部热敷或按摩可加速吸收。若注射液中含有少量缩血管药物可延缓药物吸收,使药物的局部作用延长。动脉注射可将药物直接输送至该动脉分布部位发挥局部疗效以减少全身反应。某些抗癌药物可动脉给药以增大疗效,减少不良反应。

3. 呼吸道给药 气态及挥发性药物(如麻醉药)可通过吸入经肺吸收,肺泡比表面积大,血流丰富,吸收极为迅速,仅次于静脉给药。

4. 经皮给药　脂溶性药物可缓慢透过皮肤被吸收。如有机磷酸酯类农药可经皮吸收中毒。近年来由于促透皮剂(二甲亚砜、氮酮等)的发展,研制成功多种药物的透皮吸收制剂,通过皮肤贴敷可在体内达到一定的血药浓度,产生稳定持久的药理效应,如抗心绞痛软膏等。有些贴敷剂可在用药部位及其周围产生较高浓度如消炎痛霜剂等,有利于强化疗效,减少全身不良反应。

二、分布

药物进入体循环后随血液转运到全身各组织器官的过程称为分布。影响药物分布的因素除了药物本身的理化性质外,尚包括以下几个方面。

1. 药物的血浆蛋白结合率　进入血液循环的药物常以一定比例与血浆蛋白结合,酸性药物多与白蛋白结合,碱性药物多与 α_1 酸性糖蛋白结合,少数药物尚可与球蛋白结合。结合型药物不能跨膜转运,一般不产生药效,也不易排泄。仅未结合的药物(游离型药物)产生药效,且效应与其浓度成正比。所以,药物蛋白结合起到"贮库"和缓冲作用。药物与血浆蛋白的结合是可逆的,特异性低,存在竞争性与饱和现象。两个药物可能竞争同一种蛋白结合部位并相互置换,如抗凝血药双香豆素血浆蛋白结合率为99%,解热镇痛药保泰松血浆蛋白结合率为98%,当两药合用时,后者可将前者从结合部位置换下来,使游离双香豆素浓度大大增高,导致患者出血倾向。

理论上说,置换现象会导致严重的不良反应,但临床用药过程中却往往很少出现。一般而言,两药联用产生置换现象,必须具备 3 个条件:① 结合位点相同或相似;② 被置换药的血浆蛋白结合率高;③ 治疗剂量下,置换药必须占据多数结合位点,这样才有可能造成被置换药有效结合位点下降。理论上说,若联用药物满足前 2 个条件,只要置换药剂量足够大,即可发生置换作用。治疗剂量下,能满足第 3 个条件的药物并不多。假设药物分子与结合蛋白 1:1 结合,要满足第 3 个条件,要求置换药浓度至少要接近结合蛋白的浓度,但在临床实践中,多数药物很难达到这一水平,仅保泰松、丙戊酸、水杨酸等为数不多的药物血浆药浓可能接近或达到该浓度。因此,这类药物与他药联用时,可产生明显的蛋白置换作用并产生不良反应。

2. 组织器官血流量及与药物亲和力　药物分布的快慢与组织器官血流量有关,分布的多少则与组织器官对药物的亲和力有关。某些药物进入体循环后,首先向血流量大的组织器官分布,随后再重新向亲和力高的组织器官转移,这种现象称为再分布(redistribution)。如硫喷妥钠用药后首先分布到血流量大的脑组织,发挥麻醉效应,随后迅速地再分布到亲和力高的脂肪等组织,使脑组织中药物浓度下降,药物作用消失。

3. 屏障现象　药物在血液与组织器官间转运分布时会受到各种因素的干扰和阻碍,这种现象称为屏障现象。其中,以血脑屏障较为常见,临床意义也较大。血脑屏障是血—脑、血—脑脊液、脑脊液—脑 3 种屏障的总称,能阻碍药物转运的主要是前两者。由于血脑屏障的存在,脑中的药物浓度一般低于血浆浓度,这是大脑的自我保护机制之一。在治疗脑部疾患时,为使脑中药物浓度能达到有效浓度,应选用极性低、脂溶性高、易于透过血脑屏障的药物,如治疗脑炎时宜选用磺胺嘧啶;另一方面,为减少药物的中枢不良反应,可适当改造药物化学结构,增加其极性,以减少药物进入中枢的量。

除血脑屏障外,机体尚存在胎盘屏障、血—眼屏障、血—关节囊屏障等,这些屏障分别对妇产科、眼科、骨科的合理用药有重要意义。

4. 痕迹分布 药物在毛发骨齿等组织中有微量分布,称为痕迹分布。药物痕迹分布在法医鉴定及药动学检测中有重要价值。某些药物在唾液中的痕迹分布为临床药物监测提供了新的途径。

三、生物转化

药物在体内转化为代谢物的过程称为生物转化,亦称代谢。体内药物生物转化的主要脏器是肝脏。多数药物经生物转化后活性降低或消失;但也有些药物经转化后活性增高,毒性加大;少数药物原型本无活性,需经生物转化后才能产生药理活性。

典型的生物转化分两个阶段:第一阶段为氧化、还原或分解反应,此阶段反应往往引起药物活性的增减,多数药物活性减弱,少数反而活化,如阿司匹林转化为水杨酸;第二阶段为结合反应,如甲基化、乙酰化、葡萄糖醛酸结合等,经过第一阶段反应所形成的产物与体内某些物质结合,药理活性进一步减弱或消失,水溶性增强,易于排出体外。

药物生物转化酶分为特异性酶与非特异性酶两类。特异性酶可对特定的化学结构进行代谢,其活性与机体遗传因素有关,如线粒体中的单胺氧化酶、血浆中的胆碱酯酶、胞浆中的乙酰化酶等。非特异性酶是存在于肝脏微粒体中的以 CYP_{450} 为主的多酶体系,称肝药酶。肝药酶特异性低,目前已知,有 300 余种药物由该酶系代谢。

CYP_{450} 酶系成员众多,是一超家族,依次分类为家族、亚家族和酶个体 3 级,一般通称 CYP_{450}。参与药物代谢的 CYP 酶主要有 CYP_{3A4}、CYP_{1A2}、CYP_{2C9}、CYP_{2C19} 和 CYP_{2D6} 5 种。其中,约 55% 的药物由 CYP_{3A4} 代谢,20% 的药物由 CYP_{2D6} 代谢,15% 的药物由 CYP_{2C9} 和 CYP_{2C19} 代谢。

CYP_{450} 酶系活性较小,且个体差异大,除先天性因素外,年龄、营养状态、疾病、药物等均可影响其活性。许多药物可以抑制或诱导肝药酶活性,能使肝药酶活性增强或含量增加的药物称药酶诱导剂,如苯巴比妥、水合氯醛、苯海拉明等药酶诱导剂可使自身和其他药物生物转化加速,药效降低,导致药物的耐受性或交叉耐受性。氯霉素、异烟肼等药物则可使药酶活性减弱或含量减少,称为药酶抑制剂。连续应用药酶抑制剂可使药物自身或其他药物生物转化减慢,体内药物浓度升高,引起毒副反应。

四、排泄

药物及其代谢物自体内排除的过程称为排泄。肾脏是药物的主要排泄器官,胆道、肺、汗腺和肠道也可排泄某些药物。

1. 肾脏排泄 多数游离型药物及代谢物能经肾小球滤过进入肾小管。随着原尿水分的重吸收,肾小管腔内药物浓度逐渐升高,当超过血浆药物浓度时,极性小、脂溶性高的药物可通过被动转运重吸收进入血液循环,而那些极性大、水溶性高的药物及代谢物不会被重吸收而排出体外。药物的肾小管重吸收可因尿液酸碱性变化而发生显著改变,如弱酸性药物在碱性尿液中重吸收减少,排泄加快;弱碱性药物则在酸性尿液中重吸收减少。临床常应用碳酸氢钠、氯化铵等药物调整尿液及体液的 pH 值,以促进弱酸或弱碱性药物肾排泄,抢救药物过量引起的急性中毒患者。

有些药物可在近曲小管由载体主动转运入肾小管,排泄较快。近曲小管主要有两个主动分泌通道:一为弱酸性通道,另一为弱碱性通道,分别由两类载体转运。作用于同一通道的药物间可产生竞争性抑制,如丙磺舒抑制青霉素类抗生素主动转运,使后者排泄减慢,药效延长并增强。

2. 胆汁排泄 有些药物及代谢物可经胆汁排泄。胆汁排泄较多的抗生素有利于治疗胆道感染。某些药物经胆汁排入小肠后可被水解成游离型,再次被重新吸收入血,这种现象称为肝肠循环(hepatoenteral circulation)。如洋地黄毒苷约有 26％可经肝肠循环被重吸收,这是该药作用持久的原因之一。胆道引流病人应用有肝肠循环的药物(如洋地黄、氯霉素等)时,药物的血浆半衰期会明显缩短。

3. 乳汁排泄 乳汁 pH 略低于血浆,并富含脂质,故脂溶性高或弱碱性药物(如吗啡、阿托品等)可由乳汁排泄,可能累及乳儿。

4. 其他排泄途径 铁剂类药物吸收后可浓集于肠道,并随肠道上皮细胞脱落排出体外。利福平等药物可经汗腺排泄,由于利福平代谢物呈深红色,造成红色汗液,对此应向患者说明,以免引起不必要的误解。挥发性药物如麻醉药主要经肺排泄,肺功能是影响此类药物排泄的重要因素。苯妥英钠等药物有部分经唾液排泄,长期用药可引起齿龈增生。近年,通过测定唾液药浓进行无创伤药动学监测的方法受到了广泛重视。

3.3 房 室 模 型

药物的体内过程较为复杂,随着药物的吸收、分布、消除,体内药量不断发生变化,各组织器官中的药量或浓度亦随之处于动态变化过程中。药物在不同组织器官中的转运、处置各不相同,这就给药物体内过程的定量分析增加了难度。为了分析的方便,常将转运特点相同或相近的组织器官归为一个房室(compartment),通过对不同房室的分析,便可近似了解药物在体内的经时变化规律,这种数学分析方法称为"房室模型"法。当然,这些房室往往并不具有真实的解剖学空间及生理学意义。

根据药物在体内的药动学特征,房室模型可分为一室模型、二室模型和多房室模型。

1. 一室模型 药物在体内各器官转运速率相近,分布迅速达到平衡,并且各组织器官中的药物浓度与血浆药物浓度呈同步衰减,此时,可将机体看成一个均匀的房室。多数药物口服用药时,其体内过程可用一室模型描述(图 3-2、图 3-3)。

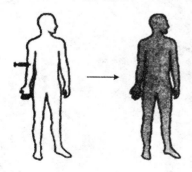
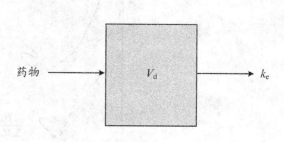

图 3-2 一室模型模式图

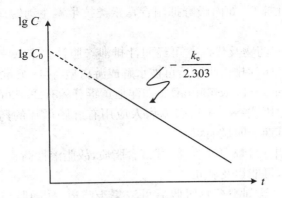

图 3-3　一室模型药物静注后 $C\text{-}t$ 曲线

2. 二室模型　多数药物静脉注射给药时,宜用二室模型描述,即将血流丰富、药物能迅速达到动态平衡的组织器官归为中央室;将血流较少、药物达到动态平衡较慢的组织器官归为外周室。药物首先进入中央室,初始阶段,中央室的药物同时既向外周室分布,又可被排泄器官消除,所以血药浓度衰减很快,这一时相为"分布相";当中央室与外周室药物浓度达到平衡后,药物浓度同步衰减,这一时相血浆药浓的衰减主要取决于消除,故称"消除相"。二室模型同时考虑到药物的分布及消除过程,能比较精确地反映药物浓度的动态变化(图3-4、图3-5)。

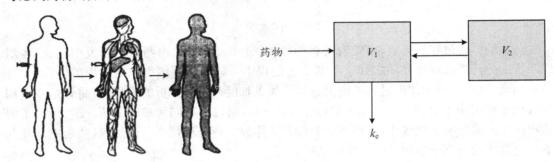

图 3-4　二室模型模式图

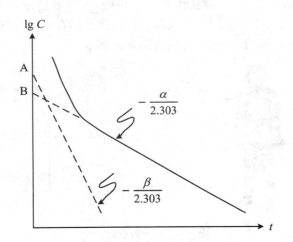

图 3-5　二室模型药物静注后 $C\text{-}t$ 曲线

静脉麻醉药物由于其本身理化性质的特点,单次用药后其体内过程特点符合三室及以上模型。一般而言,三室以上模型理论意义较大,实践中较少应用。

3.4　体内药物的药量—时间关系

体内药量的经时变化过程是药动学研究的中心问题。血浆药物浓度随时间的推移而发生变化的规律称为时量关系,以血浆药物浓度(C)为纵坐标,以时间(t)为横坐标作图,可绘制出血药浓度—时间曲线,即为时量曲线(time-concentration curve)。

一、单次给药的时量曲线

单次给药后体内药量的经时变化过程如图 3-6 所示。血管外给药时量曲线的上升段主要反映药物的吸收与分布过程,下降段主要反映药物的消除过程。静脉注射的时量曲线包括由急速下降的以分布为主的分布相和缓慢下降的以消除为主的消除相。

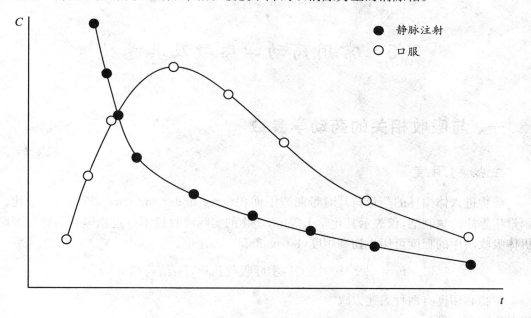

图 3-6　不同途径给药后时量曲线示意图

二、多次给药的时量曲线

药物的给药方案包括单次给药和多次给药两种。临床上仅少数药物,如镇痛药、麻醉药、诊断用药等,只须单次用药便能达预期疗效,多数需重复多次给药方能达预期血药浓度,并维持于有效治疗浓度范围内。重复多次给药后,体内药量蓄积逐渐增加。一定时间后,机体内药物进出平衡,此时体内药量和血药浓度呈水平波动,维持于稳定水平,这一稳定水平即为稳态血药浓度(C_{ss})。C_{ss}的波动范围及其均值与药物的疗效和毒性密切相关,因而也成为制定和调整用药方案的理论基础(图 3-7)。

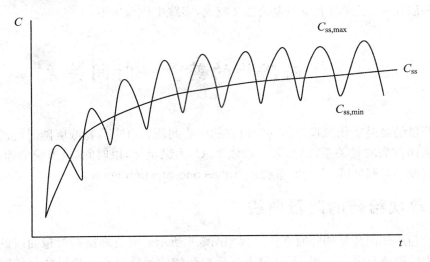

图 3-7 多次给药时量曲线示意图

3.5 常用药动学参数及其意义

一、与吸收相关的药动学参数

生物利用度

药物进入体循环的药量与其时量曲线下面积(area under the curve,AUC)成正比。标示量相等的药物制剂,仅表示其化学上等值,药物的实际吸收量不一定相等。药物制剂能被机体吸收利用的程度可用生物利用度(bioavailability)评价。

$$F = \frac{A}{D} \times 100\% \ (A:实际吸收药量,D:给药剂量)$$

生物利用度有两种表述方式

绝对生物利用度

$$F = \frac{AUC_{口服给药}}{AUC_{静注给药}} \times 100\%$$

相对生物利用度

$$F = \frac{AUC_{检品}}{AUC_{标准品}} \times 100\%$$

为了确保用药安全,药品出厂前必须进行生物利用度测定,但在实际工作中,难以测得药物实际吸收药量 A。由于静脉用药可以完全吸收,所以可用静脉给药的 AUC 与口服用药的 AUC 比值表示该药口服的吸收程度。相对生物利用度是相对于标准品而言的。一种药物,其合格制剂的相对生物利用度应为 $100\% \pm 5\%$,而绝对生物利用度则因药物不同而异,如地高辛及洋地黄毒苷的相对生物利用度均为 95%～105%,但其绝对生物利用度,地高辛为 60%～70%,洋地黄毒苷为 90%～100%。

峰值浓度(C_{max})和达峰时间(T_{max})反映药物的吸收速度。C_{max} 是药物吸收后能达到的最大浓度,理论上,C_{max} 应超过最低有效浓度(MEC),否则难以产生理想的药效;C_{max} 又必须低于最低中毒浓度(MTC),否则有可能产生毒性反应。T_{max} 指自用药开始至达到 C_{max} 所需的时间,T_{max} 短,药物显效快。药物的 C_{max} 和 T_{max} 取决于药物的吸收程度(AUC)和吸收速率(K_a)。若药物吸收程度相同(AUC 相等),K_a 越大,C_{max} 就越高,T_{max} 越短。如图 3-8 所示,假定 A、B、C 3 种制剂均 100% 吸收,若给药剂量相等,则 3 种制剂所得的 AUC 相等,但由于 3 种制剂 K_a 不等,时量曲线相差很大,产生的临床效果也完全不同。A 制剂 K_a 大,C_{max} 超出 MTC 水平,有可能产生毒性反应;C 制剂 K_a 过小,时量曲线始终处于 MEC 以下,难以发挥药效;B 制剂 K_a 适中,临床应用较为理想。

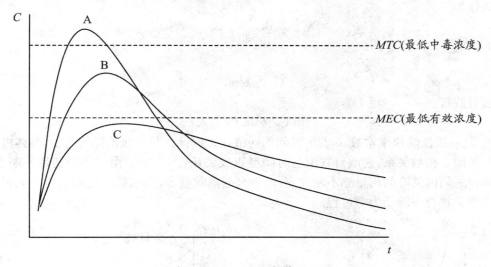

(吸收速率A＞B＞C，AUC相等)

图 3-8　吸收速率对时量曲线的影响

二、与分布有关的药动学参数——表观分布容积

给予一定剂量(D)药物,待其分布达到平衡后,由测得血浆药物浓度(C),即可计算该药物的分布容积(V_d),亦即房室模型中房室的容积。$V_d = D_0/C_0$,式中的 V_d 是一表观数值,并无实际的解剖学意义,故又称"表观分布容积"。

药物的分布容积主要取决于药物本身的理化性质。同一个体,不同药物的分布容积有很大差异;但同一药物对不同个体,一般情况下 V_d 大致相近。按 70 kg 体重计算,若 V_d 为 4～5 L,表明药物仅分布于血液;V_d 为 10～12 L,表明药物可分布到细胞外液;V_d 为 25～30 L,表明药物可分布到细胞内液;V_d 大于 40 L,表明药物可分布到全身;若 V_d 超过 70 L,表明药物有大量组织浓集。

V_d 对临床用药剂量调整有重要意义。由于一般情况下 V_d 相对稳定,所以由文献查得 V_d 后,就可以根据有效治疗浓度计算出所需用药剂量;也可从用药剂量推算出可能达到的血药浓度。

三、与消除有关的药动学参数

（一）消除的动力学

药物在体内消除快慢可用下列公式表述：

$$-\frac{dC}{dt} = kC^n$$

其中，C 为血药浓度，k 为常数，t 为时间，由于血药浓度（C）呈下降趋势，所以 $\frac{dC}{dt}$ 取负值。当 $n=0$ 时称为零级动力学消除，$n=1$ 时称为一级动力学消除。

1. 一级动力学消除 体内药物消除速率与该时体内药物浓度成正比，又称恒比消除，微分方程为

$$-\frac{dC}{dt} = k_e C^1$$

积分得：

$$C_t = C_0 e^{-k_e t}$$

取自然对数得：

$$\ln C_t = \ln C_0 - k_e t$$

式中 k_e 是一级消除速率常数，C_t 是 t 时间的药浓，t 是时间。呈一级消除的药物，其体内药浓变化与时间呈指数关系，药浓对数值与时间呈直线关系（图 3-9）。由于体内药浓不断变化，所以单位时间内消除的药量亦不断改变，药浓高时消除量多，药浓低时消除量少。大多数药物体内消除符合一级动力学过程。

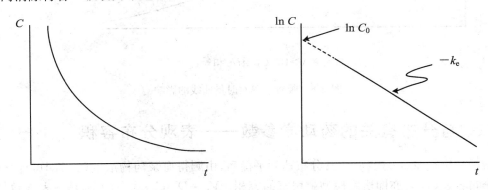

图 3-9 一级动力学消除药物的 C-t 曲线

2. 零级动力学消除 指血药浓度按恒定的速率衰减，又称恒量消除，其血药浓度变化的微分方程为

$$-\frac{dC}{dt} = KC_0$$

将上式积分得：

$$C_t = C_0 - Kt$$

式中 K 是零级消除速率常数，C_t 是 t 时间的药浓，t 是时间。以 t 为横坐标，C 为纵坐标作图呈一直线，K 为直线的斜率（图 3-10）。按零级动力学消除的药物，在单位时间内机体消除的

药量或血药浓度为一定值,如饮酒过量时,乙醇的体内消除即符合零级动力学过程,血浆乙醇浓度每小时下降 0.17 mg/mL。一些药物超大剂量给药时,体内药量远大于酶及其他消除机制的限量,此时即有可能出现恒量消除。

3. 非线性消除 某些药物在高浓度时按零级动力学消除,血药浓度变化与时间呈直线关系;在较低浓度时按一级动力学消除,血药浓度变化与时间呈指数关系,称非线性消除。苯妥英钠、普萘洛尔、阿司匹林等药物用量较大或用药时间过长时其体内的消除属于非线性消除。药物的非线性消除与药物代谢限速酶或载体有关。当血药浓度很高,超出酶或载体最大能力时,机体对该药消除已达极限,药物呈按恒量消除;当血药浓度低于消除极限后,药物呈恒比消除。非线性消除的药物中毒时,药物消除慢,抢救较为困难。

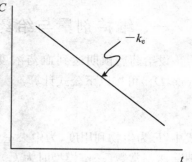

图 3-10 零级动力学消除药物的 C-t 曲线

(二)消除半衰期

呈一级消除的药物其血药浓度下降一半所需要的时间称消除半衰期($t_{1/2}$)。

由公式 $C_t = C_0 e^{-k_e t}$ 可知,当 C_t 为 C_0 一半时,即

$$\frac{C_0}{2} = C_0 e^{-k_e t}$$

$$t_{1/2} = \frac{\ln 2}{k_e} = \frac{0.693}{k_e}$$

可见,呈一级动力学消除的药物,其 $t_{1/2}$ 为恒定值,与血药浓度高低无关。但是,零级动力学消除的药物,单位时间内药物消除量与药物浓度高低相关,血药浓度越高,消除一半的时间越长。因此,零级消除药物不存在恒定的半衰期。

呈一级动力学消除的药物,其体内药物消除与其半衰期相关,不难证明,用药一个 $t_{1/2}$ 后,药物消除 50%;3.32 个 $t_{1/2}$ 后,药物消除 90%;6.64 个 $t_{1/2}$ 后,药物消除 99%。

(三)血浆清除率

血浆清除率(plasma clearance,CL)是机体消除药物速率的另一种表达方式,指机体单位时间内能将多少容积血浆中的药物消除,常以血浆容积表示,单位为 L/h 或 L/(kg·h)。呈一级消除一室模型药物的清除率:

$$CL = V_d \cdot k_e$$

CL 在数值上等于分布容积与消除速率常数的乘积,它不能直接反映药物的 $t_{1/2}$,却能反映病人肝肾功能,CL 是药物肝肾清除率的总和,肝肾功能不佳时,CL 下降。

3.6 用药方案的制定与优化

给药方案指的是在选定药物及给药途径后,根据患者的具体情况确定合适的用药剂量。

设计给药方案的基本要求是使患者血药浓度保持在有效的治疗水平上,又不致中毒,确保用药安全、有效。

一、维持剂量与给药间隔的确定

设给药后预期达到血药浓度为 C_{ss},给予维持 C_{ss} 所需的药量即维持量(maintenance dose,D_m)可按以下公式计算:

$$D_m = \frac{V_d k_e C_{ss} \tau}{F}$$

式中,F 为生物利用度,为中央室分布容积(一室模型时为 V_d),τ 为给药间隔,k_{1-0} 为中央室消除速率常数(一室模型时为 k_e)。血管内给药时,$F=1$。因此,根据 F、V_d 和 k_e 等参数,即可计算出维持剂量 D_m 与给药间隔 τ 的关系。确定其中一个,便可计算另一变量值。

二、首次剂量的确定

等量等间隔多次给药,约经 3.32 个 $t_{1/2}$ 后,血药浓度可达稳态血药浓度的 90%,6.62 个 $t_{1/2}$ 后,血药浓度可达稳态血药浓度的 99%。因此,当药物 $t_{1/2}$ 较长时,血药浓度要需很长时间方能达到稳态。为迅速达到稳态血药浓度,可在用药的初始给予负荷剂量(D_1),继以治疗剂量维持用药。

负荷剂量可按下式计算:

$$D_1 = \frac{D_m}{1 - e^{-k_e \tau}}$$

若负荷剂量以静脉滴注方式给药,则滴注速率为

$$k_1 = \frac{k_0}{1 - e^{-k_e \tau}}$$

式中 k_0 为维持滴注速率。

应用负荷量加维持量给药法可使血药浓度在短期内迅速达到并维持于稳态,发挥理想疗效,具有较高的临床应用价值。

(汪五三)

第4章 影响药物作用的因素

药物的效应是药物与机体相互作用的综合结果,许多因素都可能干扰或影响这个过程,使药物的效应发生变化。影响药物作用的因素主要有药物和机体两方面。在临床药物治疗过程中,为了充分发挥药物疗效,减少或避免不良反应,应综合考虑各方面因素,选择合适的药物和剂量,做到用药个体化,以获得最佳治疗效果。

4.1 药物方面的因素

一、药物剂型及用药途径

每种药物都应以适宜的剂型并按相应的途径给药,才能获得理想的药效。同一药物的不同剂型或不同给药途径,会产生不同的效应,如硫酸镁内服可以导泻和利胆,注射可以解痉,外用则可以消炎去肿。不同途径给药,药物吸收速度、生物利用度不同,因而药效也会不同。为了获得理想的治疗效果,应掌握各类剂型、各种给药途径的特点,才能根据具体情况选择适当的给药剂型和途径,更好地发挥药物的治疗作用。

1. 口服(oral) 是最常用的给药途径,方便、经济、较安全,适用于多数患者。消化道难吸收的药物及易受胃肠内容物影响或被易被消化液破坏的药物不宜口服。口服也不适用于昏迷、呕吐、危重患者。

2. 注射(injection) 对制剂的质与量要求均较高,需严格灭菌,用药时注射部位及用具需消毒。

① 静脉注射(intravenous injection):可避免各种影响药物吸收的因素,使血药浓度迅速达峰值,迅速生效。但药效维持时间较短且初始血药浓度过高可能引起不良反应,一般应缓慢注射,并要防止药液漏出血管。大容量药液宜静脉滴注,可通过调整药液浓度及滴注速度将血药浓度控制在理想范围内。

② 肌内注射(intramuscular injection):吸收较完全,生效迅速,其中吸收速度:水溶液>混悬液>油溶液。刺激性药物如钾盐、溶液 pH 过高或过低、注入容量过大都可导致疼痛。

③ 皮下注射(subcutaneous injection):药物经注射部位的毛细血管吸收,吸收较快且完全,但注射容量有限。

④ 椎管内注射(intramedullary injection):可使药物绕过血—脑屏障,直接进入中枢神经系统产生作用。普鲁卡因等局部麻醉药物常以本法用药。

⑤ 动脉注射(arterial injection):可提高靶器官的药物浓度,而循环血液中药物浓度无明显增高。抗肿瘤药物常以本法用药提高疗效,减少不良反应。

3. 舌下给药(sublingual)　吸收快,可避免药物受消化液的影响及首关效应,提高生物利用度。如抗心绞痛药硝酸甘油常以这种途径给药。

4. 直肠给药(per rectum)　以栓剂及小容量药液灌肠,经黏膜吸收的用药方式。该用药途径吸收快,可用于昏迷或不能口服的患者。

5. 吸入给药(inhalation)　气体或易挥发性药物可经呼吸道吸入,由肺吸收。多用于阻塞性呼吸道疾病患者。供吸入的气雾剂颗粒直径小于 5 μm 才能进入下呼吸道,小于 2 μm 才能进入细支气管及肺泡。

6. 透皮给药(transdermal)　软膏、霜剂及贴剂可涂敷或贴敷于皮肤,发挥局部治疗作用,亦可作全身给药。药物的透皮吸收量与接触皮肤面积成正比。皮肤的完整性被破坏时,透皮吸收率明显增加。

近年,一些新剂型,如缓释、控释和靶向制剂逐步用于临床。缓释剂中药物按一级速率缓慢释放,可长时间维持有效血药浓度产生持久药效,如降压药维拉帕米缓释片。控释剂中药物按零级速率释放,使血药浓度稳定在有效浓度水平,产生持久药效,如毛果芸香碱眼片放置于结膜内,每周用药一次。靶向药物制剂可在靶器官或组织中浓集药物,提高疗效。如脂质体包裹靶向制剂可被巨噬细胞吞噬,浓集于淋巴组织发挥作用。

二、用药剂量

药物剂量不同产生的作用也不同。在一定范围内,药物的作用与用药剂量成正比,剂量越大,体内药物浓度越高,作用也就越强。但也有少数药物,随着剂量的不同,作用的性质会发生变化,如人工盐小剂量有健胃作用,大剂量则具有泻下作用。故临床用药时,应严格按规定确定用药剂量,还要根据患者反应及病情发展调整剂量,才能更好地发挥药物的治疗作用。

药典对某些作用剧烈、毒性较大的药物规定了极量,一般用药不宜超过极量。

三、用药时间

不同的药物有不同的最适用药时间。健胃药、胃肠解痉药、利胆药多在饭前服用;驱虫药、盐类泻药多空腹服用;刺激性大的药物多在饭后服用。给药时间间隔与给药次数一般是根据药物半衰期和最低有效浓度确定,以确保治疗效果。

时间药理学研究证实,药物的疗效、毒效及药动学受人体生物节律性变化的影响。选择最佳的给药时间,可以提高疗效,降低毒副作用。例如,人体糖皮质激素分泌有明显的昼夜节律,早晨 8:00 左右分泌最高,零点分泌最低。所以,将全天用量在早晨一次给予,可显著降低因负反馈引起的不良反应。许多药物可因给药时间不同,作用迥异,吗啡 15:00 时给药镇痛作用最弱,21:00 时给药镇痛作用最强;糖尿病患者对胰岛素的敏感性 4:00 时左右较高,此时给予较低用量,即可获得满意疗效。依据时间药理学原则制定的择时用药方案,为临床安全合理用药提供了新途径。

四、联合用药及药物相互作用

临床上常联合应用两种或两种以上药物治疗疾病,除为了达到多种治疗目的外,还可利用药物间的协同作用增加疗效或利用其拮抗作用减少不良反应。但不合理的联用则有可能导致疗效降低或毒副反应增大。

　　药物间的相互作用可以是协同作用,即两药物联用使作用增加。如氯丙嗪能延长和加强中枢神经系统抑制药和镇痛药的作用,联用时需减少各药的剂量。药物联用也可产生拮抗作用,即使原有的作用减弱,需增加各药的剂量才能达到应有的疗效。

　　药物联用时尚应注意药物间的配伍禁忌,即药物在体外配伍时能产生的可导致药效、毒性改变的物理、化学反应。掌握药物联用的配伍禁忌和相互作用,是实现临床合理安全用药的重要环节。

五、持续用药

　　长期反复用药,机体(包括病原体)对药物的反应会发生变化,表现为机体对药物产生耐受性、耐药性、依赖性及停药综合征。

　　1. 耐受性和耐药性　　耐受性是指长期用药患者对药物的敏感性降低,需增大剂量才能产生效应的现象。例如,长期服用催眠药即会产生耐受性,需加大剂量才能使患者入睡。有的药物,如麻黄碱,仅在应用数次后即会产生耐受性,称快速耐受性。有些药物,对其中一种产生耐受性后,会对同类药物均产生耐受性,称交叉耐受性。

　　耐药性又称抗药性,指病原体或肿瘤细胞对药物产生抵抗性。长期使用抗菌药或抗癌药,特别是剂量不足用药,使病原体或肿瘤细胞产生耐药性。耐药性的产生是化疗归于失败的重要原因。因此,杜绝滥用是防止抗药性的根本措施。

　　2. 药物依赖性

　　药物依赖性(drug dependence)又称药物成瘾性,指反复用药引起的心理上、生理上对药物形成强迫性需求行为,渴求连续用药。药物依赖性分为身体依赖性与精神依赖性。

　　① 身体依赖性(physical dependence,生理依赖性)因反复用药造成的一种适应状态,有明显的耐受性和停药症状。阿片类等麻醉品滥用可致身体依赖性。

　　② 精神依赖性(psychic dependence,心理依赖性)是用药所产生的满足感或欣快感觉,精神上有要求持续用药的欲望和强迫行为,但无耐药性和停药症状。精神依赖性是构成药物滥用的重要药理特性。

　　3. 停药综合征　　停药综合征(withdrawal syndrome)是指长期持续应用某一药物,突然停药出现的症候群,原症状加重或伴其他症状和体征。如长期应用β受体阻滞剂的高血压患者,突然停药时会出现血压、心律反跳性增高的现象。对易发生停药综合征的药物,停药时应减量渐停,可减少停药综合征的发生。

4.2　机体方面的因素

一、年龄

　　年龄是影响药物作用的重要因素。不同年龄的患者,生理生化功能有很大的差异,对药物的反应性也会有很大差异,甚至有质的差异,尤其儿童与老年人对某些药物的反应性与成年人明显不同,临床用药应特别注意。

（一）小儿

小儿，尤其是新生儿和早产儿，机体发育不成熟，各种生理生化功能，包括自身调节功能尚不完善，对许多数药物的反应性和敏感性与成人有显著差别，故小儿临床用药应格外慎重。例如，新生儿体液总量约占体重的 80%，高于成人，水盐转换率快。所以新生儿对影响水盐代谢、酸碱平衡的药物特别敏感。新生儿葡萄糖醛酸结合能力低下，使用氯霉素可引起严重的毒性反应——"灰婴综合征"；新生儿蛋白结合率低下，许多药物如水杨酸类、磺胺类、维生素 K 等能与胆红素竞争血浆蛋白结合部位，使胆红素游离浓度增加，新生儿应用此类药物时易引起核黄疸；新生儿肾功能仅为成人的 1/5，许多经肾消除药物的半衰期显著延长，需减量或延长用药间隔。此外，小儿对某些药物的反应与成人有质的差异，小儿应慎用或禁用此类药物。小儿用药应按体重或体表面积计算用药剂量。多数药物可按体重计算患儿的用药剂量，该方法计算简便，较常用。小儿体重可按年龄推算：

1~6 个月：体重（kg）＝月龄（足月）×0.6＋3。

7~12 个月：体重（kg）＝月龄（足月）×0.5＋3。

大于 12 个月：体重（kg）＝年龄（足岁）×2＋8。

按体表面积计算用药剂量，较体重法更科学，适用于小儿及成年人，值得推广。小儿体表面积计算方法如下：

体重低于 30 kg 者：体表面积（m^2）＝体重（kg）×0.035（m^2/kg）＋0.1（m^2）。

体重高于 30 kg 者：以 30 kg 的体表面积 1.1 m^2 为基数，体重每增加 5 kg，体表面积增加 0.1 m^2。如体重 40 kg 的儿童，体表面积应为 1.1＋0.1×2＝1.3（m^2）。

一岁以上小儿，也可按年龄计算体表面积：体表面积（m^2）＝（年龄＋5）×0.07。

算出体表面积后即可按成人剂量求出小儿用药剂量：小儿剂量＝成人剂量×小儿体表面积/1.73。

（二）老人

人在壮年后，随年岁增长，机体结构与功能呈逐年衰退趋势。但衰退的迟早快慢因人而异，有较大个体差异，因此不宜完全按老人年龄计算用药剂量。一般来说，老年人药动学改变主要表现在：老人血浆白蛋白含量渐次下降，可导致药物血浆蛋白结合率降低，游离药物浓度增高；老人体液总量减少，脂肪比例增加，使脂溶性药物分布容积增大，易产生蓄积性毒性；老人肝肾功能衰退，药物清除率降低，半衰期延长，如地西泮，老人生物半衰期可比青壮年延长 4 倍；老年人肾调节功能和酸碱代偿能力降低，使用排泄慢或易引起电解质紊乱的药物时，应减小剂量，延长间隔。在药效学方面，老年人对许多药物的敏感性也与青壮年明显不同。老年人使用中枢神经系统药物更易导致精神紊乱；使用心血管药物出现血压下降、心律失常等不良反应率明显高于青年人。因此，对老年人用药应格外慎重，全面权衡利弊，密切监测不良反应，以防发生意外。另外，老年人记忆力减退，用药依从性较差，也会影响药物的疗效。

二、性别

妇女除许多生理、生化功能与男性有很大差异外，月经、妊娠、哺乳等因素也使女性对某些药物的反应与男性不同。已知有致畸作用的药物如苯妥英钠、性激素、口服降糖药等孕妇应禁用。胎盘及乳腺对药物的屏障作用较弱,妊娠期及哺乳期妇女应慎用或禁用某些可经胎盘及乳汁对胎儿、婴儿发育产生影响的药物。月经期妇女应避免使用抗凝血药及刺激性大的药物,以防引起大出血。

三、病理因素

机体的功能状态不同,对药物的反应性可能不同。疾病引起的病理生理改变可从多个环节影响药物的药效学及药动学,使患者对药物反应与正常人有明显差别。如常用剂量下解热镇痛药不会使正常人体温改变,却能使发热患者的体温降低。治疗量强心苷不会使正常心脏排血量增加,却能使心衰患者心排血量明显增加。又如,甲状腺功能低下者,地高辛、普萘洛尔等药物的半衰期明显延长;而对于甲状腺功能亢进者,这些药物的半衰期则缩短。肝脏和肾脏分别是许多药物代谢及排泄的器官,肝肾功能减退,会显著影响这些药物的消除,使药物的半衰期延长,血药浓度升高。因此,肝肾功能异常者用药时应格外慎重。

四、遗传因素

个体之间或同一个体在不同时期对同一药物的反应会有一定差别。不同个体需用不同剂量才能产生等效反应,此现象称个体差异(individual variation)。

个体对药物的敏感性不同,特别敏感者称高敏感性(hypersensitivity)或高反应性(hyperres ponsiveness);特别不敏感者称耐受性或低反应性(hypores ponsiveness)。个体差异也可表现为质的差异,如变态反应或特异质反应。

造成个体差异的原因很多,包括内外环境改变、机体生理病理状态不同、种属差异和遗传等。个体差异可以影响药动学的不同环节,使相同剂量在不同个体的血药浓度差别很大;个体差异也会影响药效学,如受体的数量不同,导致药效的增减。因此,临床用药时对个体差异大,反应性显著异于常人的患者应制订个体化用药方案。

先天性遗传异常是导致个体对药物反应性异于常人的主要原因。迄今已发现数百种与药效相关的遗传异常基因,并形成了药理学新分支——遗传药理学(genetic pharmacology)。

遗传对药动学影响主要表现为对药物消除的差异。如人群对药物代谢可分为快、慢代谢型两类,慢代谢型人群服用异烟肼后血药浓度很高且持久,不良反应发生率大为增加。又如,个别血中假性胆碱酶活性低下患者,使用肌松药琥珀胆碱时,因不能及时灭活而导致呼吸肌麻痹。

遗传因素对药效学的影响往往表现为患者对药物反应异常。例如,先天性葡萄糖-6-磷酸脱氢酶缺陷患者,使用氯喹、磺胺等药物时,可出现溶血性贫血。

五、精神与心理因素

患者的精神状态与药物的治疗效果密切相关。患者如果能以乐观态度正确对待疾病,不但可以减轻对疾病痛苦的主观感受,也能增强患者对疾病的抗御能力和药物的作用。相反,如果患者悲观失望,会极大降低药物的疗效。患者的心理作用也会对药物的疗效产生影响。研究证实,服用没有药理活性的乳糖、淀粉制成的安慰剂(placebo),对疼痛、高血压、神经官能症等疾病的"疗效"也可高达 30%～50%。这种疗效主要是通过改善患者的心理因素取得的,称安慰剂效应。临床试验中常用安慰剂对照排除精神、心理因素的影响,科学、客观评价药效的可靠程度。患者与医护人员的合作对药物的疗效也有重要的影响。

六、营养状况

病人的营养状况也能影响药物的作用。营养不良者往往伴有蛋白质、维生素、电解质缺乏,血浆蛋白含量低,药物血浆蛋白结合率随之降低,影响药物的分布和消除,导致血中游离药物浓度增高,产生不良反应。营养不良也会影响药物的反应性,对药物的耐受性显著降低。此外,进食成分对药物作用也有很大影响。高蛋白饮食者氨茶碱、安替比林代谢加快;低蛋白饮食者苯巴比妥、非那西丁代谢减慢。食用富含酪胺食物如扁豆、奶酪、啤酒时,酪胺促进去甲肾上腺素释放,若与单胺氧化酶抑制剂合用,可导致血压异常升高,甚至发生高血压危象。

七、烟酒嗜好

吸烟可使肝药酶活性增强,药物代谢速率加快,故嗜烟者药物耐受性明显增加。酒精本身有广泛的药理作用,并对许多药物的药动学有很大影响。例如,乙醇有中枢抑制、血管舒张等作用,大量饮酒还可降低血钾、血糖。酒精对药酶呈双向影响,大量饮酒可抑制药酶;慢性嗜酒则诱导药酶。这些作用均可能与许多药物产生相互作用,应予高度重视。茶叶含鞣质、茶碱等化学成分,可与许多药物产生相互作用。如以铁剂治疗缺铁性贫血时,不宜饮茶。茶叶中的鞣酸还能与四环素、大环内酯类抗生素结合,降低抗菌作用,并加重恶心、呕吐等症状。许多生物碱类药物,如阿托品、麻黄碱、利血平等,也忌与茶同服。

八、社会因素

社会因素对药物作用的影响较为复杂。患者的工作和生活环境、经济状况、用药习惯以及医师的用药心理、用药习惯等都可能成为影响药物作用的重要因素。它虽不是直接影响药物的有效性,却能通过影响患者或医师的用药行为,影响药物有效性的发挥。

合理用药既是药物治疗的基本要求,又是药物治疗的最终目标。这就要求医护人员在正确诊断的基础上,综合分析患者、疾病、药物、环境各方面因素,制订最佳个体化用药方案,以期实现安全有效地防治疾病的目的。

(宋建国　刘晓云)

第5章 传出神经系统药理概论

5.1 概　　述

传出神经系统包括自主神经系统(autonomic nervous system)和运动神经系统(somatic motor nervous system)两部分,前者又可分为交感神经(sympathetic nervous system)和副交感神经(parasympathetic nervous system)两类,主要支配内脏平滑肌、心肌和腺体等,其活动为非随意性的,如血管舒缩、腺体分泌等;后者支配骨骼肌,通常为随意运动,如四肢运动、呼吸等。自主神经自脊髓或脑干发出后,在神经节内更换神经元到达效应器,因此,交感神经和副交感神经均有节前纤维和节后纤维之分(图5-1)。运动神经自中枢发出后,不更换神经元,直接到达效应器,支配骨骼肌运动。

除上述分类法外,传出神经系统还可根据其末梢释放的神经递质分为胆碱能神经(cholinergic nerve)和去甲肾上腺素能神经(noradrenergic system)两类,前者释放乙酰胆碱,后者释放去甲肾上腺素。胆碱能神经包括全部交感神经和副交感神经节前纤维、运动神经、全部副交感神经节后纤维和极少数交感神经节后纤维(支配汗腺分泌和骨骼肌血管舒张的神经),而去甲肾上腺素能神经则包括几乎全部交感神经节后纤维(图5-2)。

通常情况下,机体的多数器官同时接受交感和副交感神经的双重支配,两类神经兴奋时所产生的效应常相互拮抗,保持协调平衡,共同维持机体的正常功能活动。作用于传出神经系统的药物主要通过影响神经递质的合成、贮存、释放和代谢等过程或直接与受体结合而产生拟似或拮抗传出神经系统递质的效应而发挥药理作用,因此,熟悉传出神经系统解剖学和生理学特点,对于理解和掌握传出神经系统药物药理学具有重要意义。

5.2　传出神经系统的递质和受体

突触(synapse)是神经元与神经元之间或神经元与效应细胞(肌细胞、腺细胞等)之间一种特化的细胞连接,是神经元之间联系和进行生理活动的关键结构。根据突触内信息传递方式的不同,可将突触分为化学突触(chemical synapse)和电突触(electrical synapse)两类,一般所说突触多指化学突触,由突触前膜、突触后膜和突触间隙三部分组成。递质(transmitter)是在突触中起信息传递作用的特定化学物质,主要由突触前神经元合成,并储存于神经末梢的囊泡内,在信息传递过程中由突触前膜释放到突触间隙,并与突触后膜或前膜上的特异性受体结合,产生相应生物学效应。

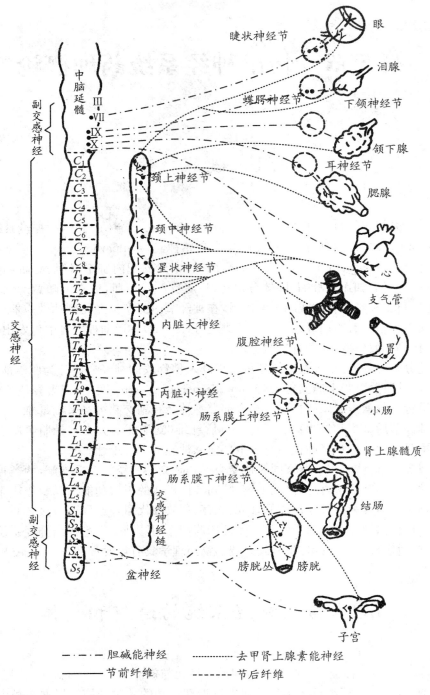

图 5-1　自主神经系统分布示意图

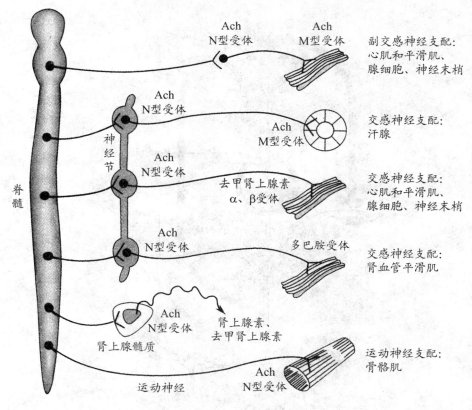

图 5-2　传出神经系统分类模式图

一、传出神经系统递质

（一）递质的生物合成与贮存

传出神经系统的递质主要有乙酰胆碱和去甲肾上腺素等。

1. 乙酰胆碱（acetylcholine，Ach）　Ach 主要在胆碱能神经末梢合成，少量在胞体内合成。合成 Ach 的原料是胆碱和乙酰辅酶 A，两者在胆碱乙酰化酶催化下合成 Ach。Ach 合成后，在囊泡 Ach 转运体作用下进入囊泡并与三磷酸腺苷（ATP）和囊泡蛋白结合而贮存于囊泡中，每个囊泡贮存 1 000～50 000 个 Ach 分子（图 5-3）。

2. 去甲肾上腺素（noradrenaline，NA 或 norepinephrine，NE）　NA 主要在去甲肾上腺素能神经末梢合成。血液中酪氨酸（tyrosine）经钠依赖性转运体进入神经末梢后，在酪氨酸羟化酶作用下生成多巴（dopa），再经多巴脱羧酶催化生成多巴胺（dopamine，DA），后者通过囊泡壁上特异性转运体进入囊泡，经多巴胺 β-羟化酶催化生成 NA 并与 ATP 和嗜铬颗粒蛋白结合，贮存于囊泡中（图 5-4）。在 NA 合成过程中，酪氨酸羟化酶是限速酶，其活性受胞浆内 DA 或 NA 浓度的反馈调节。

（二）递质的释放

贮存于神经末梢囊泡内的递质排出到突触间隙的过程称为递质释放，具有如下特点。

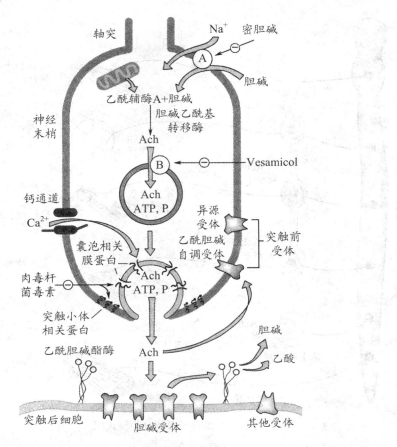

(Ach: 乙酰胆碱, A: 钠依赖性载体, B: 乙酰胆碱载体, ATP: 三磷酸腺苷, P: 多肽)

图 5-3　胆碱能神经末梢递质合成、贮存、释放和代谢示意图

1. 胞裂外排（exocytosis）　当神经冲动传至神经末梢时，膜上 Ca^{2+} 通道开放，Ca^{2+} 进入神经末梢，促使囊泡向突触前膜移动并与突触前膜融合，继而融合处出现裂口，囊泡内贮存的递质和其他内容物释放至突触间隙（图 5-5）。

2. 量子化释放（quantal release）　量子化释放学说认为，囊泡是神经末梢释放递质的最小单元。在哺乳动物的骨骼肌和平滑肌细胞可记录到终板电位，这是由于静息状态下有少数囊泡释放 Ach 所致，但由于幅度较小，故不引起动作电位。当神经冲动传至末梢时，200～300 个以上囊泡同时释放，大量 Ach 可引发动作电位而产生效应。

3. 其他释放机制　某些药物如麻黄碱、间羟胺等除可直接激动肾上腺素受体外，还可被交感神经末梢摄取并贮存于囊泡，进而将囊泡内贮存的 NA 置换出来并与相应受体结合而产生效应。

（三）递质作用的消失

释放到突触间隙的递质与突触后膜或前膜的受体结合产生效应后，即迅速失活，作用也随之消失。

1. 乙酰胆碱　Ach 的失活主要依赖于突触间隙中乙酰胆碱酯酶（acetylcholinesterase, AchE）的水解。AchE 水解 Ach 的效率极高，一分子 AchE 能在 1 min 内水解 10^5 分子的

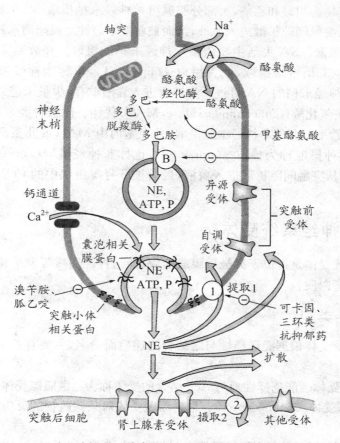

(NE: 去甲肾上腺素, ATP: 三磷酸腺苷, P: 多肽)

图 5-4　去甲肾上腺素能神经末梢递质合成、贮存、释放和代谢示意图

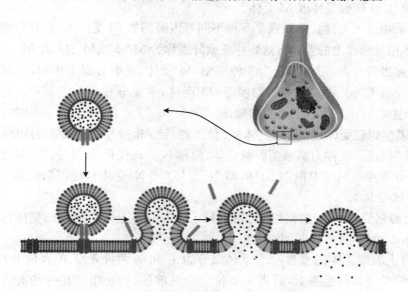

图 5-5　神经递质胞裂外排示意图

Ach。Ach 水解产物为胆碱和乙酸,大部分胆碱可被神经末梢摄取,用于重新合成 Ach。此外,少量 Ach 可从突触间隙扩散进入血液,继而被血液中假性胆碱酯酶水解。

2. 去甲肾上腺素 NA 失活主要依赖于神经末梢的摄取。释放到突触间隙的 NA 有 75%~90%被神经末梢重新摄取,此为摄取-1(uptake-1),也称为神经摄取(neuronal uptake)。摄取进入神经末梢的 NA 可进一步转运进入囊泡贮存,少量未进入囊泡的 NA 可被线粒体膜上的单胺氧化酶(monoamine oxidase,MAO)代谢。除被神经末梢摄取外,小部分 NA 可被心肌、血管平滑肌等非神经细胞摄取,并在胞内由 MAO 或儿茶酚氧位甲基转移酶(COMT)代谢,此种摄取称为摄取-2(uptake-2),也称非神经摄取(non-neuronal uptake)。此外,少量 NA 可从突触间隙扩散进入血液,最后被肝肾等组织中的 COMT 和 MAO 代谢失活。

二、传出神经系统受体

传出神经系统受体是指位于突触后膜或前膜,能与神经递质等发生特异性结合并引起相应生物效应的蛋白质。

(一) 受体类型

传出神经系统受体根据能选择性与之结合的递质而命名,主要有乙酰胆碱受体和肾上腺素受体等。

1. 乙酰胆碱受体 能选择性地与 Ach 结合的受体称为乙酰胆碱受体(acetylcholine receptor),简称胆碱受体(cholinoceptor)。根据胆碱受体对某些药物的反应性不同,又可将其分为两型。

(1)毒蕈碱型胆碱受体(M 胆碱受体) 早期研究发现,副交感神经节后纤维所支配的效应器细胞膜胆碱受体对毒蕈碱(muscarine)较为敏感,因此把这类胆碱受体称为毒蕈碱型胆碱受体,简称 M 胆碱受体或 M 受体。

近年来采用分子克隆技术发现了 5 种不同基因编码的 M 受体亚型,并根据配体对不同组织 M 受体相对亲和力的差异将这 5 亚型分别称为 M_1、M_2、M_3、M_4 和 M_5。若根据 M 受体亚型的功能进行分类,可将其分为 3 种亚型:M_1 受体,主要分布于中枢(大脑皮质、海马、纹状体和低位脑干等)、神经节和胃黏膜等;M_2 受体,主要分布于心脏、小脑、低位脑干等部位;M_3 受体,主要分布于内脏平滑肌和腺体。

(2)烟碱型胆碱受体(N 胆碱受体) 位于神经节和神经肌肉接头的胆碱受体对烟碱(nicotine)较为敏感,故称为烟碱型胆碱受体,简称 N 胆碱受体或 N 受体。N 受体根据其分布部位又可分为神经节和中枢 N 受体,即 N_N 受体(或 N_1 受体),神经肌肉接头 N 受体,即 N_M 受体(或 N_2 受体)。

2. 肾上腺素受体 能选择性地与去甲肾上腺素或肾上腺素结合的受体称为肾上腺素(adrenoceptor)受体,可分为两型。

(1) α 肾上腺素受体(α 受体) α 受体又分为 α_1 和 α_2 两种亚型,前者位于去甲肾上腺素能神经支配的效应器细胞膜上,后者主要位于突触前膜、脂肪细胞和一些血管平滑肌细胞膜上。

(2) β 肾上腺素受体(β 受体) β 受体分为 β_1、β_2 和 β_3 3 种亚型,β_1 受体主要分布于心

脏,β_2 受体主要分布于平滑肌细胞膜上,β_3 受体主要分布于脂肪细胞。

（二）受体功能及其分子机制

1. M 胆碱受体　M 受体有 5 种亚型,各亚型的一级结构基本相似,均由 460～590 个氨基酸残基组成。M 受体属于鸟苷酸结合蛋白（G-蛋白）偶联受体,其中 M_1、M_3、M_5 受体与 $G_{9/11}$ 蛋白偶联,受体激动后引起磷脂酶 C（phospholipase C）活化,促进细胞内第二信使 1,4,5-三磷酸肌醇（IP_3）和二酰基甘油（DAG）的生成,并可增加细胞内 Ca^{2+} 浓度;M_2、M_4 受体与 $G_{i/o}$ 蛋白偶联,受体激动后可抑制腺苷酸环化酶（adenylyl cyclase,AC）及电压门控性 Ca^{2+} 通道活性,进而引起一系列生物效应。

2. N 胆碱受体　N 受体属配体门控离子通道受体,不同部位 N 受体分子结构相似,其中神经肌肉接头 N_M 受体由 α、β、γ、δ 4 种亚基组成,每个 N_M 受体由 2 个 α 亚基和各 1 个 β、γ、δ 亚基组成 5 聚体,形成跨膜通道,即 N 受体离子通道。两个 α 亚基上有 Ach 结合位点,当 Ach 与 α 亚基结合后,可使离子通道开放,使膜外 Na^+、K^+、Ca^{2+} 进入细胞,引起细胞膜去极化。

3. 肾上腺素受体　α 和 β 肾上腺素受体结构相似,均由 400 多个氨基酸残基组成,具有 7 次跨膜螺旋结构,属 G-蛋白偶联受体。当激动剂与受体结合后,可引起 G-蛋白活化,其中 α_1 受体激动后可激活磷脂酶（C、D、A_2）,增加第二信使 IP_3 和 DAG 水平;α_2 受体激动可抑制腺苷酸环化酶（AC）,使 cAMP 生成减少;β 受体激动可激活 AC,增加 cAMP 水平,从而产生相应效应。

（三）受体分布及其生理效应

受体在体内的分布极为广泛,一方面,受体分布于大多数组织和器官,参与组织器官的功能调节。另一方面,受体也分布于神经末梢突触前膜,参与神经递质释放的调节。机体多数器官接受交感和副交感神经的双重支配,而两类神经兴奋所产生的效应又往往相互拮抗。当两类神经同时兴奋时,其综合效应视两类神经的优势而定。如在窦房结,去甲肾上腺素能神经兴奋时,心律加快,胆碱能神经兴奋时心律减慢。生理情况下胆碱能神经对窦房结的支配占优势,因此当两类神经同时兴奋时,则表现为心律减慢。传出神经系统受体分布及其生理效应见表 5-1。

表 5-1　传出神经系统受体分布及效应

器　　官	效　　应			
	交感神经		副交感神经	
	受　体	效　应	受　体	效　应
眼				
虹膜				
环状肌			M_3	收缩（缩瞳）
辐射肌	α_1	收缩（扩瞳）		
睫状肌	β	【舒张】	M_3	收缩（调节痉挛）

续表

器 官	效 应			
	交感神经		副交感神经	
	受 体	效 应	受 体	效 应
心脏				
窦房结	β_1,β_2	心律加快	M_2	心律减慢
传导系统	β_1,β_2	传导加快	M_2	传导减慢
心肌	β_1,β_2	收缩增强	M_2	收缩减弱(心房)
血管				
皮肤黏膜、内脏	α_1	收缩		
	β_2	【舒张】		
骨骼肌	β_2	舒张		
	α_1	【收缩】		
	M	舒张		
平滑肌				
支气管	β_2	舒张	M_3	收缩
胃肠壁	β_2	舒张	M_3	收缩
胃肠道括约肌	α_1	收缩	M_3	舒张
膀胱壁	β_2	舒张	M_3	收缩
三角括约肌	α_1	收缩	M_3	舒张
腺体				
消化道、支气管			M_3	分泌增加
汗腺				
体温调节			M_3	分泌增加
大汗腺	α	分泌增加		
代谢				
肝脏	β_2,α	糖异生、糖原分解		
脂肪细胞	β_3	脂肪分解		
肾脏	β_1	肾素释放增加		

注:【 】内为弱势效应。

5.3　传出神经系统药物基本作用及其分类

一、传出神经系统药物基本作用

（一）直接作用于受体

许多传出神经系统药物可直接与胆碱受体或肾上腺素受体结合，产生拟似或拮抗神经递质的作用。若药物与受体结合后产生与递质相似的效应，称为激动药（agonisit）；若药物与受体结合后不产生或较少产生拟似神经递质的作用，却可阻碍递质与受体结合产生效应，则称为阻断药（blocker）或拮抗药（antagonist）。

（二）影响递质

1. 影响递质合成　密胆碱（hemicholine）可抑制 Ach 的生物合成，α-甲基酪氨酸可抑制NA 的合成，但两药均无临床应用价值，仅作为科研工具药使用。

2. 影响递质释放　有些药物可促进递质释放，如麻黄碱和间羟胺可促进 NA 释放，卡巴胆碱可促进 Ach 释放；而有些药物则可抑制递质释放，如胍乙啶和碳酸锂均可通过抑制NA 释放而产生效应。

3. 影响递质的转运和贮存　有些药物可干扰神经递质的再摄取，如利舍平抑制去甲肾上腺素能神经末梢囊泡对 NA 的摄取，使囊泡内 NA 贮存减少以致耗竭，丙米嗪、地昔帕明均可抑制神经末梢对 NA 的再摄取。

4. 影响递质生物转化　新斯的明能抑制胆碱酯酶活性，减少 Ach 水解，从而提高突触间隙 Ach 浓度而发挥拟胆碱作用；吗氯贝胺可抑制单胺氧化酶活性，从而提高脑内 NA、多巴胺和 5-羟色胺的水平，发挥抗抑郁作用。

二、传出神经系统药物分类

传出神经系统药物可按其作用性质及对不同受体的选择性进行分类，见表 5-2。

表 5-2　传出神经系统药物

拟 似 药	拮 抗 药
（一）胆碱受体激动药	（一）胆碱受体阻断药
1. M、N 受体激动药（乙酰胆碱）	1. M 受体阻断药（阿托品）
2. M 受体激动药（毛果芸香碱）	2. N 受体阻断药
3. N 受体激动药（烟碱）	（1）N_N 受体阻断药（美卡拉明）
（二）抗胆碱酯酶药（新斯的明）	（2）N_M 受体阻断药（琥珀胆碱）
	（二）胆碱酯酶复活药（碘解磷定）

拟 似 药	拮 抗 药
（三）肾上腺素受体激动药	（三）肾上腺素受体阻断药
1. α受体激动药	1. α受体阻断药
（1）α_1、α_2受体激动药（去甲肾上腺素）	（1）α_1、α_2受体阻断药（酚妥拉明）
（2）α_1受体激动药（去氧肾上腺素）	（2）α_1受体阻断药（哌唑嗪）
（3）α_2受体激动药（可乐定）	（3）α_2受体阻断药（育亨宾）
2. α、β受体激动药（肾上腺素）	2. β受体阻断药
3. β受体激动药	（1）β_1、β_2受体阻断药（普萘洛尔）
（1）β_1、β_2受体激动药（异丙肾上腺素）	（2）β_1受体阻断药（阿替洛尔）
（2）β_1受体激动药（多巴酚丁胺）	（3）β_2受体阻断药（布他沙明）
（3）β_2受体激动药（沙丁胺醇）	3. α、β受体阻断药（拉贝洛尔）

（郑书国）

第6章　胆碱受体激动药

胆碱受体激动药(cholinoceptor agonists)可直接激动胆碱受体，产生与乙酰胆碱类似的效应。由于胆碱受体包括 M 受体和 N 受体两种类型，因此胆碱受体激动药可根据其对受体的选择性分为 M、N 受体激动药、M 受体激动药和 N 受体激动药三类。

6.1　M、N 胆碱受体激动药

M、N 胆碱受体激动药多为胆碱酯类，对 M、N 受体均有激动作用，但一般以激动 M 受体为主。

乙 酰 胆 碱

乙酰胆碱(acetylcholine，Ach)为胆碱能神经递质，能广泛激动 M 和 N 受体，加之其性质不稳定，极易被体内胆碱酯酶水解，因此无临床应用价值，仅作为科研工具药使用。但由于乙酰胆碱为胆碱受体的内源性配体，体内分布广泛，具有重要生理功能，因此熟悉其生理、药理作用有助于对其他胆碱受体激动药的理解和掌握。

药理作用及机制：乙酰胆碱激动 M 受体和 N 受体，分别产生 M 样和 N 样作用。

1. M 样作用

（1）心脏　激动窦房结、传导系统和心肌细胞 M_2 受体，引起心律减慢、传导减慢和心肌收缩力减弱。

（2）血管　激动血管内皮细胞 M_3 受体，诱导内皮细胞释放内皮源性舒张因子即一氧化氮，后者可扩散进入邻近的平滑肌细胞，引起血管平滑肌松弛。

（3）平滑肌　激动胃肠道、泌尿道平滑肌细胞 M_3 受体，引起平滑肌兴奋，蠕动增加，同时括约肌松弛，以利于胃肠道、膀胱排空。此外，Ach 也可激动支气管平滑肌 M_3 受体，引起支气管收缩。

（4）腺体　使消化道腺体、呼吸道腺体、汗腺、泪腺等分泌增加。

（5）眼　激动瞳孔括约肌、睫状肌上 M_3 受体，引起瞳孔缩小和调节痉挛。

2. N 样作用

（1）神经节　Ach 可激动自主神经节 N_N 受体，引起交感和副交感神经兴奋。由于多数器官在接受交感和副交感神经双重支配时，常以一种神经支配占优势，因此，神经节兴奋引起的效应在不同器官会有不同的表现，如在心血管系统主要表现为交感神经兴奋引起的心肌收缩力增强、小血管收缩、血压升高等，而在胃肠道、腺体则表现为副交感神经兴奋引起的平滑肌收缩、腺体分泌增加等。

（2）骨骼肌　Ach 可兴奋神经肌肉接头处的 N_M 受体，引起骨骼肌收缩。

（3）肾上腺髓质　肾上腺髓质受交感神经节前纤维支配，其释放的 Ach 能激动肾上腺髓质的 N_N 受体，引起肾上腺素释放增加。

卡巴胆碱

卡巴胆碱（carbachol），又名氨甲酰胆碱，为人工合成的胆碱受体激动药。对 M、N 受体作用与 Ach 相似，但不易被胆碱酯酶水解，并有轻度抗胆碱酯酶作用，故作用时间较长。临床仅用于局部滴眼治疗青光眼，或眼前房内注射用于人工晶体植入、白内障摘除、角膜移植等需要缩瞳的眼科手术。

本品不良反应较多，常见的有视力模糊、多泪、眼痛、眼刺激或烧灼感，偶见眼睑抽搐、结膜充血或头痛等，一般均可自行消失。本品不得口服、肌内注射或静脉注射。

6.2　M 胆碱受体激动药

毛果芸香碱[基]

毛果芸香碱（pilocarpine）又名匹鲁卡品，是从毛果芸香属植物中提取的生物碱，现已能人工合成。其水溶液性质稳定，药用其硝酸盐。

【药理作用及机制】

毛果芸香碱能直接兴奋 M 受体，产生与节后胆碱能神经兴奋相似的效应，尤其对眼和腺体作用明显。

1. 眼　滴眼后可引起缩瞳、降低眼内压和调节痉挛等作用。

（1）缩瞳　虹膜内有两种平滑肌，一种是环状的瞳孔括约肌，受胆碱能神经支配，兴奋时瞳孔缩小；另一种为辐射状的瞳孔开大肌，受去甲肾上腺素能神经支配，兴奋时瞳孔扩大。毛果芸香碱能激动瞳孔括约肌上 M 受体，使瞳孔括约肌收缩，瞳孔缩小，局部滴眼后作用可持续数小时至一天。

（2）降低眼内压　房水由睫状体上皮细胞分泌及血管渗出至后房而形成，经瞳孔流入前房，最后到达前房角间隙经小梁网流入巩膜静脉窦而进入血循环。房水能为虹膜、角膜和晶状体提供营养，同时也具有维持眼内压的作用。当房水产生过多或回流受阻时，可致眼内压升高，引起青光眼，表现为进行性视神经乳头凹陷及视力减退，严重者可致失明。毛果芸香碱能使瞳孔缩小，使虹膜向中心拉紧，虹膜根部变薄，虹膜周围的前房角间隙扩大，有利于房水通过小梁网和巩膜静脉窦进入血循环，使眼内压降低。

（3）调节痉挛　眼睛视近物时，通过晶状体聚焦，使物体成像于视网膜上，从而看清物体。眼的调节主要依赖于晶状体曲度变化。晶状体富于弹性，有促使其本身回复呈球形的倾向，但由于悬韧带的外向牵拉，使晶状体维持在较为扁平的状态。晶状体通过悬韧带连于睫状体。睫状体中有环状和辐射状两种平滑肌纤维，其中以动眼神经支配的环状肌纤维为主。毛果芸香碱能激动环状肌纤维上的 M 受体，使睫状体向瞳孔中心方向收缩，致使悬韧带松弛，晶状体由于自身弹性而变得较为圆凸，屈光度增加，此时视近物清楚，视远物模糊，这一作用称为调节痉挛（图 6-1）。

2. 腺体　毛果芸香碱能直接激动汗腺、唾液腺、泪腺等腺体细胞 M 胆碱受体,引起腺体分泌增加,其中以汗腺和唾液腺最为明显。

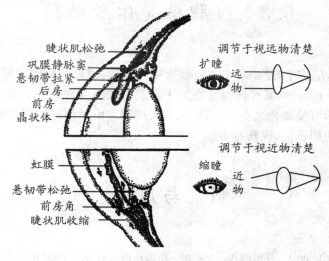

图 6-1　药物对眼调节作用的影响

【临床应用】

1. 青光眼　青光眼分为闭角型青光眼和开角型青光眼两种。毛果芸香碱滴眼后可使瞳孔缩小,前房角间隙扩大,促进房水回流,适用于闭角型青光眼。对于早期开角型青光眼也有一定疗效,但机制未明。

2. 虹膜炎　与扩瞳药交替滴眼,可防止虹膜长时间停留于晶状体表面同一位置,避免虹膜与晶状体发生粘连。

3. 其他　用于头颈部肿瘤放疗后口干症、药源性口干症及唾液腺疾患性口干症。此外,本品还可用于阿托品中毒解救。

【不良反应】

1. 局部反应　局部滴眼有刺痛、烧灼感、结膜充血、颞侧头痛或近视等,长期使用可出现晶状体混浊。滴眼时应压迫眼内眦 1～2 min,防止药液经鼻泪管进入鼻腔吸收而发生不良反应。

2. 吸收反应　过量吸收可出现恶心、呕吐、腹泻、流涎、流泪、呼吸困难和血压下降等,可采用阿托品对抗。如引起中枢兴奋,惊厥时,不宜使用阿托品,应采用东莨菪碱解救,因阿托品可引起中枢兴奋,会加重中毒症状。

毒蕈碱

毒蕈碱(muscarine)由捕蝇蕈(amanita muscaria)分离提取,虽无临床应用价值,但具有重要毒理学意义。

毒蕈碱为经典的 M 胆碱受体激动剂,其效应与节后胆碱能神经兴奋症状相似。民间因食用野生蕈而中毒的病例时有发生,表现为流涎、流泪、恶心、呕吐、腹痛、腹泻、视觉障碍、心动过缓、血压下降和休克等。对于此类中毒患者,除采用支持疗法外,可使用阿托品进行对抗,每 30 min 肌注 1～2 mg,直至上述症状缓解。

6.3 N胆碱受体激动药

烟碱(nicotine,尼古丁)是烟草中主要致依赖性物质,也是烟草中主要毒性成分之一,成人致死量为50～70 mg。烟碱可选择性作用于自主神经节和神经肌肉接头的N受体,其作用呈双相性,即开始可呈短暂兴奋,随后转入持久抑制。由于烟碱作用广泛、复杂,加之毒性较大,因此无临床应用价值,仅具有毒理学意义。

制剂与用法[①]

〖1〗卡巴胆碱(carbachol) 注射剂:0.1 mg/mL,眼前房内注射,0.2～0.5 mL/次。

〖2〗氯卡巴胆碱(carbachol chloride) 滴眼剂:0.5%～1.5%,滴眼,2～3 次/d。

〖3〗硝酸毛果芸香碱(pilocarpine nitrate) 滴眼液:25 mg/5 mL、50 mg/5 mL、100 mg/5 mL、100 mg/10 mL,滴眼;慢性青光眼用0.5%～2%溶液滴眼,每次1滴,每日1～4次。急性青光眼用1%～2%溶液滴眼,每次1滴,每5～10 min一次,3～6次后每1～3 h一次,直至眼压下降。片剂:2 mg,口服,4 mg/次,3 次/d。

(郑书国)

---

① 本书所附药物制剂与用法以《国家基本药物目录》及有关规定为准。

第7章 抗胆碱酯酶药和胆碱酯酶复活药

7.1 胆碱酯酶

胆碱酯酶(cholinesterase)是一类广泛存在于体内的糖蛋白,可分为真性胆碱酯酶和假性胆碱酯酶两类。真性胆碱酯酶也称乙酰胆碱酯酶(acetylcholinesterase,AchE),主要存在于胆碱能神经末梢突触间隙,是水解内源性 Ach 的必须酶,对 Ach 特异性较高。假性胆碱酯酶(pseudocholinesterase)广泛存在于神经胶质细胞、血浆及肝肾等组织中,对 Ach 特异性低,其生理功能尚未完全阐明,某些酯类药物如琥珀胆碱、普鲁卡因等依赖其催化水解。由于假性胆碱酯酶对水解突触间隙 Ach 不起主要作用,因此本章所述胆碱酯酶主要是指AchE。

胆碱酯酶水解乙酰胆碱的过程可分为三个步骤:① Ach 分子结构中带正电荷的季铵阳离子头,以静电引力与 AchE 的阴离子部位相结合,同时 Ach 分子中的羰基碳与 AchE 酯解部位的丝氨酸的羟基以共价键形式结合,形成复合物;② Ach 的酯键断裂,乙酰基转移到AchE 的丝氨酸羟基上,生成乙酰化 AchE,并释放出胆碱;③ 乙酰化 AchE 迅速水解,分解出乙酸,AchE 游离,酶活性恢复(图 7-1、图 7-2)。

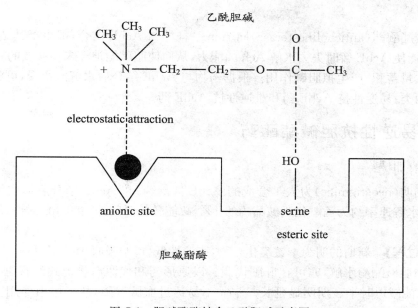

图 7-1 胆碱酯酶结合乙酰胆碱示意图

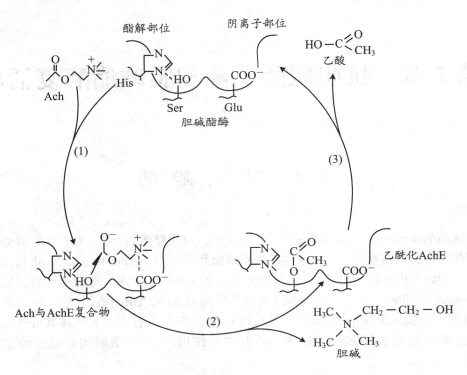

图 7-2　AchE 水解 Ach 过程示意图

7.2　抗胆碱酯酶药

抗胆碱酯酶药（anticholinesterase）同 Ach 一样能与 AchE 结合，但由于其结合较牢固，水解较慢，能使 AchE 暂时失去水解 Ach 的能力，从而使胆碱能神经末梢释放的 Ach 不能及时水解而大量蓄积，产生拟胆碱作用。根据药物与 AchE 结合后水解的快慢，可将抗胆碱酯酶药分为两类：易逆性抗 AchE 药和难逆性抗 AchE 药。

一、易逆性抗胆碱酯酶药

新 斯 的 明[基]①

新斯的明（neostigmine）为人工合成的 AchE 抑制药，与 AchE 结合后形成氨甲酰化胆碱酯酶，其水解速率约为乙酰化胆碱酯酶的 1%，故能较长时间抑制 AchE 活性，发挥拟胆碱作用。

【体内过程】　新斯的明为季铵类化合物，脂溶性低，口服吸收少且不规则。进入血液后可被血浆中胆碱酯酶水解，亦可在肝脏代谢。以原形药和代谢产物形式经肾脏排泄，$t_{1/2}$ 约为 1 h，肾功能减退时半衰期明显延长。本品不易透过血脑屏障，故无中枢作用。滴眼时不

---

①　[基]表示该药载于《国家基本药物目录》。

易透过角膜,故对眼作用较弱。

【药理作用及机制】　新斯的明可逆性抑制 AchE 活性,致使 Ach 蓄积,表现出 M 样和 N 样作用。此外,还可直接激动骨骼肌运动终板上的 N_M 受体,并能促进运动神经末梢释放 Ach,因此其对骨骼肌兴奋作用最强。对胃肠道及膀胱平滑肌也有较强兴奋作用,但对腺体、眼、心血管和支气管平滑肌及中枢作用较弱。

【临床应用】

1. 重症肌无力　为神经—肌肉接头冲动传递障碍的自身免疫性疾病,多数患者血清中存在抗 Ach 受体的抗体,它可与 Ach 受体结合引起受体内化并降解,从而导致突触后膜 Ach 受体数目减少,对 Ach 反应性降低。其临床主要特征是全身或局部骨骼肌易于疲劳并呈进行性加重,表现为眼睑下垂、肢体乏力、咀嚼和吞咽困难,严重者甚至发生呼吸困难。新斯的明通过抑制 AchE 活性,增加突触间隙 Ach 浓度,从而增强神经冲动对无力肌肉的反复刺激,使重症肌无力症状得以改善。一般患者口服给药,严重者可皮下或肌内注射。

2. 腹气胀和尿潴留　新斯的明对胃肠道和膀胱平滑肌有较强兴奋作用,可用于手术或其他原因引起的腹部胀气和尿潴留。

3. 阵发性室上性心动过速　新斯的明可通过拟胆碱作用使心律减慢。

4. 非去极化型(竞争性)肌松药过量中毒　新斯的明可用于简箭毒碱等非去极化型肌松药过量中毒,但禁用于去极化型(非竞争性)肌松药琥珀胆碱过量中毒解救,因可进一步加重琥珀胆碱的中毒症状。此外,还可用于手术结束时对抗非去极化肌肉松弛药的残留肌松作用。

【不良反应】　本品副作用较小,过量可致恶心、呕吐、腹痛、腹泻等 M 样症状,可使用阿托品对抗。严重过量可出现胆碱能危象,表现为 M 样症状如呕吐、腹痛、腹泻、瞳孔缩小、多汗、流涎、心律减慢等,N 样症状如肌肉震颤、痉挛等以及中枢神经系统症状如焦虑、失眠、精神错乱、抽搐、昏迷等,应立即停药或减量,并进行对症处理。

临床用于重症肌无力时应注意鉴别胆碱能危象与新斯的明剂量不足引起的肌无力危象,后者常表现为呼吸微弱、发绀、烦躁、吞咽困难、语声低微,严重者可致呼吸停止。二者的鉴别可采用依酚氯铵试验、阿托品试验或肌电图检查等。

新斯的明禁用于机械性肠梗阻、泌尿道梗阻和支气管哮喘等患者。

毒扁豆碱

毒扁豆碱(physostigmine,eserine,依色林)是从西非毒扁豆种子中提取的生物碱,现已可人工合成。本品为叔胺类化合物,口服、注射均易吸收,可进入中枢。作用似新斯的明,但对 M 受体无直接兴奋作用。局部滴眼,可引起缩瞳、眼内压降低和调节痉挛。临床主要用于青光眼,常用 0.25% 滴眼液或眼膏局部应用。

本品滴眼后可出现视力模糊、眼睑抽搐、眼痛、多泪、局部灼热或刺激性红肿等,出现症状应立即停药。过量吸收中毒可致呼吸麻痹,滴眼时应压迫眼内眦,以免药液流入鼻腔吸收。

依酚氯铵

依酚氯铵(edrophonium chloride,腾喜龙)对 AchE 抑制作用较弱,但对神经肌肉接头处 AchE 选择性较高,因此对骨骼肌兴奋作用较强。本品起效快,维持时间短,注射后 30～60 s 显效,5～15 min 作用消失,因此不宜作为治疗用药。

常用于 ① 诊断重症肌无力:先静注本品 2 mg,如 30 s 内无反应,再静注 8 mg,若给药后肌无力症状明显改善,维持约 10 min 后又恢复原状,就能确定诊断。② 肌无力危象和胆碱能危象的鉴别:先注射 2 mg,若症状好转,再将其余 8 mg 注射完,诊断为肌无力危象;若注射 2 mg 后症状加重,应立即停止注射,诊断为胆碱能危象。③ 对抗筒箭毒碱等非去极化型肌松药过量中毒:静脉注射 5~10 mg,必要时重复给药,总量可达 40 mg。不良反应与禁忌证同新斯的明。

加兰他敏

加兰他敏(galanthamine)为石蒜科植物中提取的生物碱,现已人工合成。作用与新斯的明相似但较弱,对运动终板 N_M 受体也有直接激动作用。易透过血脑屏障,故中枢作用较强。临床用于轻、中度阿尔茨海默病、重症肌无力及脊髓灰质炎后遗症等的治疗。

石杉碱甲

石杉碱甲(huperzine A)为石杉科植物千层塔中提取的生物碱,脂溶性较高,口服吸收良好,易透过血脑屏障。本品进入中枢后主要分布于大脑额叶、颞叶、海马体等与学习和记忆密切相关的区域,选择性抑制 AchE,增加中枢突触间隙 Ach 含量,增强神经元兴奋传导,从而提高认知功能、增强记忆保持和促进记忆再现。适用于良性记忆障碍,可提高患者指向记忆、联想学习、图像回忆及人像回忆等能力,也能改善痴呆患者和脑器质性病变引起的记忆障碍,对正常人的学习与记忆也有增强作用。此外,本品也可用于重症肌无力的治疗。不良反应较轻,剂量过大可引起头晕、恶心、胃肠道不适、乏力等,一般可自行消失,重者减量或停药后可缓解或消失。

二、难逆性抗胆碱酯酶药和胆碱酯酶复活药

难逆性抗胆碱酯酶药主要为有机磷酸酯类化合物,能持久抑制 AchE 活性,主要用作农业和环境杀虫剂如敌百虫(dipterex)、乐果(rogor)、敌敌畏(DDVP)、内吸磷(systox,1059)、对硫磷(parathion,1605)等以及用作战争毒剂如沙林(sarin)、梭曼(soman)和塔崩(tabun)等。本类药临床应用价值不大,仅具毒理学意义,有机磷酸酯类中毒临床较为常见,职业性中毒常见途径是经皮肤或呼吸道吸入,而非职业性中毒则多经口摄入。

【中毒机制】 有机磷酸酯类中毒机制与易逆性抗 AchE 药相似,区别是其与 AchE 结合更为牢固、持久。有机磷酸酯类分子中的磷原子具有亲电子性,能与 AchE 酯解部位丝氨酸上的羟基以牢固的共价键结合,生成难以水解的磷酰化 AchE(图 7-3),使 AchE 失去水解

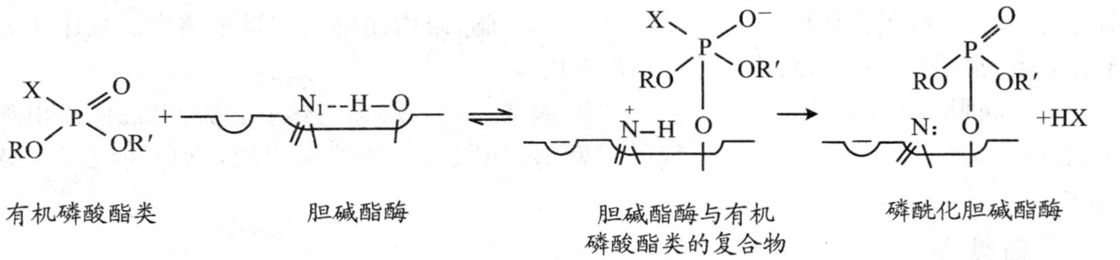

图 7-3 有机磷酸酯类与胆碱酯酶结合示意图

Ach 能力,造成 Ach 大量蓄积,产生一系列中毒症状。若不能及时使用 AchE 复活药恢复

AchE 活性,AchE 将在几分钟或几小时内"老化",即磷酰化 AchE 磷酰基上的一个烷氧基断裂,生成更加稳定的单烷氧基磷酰化 AchE。此时即使使用 AchE 复活药,也难以恢复酶的活性,必须等待新生 AchE 形成,才能继续水解 Ach,而这一过程可能需要 15~30 d。因此一旦中毒,应迅速抢救,在磷酰化 AchE 老化之前,及早使用 AchE 复活药恢复 AchE 活性,以恢复其水解 Ach 的能力。

【中毒表现】　由于体内胆碱受体分布极为广泛,因此有机磷酸酯类中毒表现复杂多样,一般可分为 M 样和 N 样症状,严重者可出现中枢神经系统症状。

1. 急性中毒　有机磷酸酯类急性中毒时,轻者以 M 样症状为主,表现为恶心、呕吐、腹痛、腹泻、瞳孔缩小、视物模糊、出汗、流涎、心动过缓、血压下降等;中度中毒者除 M 样症状外,还可出现肌肉震颤、抽搐、心动过速、血压升高等 N 样症状;严重者还会伴有躁动不安、谵妄、惊厥、意识模糊、呼吸抑制、昏迷等中枢症状。

2. 慢性中毒　多发生于长期接触有机磷酸酯类的人员,其主要特征是血中胆碱酯酶活性持续明显下降,表现为头痛、头晕、视力模糊、多汗、失眠、疲倦等,偶见肌束颤动和瞳孔缩小。

3. 迟发性神经损害　部分有机磷酸酯类中毒患者在急性中毒症状消失 1~2 周或更长时间后,可出现感觉异常、肌肉疼痛、软弱、无力、麻痹甚至瘫痪等症状,目前认为其发生机制与抑制 AchE 无关,而可能与抑制神经病靶标酯酶(neuropathy target esterase,NTE)活性进而导致神经元发生退行性病变有关。

【中毒解救】

急性中毒解救

(1) 清除毒物　对于急性中毒患者,应立即使其脱离毒源,去除污染衣物。对于经皮肤吸收者,应用温水和肥皂清洗皮肤,忌用热水;经口中毒者,应首先抽出胃液和毒物,并用 2% 碳酸氢钠溶液或 1% 食盐水严复洗胃,直至洗出液中不含农药味,然后再用硫酸镁导泻。敌百虫口服中毒时不能用碱性溶液洗胃,因其在碱性溶液中可转化为毒性更强的敌敌畏;眼部染毒,可用 2% 碳酸氢钠溶液或生理盐水冲洗数分钟。

(2) 应用解毒药物　在清除毒物的同时,及早使用解毒药物是抢救成功的关键,常用的解毒药物是阿托品和胆碱酯酶复活药。

阿托品:为治疗有机磷酸酯类中毒的特异、高效解毒药物,能迅速对抗 Ach 的 M 样作用,减轻或消除 Ach 蓄积引起的恶心、呕吐、腹痛、腹泻、流汗、流涎、瞳孔缩小、心律减慢和血压下降等症状。由于阿托品对中枢 N 受体无明显作用,加之其本身剂量过大也可引起躁动不安等中枢症状,因此其对有机磷酸酯类引起的中枢神经系统症状如惊厥、躁动不安等对抗作用较差。阿托品应尽早使用,开始时可用阿托品 2~4 mg 肌注或静脉注射,如无效,可每隔 5~10 min 肌注 2 mg,直至 M 受体兴奋症状消失或出现轻度阿托品中毒症状即"阿托品化",表现为瞳孔扩大、口干、皮肤干燥、颜面潮红、肺部罗音减少或消失、心律加快等。由于阿托品只能对抗蓄积的 Ach,不能恢复 AchE 活性,因此对于中度或重度中毒患者,在使用阿托品的同时,必须合用 AchE 复活药。

AchE 复活药:为肟类化合物,能使有机磷酸酯类抑制的 AchE 恢复活性。由于本类药物仅对形成不久的磷酰化 AchE 有复活作用,而对老化的 AchE 无效,因此,该类药物应尽早应用。常用药物有碘解磷定和氯解磷定。

碘解磷定

碘解磷定(pralidoxime iodide,派姆,PAM)为最早应用的 AchE 复活药,水溶性较低,水溶液不稳定,久置可析出碘。

解磷定进入体内后,其带正电荷的季铵氮与磷酰化 AchE 的阴离子部位通过静电引力结合,继而使其肟基趋向磷酰化 AchE 中的磷原子并以共价键结合,生成磷酰化 AchE 和解磷定的复合物。此复合物可进一步裂解为磷酰化解磷定和游离 AchE,恢复其水解 Ach 的能力(图 7-4)。此外,解磷定还可与体内游离的有机磷酸酯类直接结合,生成无毒的磷酰化解磷定并经肾排出体外。

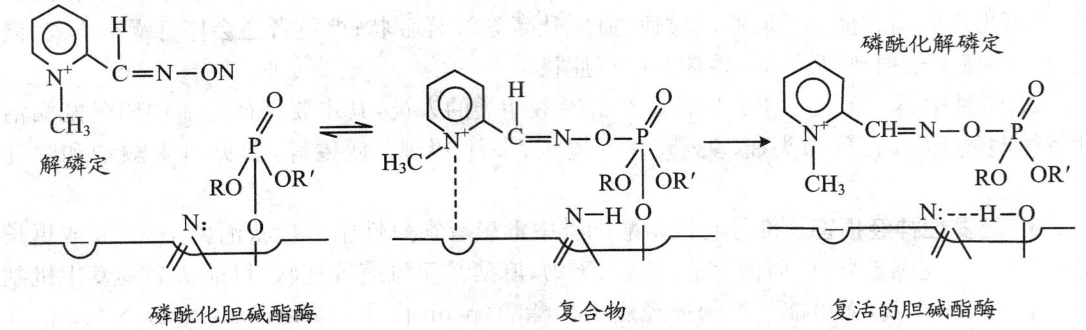

图 7-4 解离度复活胆碱酯酶过程示意图

解磷定对骨骼肌作用最强,能迅速控制肌束颤动,但对自主神经和中枢神经系统症状作用较差。由于本品对体内蓄积的 Ach 无直接对抗作用,因此对中、重度中毒者应合用阿托品。

解磷定对不同有机磷酸酯类中毒疗效存在差异,如对内吸磷、对硫磷中毒疗效较好,而对敌百虫、敌敌畏中毒疗效较差,对乐果中毒则无效。

本品治疗量不良反应较少,剂量超过 2 g 或静注速度过快时可引起头痛、眩晕、恶心、呕吐、乏力、视物模糊等症状。

氯解磷定[基]

氯解磷定(pralidoxime chloride,PAM-Cl)药理作用与碘解磷定相似,但水溶性较好,性质稳定,可肌内或静脉注射给药,不良反应较小,为临床常用的 AchE 复活药。

制剂与用法

〖1〗溴新斯的明(neostigmine bromide) 片剂:15 mg,口服,15 mg,3 次/d,重症肌无力患者视病情调整用量;极量,30 mg/次,100 mg/d。

〖2〗甲硫酸新斯的明(neostigmine methylsulfate) 注射剂:0.5 mg/mL,1 mg/2mL,皮下或肌内注射,0.25～1 mg/次,1～3 次/d。极量,1 mg/次,5 mg/d。

〖3〗水杨酸毒扁豆碱(physostigmine salicylate) 眼膏或滴眼液:0.25%,滴眼。

〖4〗依酚氯铵(edrophonium chloride) 注射剂:10 mg/mL,100 mg/10mL,诊断肌无力,先静注 2 mg,

再静注 8 mg;对抗肌松剂,肌内注射 10 mg/次。

〚5〛氢溴酸加兰他敏(galanthamine hydrobromide)　片剂:4 mg、5 mg、8 mg。分散片:5 mg。口腔崩解片:4 mg。注射剂:1 mg/mL,2.5 mg/mL,5 mg/mL,6 mg/mL,12 mg/mL。口服,10 mg/次,3 次/d,儿童每日 0.5～1 mg/kg,分 3 次服;肌注或皮下注射,每次 2.5～10 mg,儿童每次 0.05～0.1 mg/kg,1 次/d。

〚6〛石杉碱甲(huperzine A)　片剂或胶囊:50 μg。注射剂:0.2 mg、0.4 mg。口服,0.1～0.2 mg/次(2～4 片),2 次/d,一日量最多不超过 9 片,或遵医嘱。治疗良性记忆障碍:0.2 mg/次,1 次/d 或遵医嘱;治疗重症肌无力:0.2～0.4 mg/次,1 次/d 或遵医嘱。

〚7〛碘解磷定(pralidoxime iodide)　注射剂:0.5 g/20mL。用葡萄糖注射液或生理盐水 20～40 mL 稀释后,于 10～15 min 内缓慢静脉注射,一般需重复给药。对于轻度中毒,首次剂量 0.4 g,必要时 2～4 h 重复一次;中度中毒,首次剂量 0.8～1.2 g,以后每 2～3 h 给药 0.4～0.8 g,共 2～3 次;重度中毒,首次剂量 1～1.2 g,30 min 后视病情可再给予 0.8～1.2 g,以后改为一次 0.4 g,共 4～6 次。

〚8〛氯解磷定(pralidoxime chloride)　注射剂:0.5 g/2 mL。肌内注射:0.25～0.75 g/次。一般中毒,肌内注射或静脉缓慢注射 0.5～1 g;严重中毒 1～1.5 g。以后根据临床病情和血胆碱酯酶水平,每 1.5～2 h 可重复 1～3 次。静脉注射,0.5～0.75 g/次,加于等渗盐水 500 mL 中滴入。

(郑书国)

第8章 胆碱受体阻断药

胆碱受体阻断药能选择性地与胆碱受体结合,由于其自身无内在活性或内在活性极弱,不能激动胆碱受体,却能阻碍 Ach 或其他胆碱受体激动药与受体结合,因而产生拮抗胆碱能神经的作用。根据药物对胆碱受体的选择性不同,可将胆碱受体阻断药分为 M 受体阻断药和 N 受体阻断药两类。

8.1　M 胆碱受体阻断药

M 受体阻断药能选择性阻断平滑肌、腺体、心脏或中枢等部位的 M 受体,拮抗 Ach 或胆碱受体激动药的 M 样作用,其中阿托品在较大剂量时对神经节 N 受体也有阻断作用。本类药物主要包括阿托品类天然生物碱和人工合成或半合成化合物。

一、阿托品类生物碱

阿托品类生物碱包括阿托品、东莨菪碱和山莨菪碱等,主要存在于茄科植物颠茄、曼陀罗、莨菪和唐古特莨菪等之中。药用者可由植物中提取,也可人工合成。

阿托品[基]

天然存在的生物碱为不稳定的左旋莨菪碱,在提取过程中消旋化为消旋莨菪碱(dl-hyoscyamine),即阿托品(atropine),为托品酸的叔胺生物碱酯,性质稳定。

【体内过程】 口服易吸收,也可经黏膜吸收或少量经皮肤吸收。1 h 后血药浓度即达峰值,生物利用度约 50%。吸收后广泛分布于全身各组织,可透过血脑屏障,也可通过胎盘屏障进入胎儿体内。阿托品在体内消除迅速,约 50% 药物以原形经肾排泄,其余药物经水解或与葡醛酸结合后经肾排出,$t_{1/2}$ 为 2~4 h。

【药理作用及机制】 能竞争性阻断 M 受体,拮抗 Ach 或胆碱受体激动药对 M 受体的激动作用,大剂量阿托品也能阻断神经节 N 受体。

阿托品对 M 受体的特异性较强,但对 M 受体各亚型及不同组织器官的 M 受体选择性较低,因此其作用广泛,随剂量增加可依次出现腺体分泌较少、瞳孔扩大和调节麻痹、心律加快、胃肠道及膀胱平滑肌抑制等,大剂量可出现中枢症状。

1. 抑制腺体分泌 通过阻断 M 受体而抑制腺体分泌,其中以唾液腺和汗腺最为敏感,0.5 mg 阿托品即可明显减少唾液腺和汗腺分泌,增加剂量抑制作用更为显著,同时泪腺和呼吸道腺体分泌也明显减少。较大剂量能抑制胃液分泌,但由于阿托品不能阻断组胺和胃泌素引起的胃酸分泌,并可抑制胃中 HCO_3^- 的分泌,因此对胃液酸度影响较小。

2. 对眼的作用　局部应用或全身给药时均可阻断瞳孔括约肌和睫状肌上 M 受体,引起扩瞳、眼内压升高和调节麻痹。

(1)扩瞳　阻断瞳孔括约肌 M 受体,使去甲肾上腺素能神经支配的瞳孔开大肌作用占优势,引起瞳孔扩大。

(2)升高眼内压　由于瞳孔扩大,虹膜向四周边缘退缩,引起前房角间隙变窄,房水回流障碍,眼内压升高。

(3)调节麻痹　阻断睫状肌 M 受体,使睫状肌松弛而退向四周边缘,致悬韧带拉紧,晶状体变得较为扁平,折光率下降,使近处物体成像于视网膜后,只适合于看远物,这一作用称为调节麻痹。

3. 松弛平滑肌　阿托品对多种内脏平滑肌均有松弛作用,尤其对活动过度或痉挛状态的平滑肌作用更为显著,而对正常状态的平滑肌影响较小。阿托品能解除胃肠平滑肌痉挛,降低其蠕动的幅度和频率,缓解胃肠绞痛,也可降低膀胱逼尿肌和尿道平滑肌张力和收缩幅度,但对胆道、支气管和子宫平滑肌作用较弱。

4. 解除迷走神经对心脏的抑制

(1)心律　阿托品对心脏的主要作用是加快心律,较大剂量阿托品可阻断窦房结 M_2 受体而解除迷走神经对心脏的抑制,使心律加快,心律加快程度取决于迷走神经张力的高低。阿托品在治疗量时(0.4~0.6 mg)对部分患者可表现为心律轻度减慢,其机制可能与阿托品阻断副交感神经节后纤维突触前膜 M_1 受体,减弱突触间隙 Ach 对递质释放的负反馈抑制作用,进而使 Ach 释放增加有关。

(2)房室传导　阿托品可拮抗迷走神经过度兴奋所致的房室传导阻滞,并可缩短房室结有效不应期,增加房颤或房扑患者的心室率。

5. 对血管和血压的影响　由于多数血管无明显的胆碱能神经支配,因此治疗量阿托品对血管及血压无明显影响,但它可完全拮抗胆碱酯类引起的血管扩张和血压下降。大剂量阿托品可引起血管扩张,出现皮肤潮红、温热等症状,尤其当微循环血管痉挛时,其解痉作用更为明显,能有效改善微循环。阿托品扩张血管与其 M 受体阻断作用无关,一般认为可能与阿托品引起体温升高(出汗减少)后的代偿性散热反应有关,也可能与阿托品的直接扩血管作用有关。

6. 对中枢神经系统的影响　治疗量阿托品(0.5~1 mg)可轻度兴奋延髓及高级中枢,引起迷走神经兴奋;较大剂量(1~2 mg)可兴奋延髓和大脑,5 mg 时中枢兴奋作用显著增强,中毒剂量(10 mg 以上)可见明显中枢中毒症状如烦躁、惊厥、呼吸抑制等,持续大剂量可使中枢由兴奋转为抑制,出现呼吸麻痹和昏迷,最后可死于呼吸和循环衰竭。

【临床应用】

1. 解除平滑肌痉挛　适用于各种内脏绞痛,对胃肠绞痛、膀胱刺激症状如尿频、尿急等疗效较好。也可用于儿童遗尿症,可增加膀胱容量,减少排尿次数。阿托品对胆绞痛和肾绞痛疗效较差,需合用哌替啶等阿片类镇痛药。

2. 减少腺体分泌　用于全身麻醉前给药,以减少呼吸道腺体及唾液腺分泌,防止分泌物阻塞呼吸道及吸入性肺炎的发生。也可用于严重盗汗、流涎症等。

3. 缓慢型心律失常　可用于迷走神经过度兴奋所致的窦房阻滞、房室阻滞及窦性心动过缓等缓慢型心律失常,也可用于窦房结功能低下而出现的室性异位节律,但在使用时应适当调节剂量,防止阿托品加重心动过缓。

4. 感染性休克　大剂量阿托品可解除血管痉挛、改善微循环,用于中毒性菌痢、中毒性肺炎等所致的感染性休克,但对于休克伴高热或心律过快者,不宜使用。

5. 有机磷酸酯类中毒　能迅速对抗有机磷酸酯类中毒所致的 M 样症状,如腺体分泌增加、胃肠道及支气管平滑肌痉挛、瞳孔缩小等,并能部分解除 Ach 蓄积引起的中枢症状;大剂量阿托品还能阻断神经节 N_N 受体,拮抗 Ach 蓄积引起的神经节兴奋。由于阿托品对神经肌肉接头 N_M 受体无阻断作用,因此对中毒所致的肌束颤动等症状无效,阿托品也不能使磷酰化的胆碱酯酶复活,因此必须尽早合用胆碱酯酶复活药。

6. 眼科应用　虹膜睫状体炎:阿托品可使虹膜括约肌和睫状肌松弛,活动减少,使之得以充分休息,有利于炎症消退;与缩瞳药交替使用,可防止虹膜与晶状体粘连。

验光配镜、眼底检查:阿托品滴眼具有扩瞳和调节麻痹作用,可用于眼底检查和验光配镜。但由于阿托品作用持久,其调节麻痹作用可维持 $2\sim3$ d,因此目前已少用,一般常用短效扩瞳药后马托品等代替。儿童由于睫状肌调节功能较强,因此验光时仍需使用阿托品,以充分发挥其调节麻痹作用。

【不良反应】　阿托品对 M 受体各亚型无选择性,药理作用广泛,不良反应多。常见不良反应有口干、视力模糊、心律加快、瞳孔扩大、皮肤潮红等,随着剂量增大,可出现烦躁、谵妄、幻觉、惊厥等,严重者可由中枢兴奋转为抑制,出现昏迷和呼吸麻痹等。阿托品滴眼时,应压迫眼内眦,以防药液进入鼻腔吸收。阿托品最小致死剂量成人 $80\sim130$ mg,儿童约 10 mg。青光眼、幽门梗阻及前列腺肥大者禁用。

山莨菪碱[基]

山莨菪碱(anisodamine)是我国学者率先从茄科植物唐古特莨菪中提取的生物碱,为左旋体,简称 654,人工合成的为消旋体,称为 654-2。

山莨菪碱的药理作用似阿托品但较弱,因不易透过血脑屏障,故中枢兴奋作用弱。山莨菪碱对痉挛血管的解痉作用较强,临床主要用于感染性休克,也可代替阿托品用于内脏平滑肌痉挛绞痛。不良反应似阿托品但较轻,禁忌证同阿托品。

东莨菪碱

东莨菪碱(scopolamin)的外周抗胆碱作用与阿托品相似,其抑制腺体分泌作用较强,而扩瞳、调节麻痹及对心血管系统作用较弱。东莨菪碱易于通过血脑屏障,其对中枢神经系统作用不同于阿托品,治疗量即可引起中枢神经系统明显抑制,表现为镇静、困倦等,剂量增大可产生催眠甚至麻醉作用。临床主要用于以下几方面。

1. 麻醉前给药　效果优于阿托品,因其不仅能抑制腺体分泌,且具有中枢抑制作用。

2. 晕动病　其机制可能与抑制内耳前庭功能或大脑皮层功能有关,与苯海拉明合用可增强疗效。本品应预防给药,如已出现恶心、呕吐等症状时再用药则疗效差。也可用于妊娠呕吐及放射病呕吐。

3. 帕金森病　东莨菪碱易于进入中枢,发挥中枢抗胆碱作用,可改善患者流涎、震颤和肌僵直等症状。

4. 中药麻醉　中药麻醉的主药为洋金花,其主要成分即为东莨菪碱,因此可采用东莨菪碱代替洋金花进行中药麻醉。

5. 戒毒　东莨菪碱能阻断参与吗啡耐受和依赖作用的 M 受体,并能促进吗啡的代谢和排泄,从而迅速控制戒断症状。

东莨菪碱不良反应和禁忌证同阿托品。

二、人工合成或半合成代用品

为了克服阿托品的缺点,通过改造其化学结构,合成了多种代用品,包括合成扩瞳药、合成解痉药和选择性 M 受体亚型阻断药等。

（一）合成扩瞳药

目前临床应用的合成扩瞳药主要有后马托品(homatropine)、托吡卡胺(tropicamide)、环喷托酯(cyclopentolate)和尤卡托品(eucatropine)等。与阿托品相比,这些药物的共同特点是扩瞳持续时间明显缩短,调节麻痹作用较弱,适合于一般眼科检查(表 8-1)。

表 8-1　常用扩瞳药作用时间

药　物	扩瞳作用		调节麻痹作用	
	高峰（min）	持续（d）	高峰（h）	持续（d）
阿托品	30～40	7～10	1～3	7～12
后马托品	40～60	1～2	0.5～1	1～2
托吡卡胺	20～40	0.25	0.5	<0.25
环喷托酯	30～50	1	1	0.25～1
尤卡托品	30	(1/12)～(1/4)	无	无

（二）合成解痉药

合成解痉药能解除胃肠道、支气管等内脏平滑肌痉挛,按其化学结构可分为季铵类解痉药和叔胺类解痉药两类。

1. 季铵类解痉药　本类药物脂溶性较低,口服吸收差,不易通过血脑屏障,无明显中枢作用。

异丙托溴铵(ipratropium bromide)为非选择性 M 受体阻断药,而噻托溴铵(tiotropium bromide)则可选择性阻断 M_1 和 M_3 受体,两者均可舒张支气管平滑肌,并具有与阿托品类似的加快心律和抑制呼吸道腺体分泌等作用。临床主要用于慢性阻塞性肺病,异丙托溴铵常以气雾剂吸入给药,而噻托溴铵则以干粉吸入给药。

溴丙胺太林(propantheline bromide,普鲁本辛)对胃肠道 M 受体选择性较高,其解除胃肠平滑肌痉挛的作用较强而持久,并可减少胃酸分泌,主要用于胃及十二指肠溃疡、胃肠痉挛及泌尿道痉挛等,也可用于遗尿症及妊娠呕吐。不良反应似阿托品,剂量过大可阻断神经肌肉接头,引起呼吸麻痹。

此外,季铵类解痉药还有溴甲阿托品(atropine methylbromide)、溴甲东莨菪碱(scopolamine methylbromide)、奥芬溴铵(oxyphenoium bromide)、格隆溴铵(glycopyrronium bromide)等,均可用于缓解内脏平滑肌痉挛或辅助治疗消化性溃疡。

2. 叔胺类解痉药　本类药物脂溶性较高,口服易于吸收,能直接松弛平滑肌,解除胃肠道、泌尿道、胆道及子宫等平滑肌痉挛,如黄酮哌酯(flavoxate)、奥昔布宁(oxybutynin)、贝那替秦(benactyzine)等,其中贝那替秦兼具安定作用,可用于伴焦虑的消化性溃疡患者。此外,用于眼科的后马托品、环喷托酯也属于此类。

本类药物可通过血脑屏障进入中枢,可用于帕金森病和抗精神病药引起的锥体外系副作用的治疗,如苯海索(benzhexol)、苯甲托品(benzatropine)等,详见抗帕金森病药。

(三) 选择性 M 受体亚型阻断药

人工合成或半合成阿托品类似物大多对 M 受体亚型无选择性,因此其作用广泛,副作用仍较多。选择性 M 受体亚型阻断药能选择性阻断 M 受体的一种或几种亚型,而对其他亚型影响较小,因此临床应用时副作用较少。

哌仑西平(pirenzepine)为三环类化合物,能选择性阻断 M_1 和 M_4 受体,而对 M_2 和 M_3 受体亲和力较低。替仑西平(telenzepine)为哌仑西平的类似物,能选择性阻断 M_1 受体。两药主要用于治疗胃及十二指肠溃疡,能明显缓解疼痛,降低抗酸药用量。

8.2　N 胆碱受体阻断药

N 胆碱受体阻断药能选择性地与 N 受体结合,阻碍 Ach 或其他胆碱受体激动药对 N 受体的激动作用,按其对 N 受体亚型的选择性不同,可分为神经节阻断药和骨骼肌松弛药两类。

一、神经节阻断药

神经节阻断药(ganglionic blocking drugs)又称为 N_N 或 N_1 胆碱受体阻断药,能选择性阻断神经节 N 受体,拮抗 Ach 对受体的激动作用,从而阻断神经冲动在神经节中的传导。

神经节阻断药对交感神经节和副交感神经节均有阻断作用,其综合效应在不同器官的表现,主要依两类神经对该器官的支配优势而定。如在血管,以交感缩血管神经支配占优势,则用药后表现为血管舒张,外周阻力明显下降,加之静脉也扩张,回心血量和心输出量均下降,从而使血压明显降低。而在胃肠道、膀胱等平滑肌以及腺体等,以副交感神经支配占优势,则用药后引起平滑肌松弛、腺体分泌减少,出现便秘、口干、尿潴留等。

神经节阻断药曾用于高血压,但由于其作用广泛,副作用多,现已被其他降压药所取代。临床可用于麻醉时控制性降压,以减少手术区出血。也可用于主动脉瘤手术,尤其在不能使用 β 受体阻断药时,使用该类药物既可降压,又能有效防止手术剥离牵拉组织所致的交感神经兴奋,使血压不致明显升高。目前所用的神经节阻断药仅有美卡拉明(mecamylamine,美加明)和樟磺咪芬(trimetaphan camsylate)。不良反应主要有嗜睡、口干、便秘、排尿困难及视力模糊等。

二、骨骼肌松弛药

骨骼肌松弛药(skeletal muscular relaxants)又称 N_M 或 N_2 受体阻断药,能作用于神经

肌肉接头部位突触后膜的 N_M 受体,阻碍 Ach 对受体的激动作用,产生肌肉松弛作用,故也称为神经肌肉阻滞药(neuromuscular blocking agents)。根据药物作用机制不同,可将其分为去极化型肌松药(depolarizing muscular relaxants)和非去极化型肌松药(nondepolarizing muscular relaxants)两类。

(一) 去极化型肌松药

去极化型肌松药也称为非竞争性肌松药(noncompetitive muscular relaxants),其分子结构与 Ach 相似,与 N_M 受体有较强亲和力,并具有较强内在活性,能与 N_M 受体结合并激动受体,引起骨骼肌细胞去极化。由于该类药物不易被神经肌肉接头处的 AchE 水解,因而使骨骼肌细胞产生持久去极化,使神经肌肉接头后膜的 N_M 受体不能对 Ach 起反应,此时神经肌肉的阻滞方式由去极化转变为非去极化,前者又称为 I 相阻断,后者称为 II 相阻断,引起骨骼肌松弛。

去极化型肌松药具有如下特点:①用药初期常出现短暂肌束颤动,这与不同部位骨骼肌去极化的先后顺序不同有关;②连续用药可产生快速耐受;③抗胆碱酯酶药不仅不能拮抗其肌松作用,反而能增强其作用,因此本类药物中毒时不能用新斯的明解救;④治疗量时无神经节阻滞作用。

琥珀胆碱

琥珀胆碱(suxamethonium)又名司可林(scoline),由琥珀酸和 2 分子胆碱组成,易溶于水,室温下易分解。

【体内过程】　口服不易吸收,静脉注射后绝大部分药物迅速被血液和肝脏中假性胆碱酯酶水解,肌松作用明显减弱,后者再缓缓分解为琥珀酸和胆碱,失去肌松作用,有 10%～15% 的药物到达神经肌肉接头处发挥肌松作用。约 2% 的药物以原形经肾排泄,其余以代谢产物的形式从尿液中排出,$t_{1/2}$ 为 2～4 min。

【药理作用】　肌松作用快而强,持续时间短。静脉注射 10～30 mg 琥珀胆碱,20 s 内即可见肌束颤动,以胸腹部肌肉最明显,1 min 内出现肌肉松弛,2 min 肌松作用达高峰,多于 5 min 内消失。肌肉松弛顺序从颈部肌肉开始,迅速波及肩胛、腹部及四肢,其中以对颈部和四肢肌肉的松弛作用最强,面、舌、咽喉和咀嚼肌次之,对呼吸肌松弛作用不明显。

【临床应用】

1. 气管内插管、气管镜、食管镜检查等　本品静脉注射后起效快,持续时间短,对喉肌松弛作用强,适用于气管内插管、气管镜检查等短时操作。

2. 辅助麻醉　本品静脉滴注可维持较长时间的肌松作用,便于在较浅的麻醉状态下进行外科手术,减少麻醉药用量,保证手术安全。

【不良反应】

1. 窒息　本品可致喉肌麻痹,引起强烈的窒息感,清醒患者禁用。过量可致呼吸肌麻痹,多见于遗传性血浆假性胆碱酯酶活性低下者,使用时应备有人工呼吸机及其他抢救器材,出现呼吸麻痹时,不可使用新斯的明等抗胆碱酯酶药对抗。

2. 肌痛　25%～50% 的患者用药后可出现肩胛部、胸腹部肌肉疼痛,这可能是琥珀胆碱引起肌束颤动损伤了肌梭所致,一般经 3～5 d 可自愈。

3. 血钾升高　由于骨骼肌细胞持久去极化而释放 K^+,可使血钾升高;严重烧伤、广泛软组织损伤、腹腔内感染及肾功能损害等在本品作用下可引起异常的大量 K^+ 外流而致高钾血症,出现严重室性心律失常甚至心脏骤停,应禁用本品。

4. 其他 琥珀胆碱可引起眼内压升高、胃内压升高、恶性高热等。

(二)非去极化型肌松药

非去极化型肌松药(nondepolarizing muscular relaxants)也称竞争性肌松药(competitive muscular relaxants),能与 Ach 竞争结合于神经肌肉接头处的 N_M 受体,其本身无内在活性,但能阻碍 Ach 对 N_M 受体的激动作用,因而产生肌松作用。胆碱酯酶抑制药能对抗本类药物的肌松作用,故过量中毒时可用新斯的明解救。

本类药物多为天然生物碱及其类似物,按化学结构可分为苄基异喹啉类(benzylisoquinolines)和类固醇铵类(ammonio steroids),前者主要有筒箭毒碱、阿曲库铵、多库溴铵、米库溴铵等,后者包括维库溴铵、泮库溴铵、罗库溴铵等。筒箭毒碱为经典的非去极化型肌松药,但由于其作用时间长,不良反应多,目前临床已少用。

筒箭毒碱

筒箭毒碱(D-tubocurarine)为南美印第安人用数种植物制成的浸膏箭毒中提取的生物碱,右旋体具有活性,是临床应用最早的非去极化型肌松药。口服难以吸收,静脉注射后 4～6 min 起效,作用维持 80～120 min,肾功能不全者作用时间延长。

筒箭毒碱能与运动终板上的 N_M 受体结合,阻止 Ach 对运动终板膜的去极化作用,使骨骼肌松弛。本品可引起血压下降和心律减慢。

临床可用于麻醉中维持较长时间(＞30 min)的肌松,也可用于电休克的对症处理。大剂量可致呼吸麻痹,目前临床已被其他药物代替(表 8-2)。

表 8-2 非去极化型肌松药作用特点比较

药 物	起效时间（min）	维持时间（min）	消除方式
筒箭毒碱	4～6	80～120	肝脏、肾脏
阿曲库铵	2～4	30～40	血浆假性胆碱酯酶水解
多库溴铵	4～6	90～120	肝脏、肾脏
米库溴铵	2～4	12～18	血浆假性胆碱酯酶水解
泮库溴铵	4～6	120～180	肝脏、肾脏
罗库溴铵	1～2	30～60	肝脏、肾脏
维库溴铵	2～4	60～90	肝脏、肾脏

制 剂 与 用 法

〖1〗硫酸阿托品(atropine sulfate) 片剂:0.3 mg。注射剂:0.5 mg/mL、5 mg/mL、1 mg/2 mL。眼用凝胶:50 mg/5 g。眼膏:2%。口服,0.3～0.6 mg/次,3 次/d,极量:1 mg/次,3 mg/d;肌内或静脉注射,0.5 mg/次,极量:2 mg/次。

〖2〗消旋山莨菪碱(raceanisodamine)　片剂:5 mg、10 mg,口服,5~10 mg/次,3 次/d;滴眼液:0.05%,滴眼。滴后闭眼 1 min,1~2 滴/次,2 次/d,一个月为 1 疗程。

〖3〗盐酸消旋山莨菪碱(raceanisodamine hydrochloride)　注射剂:5 mg/mL、10 mg/mL、20 mg/mL,肌注,5~10 mg/次,1~2 次/d。

〖4〗氢溴酸山莨菪碱(anisodamine hydrobromide)　片剂:5 mg、10 mg。注射剂:5 mg/mL、10 mg/mL、20 mg/mL。口服,5~10 mg/次,3 次/d;肌内或静脉注射,5~10 mg/次,1~2 次/d。

〖5〗氢溴酸东莨菪碱(scopolamine hydrobromide)　片剂:0.3 mg。注射剂:0.3 mg/mL、0.5 mg/mL。口服,0.2~0.3 mg/次,3 次/d,极量,0.6 mg/次,2 mg/d;皮下或肌内注射,0.2~0.5 mg/次,极量,0.5 mg/次,1.5 mg/d。

〖6〗氢溴酸后马托品(homatropine hydrobromide)　滴眼液:1%~2%,滴眼,1~2 滴/次。

〖7〗托吡卡胺(tropicamide)　滴眼液:0.25%、0.5%,滴眼,1~2 滴/次。如需产生调节麻痹作用,可用 1%浓度,1~2 滴,5 min 后重复一次,20~30 min 后可再给药一次。

〖8〗盐酸环喷托酯(cyclopentolate hydrochloride)　滴眼液:1%,滴眼,1~2 滴/次,4 次/d。

〖9〗异丙托溴铵(ipratropium bromide)　气雾剂:14 g(含异丙托溴铵 8.4 mg),喷雾吸入,一次 40~80 μg,一日 2~4 次。

〖10〗噻托溴铵粉(tiotropium bromide)　吸入剂:18 μg,临用前,取胶囊 1 粒放入专用吸入器的刺孔槽内,用手指揿压按钮,胶囊两端分别被细针刺孔,然后将口吸器放入口腔深部,用力吸气,胶囊随着气流产生快速旋转,胶囊中的药粉即喷出囊壳,并随气流进入呼吸道。成人:1 粒/次,1 次/d。

〖11〗溴丙胺太林(propantheline bromide)　片剂:15 mg、30 mg,口服,15 mg/次,3 次/d,餐前 30~60 min 服,睡前口服 30 mg;治疗遗尿症,睡前口服 15~45 mg。

〖12〗溴甲东莨菪碱(methscopolamine bromide)　片剂:1 mg,口服,1 mg/次,1~3 次/d。

〖13〗盐酸贝那替秦(benactyzine hydrochloride)　片剂:1 mg,1~3 mg/次,3 次/d。

〖18〗双环维林(dicyclomine)　片剂:10 mg,口服,10~20 mg/次,3~4 次/d。

〖19〗盐酸哌仑西平(pirenzepine hydrochloride)　片剂:25 mg,口服,20~50 mg/次,2 次/d。

〖20〗氯化琥珀胆碱(suxamethonium chloride)　注射剂:50 mg/mL、100 mg/2 mL,0.2~1 mg/kg体重静脉注射,也可用 5%葡萄糖溶液稀释为 0.1%溶液静脉滴注以延长肌松时间。

〖21〗氯化筒箭毒碱(tubocurarine chloride)　注射剂:10 mg/mL,手术中维持肌松,先静注 10~15 mg(0.2~0.3 mg/kg),药效持续 60~100 min,以后每隔 60~90 min 追加 5~10 mg;电休克,按体重 0.15 mg/kg,30~90 s 内静注,即可控制肌强直,一般先静注 3 mg,观察反应后,再决定进一步用量。

〖22〗罗库溴铵(rocuronium bromide)　注射剂:50 mg/5 mL,静脉注射初始剂量为 600 μg/kg,维持量 150 μg/kg,静脉滴注每小时 300~600 μg/kg。

〖23〗维库溴铵(vecuronium bromide)　注射剂:4 mg,仅供静脉注射或静脉滴注,不可肌注。气管插管时用量 0.08~0.12 mg/kg,3 min 内达插管状态;②肌肉松弛维持:在神经安定镇痛麻醉时为 0.05 mg/kg,吸入麻醉为 0.03 mg/kg。

〖24〗顺苯磺酸阿曲库铵(cisatracurium besilate)　注射剂:5 mg、10 mg、25 mg,静脉注射:成人剂量为 0.3~0.6 mg/kg 体重,维持 15~35 min;如需延长肌松时间,增补剂量用 0.1~0.2 mg/kg。静脉滴注:在长时间外科手术中,以 0.3~0.6 mg/kg 注射后,以每分钟 0.005~0.01 mg/kg 剂量持续滴注以维持肌松。

〖25〗泮库溴铵(pancuronium bromide)　注射剂:4 mg,静脉注射,40~100 μg/kg。

(郑书国)

第9章 肾上腺素受体激动药

肾上腺素受体激动药（adrenoceptor agonists）是一类化学结构及药理作用与肾上腺素和去甲肾上腺素类似的药物，能与肾上腺素受体结合并激动受体，产生肾上腺素样作用，因此又称为拟肾上腺素药（adrenomimetic drugs）。由于该类药物在化学结构上均属于胺类，其药理效应与交感神经兴奋的效应相似，因此该类药物又称为拟交感胺类（sympathomimetic amines），其中肾上腺素、去甲肾上腺素、异丙肾上腺素和多巴胺等具有儿茶酚结构，又称为儿茶酚胺类（catecholamines）。

肾上腺素受体激动药的基本化学结构是 β-苯乙胺，当苯环、α 位碳、β 位碳或末端氨基上的氢被不同基团取代时，可形成多种肾上腺素受体激动药（图 9-1）。这些取代基团既可影响药物的体内过程，也可影响药物对 α、β 受体的亲和力及内在活性。根据药物对肾上腺素受体亚型的选择性可将其分为 3 类：① α 肾上腺素受体激动药（α-adrenoceptor agonists，α 受体激动药）。② α、β 肾上腺素受体激动药（α，β-adrenoceptor agonists，α、β 受体激动药）。③ β 肾上腺素受体激动药（β-adrenoceptor agonists，β 受体激动药）。

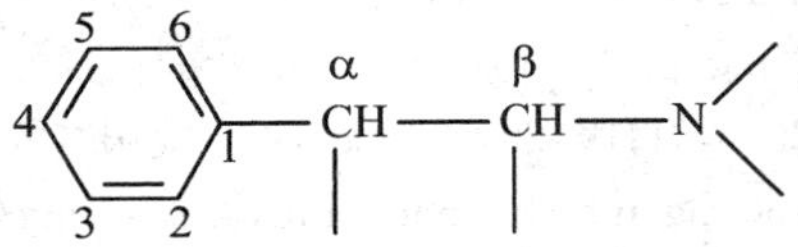

β-苯乙胺 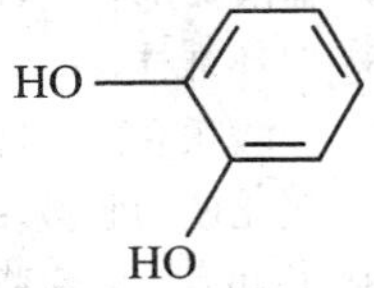 　　 儿茶酚

图 9-1

9.1 α 肾上腺素受体激动药

去甲肾上腺素[基]

去甲肾上腺素（noradrenaline，NA，norepinepherine，NE）是去甲肾上腺素能神经末梢释放的递质，也可由肾上腺髓质少量分泌。NA 化学性质不稳定，见光、遇热易分解，尤其是在碱性溶液中更易氧化变色而失效。药用的 NA 为人工合成品，常用其重酒石酸盐。

【体内过程】　口服后可使胃黏膜血管收缩而极少吸收，进入小肠易被碱性肠液破坏，故口服无效。皮下或肌内注射，可使局部血管强烈收缩而吸收缓慢，并可致局部组织缺血坏死。静脉注射因消除迅速而作用短暂，故一般采用静脉滴注给药。NA 进入体内后，大部被去甲肾上腺素能神经末梢主动摄取并进入囊泡贮存（摄取—1），少量由非神经细胞摄取后经儿茶酚氧位甲基转移酶(COMT)、单胺氧化酶(MAO)代谢失活。NA 不易透过血脑屏障，无中枢作用。

【药理作用及机制】　主要激动 α 受体，对 α_1 和 α_2 受体无选择性，对心脏 β_1 受体作用较弱，对 β_2 受体几无作用。

1. 血管　激动血管平滑肌 α_1 受体，使血管收缩，以皮肤黏膜血管收缩最明显，其次是肾脏血管。此外，脑、肝、肠系膜甚至骨骼肌血管也收缩，外周阻力明显增加。冠脉扩张，主要原因是心脏兴奋，心肌代谢产物如腺苷等增加所致，同时因血压升高，提高了冠脉的灌注压，冠脉流量增加。

2. 心脏　激动心脏 β_1 受体，使心肌收缩力增强，传导加速，心律加快，心输出量增加。但在整体情况下，心律常表现为减慢，这主要是由于外周阻力增加，血压升高，反射性引起心律减慢。剂量过大可致心脏自律性增加，引起心律失常，但发生率低于肾上腺素。

3. 血压　激动血管平滑肌 α_1 受体，使血管收缩，血压升高，升高的程度与剂量有关。小剂量时可使心脏兴奋，收缩压升高，而此时血管收缩不明显或仅轻度收缩，故舒张压变化不大，脉压差增大。较大剂量 NA 使血管强烈收缩，外周阻力明显增大，故舒张压也明显升高，脉压差变小。

4. 其他　可增加妊娠子宫的收缩频率，大剂量时可引起血糖升高。

【临床应用】

1. 休克　NA 在休克的治疗中已退居次要地位，目前仅限于早期神经源性休克及肾上腺嗜铬细胞瘤切除后或药物中毒引起的低血压，可短期小剂量应用，以保证重要器官组织的血液灌注。

2. 上消化道出血　以本品 1～3 mg 适当稀释后口服，在食管或胃内收缩局部黏膜血管，产生止血作用。

【不良反应】

1. 局部组织缺血坏死　静滴时间过长、浓度过高或药液外漏，可引起局部组织缺血坏死。静滴过程中如发现药液外漏或注射部位皮肤苍白，应停止注射或更换注射部位，并进行热敷，或使用酚妥拉明等 α 受体阻断剂作局部浸润注射。

2. 急性肾衰竭　静滴时间过长或剂量过大，可致肾血管剧烈收缩，出现少尿、无尿和肾实质损伤，因此用药过程中应监测尿量，当尿量少于 25 mL/h 时，应减量或停药。

高血压、动脉硬化症、器质性心脏病、少尿、无尿、严重微循环障碍患者及孕妇禁用。

间 羟 胺[基]

间羟胺(metaraminol，阿拉明)为人工合成品，性质稳定，主要激动 α 受体，对 β_1 受体作用较弱。此外，间羟胺也可被去甲肾上腺素能神经末梢摄取进入囊泡，通过置换作用促进 NA 释放，间接地发挥作用。因此，若短时间内连续使用，可因囊泡内 NA 耗竭而致效应减弱，产生快速耐受，若适当加用小剂量 NA 可恢复或增强其升压作用。

与 NA 相比，间羟胺具有以下特点：① 不易被 MAO 破坏，作用弱而较持久。② 对心脏兴奋作用较弱，不易引起心律失常。③ 对肾脏血管收缩作用较弱，肾血流量减少不明显，较少引起少尿、无尿等症状。④ 除静脉滴注外，还可肌内注射，应用方便。目前主要用作 NA 的代用品，用于各种休克早期、手术或椎管内麻醉所致的低血压。

静滴时药液外漏或皮下注射，可引起局部血管强烈收缩，引起组织坏死或红肿硬结；连续应用可产生快速耐受,长期应用突然停药可发生低血压;剂量过大可致严重高血压、心律失常等,此时应立即停药观察,血压过高者可用 5～10 mg 酚妥拉明静脉注射,必要时可重复给药。

去氧肾上腺素

去氧肾上腺素(phenylephrine,苯肾上腺素,新福林)为人工合成品,作用机制与间羟胺相似,又称 α_1 受体激动药,对 β 受体无明显作用。去氧肾上腺素不易被 MAO 代谢,作用维持时间较长,具有下列作用和用途:① 升高血压,用于抗休克及防治椎管内麻醉、全身麻醉以及药物所致的低血压。② 收缩血管、升高血压能反射性兴奋迷走神经,使心律减慢,可用于阵发性室上性心动过速,应用时应防止血压过度升高(保持收缩压<160 mmHg,1 mmHg=133.3 Pa)。③ 局部滴眼可激动瞳孔开大肌 α_1 受体,使瞳孔扩大,作用较阿托品弱,持续时间较短,可用于眼底检查,具有起效快、持续时间短、不升高眼内压和不引起调节麻痹等特点。

不良反应似去甲肾上腺素,高血压、冠状动脉硬化、甲亢、糖尿病、心肌梗死者禁用,近两周内用过单胺氧化酶抑制剂者禁用本品。

羟甲唑啉

羟甲唑啉(oxymetazoline)为咪唑啉类衍生物,能直接激动血管平滑肌 α_1 受体而引起血管收缩,从而减轻炎症所致的黏膜充血和水肿,用于治疗急慢性鼻炎、鼻窦炎、过敏性鼻炎等所致鼻黏膜充血,常用 0.025%～0.05%溶液滴鼻。

本品不宜长期大量连续应用,每次连续使用时间不宜超过 7 d,不能与其他收缩血管类滴鼻剂合用,冠心病、高血压、甲状腺功能亢进、糖尿病患者慎用,鼻腔干燥、萎缩性鼻炎患者及 3 岁以下儿童、孕妇、哺乳期妇女禁用。

右美托咪啶

右美托咪啶(dexmedetomidine)为选择性 α_2 受体激动剂,具有抑制交感神经、镇静、催眠、镇痛和麻醉作用,用于气管插管、重症监护患者机械通气期间的镇静或其他手术术前、术后镇静,可明显减少麻醉药用量,抑制气管插管时的应激反应,减少麻醉恢复期的激动、恶心等反应。

中枢性 α_2 受体激动药可乐定(clonidine)和甲基多巴(methyldopa)见抗高血压药。

9.2 α、β肾上腺素受体激动药

肾上腺素[基]

肾上腺素(adrenaline,epinephrine)是肾上腺髓质分泌的主要激素,药用肾上腺素可从家畜肾上腺提取,也可人工合成。肾上腺素性质不稳定,见光、遇热或在碱性溶液中易于氧化变质。

【体内过程】 口服后易被碱性肠液、肠黏膜和肝脏破坏,生物利用度低。皮下注射由于局部血管收缩,吸收缓慢,一般 6～15 min 起效,作用维持 1 h 左右;肌内注射吸收较快,作用持续 10~30 min;静脉注射消除迅速,作用短暂。肾上腺素在体内的摄取与代谢途径与去甲肾上腺素相似。

【药理作用及机制】　直接激动 α、β 受体,产生 α 和 β 样效应。

1. 心脏　激动心肌、窦房结和传导系统的 β_1 受体,使心肌收缩力增强、心律加快、传导加速,心输出量增加。肾上腺素能激动冠脉 β_2 受体,使冠脉扩张,改善心肌供血。但由于肾上腺素可提高心肌代谢,增加心肌耗氧量,如剂量过大或静脉注射速度过快,可引起心律失常,出现早搏甚至心室颤动等。

2. 血管　激动血管平滑肌 α_1 受体,血管收缩,激动 β_2 受体,血管舒张。由于机体不同部位血管平滑肌 α_1 和 β_2 受体分布的相对密度不同,所以肾上腺素对不同部位血管可表现为不同的效应。皮肤、黏膜、肾脏和胃肠道等血管平滑肌 α_1 受体占优势,所以这些部位的血管表现为收缩,其中以皮肤黏膜血管收缩最为明显。在骨骼肌和肝脏血管,β_2 受体占优势,所以小剂量肾上腺素可使这些部位血管舒张。冠状动脉也明显舒张,其机制除与冠脉平滑肌 β_2 受体占优势有关外,其他机制同去甲肾上腺素。肾上腺素对脑和肺血管影响较小,静脉和大动脉平滑肌细胞肾上腺素受体密度较低,所以肾上腺素对其影响较小。

3. 血压　肾上腺素对血压的影响与剂量有关。治疗量肾上腺素(0.5~1.0 mg)皮下注射或低浓度静脉滴注(10 μg/min),激动心脏 β_1 受体,使心肌收缩力增强,心输出量增加,所以收缩压明显升高。由于骨骼肌血管在全身血管中占很大比例,肾上腺素激动骨骼肌血管的 β_2 受体,其舒张作用抵消甚至超过了皮肤、黏膜血管收缩的影响,总外周阻力变化不大,故舒张压不变或稍下降,脉压差变大,此时身体各部位血液重新分配,有利于紧急情况下能量供应的需要。较大剂量静脉注射时,心脏兴奋,收缩压升高,此时皮肤、黏膜、内脏血管强烈收缩,其对外周阻力的影响超过了骨骼肌血管的舒张作用,故舒张压也明显增高,脉压差变小。

4. 平滑肌　肾上腺素激动支气管平滑肌 β_2 受体,支气管舒张,对哮喘发作患者尤为明显。激动胃肠平滑肌 β_2 受体,其张力和收缩频率、收缩幅度降低。

5. 代谢　肾上腺素激动 α_1 和 β_2 受体,加速肝糖原和肌糖原分解,并能抑制外周组织对葡萄糖的摄取,使血糖升高,其升高血糖作用强于去甲肾上腺素。此外,肾上腺素可激活甘油三酯酶,加速脂肪分解,升高血中游离脂肪酸浓度。

6. 中枢神经系统　肾上腺素不易通过血脑屏障,治疗量时无明显中枢症状,大剂量可出现激动、呕吐、肌强直、惊厥等中枢兴奋症状。

【临床应用】

1. 心脏骤停　用于溺水、麻醉、药物中毒、传染病和心脏传导阻滞等所致的心脏骤停,可用肾上腺素 0.25~1 mg 心室内注射,同时进行有效的人工呼吸和心脏按压并纠正酸中毒。对于电击引起的心脏骤停,配合使用利多卡因或除颤器去颤后,再用肾上腺素可使心脏恢复跳动。

2. 过敏性疾病

(1) 过敏性休克　激动 α_1 受体,收缩小动脉和毛细血管前括约肌,升高血压,降低毛细血管通透性,减轻支气管黏膜充血、水肿;激动 β_1 受体,改善心脏功能,增加心输出量;激动 β_2 受体,舒张支气管、舒张冠脉、减少组胺等过敏介质释放,为过敏性休克首选药。

(2) 支气管哮喘　常用于控制急性发作,皮下或肌内注射后数分钟内起效,但由于本品不良反应较多,仅用于急性发作。

（3）**其他过敏性疾病** 可迅速缓解血管神经性水肿、荨麻疹、血清病及枯草热等过敏性疾病的症状。

3. 与局麻药配伍 局麻药中加入少量肾上腺素可使注射部位血管收缩,可延长作用时间、减少局部出血,并减少局麻药吸收中毒的危险。但在肢体远端部位如手指、足趾、耳部等处手术时,局麻药中不宜加入肾上腺素,以免引起局部组织坏死。

4. 局部止血 用浸有 1：2000 肾上腺素溶液的棉球或纱布填塞于出血处可用于齿龈或鼻腔出血。

【不良反应】 常见心悸、头痛、烦躁、血压升高、四肢发凉等,剂量过大可致血压骤升,有诱发脑出血的危险。增加心肌耗氧量,可诱发心肌缺血和心律失常,严重者可由于心室颤动而致死,故使用时应严格掌握剂量。

高血压、动脉硬化、器质性脑病或心脏病、糖尿病和甲亢患者禁用。

多巴胺[基]

多巴胺(dopamine,DA)为去甲肾上腺素生物合成的前体,药用者为人工合成品。口服易在肠和肝中破坏,静滴后分布广泛,迅速被 MAO 和 COMT 代谢失活,作用短暂,$t_{1/2}$ 约 2 min,主要以代谢产物形式经肾排泄。不易透过血脑屏障,外源性多巴胺对中枢神经系统无作用。

【药理作用及机制】 多巴胺能激动 α、β 受体和外周多巴胺受体。

1. 小剂量(每分钟 2～5 μg/kg) 主要激动肾脏、肠系膜和冠脉的多巴胺受体,使这些部位血管舒张,肾血流量及肾小球滤过率增加,冠脉流量增加。

2. 中等剂量(每分钟 5～10 μg/kg) 直接激动心脏 β_1 受体,并能促进去甲肾上腺素释放,使心肌收缩力增强,心输出量增加,此时收缩压升高,舒张压变化不大,脉压差增大。

3. 大剂量(每分钟 10～20 μg/kg) 激动血管平滑肌 α_1 受体,导致血管收缩,外周阻力增加,收缩压和舒张压均明显升高;肾血管收缩,肾血流量及尿量减少。

【临床应用】

1. 用于各种休克 如感染性休克、心源性休克、创伤性休克等。

2. 可增加心输出量 用于强心苷类和利尿剂无效的心功能不全。

3. 其他 合用利尿药用于急性肾功能衰竭。

【不良反应】

可见胸痛、呼吸困难、心悸等,剂量过大可出现血压升高、心动过速和肾血管收缩导致肾功能下降等。

嗜铬细胞瘤患者禁用。室性心律失常、闭塞性血管病、心肌梗死、动脉硬化和高血压患者慎用。

麻黄碱[基]

麻黄碱(ephedrine)为中药麻黄中提取的生物碱,现已人工合成。口服易吸收,皮下或肌内注射吸收迅速,可通过血脑屏障,主要以原形经肾排泄。

【药理作用及机制】

既可直接激动 α 和 β 受体,也可被去甲肾上腺素能神经末梢摄取,促进去甲肾上腺素释放而间接发挥作用。与肾上腺素相比,麻黄碱具有以下特点:① 性质稳定,口服有效;② 作用较弱、缓慢而持久,一次给药可维持 3～6 h;③ 容易通过血脑屏障,中枢兴奋作用明显,易引起失眠；④ 易产生快速耐受性。

1. 心血管　激动心脏 β_1 受体,使心肌收缩力增强,心输出量增加,血压升高,升压作用缓慢而持久。在整体情况下,因血压升高可反射性引起心律减慢,抵消了其直接加速心律的作用,故心律变化不明显。

2. 支气管平滑肌　激动支气管平滑肌 β_2 受体,使支气管舒张,起效缓慢,作用较肾上腺素弱而持久。

3. 中枢神经系统　中枢兴奋作用明显,较大剂量可引起兴奋、不安、失眠等。

【临床应用】

1. 支气管哮喘　预防支气管哮喘发作或轻症的治疗,对于重症急性发作疗效较差。

2. 消除鼻黏膜充血引起的鼻塞　常用 0.5%～1% 溶液滴鼻。

3. 防治某些低血压状态　如硬膜外或蛛网膜下腔麻醉引起的低血压,可于麻醉前 15 min 肌注 15～30 mg,如已发生低血压,可肌内注射 30～50 mg 以纠正。

4. 用于某些变态反应性疾病　如荨麻疹、血管神经性水肿,可使血管收缩而缓解皮肤黏膜症状。

【不良反应】

1. 中枢兴奋作用较强　可引起兴奋、不安、失眠等,晚间服药应合用地西泮等镇静催眠药以防止失眠。

2. 剂量过大或长期使用　可引起头痛、心悸、血压升高、心动过速、震颤等,出现上述症状时应注意停药或减小剂量。

3. 反跳现象　滴鼻剂连续使用不宜超过 3 d,否则停药后鼻塞会进一步加重。

高血压、动脉硬化、心绞痛、甲亢等患者禁用。老年患者或前列腺肥大者使用本品可引起排尿困难,应慎用。

伪麻黄碱

伪麻黄碱(pseudoephedrine)为麻黄碱的立体异构体,作用与麻黄碱相似,主要通过促进 NA 释放,间接发挥拟交感作用。伪麻黄碱对上呼吸道毛细血管选择性较强,能收缩血管,消除鼻黏膜充血、肿胀,减轻鼻塞症状,而对其他部位的血管无明显作用,对心律、血压和中枢神经也无明显影响。常用于减轻感冒、过敏性鼻炎、鼻窦炎等引起的鼻黏膜充血症状。不良反应较少,可见轻度兴奋、失眠和头痛等。

9.3　β 肾上腺素受体激动药

异丙肾上腺素[基]

异丙肾上腺素(isoprenaline)为人工合成品,为经典的 β 受体激动剂,对 β_1 和 β_2 受体无选择性,药用其盐酸盐或硫酸盐。本品口服易在胃肠道破坏而失活,舌下给药及气雾吸入吸收迅速。不易通过血脑屏障,无明显中枢作用。

【药理作用及机制】　主要激动 β 受体,对 β_1 和 β_2 受体选择性低,对 α 受体几无作用。

1. 心脏　激动心脏 β_1 受体,使心律加快、传导加快、心肌收缩力增强,其加快心律、加快传导作用强于肾上腺素,明显增加心肌耗氧量,也可引起心律失常。

2. 血管和血压 激动血管平滑肌 β_2 受体,使骨骼肌血管明显舒张,肾、肠系膜血管及冠脉亦不同程度舒张。此时,由于心脏兴奋,心输出量增加,使收缩压升高,而舒张压下降,脉压差增大;如较大剂量静脉注射,则可引起舒张压明显下降。

3. 支气管平滑肌 激动支气管平滑肌 β_2 受体,使支气管舒张,作用强于肾上腺素,并能抑制组胺等过敏介质释放,但对支气管黏膜血管无收缩作用,所以消除黏膜水肿、渗出作用不及肾上腺素。久用可产生耐受性。

4. 代谢 促进糖原和脂肪分解,升高血糖。

【临床应用】

1. 支气管哮喘 舌下含化或气雾吸入,因不良反应较多,仅用于控制哮喘急性发作。

2. 房室传导阻滞 舌下含化或静脉滴注,用于Ⅱ、Ⅲ度房室传导阻滞。

3. 心脏骤停 用于抢救溺水、电击、麻醉意外或其他原因引起的心脏骤停,常与肾上腺素或去甲肾上腺素合用作心室内注射。

4. 休克 适用于中心静脉压高而心输出量低的感染性或心源性休克。

【不良反应】

常见心悸、头晕、头痛等,剂量过大易致心动过速。在已有明显缺氧的哮喘病人,用量过大,易致心肌耗氧量增加,引起心律失常。过多、反复应用气雾剂可产生耐受性。

高血压、心绞痛、心肌炎、甲亢和快速性心律失常患者禁用。

多巴酚丁胺[基]

多巴酚丁胺(dobutamine)为人工合成的多巴胺类似物,其化学机构和体内过程与多巴胺相似,口服无效,仅供静脉注射用。

本品为消旋体,其中右旋体能阻断 α_1 受体,而左旋体则激动 α_1 受体,因此对 α_1 受体的作用相互抵消。两者都能激动 β_1 受体,因此消旋体的作用主要表现为 β_1 受体激动作用,对 β_2 受体作用弱。激动心脏 β_1 受体,增强心肌收缩力,使心输出量增加。主要用于心肌梗死并发的心力衰竭,能增加心肌收缩力,增加心输出量和降低肺毛细血管楔压,并使左室充盈压降低,改善心功能。同时,由于心输出量增加,肾血流量及尿量增加,有利于消除水肿。

可引起血压升高、头痛、心悸等不良反应,偶致室性心律失常。由于本品可增加心肌耗氧量,引起心肌梗死病人梗死面积增加,应引起重视。梗阻型肥厚性心肌病患者禁用,因其可促进房室传导,心房纤颤病人禁用。

其他 β_1 受体激动药有普瑞特罗(prenalterol)、扎莫特罗(xamoterol)等,主要用于慢性充血性心力衰竭的治疗。β 受体激动药还包括选择性激动 β_2 受体的药物,如沙丁胺醇(salbutamol)、特布他林(terbutaline)、克伦特罗(clenbuterol)等,主要用于支气管哮喘的治疗,详见作用于呼吸系统药物。

制 剂 与 用 法

〖1〗重酒石酸去甲肾上腺素(noradrenaline bitartrate) 注射剂:2 mg/mL、10 mg/2 mL(2 mg 相当于 NA 1 mg),静脉滴注,一般用本品 1～2 mg 加入等渗盐水或 5% 葡萄糖 500 mL 中静脉滴注,每分钟滴入

0.004～0.008 mg。

〖2〗重酒石酸间羟胺(metaraminol bitartrate) 注射剂:10 mg/mL、50 mg/5 mL,肌内注射,10 mg/次,或 10～20 mg 以 5%葡萄糖注射液 100 mL 稀释后静脉滴注,极量:静脉滴注 100 mg/次(每分钟 0.2～0.4 mg)。

〖3〗盐酸去氧肾上腺素(phenylephrine hydrochloride) 注射剂:10 mg/mL,升高血压,轻度或中度低血压,肌内注射 2～5 mg,再次给药间隔不少于 10～15 min,静脉注射一次 0.2 mg,按需每隔 10～15 min 给药一次;阵发性室上性心动过速,开始静脉注射 0.5 mg,20～30 s 内注入,以后用量递增,每次加药量不超过 0.1～0.2 mg,一次量以 1 mg 为限;严重低血压和休克(包括与药物有关的低血压),以 5%葡萄糖注射液或 0.9%氯化钠注射液每 500 mL 中加本品 10 mg(1∶50 000),开始时滴速为每分钟 100～180 滴,血压稳定后递减至每分钟 40～60 滴,必要时浓度可加倍;预防蛛网膜下腔麻醉期间出现低血压,可在麻醉前 3～4 min 肌内注射本品 2～3 mg;扩瞳,用 1%～2.5%溶液滴眼。

〖4〗盐酸甲氧明(methoxamine hydrochloride) 注射剂:10 mg/mL,肌内注射,一次 10～20 mg;静脉注射,5～10 mg;静脉滴注,20～60 mg,稀释后缓慢滴注,根据病情调整滴速及用量。极量,肌内注射,20 mg/次,60 mg/d,静脉注射,10 mg/次。

〖5〗盐酸羟甲唑啉(oxymetazoline hydrochloride) 滴眼液:0.025%,0.05%。滴鼻:成人和 6 岁以上儿童一次 1～3 滴,早晨和睡前各一次;喷雾剂,0.025%,0.05%,喷鼻,成人和 6 岁以上儿童每次每侧 1～3 喷,早晨和睡前各一次。

〖6〗盐酸右美托咪啶(dexmedetomidine) 注射剂:以 0.9%氯化钠溶液稀释静脉滴注,连续使用不宜超过 24 h。成人开始 10 min 内负荷剂量为 1 mg/kg 体重,继而以每小时 0.2～0.7 mg/kg 体重给予维持剂量。

〖7〗盐酸肾上腺素(adrenaline hydrochloride) 注射剂:1 mg/mL、0.5 mg/mL,皮下或肌内注射,成人 0.5～1.0 mg/次,儿童每次 0.02～0.03 mg/kg,必要时 1～2 h 后重复给药。静脉或心内注射 0.5～1.0 mg/次,以生理盐水稀释 10 倍后注射,极量:皮下注射,1 mg/次。

〖8〗普鲁卡因肾上腺素(procaine adrenaline) 注射剂:2 mL(盐酸普鲁卡因 40 mg,肾上腺素 0.05 mg)、1 mL(盐酸普鲁卡因 20 mg,肾上腺素 0.05 mg),用于浸润麻醉、封闭疗法或阻滞麻醉。

〖9〗盐酸多巴胺(dopamine hydrochloride) 注射剂:20 mg/2 mL,20 mg 加入 5%葡萄糖注射液 200～500 mL 内,静脉滴注,2～20 μg/min。极量:每分钟 20 μg/kg。

〖10〗盐酸麻黄碱(Ephedrine Hydrochloride) 片剂:15 mg、25 mg、30 mg。注射剂:30 mg/mL、50 mg/mL。口服,慢性低血压,25～50 mg/次,2～3 次/d;支气管哮喘。15～30 mg/次,3 次/d;极量:60 mg/次,150 mg/d。滴鼻剂:1%,滴鼻。每鼻孔 2～4 滴/次,3～4 次/d。皮下或肌内注射,15～30 mg/次,2～3 次/d,极量:60 mg/次,150 mg/d。

〖11〗盐酸伪麻黄碱(pseudoephedrine hydrochloride) 片剂:30 mg、60 mg,口服,30～60 mg/次,3 次/d。缓释片:120 mg,口服,120 mg/次,2 次/d。

〖12〗硫酸异丙肾上腺素(isoprenoline sulfate) 注射剂:1 mg/2 mL,静脉滴注,以本品 0.5～1 mg 加入 5%葡萄糖注射液 200～300 mL 内缓慢静滴;救治心脏骤停,0.5～1 mg 心室内注射。

〖13〗盐酸异丙肾上腺素(isoprenaline hydrochloride) 注射剂:1 mg/2 mL,用法同硫酸异丙肾上腺素。气雾剂:14 g(含盐酸异丙肾上腺素 35 mg),每瓶 200 揿,每揿含盐酸异丙肾上腺素 0.175 mg,每次吸入 1～2 揿,2～4 次/d,喷吸间隔时间不得少于 2 h。片剂:10 mg,舌下含化,10 mg/次,3 次/d。

〖14〗盐酸多巴酚丁胺(dobutamine hydrochloride) 注射剂:20 mg/2 mL,5%葡萄糖液或 0.9%氯化钠注射液中稀释后,以每分钟 2.5～10 μg/kg 滴入。

(郑书国)

第10章 肾上腺素受体阻断药

肾上腺素受体阻断药(adrenoceptor blocking drugs)又称肾上腺素受体拮抗剂(adrenoceptor antagonists),能与肾上腺素受体结合,由于其无内在活性或内在活性极低,不能或仅能微弱激动肾上腺素受体,但却能拮抗去甲肾上腺素能神经递质或肾上腺素受体激动药对受体的激动作用。根据药物对肾上腺素受体的选择性不同,可将肾上腺素受体阻断药分为α受体阻断药、β受体阻断药和α、β受体阻断药3类。

10.1　α肾上腺素受体阻断药

α肾上腺素受体阻断药能选择性地与α受体结合,阻碍去甲肾上腺素能神经递质或肾上腺素受体激动药对α受体的激动作用,从而产生抗肾上腺素作用。α受体阻断药能将肾上腺素的升压作用翻转为降压作用,这一现象称为肾上腺素作用的翻转(adrenaline revesal),其机制是α受体阻断药选择性地阻断了与血管收缩有关的α_1受体,而与血管舒张有关的β_2受体未被阻断,肾上腺素激动β_2受体引起的血管舒张作用占优势,从而引起血管舒张,血压下降。

根据α受体阻断药对α_1和α_2受体的选择性不同,可将药物分为3类,即非选择性α受体阻断药、选择性α_1受体阻断药和选择性α_2受体阻断药,其中选择性α_2受体阻断药育亨宾主要用作科研工具药。

一、非选择性α受体阻断药

酚妥拉明[基]

酚妥拉明(phentolamine,regitine,立其丁)为短效α受体阻断药。口服生物利用度低,作用维持3～6 h,肌内注射起效快,作用维持30～45 min,大多以无活性代谢物形式经肾脏排泄。

【药理作用及机制】　酚妥拉明与α受体结合较疏松,能竞争性阻断α受体,又称竞争性α受体阻断药,其对α_1和α_2受体无选择性。

1. 血管和血压　阻断血管平滑肌α_1受体,使血管舒张,血压下降。

2. 心脏　兴奋心脏,使心律加快,心肌收缩力增强。这种兴奋作用主要与血管舒张,血压下降,反射性引起交感神经兴奋有关。此外,酚妥拉明阻断去甲肾上腺素能神经末梢突触前膜α_2受体,促进去甲肾上腺素释放,也可引起心脏兴奋。

3. 其他　有拟胆碱作用和组胺样作用,可使胃肠平滑肌兴奋、胃酸分泌增加。

【临床应用】

1. 外周血管痉挛性疾病　如肢端动脉痉挛(雷诺病)、血栓闭塞性脉管炎等。

2. 静滴去甲肾上腺素药液外漏　可用本品 5～10 mg,稀释后局部浸润注射,以对抗去甲肾上腺素的缩血管作用。

3. 抗休克　能舒张小动脉和小静脉,降低外周阻力,增强心肌收缩力,增加心输出量,改善微循环。适用于外周阻力高、心输出量低的感染性或心源性休克。但用药前须补足血容量,否则会导致血压进一步降低。也可与去甲肾上腺素合用,使去甲肾上腺素收缩血管作用不致过强,但保留其激动心脏 β_1 受体作用,以增强心肌收缩力。

4. 肾上腺嗜铬细胞瘤　能明显降低嗜铬细胞瘤所致高血压,可用于肾上腺嗜铬细胞瘤的鉴别诊断、高血压危象及术前准备。

5. 顽固性充血性心力衰竭　心力衰竭时,由于心输出量不足,导致交感神经兴奋、外周阻力增高、肺淤血及肺动脉高压,易引起肺水肿。酚妥拉明能舒张血管,减少回心血量,降低外周阻力,降低心脏前后负荷,降低肺动脉压,使心输出量增加,心力衰竭症状得以改善。

6. 其他　酚妥拉明可用于拟肾上腺素药过量所致的高血压、新生儿持续性肺动脉高压症等,也可口服或直接阴茎海绵体注射治疗男性勃起功能障碍。

【不良反应】　常见恶心、呕吐、腹痛、腹泻等,可诱发或加重消化性溃疡。剂量过大、注射速度过快可引起体位性低血压,也可诱发心绞痛或心律失常。严重低血压、消化性溃疡、动脉硬化等禁用。

酚苄明

酚苄明(phenoxybenzamine,苯苄胺)口服吸收 20%～30%,局部刺激性强,不作皮下或肌内注射。脂溶性高,进入体内后储存于脂肪组织,缓慢释放,用药一次,作用可维持3～4 d。

酚苄明为非竞争性 α 受体阻断药,能与 α 受体形成共价键,结合牢固,作用强而持久。临床主要用于外周血管痉挛性疾病、休克、嗜铬细胞瘤及良性前列腺增生引起的排尿困难等。不良反应同酚妥拉明。

二、选择性 α_1 受体阻断药

选择性 α_1 受体阻断药能选择性阻断血管平滑肌细胞 α_1 受体,使血管舒张,血压下降。对去甲肾上腺素能神经末梢突触前膜 α_2 受体无明显作用,因此在降压同时不促进去甲肾上腺素的释放,较少引起反射性心律加快及肾素释放等副作用。临床常用哌唑嗪(prazosin)、特拉唑嗪(terazosin)[基]和多沙唑嗪(doxazosin)等,主要用于良性前列腺增生及原发性高血压(详见抗高血压药)。

10.2　β肾上腺素受体阻断药

β受体阻断药能选择性地与β受体结合,竞争性拮抗去甲肾上腺素能神经递质或肾上腺素受体激动药对β受体的激动作用,其中部分β受体阻断药具有内在拟交感活性(intrinsic sympathomimetic activity,ISA),即在阻断β受体的同时,对β受体又具有部分激动作用,如

吲哚洛尔、醋丁洛尔等。根据药物对β受体亚型的选择性不同,可将β受体阻断药分为非选择性β受体(β₁和β₂)阻断药和选择性β₁受体阻断药两类。

一、非选择性β受体阻断药

普萘洛尔[基]

普萘洛尔(propranolol,心得安)为等量左旋体和右旋体组成的消旋体,其中左旋体具有β受体阻断作用。

【体内过程】 口服吸收迅速而完全,但首关消除率达60%～70%,生物利用度仅约30%。血浆蛋白结合率约90%,易于通过血脑屏障和胎盘屏障,代谢产物主要经肾脏排泄,也可通过乳汁分泌。不同个体口服相同剂量普萘洛尔,血药浓度可相差25倍,这可能与肝脏消除功能不同有关,因此临床用药应剂量个体化,从小剂量开始,逐渐增至适当剂量。

【药理作用及机制】

1. β受体阻断作用 竞争性阻断β受体,对β₁和β₂受体选择性低。

(1)心脏 阻断心脏β₁受体,使心律减慢、传导减慢、心肌收缩力减弱,心输出量减少,心肌耗氧量下降,尤其当心脏交感神经张力增高时(如运动或病理情况)其抑制作用更为明显。

(2)血管 阻断血管平滑肌β₂受体,使α₁受体作用占优势,加之心肌收缩力减弱,反射性兴奋交感神经,引起血管收缩,外周阻力增加。

(3)支气管平滑肌 阻断支气管平滑肌β₂受体,引起支气管平滑肌收缩,呼吸道阻力增加。这一作用对正常人影响较小,但对支气管哮喘或慢性阻塞性肺病患者可诱发或加重哮喘。

(4)代谢 脂肪分解与激动β₁和β₃受体有关,长期应用本品可抑制脂肪分解,升高血浆甘油三酯和极低密度脂蛋白(VLDL),降低高密度脂蛋白(HDL),增加冠心病危险。肝糖原分解与激动α₁和β₂受体有关,儿茶酚胺可增加肝糖原分解。在低血糖时,体内儿茶酚胺释放增多,激动α₁和β₂受体,增加肝糖原分解,动员葡萄糖。本品不影响正常人血糖水平,也不影响胰岛素的降血糖作用,但能延缓使用胰岛素后血糖水平的恢复,这与其抑制低血糖引起儿茶酚胺释放所致的糖原分解有关。

(5)肾素 阻断肾小球旁器细胞β₁受体,减少肾素释放,抑制肾素—血管紧张素—醛固酮系统(RAAS),产生降压作用。

2. 膜稳定作用 普萘洛尔能降低细胞膜对离子的通透性,产生局麻样作用,称为膜稳定作用,其机制与阻断β受体无关。因膜稳定作用仅在高于临床有效血药浓度几十倍时才表现出来,因此一般认为这一作用与其治疗作用无明显关系。

3. 其他 普萘洛尔有抗血小板聚集作用,可能与抑制血小板膜Ca^{2+}转运有关。

【临床应用】

1. 高血压 是治疗高血压的基础药物,能有效控制原发性高血压,可单独使用,也可与利尿药、钙拮抗剂、血管紧张素转化酶抑制药联合应用,以提高疗效,并减轻其他药物所引起的心律加快、心排出量增加及水钠潴留等不良反应。

2. 心绞痛和心肌梗死 对心绞痛有良好的疗效,对心肌梗死,早期、长期应用可降低复发和猝死发生率。

3. 心律失常　对多种原因引起的快速型心律失常有效,尤其对交感神经兴奋所致的心律失常疗效较好。

4. 甲亢　甲亢时甲状腺激素分泌过多,导致去甲肾上腺素能神经活性增强。普萘洛尔可通过阻断 β 受体而控制患者的激动不安、心律过快等甲亢症状,并能降低基础代谢率。

5. 偏头痛　常与咖啡因等合用治疗偏头痛,其机制可能与其抑制脑血管扩张有关。

【不良反应】

1. 一般反应　常见恶心、呕吐、腹泻等,停药可消失。少数患者可出现幻觉、失眠、抑郁等症状。可掩盖低血糖引起的心悸等症状,延误低血糖的及时诊断和治疗。偶见过敏性皮疹、血小板减少、眼—皮肤黏膜综合征等。

2. 严重反应　用药过量或静脉给药速度过快可致心脏功能抑制,尤其是心功能不全、窦性心动过缓和房室传导阻滞的患者更易发生。哮喘患者可诱发或加重哮喘。外周血管痉挛性疾病患者,可促发或加重间歇性跛行等。

3. 反跳现象　长期应用 β 受体阻断药突然停药,可使原来病情复发或加重,其机制与受体增敏有关,因此长期用药后应逐渐减量直至停药。

严重心功能不全、窦性心动过缓、重度房室传导阻滞和支气管哮喘等患者禁用。

吲哚洛尔

吲哚洛尔(pinodolol,心得静)对 β 受体的阻断作用较强,为普萘洛尔的 6～15 倍。对血管平滑肌细胞 β_2 受体具有较强内在拟交感活性,有利于高血压的治疗,临床主要用于高血压、心绞痛、心律失常等。

噻吗洛尔[基]

噻吗洛尔(timolol,噻吗心安)为已知作用最强的 β 受体阻断药,能减少房水生成,降低眼内压,常用其滴眼液治疗青光眼。其特点为起效快,维持时间长,每日滴眼两次即可,且无缩瞳和调节痉挛等不良反应。滴眼时应压迫眼内眦,以防药液吸收引起全身性反应。

二、选择性 β_1 受体阻断药

阿替洛尔[基]

阿替洛尔(atenolol,氨酰心安)选择性阻断 β_1 受体,对 β_2 受体作用较弱,故增加呼吸道阻力作用较轻,但哮喘患者仍需慎用。口服吸收快,但不完全,作用维持时间长,可达 24 h,每天口服一次即可。食物可降低其生物利用度,宜在餐前 30 min 或餐后 3 h 后服药。主要用于高血压、心绞痛、心肌梗死,也可用于心律失常、甲亢、嗜铬细胞瘤等。

常见心动过缓、低血压、头晕、乏力、抑郁、皮疹等不良反应,严重房室传导阻滞、心源性休克、严重窦性心动过缓患者禁用。

美托洛尔[基]

美托洛尔(metoprolol,美多心安)选择性阻断 β_1 受体,其药理作用及临床应用与阿替洛尔相似,但半衰期及作用持续时间较短。进餐时服药可使其生物利用度增加约 40%,应空腹服药。常见不良反应有心动过缓、传导阻滞、低血压、头痛、眩晕、失眠等。

10.3 α、β肾上腺素受体阻断药

本类药物对 α、β 受体选择性低,能同时阻断 α 和 β 受体,临床主要用于治疗高血压。

拉贝洛尔

拉贝洛尔(labetolol,柳胺苄心定)口服吸收率 60%～90%,首过效应明显,生物利用度约 30%。能通过胎盘屏障,也可通过乳汁分泌。主要在肝脏代谢,$t_{1/2}$ 4～8 h,代谢产物和少量原形药物经肾脏和肠道排泄。

拉贝洛尔兼具 α 和 β 受体阻断作用,其阻断 β 受体作用为阻断 α 受体作用的 5～10 倍。临床主要用于各型高血压,静注用于高血压危象,也可用于心绞痛、嗜铬细胞瘤等。

常见不良反应为眩晕、幻觉、抑郁、恶心、乏力等,少数患者可发生体位性低血压。脑出血、心动过缓、房室传导阻滞及支气管哮喘患者禁用,肝、肾功能不全者慎用。

制剂与用法

〖1〗甲磺酸酚妥拉明(phentolamine methanesulfonate) 注射剂:5 mg、10 mg。肌内或静脉注射:5 mg/次。片剂:40 mg,口服,40 mg/次,在性生活前 30 min 服用。

〖2〗盐酸酚苄明(phenoxybenzamine hydrochloride) 片剂:10 mg。注射剂:100 mg。口服:10～20 mg/次,3 次/d。静脉滴注:0.5～1 mg/kg 加入 5% 葡萄糖液 200～500 mL 中,最快不得少于 2 h 内滴完。

〖3〗盐酸普萘洛尔(propranolol hydrochloride) 片剂:10 mg。注射:5 mg。①抗心绞痛及抗高血压口服:10～20 mg/次,3～4 次/d,每 4～5 d 增加 10 mg,直至 80～100 mg/d,或至症状明显减轻或消失。②抗心律失常。口服:10～20 mg/次,3 次/d。静脉滴注:2.5～5 mg/次,以 5% 葡萄糖液 100 mL 稀释静滴,按需要调整滴速。

〖4〗吲哚洛尔(pindolol) 片剂:5 mg。注射液:0.4 mg。口服:5 mg/次,3 次/d。静注或静滴:0.2～1 mg/次。

〖5〗噻吗洛尔(timolol) 滴眼液:0.25%。滴眼:每次 1 滴,1～2 次/d。

〖6〗阿替洛尔(atenolol) 片剂:50 mg。口服:100 mg/次,1 次/d。

〖7〗美托洛尔(metoprolol) 片剂:50 mg、100 mg。注射剂:150 mg。口服:50～100 mg/次,2 次/d。静脉注射:5 mg/次。

〖8〗拉贝洛尔(labetolol) 片剂:100 mg。口服:100 mg/次,2～3 次/d。

(郑书国 孔祥 杨解人)

第 11 章　局部麻醉药

局部麻醉药(local anaesthetics)简称局麻药,是一类局部应用于神经末梢或神经干周围的药物,能暂时、完全和可逆性阻滞神经冲动的产生和传导,使患者在意识清醒的情况下局部感觉(如痛觉)暂时消失,对各类组织都无损伤性影响。当局麻药被吸收或直接注入血管时,其作用便不再局限于局部,而产生全身作用,对中枢神经系统、心血管系统等造成影响,临床应用时宜尽量避免此类不良反应。

11.1　概　　述

常用局麻药的化学结构由芳香基团、中间链和胺基团三部分组成。芳香基团为苯核,包括苯甲胺、苯胺,为局麻药分子亲脂疏水的主要结构;中间链由酯链(—COO—)或酰胺链(—NHCO—)组成,对局麻药的稳定和代谢极为重要;胺基团多为叔胺或仲胺,呈弱碱性,具有亲脂疏水性,但与 H^+ 结合后即具有疏脂亲水性。根据中间链的结构,将局麻药分为酯类和酰胺类。酯类药物有普鲁卡因和丁卡因等,酰胺类药物有利多卡因、布比卡因和罗哌卡因等。

【体内过程】　局麻药的吸收与给药部位有关,不同部位给药其血药浓度高低依次为肋间＞骶管＞臂丛＞蛛网膜下腔＞皮下浸润。吸收后随血液循环迅速分布至全身。酯类药物主要经血浆假性胆碱酯酶水解为二乙氨基乙醇和对氨甲苯酸(PABA),二乙氨基乙醇进一步分解,其产物与 PABA 经肾脏排出,部分以原形随尿排出。酰胺类药物主要经肝微粒体酶及酰胺酶代谢,代谢产物及少量原形经肾脏排出,排出的速率受尿液 pH 影响,pH 降低时,解离型增多,重吸收减少,排泄增加。

【药理作用及作用机制】　局麻药可阻滞神经细胞膜上的电压门控 Na^+ 通道,阻止 Na^+ 快速内流,确切机制尚不清楚。

在体液中,局麻药可发生如下解离:

$$B+H^+ \rightleftharpoons BH^+$$

非解离性药物(B)具有脂溶性,进入细胞后,因胞内 pH 较胞外为低,其碱性氨基可与 H^+ 结合成阳离子型(BH^+),后者脂溶性降低,但可与 Na^+ 通道膜内结合位点结合,使通道关闭。BH^+ 型是局麻药的主要作用成分,浓度越高,麻醉作用越强。因此,影响离子型浓度的因素诸如解离常数、所在体液的 pH 等,均可影响到局麻药的作用强度。

神经生理学研究表明,局麻药可从多个方面影响神经细胞的电生理特性。局麻药对静息电位几无影响,但可提高产生神经冲动所需的阈电位,随着局麻药浓度升高,0 相上升速率减慢、幅度降低、传导变慢,当阻滞作用进一步增强时,膜电位上升达不到阈电位,动作电位不能产生,兴奋性丧失,传导完全阻断,从而阻滞局部神经冲动的产生与传导。

局麻药的神经阻滞作用效果因神经纤维类别而异,阻滞无髓鞘神经纤维所需浓度较低,阻滞有髓鞘神经纤维所需浓度较高。此外,神经纤维的粗细亦可影响到局麻药作用效果,直径小的神经纤维发生阻滞较快,直径大者则较慢。麻醉作用出现的一般规律是,钝性感觉(如压痛)首先消失,其次是锐性短暂性疼痛(如伤害性疼痛、灼痛等),最后为运动神经阻滞。因此,局麻药对感觉神经的阻滞较运动神经为快。若神经组织周围药物浓度较低,则有可能出现某一种或几种神经被阻滞,而运动神经不受影响,称为"分离麻醉"。

【临床应用】

1. 表面麻醉(surface anaesthesia) 将药物直接涂抹于黏膜表面,药物穿透黏膜使黏膜下神经末梢麻醉,称为表面麻醉,常用于眼、鼻、口腔、气管、食道及泌尿生殖道黏膜。能施行本法麻醉的药物常需要有较高的穿透能力,如丁卡因。

2. 浸润麻醉(infiltration anaesthesia) 将药物注入手术附近组织,使手术局部神经末梢麻醉。本法效果较佳,但用量较大,易产生全身毒性反应,麻醉区域较小。可根据需要在溶液中加入少量肾上腺素,以延长其作用时间,并减轻毒性。可选用利多卡因、普鲁卡因。

3. 传导麻醉(conduction anaesthesia) 将药物注射于神经干周围,阻断神经干冲动传导,使该神经所分布的区域麻醉。本法麻醉区域较大,用药量少,但所需浓度较高。可选用的药物有利多卡因、普鲁卡因及布比卡因。

4. 蛛网膜下腔麻醉(subarachnoidal anaesthesia) 又称脊髓麻醉或腰麻,是将药物注入腰椎蛛网膜下腔,麻醉该部位的脊神经根。药物在蛛网膜下腔内的扩散受病人体位、姿势、药量、注射量及溶液比重的影响。本法常用于下腹部和下肢手术,其主要危险为呼吸麻痹和血压下降,可事先应用麻黄碱预防。

5. 硬膜外麻醉(epidural anasia) 将药液注入硬膜外腔,药物可沿神经鞘扩散,穿过锥间孔阻断神经根。由于硬膜外腔不与颅腔相通,药液不扩散至脑组织,无腰麻时的头痛等症状。本法可引起心血管抑制、血压下降,可应用麻黄碱防治,但用药量大,误入蛛网膜下腔可引起严重毒性反应。

【不良反应】

1. 毒性反应 局麻药自给药部位吸收入血或直接注入血液循环后引起的全身性毒性反应。

(1)中枢神经系统 轻中度中毒表现为兴奋症状:精神紧张、多言好动、气促、窒息感,继而烦躁不安、肌张力增高、震颤,甚至发生精神错乱和惊厥。严重者由兴奋转为抑制,出现昏迷和呼吸衰竭。其兴奋症状的产生与中枢抑制神经元对局麻药敏感性高于易化神经元有关。

(2)心血管系统 局麻药有膜稳定作用,可使心肌细胞兴奋性下降、传导减慢及有效不应期延长,误入血管可引起室性心律失常甚至致死性室颤(利多卡因例外)。多数局麻药尚可作用于血管,使小动脉扩张,血压下降。因此,局麻药血液浓度过高时可引起心血管虚脱。此时,应加快输液、增加有效循环血量,必要时静注麻黄碱、多巴胺或阿托品等。

防治:① 在局麻药溶液中加用肾上腺素,以减慢吸收和延长麻醉时效。② 勿将药物注入血管内,注入试验剂量,无毒性反应,再注入全剂量。③ 麻醉前口服地西泮 5～7 mg,可以提高惊厥阈。④ 出现惊厥,立即停用局麻药,保持呼吸道通畅,维持呼吸和循环,宜缓慢静注抗惊厥药地西泮 2.5~5.0 mg 或硫喷妥钠 50~100 mg。出现中枢抑制立即给氧,维持呼吸和循环功能,酌情使用升压药和阿托品等,心跳呼吸骤停的立即复苏。

2. 变态反应 局麻药引起的变态反应较少见,其中以酯类较多。轻者表现为皮肤斑疹或血管性水肿,重者气道水肿、支气管痉挛,呼吸困难、低血压以及因毛细血管通透性增加所致的血管性水肿,皮肤出现荨麻疹并伴有瘙痒等。反应严重者发生肺水肿及循环衰竭,可危及病人生命。同类型的局麻药,由于结构相似可出现交叉变态反应,故对普鲁卡因发生反应,应避免应用丁卡因或氯普鲁卡因。

防治 ① 询问病人用药过敏史。② 皮试:用 0.05 mL 局麻药注入一侧前臂掌面皮内,15 min 和 30 min 后分别检查风团的大小,色泽和伪足。③ 采用小量、分次用药,观察与药液接触的黏膜有无异常的局部反应以及吸收后的全身反应。

3. 高敏反应 少数病人在应用小剂量局麻药时,可突然发生晕厥、呼吸抑制甚至循环衰竭。其发生常与病人病理生理状态(如脱水、感染、酸碱平衡失调等)和周围环境(如室温过高等)有关。

11.2 常用局麻药

普鲁卡因[基]

普鲁卡因(procaine)又名奴佛卡因(novocaine),为短效局麻药。

【临床应用】 用于浸润麻醉、阻滞麻醉、蛛网膜下腔麻醉、硬膜外麻醉、局部封闭和静脉复合麻醉。局麻维持时间为 30~45 min,加用肾上腺素可延长其作用时间。因脂溶性及穿透力较低,不适用于表面麻醉。

【不良反应】

1. 过敏反应 偶可发生,严重者发生过敏性休克。使用前应询问过敏史,对过敏体质者应以 0.25% 溶液做皮试,反应阳性者禁用。给药期间病人出现口内异常感、喘鸣、眩晕、便意、耳鸣及出汗等休克前驱症状,应立即停药,并迅速做好抢救准备。

2. 毒性反应 单位时间内用药过量或意外血管内注药,可产生中枢神经系统和心血管系统毒性反应。局部注射麻醉时宜缓慢,并注意有无回血,以免误注入血管。

3. 其他 硬膜外麻醉或腰麻时,可出现尿游留、大小便失禁、头痛和背痛等。个别病人可出现溶血及高铁血红蛋白血症。

4. 禁忌证 对本品有过敏史、恶性高热、败血症、脑脊髓病及心脏传导阻滞禁用。过敏体质、重症肌无力、呼吸抑制、心律失常以及老年人、衰弱者和孕妇慎用。

利多卡因[基]

利多卡因(lidocaine)又名赛罗卡因,为中效酰胺类局麻药。其盐酸盐水溶液性质稳定,可耐高压灭菌和长时间贮存。

【临床应用】 局部麻醉作用较普鲁卡因强,维持时间比其长一倍左右,毒性相应加大。其特点为麻醉强度大、起效快、弥散广、穿透力强及无明显扩张血管作用,用于传导麻醉、硬膜外麻醉、口咽部和气管内表面麻醉、臂丛或颈丛神经阻滞。因扩散强,毒性与血药浓度相关,一般不宜用作浸润麻醉。尚有抗室性心律失常作用,可用于室性心律失常的治疗。

【不良反应】

1. 毒性反应 药物吸收过快或误入血管内或静注,对中枢神经系统有明显的抑制与兴奋双相作用,血药浓度较低时,病人表现为镇静、嗜睡,痛阈提高,并能有效抑制咳嗽反射。超过 7 μg/mL 时,可出现兴奋症状,引起肌肉震颤和惊厥,并可导致心动过缓、房室传导阻滞或心脏停搏。

2. 过敏反应 罕见过敏性休克。病人如出现不适感、口内异常感、喘鸣、眩晕、耳鸣及出汗等休克前驱症状,应立即停药,并让病人卧床休息,密切监护,防止出现休克。

3. 禁忌证 有癫痫大发作史、严重休克、感染、严重窦房传导阻滞、室上性心律失常、阿—斯综合征等患者禁用。肝肾功能不全、充血性心力衰竭、呼吸抑制、重症肌无力者慎用。

丁 卡 因

丁卡因(tetracaine)为长效局麻药,其盐酸盐水溶液不稳定,多次高压灭菌或放置时间过久均易变质,不宜使用。

【临床应用】 本品脂溶性高,对黏膜穿透力强,表面麻醉效果较佳。麻醉强度高,约为普鲁卡因的 10 倍。起效时间为 10～15 min,作用维持时间可达 3 h 以上。用于黏膜表面麻醉、传导阻滞麻醉、硬膜外麻醉和蛛网膜下腔麻醉,也用于眼科和耳鼻喉表面麻醉,优点是不损伤角膜上皮,不升高眼压。喉部麻醉的病人,在未恢复感觉前不可进食。因毒性大,较少用于浸润麻醉。

【不良反应】

1. 毒性反应 本品毒性较强,局部多次涂药或反复用于破损皮肤和伤口,或局部浸润注射速度过快,均可致血药浓度升高,以致产生严重中枢神经或心血管不良反应,甚至呼吸停止、心脏停搏,故使用中应严格控制用量、浓度及注射速度。局部应用时,应严防注入血管内,硬膜外用药时,应避免误入蛛网膜下腔。用于喉、气管或食管黏膜麻醉,可用 0.1% 肾上腺素注射液 0.06 mL 加入本品 1 mL 中,以延长作用时间,减少急性中毒的发生。

2. 过敏反应 较为少见,喷喉可致口腔黏膜疱疹,滴眼麻醉时偶可导致过敏性休克。眼科病人不可长期应用本品眼膏,否则可致角膜腐蚀而上皮脱落,角膜可失去感觉,故应嘱其用药后避免揉眼、触摸,以免造成损伤。

3. 禁忌证 对 PABA 及其他类似物过敏、注射处有感染、衰弱者、老年人、小儿和孕妇禁用。休克、严重心律失常、心代偿失调及哺乳期慎用。

布 比 卡 因[基]

布比卡因(bupivacaine)又称麻卡因(marcaine),为酰胺类长效局麻药。

【临床应用】 通过增加神经电刺激的阈值,减慢神经刺激的传播和减少动作电位的升高率来阻滞神经刺激的产生和传导。通常,麻醉的程度与神经纤维的直径,髓鞘形成和传导速度有关。局麻作用较利多卡因强 4～5 倍,起效较快,持续时间长,可达 5～10 h。适用于局部浸润麻醉、传导麻醉及硬膜外麻醉。

【不良反应】

1. 毒性反应　血药浓度过高时可致心血管意外与惊厥,前驱症状有头昏、舌与咽麻木、耳鸣、漂浮感、兴奋及颤抖,严重时可出现肌颤、血压下降及心跳停止等。毒性反应发生时,应给予循环与呼吸支持,可用地西泮与硫喷妥钠预防和治疗惊厥。为防止本品的心脏毒性,成人一次或 4 h 内用药量不超过 150 mg,高浓度用药时,应加用适量肾上腺素,以减慢药物的吸收速度。与短效局部麻醉药混合使用,可明显降低毒性反应的发生率。

2. 其他反应　眼球手术麻醉可致暂时性光感消失。硬膜外给药时,如药物注入蛛网膜下腔,可导致高位或全脊髓麻醉。为预防这一并发症,在开始注药之前应回抽腰穿针。操作中,应避免将药物注入血管内。如果药液进入血液循环,可经奇静脉到达心脏,有导致心脏停搏而致死的危险,应及时抢救。眼科手术麻醉可致暂时性光感消失。

3. 禁忌证　肝、肾功能严重不全、低蛋白血症,对本品过敏患者或对酰胺类局麻药过敏者及 12 岁以下小儿禁用。若与盐酸肾上腺素混合使用时,对毒性甲状腺肿,严重心脏病或服用三环抗抑郁药等患者禁用。

罗哌卡因

罗哌卡因(ropivacaine)为酰胺类局麻药,主要成分为甲磺酸罗哌卡因。

【临床应用】　低浓度时对痛觉阻断作用较强而对运动作用较弱,较高浓度时阻滞作用相似。适用于外科手术麻醉、硬膜外麻醉(包括剖宫产术硬膜外麻醉)、局部浸润麻醉、急性疼痛控制、用于术后或分娩镇痛,可采用持续硬膜外输注,也可间歇性用药、局部浸润麻醉。与布比卡因相比,罗哌卡因心脏毒性较小。本药有明显缩血管作用,使用时无需加用肾上腺素。

【不良反应】

1. 毒性反应　药物注入血管内可引起口周麻木、头昏、肌肉震颤、惊厥等反应。一旦发生立即停止注射,必要时可给予静脉注射抗惊厥药安定 5～10 mg,中止惊厥发作。全身高浓度局麻药或硬膜外麻醉可引起低血压、心动过缓、心律失常甚至心跳停止。可静脉注射麻黄素 5～10 mg 治疗,必要时 2～3 min 后重复给药。硬膜外麻醉时,可预先输液扩容或使用血管性增压药物,可减少低血压和心动过缓的发生。

2. 过敏反应　偶见过敏反应,严重发生过敏性休克。

3. 禁忌证　对酰胺类局麻药过敏者禁用。严重肝病、低血压、心动过缓、慢性肾功能不全及孕妇慎用。

制剂与用法

〔1〕盐酸普鲁卡因(procaine hydrochloride)　注射剂:25 mg/10 mL、50 mg/10 mL、40 mg/2 mL,150 mg/支(粉剂)。浸润麻醉:0.5％～1％等渗液。传导麻醉、蛛网膜下腔麻醉和硬膜外麻醉:2％溶液,一次极量1 000 mg。蛛网膜下腔麻醉:不宜超过 200 mg。

〔2〕盐酸丁卡因(tetracaine hydrochloride)　注射剂:50 mg/5 mL。表面麻醉:0.25％～1％溶液。传导麻醉、蛛网膜下腔麻醉和硬膜外麻醉:2％溶液。蛛网膜下腔麻醉:不宜超过 6 mg。

〔3〕盐酸利多卡因(lidocaine hydrochloride)　注射剂:200 mg/10 mL、400 mg/20 mL。表面麻醉、传导

麻醉、硬膜外麻醉:1%～2%溶液,极量 500 mg/次。蛛网膜下腔麻醉:不宜超过 100 mg。

〖4〗盐酸布比卡因(bupivacaine hydrochloride)　注射剂:12.5 mg/5 mL、37.5 mg/5 mL。浸润麻醉:0.25%溶液。传导麻醉:0.25%～0.5%溶液。硬膜外麻醉:0.5%～0.75%溶液。极量:200 mg/次,400 mg/d。

〖5〗盐酸罗哌卡因(ropivacaine hydrochloride)　注射剂:常用浓度 0.5%～1%。浸润麻醉:0.5%溶液,总量 100～200 mg。

（熊波　杨解人）

第 12 章　全身麻醉药

全身麻醉药(generalanaesthetics)简称全麻药,是指能可逆性地抑制中枢神经系统,引起意识消失或减轻伤害性刺激引起的感觉和反射,从而便于实施外科手术的药物。它根据给药途径不同,可将全麻药分为吸入全麻药和静脉全麻药两大类。

12.1　吸入性麻醉药

凡是经气道吸入而产生全身麻醉作用的药物称为吸入性全麻药,主要为挥发性的液体或气体。前者包括恩氟烷、异氟烷、七氟烷、地氟烷等卤化烷类药物,后者包括氧化亚氮、氙气等。乙醚、氯仿、氟烷等虽也曾用于临床,但由于其自身理化及生物特性等方面缺陷,已渐被临床淘汰。

本类药物主要经呼吸道吸入体内,其麻醉深度可通过控制吸入性麻醉药物浓度(分压)来调节,并可以连续维持,使手术顺利进行。

【体内过程】　吸入性麻醉药都是具有挥发性的液体或气体,脂溶性高,容易通过生物膜,经肺泡进入血液,然后分布运转至中枢神经系统。当中枢神经系统达到一定的药物浓度时,即能产生麻醉作用。

1. 吸收　吸入全麻药以扩散方式跨过生物膜进入肺泡,继而自肺泡吸收进入血液。其转运速率主要受肺泡气体中药物浓度(分压)的影响,浓度越高,吸收越快。其次药物的溶解度、患者的心排量和肺泡—静脉分压差也决定它的摄取速度。常将在一个大气压下,能使50%病人对伤害刺激(如外科切皮)不再产生体动反应时呼气末该麻醉药的浓度称为肺泡气最低有效浓度(minimal alveolar concentration,MAC)。MAC 值可反映药物效价强度,类似于 ED_{50},MAC 值越小,药物的麻醉作用越强,各药均有恒定的 MAC 数值。

2. 分布　麻醉药物首先分布在血液中,一般需要 8 min 才能达到药物浓度的平衡,其分布在血液中的量主要受它在血液中的溶解度的影响。溶解度通常用血/气分配系数表示(血中药物浓度与吸入气体中药物浓度达到平衡时的比值)。血气分配系数越大的药物在血液中溶解度越大,表明该药在血液中的容量越大,并且在肺泡、血液和脑内的药物浓度上升得也越慢,需要诱导时间就越长。此外人体内还存在另两个麻醉药的储存组织群,即肌肉组织群和脂肪组织群,这两处要达到药物浓度平衡则需要更长的时间。

3. 消除　当停止给药后,血液将组织中的药物带到肺并主要以原形从肺泡排出。在麻醉恢复的过程中,随着通气不断清除肺泡中的麻醉药,回到肺内的静脉血与肺泡之间会逐渐形成分压梯度差,这个梯度差可以使麻醉药逐渐进入肺泡,最终排出体外。同样药物的溶解度对分压梯度差的形成也起了一定的作用。溶解度高的药物对抗通气消除的能力强,排出体外的时间也越长。

【药理作用及机制】 关于全麻药的作用机制至今仍未能完全阐明。主要的假说有"脂溶性学说""相转化学说""突触学说""蛋白学说"等。"脂溶性学说"认为,全麻药的脂溶性较高,能溶入神经细胞膜的脂质层,引起胞膜物理化学性质改变,如膜蛋白(受体)及钠、钾通道等构象和功能改变。全麻药也易进入细胞内,与细胞内的类脂质结合产生物理化学反应,干扰整个神经细胞的功能,抑制神经细胞除极或影响其递质的释放,导致神经冲动传递的抑制,从而引起全身麻醉。这一学说的依据是神经细胞(特别是胞膜)的类脂质丰富,而全麻药的麻醉强度与其脂溶性有着密切的关系,它们的麻醉强度与油/气或油/水分配系数成正比。脂溶性越高,麻醉作用就越强。电生理研究表明,用小剂量的全麻药就可以抑制或完全阻断脑干网状结构上行激活系统,使脑电活动减少,也使刺激感觉神经所引起的觉醒反应消失。

【临床应用】 目前临床上常用的吸入麻醉药主要分为卤化烷类和吸入性麻醉气体。卤化烷类麻醉药包括恩氟烷、异氟烷、七氟烷及地氟烷等。吸入性麻醉气体主要有氧化亚氮、氙气等。

1. 恩氟烷(enflurane) 在室温下为无色透明液体,无明显刺激性,化学性质非常稳定,适用范围很广,可用于各种年龄、各部位的大小手术。由于不增加心肌对儿茶酚类物质敏感性,因此很少引起心律失常。由于异氟烷和七氟烷等溶解性小的药物的出现,其应用目前日趋减少。

2. 异氟烷(isoflurane) 为恩氟烷同分异构体,与恩氟烷相似,但刺激性较高。本品具有众多优点,尤其是对循环系统影响小,毒性低,可适用于各种年龄、各个部位以及各种疾病的手术,如癫痫,颅内压增高、重症肌无力、嗜铬细胞瘤及糖尿病等。此外,异氟烷还可用于控制性降压。

3. 七氟烷(sevoflurane) 结构与异氟烷相似,但其血/气分配系数在众多挥发性全麻药中最低,仅为 0.63,因此,七氟烷诱导、苏醒均很迅速。目前适用于各种年龄、各种部位的手术。由于七氟烷气味芳香,尤其适用于吸入诱导和小儿手术。支气管哮喘、嗜铬细胞瘤及需合用肾上腺素者亦可使用。

4. 地氟烷(desflurane) 血气分配系数低,故诱导、苏醒非常迅速。对于循环的影响呈剂量依赖性,诱导时能有效地抑制心动过速和高血压。可用于各种手术,尤其是门诊手术及其他小手术。但由于价格昂贵,加上所需药量大,对设备要求高,因此限制了地氟烷的应用。

5. 氧化亚氮(nitrous oxide,N_2O) 是气体全麻药,俗名"笑气"。无色、无刺激,带有甜味,化学性质稳定。本药为一种古老的麻醉药,但因毒性低微、镇痛作用强、诱导和苏醒快、无刺激性和可燃性,故至今仍广泛应用。但麻醉效能低,需与其他麻醉药配伍,方可达到满意效果。现主要用于诱导麻醉或与其他麻醉药配伍使用,可加快诱导,还能够减少合用麻醉药物的剂量。N_2O 是毒性最小的吸入全麻药,对重要脏器均无明显毒性,轻度抑制心肌,但可兴奋交感神经。因为它对于循环功能影响小,可用于休克和危重病人的麻醉。

6. 氙气(xenon) 是一种惰性气体,它是理想的吸入性麻醉药物,具有血气分配系数低、镇痛、对心肌没有抑制等优势。由于很难获得,因而价格极其昂贵,应用时需要可回收利用的回路。目前对它的麻醉深度监测指标还没有达到统一的认识,因此还处于研究阶段。

【不良反应】

1. 恩氟烷 吸入浓度较高时,尤其存在低二氧化碳血症时,脑电图容易出现惊厥性棘波,临床可发现面部及肌肉强直性阵挛性抽搐,甚至惊厥,降低浓度后症状消失,因此不宜高浓度使用。全麻期间不宜做过度通气，以免在苏醒过程中出现中枢兴奋或惊厥。

吸入浓度增高时，容易出现动脉血 P_{CO_2} 增高、心排血量减少、血压下降、心律减慢，甚至发生室性期前收缩、房室传导时间延长等。另可使脑血管扩张、脑血流增加，引起颅内压增高。由于呼吸抑制较强，术后应防止各种原因诱发的低氧血症。尤其是肥胖者或慢性阻塞性肺病者。因此，应用本品麻醉后，必须待病人完全清醒后谨慎拔除气管内导管。

本品对肝功能影响轻微，可轻度抑制肾功能，但多在停药后 2 h 迅速恢复。此外，还可引起恶性高热，早期症状有肌僵硬（尤其以下颌肌僵硬明显）、对加深麻醉无反应的心动过速与呼吸过速、氧耗增加和 CO_2 增加（钠石灰颜色改变、发热）、体温升高与代谢性酸中毒。因此，在麻醉中应加强观察，一旦出现，应立即停药及时给予普鲁卡因胺和丹曲林，并给予吸氧、降温、监测尿量、纠正酸中毒和电解质失衡等。

严重的心肺功能不全、肝或肾功能损害、癫痫发作及颅内压高、已知或怀疑为恶性高热的遗传性易感者禁用。休克、心功能不全及心肌损害、肾功能减退及妊娠期慎用。

2. 异氟烷　毒性很低，不良反应较少。对呼吸道有一定的刺激性，可引起病人咳嗽和屏气，故一般不用于麻醉诱导。高浓度吸入后可引起呼吸抑制、低血压、房性或室性心律失常，也可产生冠脉窃血综合征。一旦发现患者出现肺通气量减少、心动过缓等情况，应迅速减浅麻醉。必要时使用麻黄碱恢复循环功能。

术后可出现寒战、恶心、呕吐和分泌物增加等不良反应，偶见惊厥和恶性高热，极少见肝损害。高浓度吸入时能促进子宫肌松弛，并使缩宫药减效，手术出血量增加。因此产科麻醉时，可在术前给予一定量止血药，以减少子宫出血。

对本品或其他卤化物类麻醉药过敏、糖尿病、甲状腺功能亢进、冠心病及老年人慎用。

3. 七氟烷　主要不良反应为术后恶心、呕吐等。偶见血压下降、心律失常，呼吸抑制等，可通过减浅麻醉深度解决。在麻醉维持阶段与干燥的钠石灰接触，会分解产生一种卤化乙烯物，称为复合物 A。大鼠试验发现，可能具有剂量依赖性的肾毒性。因此在使用时，应将新鲜气流量调至 1 L 以上。

使用卤化类麻醉药后出现原因不明的黄疸和发热者、本人及家族中对于卤化类麻醉药有过敏史或恶性高热者禁用。有肝胆疾病、肾功能低下患者慎用。

4. 地氟烷　可引起剂量依赖性血压下降和呼吸抑制，麻醉诱导时可出现咳嗽、屏气、分泌物增多、呼吸暂停和喉痉挛。术后可有恶心和呕吐。尚可升高脑脊液压力和颅内占位性病变病人的颅内压。另可促进骨骼肌代谢亢进，导致氧耗增加，引起恶性高热，如突然发生，应立即停用，并给予坦曲洛林治疗。

对产科手术、12 岁以下小儿、冠心病不应将本药作为唯一的麻醉诱导药。麻醉后 24 h 内应避免驾驶和操作机械。对氟类吸入麻醉药敏感者、或怀疑恶性高热的遗传易感者，以前用过氟类麻醉药后发生肝功能不良、不明原因的发热和白细胞增多者禁用。妊娠及哺乳妇女慎用。

本药可增强常用肌肉松弛剂的作用。对接受阿片类、苯二氮䓬类和其他镇静药物的病人，应减量使用本药。氧化亚氮可降低本药的 MAC。

5. 氧化亚氮　长时间吸入氧化亚氮的病人可出现血细胞减少，以多形核白细胞和血小板减少最先出现。骨髓涂片出现渐进性红细胞再生不良，与恶性贫血时的骨髓改变相似。还可能会引发维生素 B_{12} 失活所致的罕见巨幼细胞性贫血和脊髓病。因此，吸入 50% 氧化亚氮以限用 48 h 内为安全。

在患者苏醒过程中,体内氧化亚氮的弥散方向正好与诱导时相反。所以停止吸入后,由于血液和组织中的氧化亚氮大量溢出,冲淡了肺泡气中氧的浓度,导致短时间的缺氧,称弥散性缺氧,尤其在停药后 5 min 内最危险,所以应继续给纯氧吸入 5~10 min 以避免缺氧。

氧化亚氮弥散率大于氮气,故患有肠梗阻、空气栓塞、气胸等存在体内闭合空腔的患者禁用。

12.2 静脉麻醉药

凡是经静脉途径给药产生全身麻醉作用的药物,统称为静脉麻醉药。常用的静脉麻醉药有硫喷妥钠、氯胺酮和丙泊酚等。

硫 喷 妥 钠

硫喷妥钠(pentothal sodium)为无色、透明、结晶性粉末,加水溶解后应为无色澄明液体,有蒜臭气味。

【体内过程】 硫喷妥钠脂溶性高,静脉注射后几秒钟进入脑组织产生麻醉作用,然后很快向肌肉、脂肪组织转移,5 min 脑内浓度降至峰浓度的一半,30 min 进一步降至 10% 左右。因此,单次注药后迅速苏醒,麻醉维持时间短,为超短时麻醉药。其血浆蛋白结合率为 72%~86%。主要在肝脏降解,形成更易溶于水的无活性代谢物从肾脏排除。

【药理作用及机制】 硫喷妥钠通过以下两种方式,抑制中枢神经系统中多突触传导。① 通过突触前效应,减少兴奋神经递质乙酰胆碱的释放。② 通过突触后效应,降低抑制性神经递质 γ-氨基丁酸(GABA)从神经元膜上受体离解的速度,从而增加 GABA 的作用。③ 本类药具有抑制网状结构上行性激活系统的作用,对这类药产生催眠作用具有重要意义。

此外,巴比妥类选择性地抑制交感神经节中的传导,可能是其产生血压下降的原因。

【临床应用】 本药对呼吸和循环的抑制作用明显,且镇痛效果差,肌松作用不完全以及苏醒后嗜睡时间长,现在不单独以此药物施行麻醉。主要用于全麻诱导下作快速气管插管、控制惊厥以及颅脑手术时降低升高的颅内压。它具有神经保护作用,其机制可能与反窃血、清除氧自由基、稳定脂质膜和阻滞兴奋性氨基酸受体等机制有关。既往曾用于小儿肌肉注射或直肠灌注等基础麻醉,由于刺激性较强,目前被氯胺酮或咪达唑仑等药物取代。

【不良反应】

1. 急性中毒 静注过快或因反复多次给药可引起呼吸抑制和血压下降。表现为潮气量减少,呼吸频率下降,严重者呼吸停止,循环衰竭、甚至心脏停搏。血容量不足或脑外伤时,易出现低血压和呼吸抑制,应严格控制剂量和注射速度。

本品过量无特效拮抗药,除立即停止给药外,还应给予循环支持,如输液、升血压,心功能抑制时给予强心药。

2. 喉及支气管痉挛 全麻诱导过程中可能出现气道痉挛或喉痉挛,常常是由于麻醉过浅所引起。与丙泊酚相比,其诱导后喉反射的活性更强。即使已进入深麻醉状态,遇有痛刺激,仍可能出现不自主的乱动、呛咳。其机制与抑制交感神经,使迷走神经功能相对增强有关。因此,进行以上操作时,动作要轻快熟练,并尽可能减少不良刺激,防止引发上述症状。麻醉插管前,应给予阿托品,以减少气管内黏液的分泌,保持气道通畅,防止喉痉挛及支气管痉挛。

3. 局部血管收缩 由于制剂强碱性,误注入动脉或毛细血管可形成结晶,引起强烈的动脉收缩,注射部位剧烈疼痛,皮肤苍白,动脉搏动消失,如处理不及时,可导致肢体坏死。注射时,应注意勿穿破血管使药液外漏,病人如主诉远端肢体(指或趾端)剧痛,可能误入动脉,应迅速停止注射。并用 1% 普鲁卡因注射液局部封闭止痛,必要时可用酚妥拉明 5~10 mg 溶于 10~20 mL 0.9% 氯化钠注射液中,每隔 20 min 可重复一次,或使用局麻药进行神经阻滞及肝素化,以解除血管痉挛,能保证动脉血流通畅,避免肢端坏死。

4. 重分布现象 本品静注后通过血—脑脊液屏障进入脑内出现全身麻醉,随后再分布到全身其他组织中,如神经组织、肝脏、肌肉,但主要是脂肪中。从而使脑组织内浓度下降,倘若本品在其他组织内蓄积量大,又可再次经血液循环进入脑内,导致延迟性呼吸和循环抑制。这种现象称为"硫喷妥钠重分布现象",应引起高度注意。尤其用量较大时,蓄积量会增多,需要经 12~24 h 或更长时间才能完全排除。因此,同日内第二次给药时应更加慎重。

5. 禁忌证 严重休克、哮喘、酸中毒、贫血、肝脏疾病,呼吸道梗阻、肺功能不全、大出血、新生儿,肌强直、心力衰竭、糖尿病、重症肌无力、缩窄性心包炎、怀疑有潜在性卟啉病时禁用。血容量不足、高钾血症、毒血症、脓毒症、分娩或剖宫产时、肾上腺皮质功能不全、甲状腺功能不全及肝功能不良慎用。

氯 胺 酮[基]

氯胺酮(ketamine)为苯环己哌啶的衍生物,临床所用的为右旋和左旋氯胺酮两对映异构体的消旋体。

【体内过程】 氯胺酮的脂溶性为硫喷妥钠的 5~10 倍,其 pKa 为 7.5。起效快,静脉注射后 1 min,肌肉注射后 5 min,血药浓度达峰值。血浆蛋白结合率 12%~47%,进入循环后迅速分布到血运丰富的组织。由于其脂溶性高,易于透过血脑屏障,加之脑血流丰富,脑浓度迅速增加,其峰浓度可达到血药浓度的 4~5 倍。然后迅速从脑再分布到其他组织。

氯胺酮主要经肝微粒体酶转化为去甲氯胺酮,其麻醉效价相当于氯胺酮的(1/5)~(1/3),其消除半衰期更长。因此,氯胺酮麻醉苏醒后仍有一定的镇痛作用。去甲氯胺酮进一步转化为羟基代谢物,最后与葡萄糖醛酸结合成为无药理活性的水溶性代谢物由肾排出。其消除半衰期为 1~2 h。

【药理作用及机制】 氯胺酮产生一种独特的麻醉状态,表现为木僵、镇静、遗忘和显著镇痛。氯胺酮产生麻醉作用主要是抑制兴奋性神经递质(包括乙酰胆碱、L-谷氨酸)以及与 N-甲基-d 天门冬氨酸(NMDA)受体相互作用的结果。氯胺酮镇痛作用显著,即使阈下剂量也产生镇痛效应。产生镇痛效应的机制,主要是阻滞脊髓网状结构束对痛觉的传入信号,而对脊髓丘脑传导无影响。因此,其镇痛效应主要与阻滞痛觉的情绪成分有关,而对身体感觉成分的影响较小。有研究表明,氯胺酮由于与 κ 阿片受体结合而产生镇痛效应。

【临床应用】 氯胺酮具有显著的镇痛效果,尤其是体表镇痛效果好,且对呼吸抑制轻微,对循环系统有交感兴奋作用。因此主要适用于短小手术、清创、小儿麻醉以及血流动力学不稳定患者的麻醉诱导。氯胺酮固有的心肌抑制作用只有对儿茶酚胺储备减少的危重患者才出现。它还具有支气管扩张的作用,可用于支气管痉挛的患者行麻醉诱导,但应注意其口腔分泌物多的特点,以免引起喉痉挛。

【不良反应】

1. 精神运动反应 苏醒时间较长,一般 2~3 h,常伴有浮想、幻觉、梦幻、错视及倦睡。

偶见躁动、颤抖、肌强直、颅压及眼压增高,成人较儿童更易发生。在恢复期中,尽量让病人保持安静,如出现噩梦和错觉症状不能缓解,可使用咪达唑仑或丙泊酚维持镇静。氯胺酮反复多次给药,可发生快速耐受性和依赖性,需要量逐渐加大,梦幻或幻觉也多,而且以青壮年人更多见,有时可持续数日、数周,甚至几年,故被列为精神药品管理。

2. 心血管反应 常见血压升高、增加心排血量及脉搏加快、降低呼吸深度及频率,甚至引起呼吸抑制或呼吸停止、心脏停搏。静注时,速度切忌过快,短于 60 s 者易致呼吸暂停。

3. 其他反应 氯胺酮可使涎液分泌增多以及咽喉反射减弱,故使用时应注意保持呼吸道通畅,备好吸引器。给药前给予阿托品,可减少腺体分泌。

有时并发急性胃扩张,可发生在术中或术后,系唾液及胃液分泌增加,咽喉反射消失,吞进大量气体或液体而成,应采取胃肠减压等措施。

4. 禁忌证 精神分裂症、顽固而难治性高血压、严重冠心病、心功能不全、近期内心肌梗死、有脑血管意外史、颅压增高、脑出血、青光眼、妊娠及分娩时禁用。有惊厥史、嗜酒急性中毒或慢性成瘾、心功能代偿欠佳、眼外伤致眼球破裂、眼压高、脑脊液压升高、精神失常及甲状腺功能异常升高等慎用。

丙 泊 酚

丙泊酚(propofol)又名异丙酚或二异丙酚,是一种含大豆油的乳化剂。由于它起效迅速,具有高代谢清除率,即使长时间使用,也不易蓄积,是目前临床上使用最为广泛的静脉麻醉药。

【体内过程】 丙泊酚脂溶性高,静脉注射后具有很大的分布容积,达峰的时间为 90 s。在血药浓度为 $0.1 \sim 20 \mu L/mL$ 范围内,95% 与血浆蛋白结合。主要经肝羟化和与葡萄糖醛酸结合降解为水溶性的化合物经肾脏排出。由于丙泊酚的清除率大于肝脏血流,还存在有其他代谢途径(如肺)。它的代谢产物无药理活性,故适用于连续静脉输注维持麻醉。

【药理作用及机制】 丙泊酚能作用于 $GABA_a$ 受体 β_1 亚单位,激活 Cl^- 通道,增强抑制性突触传导。同时还能抑制 NMDA 受体,产生中枢抑制作用。研究表明,丙泊酚能够与电压依赖性通道的非活性部位结合,阻断该通道,产生中枢抑制作用。

【临床应用】 丙泊酚作为一种快速、短效静脉麻醉药,苏醒迅速且完全,持续输注后不易积蓄,目前普遍用于麻醉诱导、镇静及维持。成人的诱导剂量为 $1.5 \sim 2.5$ mg/kg,催眠剂量为每分钟 $100 \sim 200 \mu g/kg$,镇静剂量为每分钟 $25 \sim 75 \mu g/kg$。当患者的血药浓度下降到 $1 \sim 1.5 \mu g/mL$ 时,就会苏醒。小儿的分布容积相对更大,因此使用的剂量往往比成人更多。此外还适用于门诊病人的胃、肠镜诊断性检查、人流手术等短小手术的麻醉。亦可用于心脏、颅脑手术麻醉及 ICU 病人镇静以及保持机械通气病人的镇静等。

随着计算机技术的发展,靶控输注丙泊酚这一给药系统得到了广泛的接受。它可以很好地控制麻醉过程中患者的血药浓度,方便麻醉深度的控制。

【不良反应】

1. 抑制呼吸和循环 是最常见的不良反应,合并使用阿片类药物时可致呼吸暂停时间延长,且增加降低动脉压的作用。对呼吸道或循环血流量减少及衰弱的患者,应谨慎使用。

2. 刺激性 静注局部可产生疼痛和局部静脉炎,为避免注射部位疼痛,可先注射 1% 利多卡因注射液 2 mL,然后再注射本品。

3. 肌阵挛 注射后有四肢肌阵挛现象,一般可自行缓解,不需处理。癫痫患者使用后可能有惊厥的风险。

4. 禁忌证 颅内压升高、脑循环障碍、产科麻醉、新生儿、低血压和休克者禁用。心脏疾病、呼吸系统疾病、肝脏或肾脏疾病、脂肪代谢紊乱、癫痫及癫痫发作时、3 岁以下儿童、孕妇和哺乳期妇女慎用。

12.3　复合麻醉药

目前各种全麻药单独应用均不够理想,因此,常合用其他麻醉药或辅以其他药物,此称为复合麻醉。常用复合麻醉药有以下几种:

1. 麻醉前给药　为了消除病人紧张情绪,常在手术前夜给患者服用地西泮等镇静催眠药,次晨再服地西泮,使患者对手术产生短暂记忆缺失。另注射阿托品减少腺体分泌,防止吸入性肺炎。注射阿片类镇痛药,以增强麻醉效果。

2. 基础麻醉　进入手术室前给予大剂量镇静催眠药,使病人达到深睡眠,减少麻醉药用量。常用于小儿手术,但应注意呼吸道的保护,同时加强监护。

3. 诱导麻醉　应用起效迅速的丙泊酚或七氟烷,使病人迅速进入外科麻醉期,同时使用一定剂量的阿片类镇痛药和肌松药他,以达到平衡麻醉的效果。

4. 低温麻醉　合用氯丙嗪配合物理降温,使体温降至较低水平,减少心、脑等器官耗氧量,以便截止血流,进行心脏直视手术。

5. 神经安定镇痛术　常用氟哌利多和芬太尼制成合剂静脉注射,使患者意识蒙眬,自主动作停止,痛觉消失。适用于外科小手术。

6. 控制性降压　加用短时血管扩张药使血压适度适时下降,并抬高手术部位,以减少出血。常用于止血较困难的颅脑手术。

制剂与用法

〖1〗恩氟烷(enflurane)　溶液:25 mL/瓶、250 mL/瓶。用量按需而定。

〖2〗异氟烷(isoflurane)　溶液:100 mL/瓶。用量按需而定。

〖3〗七氟烷(sevoflurane)　溶液:10 mL/瓶、250 mL/瓶。用量按需而定。

〖4〗地氟烷(desflurane)　溶液:240 mL/瓶。用量按需而定。

〖5〗氧化亚氮(nitrous oxide,N_2O)　气体:钢瓶装液化气体。用量按需而定。

〖6〗硫喷妥钠(pentothal sodium)　粉针剂:0.5 g/瓶。使用前以注射用水配制成 2.5%溶液,诱导时缓慢静脉注射,剂量依具体情况而定。静脉滴注时,一般用 5%葡萄糖注射液稀释至 0.2%~0.4%的溶液,滴速以 1~2 mL/min 为宜。

〖7〗盐酸氯胺酮(ketamine hydrochloride)　注射剂:100 mg/2 mL。静脉诱导:1~2 mg/kg,维持用量每次 0.5 mg/kg。小儿基础麻醉:肌肉注射 4~6 mg/kg。

〖8〗丙泊酚(propofol)　注射剂:200 mg/20 mL。麻醉诱导:1.0~2.5 mg/kg,静脉注射。镇静:每分钟 25~75 μg/kg 持续静脉输注。麻醉维持剂量:每分钟 100~150 μg/kg 持续静脉输注。

（史琪清　杨解人）

第 13 章　镇静催眠药

镇静催眠药(sedative-hypnotics)是一类通过抑制中枢神经系统而达到缓解过度兴奋和引起近似生理性睡眠的药物。小剂量镇静催眠药对中枢神经系统产生轻度抑制,可使躁动不安、兴奋激动的病人安静,表现为镇静作用,随着剂量加大,依次出现催眠、抗惊厥等作用。

目前,常用的镇静催眠药物包括苯二氮䓬类、巴比妥类及其他类。其中苯二氮䓬类较巴比妥类安全,成瘾性小,戒断症状较轻,因此可作为首选药物。

13.1　苯二氮䓬类

苯二氮䓬类(benzodiazepines,BZs)类药物的毒性较小,临床效果好,用途广泛,成为当前应用最为普遍的镇静药。其基本化学结构为 1,4-苯并二氮䓬。对其基本结构的不同侧链或基团进行改造或取代,得一系列衍生物。目前在临床应用的有 20 多种,不同衍生物之间,抗焦虑、镇静催眠、抗惊厥、肌肉松弛作用各有侧重。本节介绍主要用于镇静催眠的常用药物,按其作用持续时间的长短,可分为以下 3 类(表 13-1)。

表 13-1　常用苯二氮䓬类药物

类　别	药　物	$t_{1/2}$(h)	口服剂量(mg/d) 镇　静	口服剂量(mg/d) 催　眠
长效类	地西泮[基]	30～60	5～10 mg,3～4 次/d	—
	氟西泮	50～100	—	15～30 mg
中效类	氯氮䓬	5～15	5～10 mg,1～3 次/d	—
	艾司唑仑	10～24	1～2 mg,3 次/d	1～2 mg
	奥沙西泮	5～10	15～30 mg,3～4 次/d	—
短效类	咪达唑仑	2～3	0.1～0.5 mg	—
	三唑仑	2～4	—	0.125～0.5 mg

【体内过程】　苯二氮䓬类口服吸收好,1～2 h 后即达血药峰浓度。其中三唑仑吸收最快,奥沙西泮和氯氮䓬口服吸收较慢,地西泮肌内注射给药吸收较缓慢,且不规则,需快速显效时,应静脉注射。本类药物血浆蛋白结合率较高,其中地西泮的血浆蛋白结合率达 99%。因亲脂性高,故能迅速向组织中分布并在脂肪组织中蓄积。静脉注射首先分布至脑和其他血流丰富的组织和器官。脑脊液中浓度约与血浆游离药物浓度相等,随后再分布而蓄积于

脂肪和肌肉组织中。

苯二氮䓬类药物几乎全部通过肝脏生物转化，形成水溶性代谢物，再经肾脏排除。生物转化一般经过两个步骤：① 氧化和还原，生成去甲羟基物，这些化合物往往也具有生物活性，因此长时间使用易导致药物蓄积；② 与葡萄糖醛酸结合，形成水溶性葡萄糖醛酸结合物。

【药理作用及机制】　苯二氮䓬类药物能与神经元膜上 γ-氨基丁酸（GABA）A 受体结合，引起受体蛋白发生构象变化，促进 GABA 与 GABA$_A$ 受体相结合，增加 Cl$^-$ 通道开放频率，使 Cl$^-$ 内流增加，细胞膜超极化，发挥以下中枢抑制作用。

1. 抗焦虑　小剂量具有良好抗焦虑作用，作用快而确切，能显著改善患者恐惧、紧张、忧虑、不安、激动和烦躁等焦虑症状。

2. 镇静催眠　随着剂量增加或静脉应用，可产生镇静催眠作用。镇静作用温和，能缩短诱导睡眠时间，提高觉醒阈，减少夜间觉醒次数，延长睡眠持续时间。对快动眼睡眠时相（REMS）的缩短影响较小，故停药后代偿性反跳现象、依赖性和戒断症状较巴比妥类轻。本类药物还可以产生顺行性遗忘作用，即对用药后一段时间，通常在 30～60 min 内经历的事情失去记忆。有利于缓解术后患者对手术的恐惧心理。

3. 抗惊厥、抗癫痫　本类药物具有较强的抗惊厥和抗癫痫作用，其中地西泮和三唑仑的作用尤为明显。虽不能减少惊厥原发灶的放电，却能制止病灶异常放电向皮质及皮质下扩散，因而终止及减少惊厥和癫痫发作。

4. 中枢性肌肉松弛　对大脑损伤所致肌肉僵直有缓解作用。其作用机制可能与抑制脊髓多突触反射有关。

【临床应用】

1. 焦虑症　对于焦虑症、神经官能症、神经衰弱有较好的治疗效果。对持续性焦虑状态宜选用长效类药物，对间断性严重焦虑患者宜选用中、短效类药物，临床常用药物为地西泮。

2. 失眠　治疗各种失眠，对入睡困难性失眠选用短效药，持续性夜间失眠或早醒者选用长效药。可治疗夜惊或梦游症，静脉注射可导致暂时性记忆缺失，可用于电击复律及各种内镜检查前用药。

3. 惊厥和癫痫　用于破伤风、子痫、小儿高热惊厥和药物中毒性惊厥均有较好的疗效。对癫痫大发作疗效好，地西泮静脉注射为治疗癫痫持续状态的首选药物。

4. 其他　麻醉前用药可加强麻醉药物的作用，维持患者的镇静状态，并减少全麻药的用量及药物的不良反应。另可作为局部麻醉或部位麻醉的辅助用药，全麻诱导和静脉复合麻醉的组成部分。

【不良反应】　本类药物安全范围大，发生严重后果者少见。

1. 中枢神经系统　持续用药可出现嗜睡、疲倦、头昏、乏力、肌张力降低等，长效类尤易发生。大剂量偶致共济失调、过敏性皮疹、粒细胞减少、肝功能异常，甚至黄疸。因本类药物可使注意力减退，故对驾驶员、从事高空作业和精密仪器操作等工作的患者应慎用。

2. 毒性反应　用药过量或静脉注射速度过快，可引起循环抑制和呼吸抑制，故静脉注射时应以生理盐水或 5% 葡萄糖注射液稀释后缓慢静注，每分钟不超过 5 mg，一次量不超过 10 mg，24 h 内用量不超过 100 mg。过量中毒可用氟马西尼（fiumazenil）进行鉴别诊断和拮抗。氟马西尼能竞争性拮抗苯二氮䓬类与 GABA$_A$ 受体特异性位点结合,消除其对中枢的抑制作用。

3. 依赖性和成瘾性 滥用或长期用药可产生依赖性和成瘾性,但失眠、焦虑等戒断症状轻微。用药时间不宜太长,必要时可与其他类镇静催眠药物交替使用。

4. 禁忌证 重症肌无力、孕妇、哺乳妇女、青光眼、严重心肝肾损害者禁用。有过敏史者、慢性阻塞性肺疾病患者慎用。

13.2 巴 比 妥 类

巴比妥类(barbiturates)药物是巴比妥酸 C$_5$ 位上的氢被羟基取代而得的一类中枢抑制药,其分类、作用时间及用途见表 13-2。

表 13-2 巴比妥类药物作用及用途比较

分 类	药 物	显效时间(h)	作用维持时间(h)	主要用途
长效	苯巴比妥	0.5~1.0	6~8	抗惊厥
中效	戊巴比妥	0.25~0.5	3~6	抗惊厥
	异戊巴比妥	0.25~0.5	3~6	镇静催眠
短效	司可巴比妥	0.25	2~3	抗惊厥、镇静催眠
超短效	硫喷妥	立即	0.25	静脉麻醉

【体内过程】 本类药口服吸收完全,生物利用度达 95%。口服后 30~40 min 起效,维持 6~8 h,血浆蛋白结合率约 40%。48% 经肝脏生物转化,羟化为对苯巴比妥灭活,由肾脏排出,25% 以原形自尿液排出体外。因体内代谢缓慢,且在肾脏部分由肾小管重吸收,排泄缓慢,故作用时间较长,半衰期为 50~160 h。硫喷妥脂溶性高,静脉注射后立即在脑组织中达到有效浓度而起效,随后迅速再分布到脂肪组织中,脑内浓度迅速下降,作用维持仅数分钟。

【药理作用及机制】 巴比妥类对中枢神经系统有抑制作用,可直接阻滞脑干网状结构上行激活系统。它增强 GABA 介导的 Cl$^-$ 内流,减弱谷氨酸介导的除极。与苯二氮䓬类不同,巴比妥类是通过延长氯通道开放时间而增加 Cl$^-$ 内流,引起膜超极化。较高浓度时,也可抑制 Ca^{2+} 依赖性动作电位,抑制 Ca^{2+} 依赖性递质释放,并且呈现拟 GABA 作用,即在无 GABA 时也能直接增加 Cl$^-$ 内流。随剂量不同本类药物对脑皮抑制程度不同,依次为小剂量镇静、中等剂量催眠和大剂量抗惊厥。巴比妥类药物也可以选择性地抑制交感神经节,这可能是导致其在静脉注射或过量口服引起血压下降的原因。

【临床应用】 本类药物安全性低,易产生依赖性,目前很少用于镇静和催眠。苯巴比妥和戊巴比妥仍用于控制癫痫持续状态,硫喷妥用于小手术或内镜检查时作静脉麻醉。

【不良反应】

1. 后遗作用 催眠量的巴比妥类药物,尤其长效类可引起次晨头晕、困倦、精神不振等宿醉样症状。驾驶员或登高作业患者慎用,避免药物后遗效应造成事故。

2. 过敏反应　表现为皮炎、多形性红斑等,偶可出现剥脱性皮炎。用药前宜询问药物过敏史,一旦发生,立即停药。

3. 急性中毒　一次口服 10 倍以上催眠量的巴比妥类可产生急性中毒,表现为昏迷、呼吸抑制、血压下降,呼吸抑制是死亡的主要原因。用药后观察患者呼吸频率和节律的变化,注意皮肤、黏膜有无发绀。如有中毒立即抢救,要保持呼吸道通畅、人工呼吸、给氧、呼吸兴奋药。早期可用(1∶2 000)～(1∶5 000)高锰酸钾溶液或温生理盐水洗胃,可用碳酸氢钠碱化血液和尿液或血液透析疗法,加速药物排出。

4. 慢性毒性　长期用药可产生耐受性和依赖性,停药后可出现兴奋、焦虑、震颤、惊厥等戒断症状,停药需在医生指导下进行。

5. 其他　严重肝功能不全、支气管哮喘、颅脑损伤所致的呼吸抑制、过敏患者、未控制的糖尿病患者禁用。分娩期和哺乳期妇女、低血压、甲状腺功能亢进、发热、贫血、出血性休克、心肾功能不全者及老年精神病患者应慎用。

13.3　其他镇静催眠药

水合氯醛(chloralhydrate)口服易吸收,用于催眠,约 15 min 起效,维持 6～8 h。此药不缩短快动眼睡眠(REMS)时间,停药时也无代偿性 REMS 时间延长,但因对胃有刺激性,须稀释后饭后给药。现较少用于镇静催眠,灌肠给药用于抗惊厥。久用可引起耐受性、依赖性和成瘾性。

甲丙氨酯(meprobamate,眠尔通)、格鲁米特(glutethimide)和甲喹酮(methaqualone)等都有镇静催眠作用,但久服可成瘾。

制剂与用法

〖1〗地西泮(diazepam,安定)　片剂:2.5 mg、5 mg。抗焦虑、镇静:2.5～5 mg/次,3 次/d。癫痫持续状态:5～20 mg/次,缓慢静脉注射。

〖2〗氟西泮(flurazepam,氟安定)　胶囊剂:15 mg、30 mg。催眠:15～30 mg/次,睡前服。

〖3〗奥沙西泮(oxazepanl,去甲羟安定)　片剂:10 mg、15 mg。胶囊剂:10 mg、15 mg、30 mg。15～30 mg/次,3 次/d。

〖4〗三唑仑(triazolam)　片剂:0.125 mg、0.25 mg。催眠:0.25～0.5 mg/次,睡前服。

〖5〗艾司唑仑(estazolam)　片剂:1 mg。镇静:1～2 mg,3 次/d。催眠:1～2 mg,睡前服。抗癫痫、抗惊厥:2～4 mg/次,3 次/d。

〖6〗氟马西尼(Flumazenil)　注射剂:0.5 mg/5 mL。静注初剂量为 0.3 mg,如在 60 s 内未达到要求的清醒程度,可重复注射本品,直到患者清醒或总剂量达到 2 mg;如又出现倦睡,可静滴 0.1～0.4 mg/h,直到达到要求的清醒程度。

〖7〗苯巴比妥(phenobarbital,luminal,鲁米那)　片剂:15 mg、30 mg、100 mg。注射剂:0.1 g/支。口服:镇静:15～30 mg/次;催眠:60～100 mg/次,睡前服。肌内注射:抗惊厥:0.1～0.2 g/次。抗癫痫:大发作从

小剂量开始,15～30 mg/次,3 次/d,最大剂量 60 mg/次,3 次/d。静脉注射:癫痫持续状态:0.1～0.2 g/次。

〖8〗异戊巴比妥(amobarbital)　片剂:0.1 g。粉针剂:100 mg、250 mg。催眠:0.1～0.2 g/次,睡前服。抗惊厥:300～500 mg/次,缓慢静脉注射。

〖9〗司可巴比妥(secobarbital)　胶囊:0.1 g。粉针剂:0.05 g。催眠:0.1～0.2 g/次,睡前服。麻醉前给药:0.2～0.3 g/次。

〖10〗硫喷妥钠(thiopental sodium)　粉针剂:0.5 g、1.0 g。临用前配成 1.25%～2.5%溶液,缓慢静脉注射,至病人入睡为止。极量:1.0 g/次。

〖11〗水合氯醛(chloral hydrate)　溶液剂:10%溶液。催眠:5～10 mL/次,睡前服。抗惊厥:10～20 mL/次。

〖12〗甲丙氨酯(meprobamate,眠尔通)　片剂:0.2 g。粉针剂:0.1 g。镇静、抗焦虑:0.2～0.4 g/次,3 次/d。催眠:0.4～0.8 g/次,睡前服。肌注或静注:0.2～0.4 g/次。

〖13〗甲喹酮(methaqualone)　片剂:0.1 g、0.2 g。催眠:0.1～0.2 g/次,睡前服。

〖14〗格鲁米特(glutethimide)　片剂:0.25 g。催眠:0.1～0.2 g/次,睡前服。

（史琪清　杨解人）

第14章 抗癫痫和抗惊厥药

14.1 抗 癫 痫 药

癫痫是大脑局部神经元异常高频放电并向周围正常组织扩散所引起的反复发作的慢性脑疾病,表现为突然发作、短暂的运动、感觉功能或精神异常,并伴有异常脑电图。临床根据癫痫发作症状和脑电图的表现不同,主要分为两类:① 局限性发作,包括单纯局限性发作、复合局限性发作(神经运动性发作);② 全身性发作,包括失神性发作(小发作)、肌阵挛性发作、强直一阵挛性发作(大发作)及癫痫持续状态。

常用抗癫痫药包括苯妥英钠、卡马西平、苯巴比妥、扑米酮、乙琥胺、丙戊酸钠及苯二氮䓬类等。

苯 妥 英 钠[基]

苯妥英钠(sodium phenytoin,大仑丁)是常用的抗癫痫药,1938 年 Merrit 首先将其用于治疗癫痫大发作,一直沿用至今。

【体内过程】 本品碱性强,刺激性大,不宜作肌内注射。口服吸收慢而不规则,15 min后在脑脊液中浓度达高峰,经 4～6 h 血浆浓度可达峰值。游离药物可分布于全身,由于脂溶性较大,易透过血脑屏障。血浆蛋白结合率约 90%。连续用药,需经 6～10 d 血中药物浓度才能达到稳定水平。有效血药浓度为 10～20 $\mu g/mL$。多数患者血药浓度超过 20 $\mu g/mL$时,呈轻度中毒反应;达 30～40 $\mu g/mL$ 时,呈严重中毒症状。口服 $t_{1/2}$ 平均为 22 h,静脉注射$t_{1/2}$ 平均为 10～15 h。苯妥英钠主要经肝药酶代谢为羟基苯妥英。其消除方式与血药浓度有关,血药浓度低于 10 $\mu g/mL$ 时,按一级动力学消除,$t_{1/2}$ 约 20 h;血药浓度增高大于10$\mu g/mL$时,则按零级动力学消除,$t_{1/2}$ 延至 60 h。

【药理作用及机制】 癫痫发作时多伴有脑局部病灶神经元兴奋性过高,产生阵发性异常高频放电,并向周围正常组织扩散。苯妥英钠不能抑制癫痫病灶异常放电,但可阻止病灶部位异常放电向病灶周围正常组织的扩散。其作用机制可能为:① 是通过阻断电压依赖性Na^+ 通道;② 选择性阻断 L 型和 N 型 Ca^{2+} 通道;③ 抑制钙调素激酶活性,影响突触传递功能(抑制突触前膜的磷酸化,减弱 Ca^{2+} 依赖性释放过程,进而减少谷氨酸等兴奋性神经递质的释放);④ 抑制突触后膜的磷酸化,减弱递质—受体结合后引起的去极化反应,从而稳定神经细胞膜,缩短病灶周围正常细胞的后放电时间,提高其兴奋阈值,减慢神经冲动传导的扩散。苯妥英钠的膜稳定作用除与抗癫痫作用有关外,也是治疗三叉神经痛和抗心律失常的药理作用基础。

【临床应用】

1. 抗癫痫 苯妥英钠是治疗全身强直—阵挛性发作及单纯局限性发作的首选药,对复合局限性发作亦有较好的疗效。静脉注射用于治疗癫痫持续状态,但由于其疗效发挥较慢,故常先用苯巴比妥等起效较快的药物控制发作。对失神性发作无效,可能与其对丘脑神经元的 T 型 Ca^{2+} 通道无阻断作用有关。

2. 治疗外周神经痛 如三叉神经痛、舌咽神经痛和坐骨神经痛等。

3. 抗心律失常 见第 24 章抗心律失常药。

【不良反应】 本品有效血药浓度和中毒浓度相近,个体差异大,故应引起注意。长期用药可见如下不良反应:

1. 局部刺激 苯妥英钠呈强碱性,对胃黏膜有刺激性,可致恶心、呕吐、腹痛、食欲不振、便秘等。为减轻胃肠道反应,应在餐后服用。静注时可致静脉炎,注射时应注意防止药液外溢,以免造成局部组织坏死。

2. 神经系统反应 偶见眩晕、精神紧张和头痛。剂量过大可引起急性中毒,导致小脑—前庭功能失调,表现为眼球震颤、复视、共济失调等。调整用量或停药后可消失。长期大剂量给药,可损害神经细胞,表现为认知功能、情绪和行为异常,记忆减退,甚至小脑萎缩。

3. 血液系统 偶见中性粒细胞减少,血小板减少,再生障碍性贫血,巨幼红细胞性贫血。长期用药者应定期检查血常规和肝功能,如有异常应及早停药。

4. 过敏反应与自身免疫性疾病 常见皮疹,偶见红斑狼疮、肝坏死等,一旦发现应立即停药。

5. 口腔 长期应用可出现齿龈增生,多见于儿童和青少年,发生率约 20%,与药物从唾液排出刺激胶原组织增生有关。应注意口腔卫生,经常按摩齿龈。治疗中,应加强对儿童病人进行口腔护理,经常保持口腔清洁卫生,防止齿龈出血和肿胀。

6. 骨骼反应 可诱导肝药酶,加速 vitD 代谢,并可妨碍 Ca^{2+} 由胃肠道吸收,使血 Ca^{2+} 浓度降低。儿童久用可致佝偻病。

7. 其他反应 抑制胰岛素分泌,使血糖升高,甚至出现糖尿。也可引起肾上腺皮质及甲状腺功能低下。可致畸,孕妇禁用。

【药物相互作用】

与保泰松、氯丙嗪、三氟拉嗪、氯氮䓬、地西泮、乙琥胺、氯霉素、环丝氨酸、对氨基水杨酸钠、呋塞米、西咪替丁、哌甲酯、双香豆素类抗凝血药、磺胺类、异烟肼、红霉素药等合用,可提高本品血药浓度,增加毒性。与卡马西平合用,可降低后者血药浓度。

苯巴比妥、卡马西平等通过诱导肝药酶而加速苯妥英钠的代谢,从而降低其血药浓度。苯妥英钠本身亦可诱导肝药酶,使抗凝药、糖皮质激素、奎尼丁等代谢加快,作用减弱。

卡 马 西 平 [基]

卡马西平(carbamazepine,酰胺咪嗪)结构类似于三环类抗抑郁药。最初用于治疗三叉神经痛,20 世纪 70 年代在欧美开始用于治疗癫痫。

【体内过程】 口服吸收缓慢而完全。75%～80%与血浆蛋白结合。单次给药血浆 $t_{1/2}$ 为 30～60 h,多次给药由于自身肝药酶诱导作用,$t_{1/2}$ 为 9～10 h。吸收后分布于脑脊液、唾液及乳汁,并可透过胎盘屏障。主要经肝脏代谢成有活性的 10,11-环氧卡马西平,与葡萄糖醛酸结合后,从肾脏排出。另 28% 从大便中排出。

【药理作用及机制】　卡马西平是广谱抗癫痫药,并具有镇静、抗惊厥、抑制三叉神经痛和抗抑郁等作用。抗癫痫作用机制可能与阻断电压依赖性 Na^+ 通道与 Ca^{2+} 通道,降低神经元的兴奋性有关,也可能与增强 GABA 能神经通路的抑制功能有关。

【临床应用】　临床主要首选用于精神运动性发作,对小发作疗效差。对三叉神经痛疗效优于苯妥英钠。也可用于对锂盐无效或不能耐受的躁狂、抑郁症患者,不良反应少于锂盐而疗效较好。

【不良反应】　常见中枢神经系统反应,表现为头晕、食欲不振、嗜睡、视物模糊、复视、眼球震颤。偶见共济失调,剥脱性皮炎、过敏等。青光眼患者禁用,心脏病、肝、肾病患者及孕妇慎用。

苯巴比妥[基]

苯巴比妥(phenobarbital,鲁米那)是最早使用的抗癫痫药物。其特点是起效快、疗效好、毒性低、价格便宜,至今仍用于临床。

苯巴比妥是广谱抗惊厥药,对多种实验性癫痫模型有效。在小于催眠剂量时,就有较强的抗惊厥作用。电生理研究证明苯巴比妥能使癫痫病灶及周围正常细胞的兴奋阈值增加,降低其兴奋性,抑制病灶异常放电及其向周围的扩散。

抗癫痫作用机制可能与以下作用有关:① 增强 γ-氨基丁酸(GABA)能神经系统的抑制效应。苯二氮䓬-GABA-受体/氯离子通道大分子复合物上有苯巴比妥的结合位点,苯巴比妥与之结合后,Cl^- 通道平均开放时间延长,细胞膜超极化,加强了 GABA 的抑制效应。② 阻断突触前膜电压依赖性 Ca^{2+} 通道,使 Ca^{2+} 摄取减少,妨碍神经递质(NA、Ach、精氨酸、谷氨酸)的释放,加之对突触后膜的抑制,减少了兴奋性递质引起的反应。

主要用于治疗癫痫大发作和癫痫持续状态,对单纯局限性发作及精神运动性发作也有效。

扑米酮

扑米酮(primidone)口服易吸收,3 h 血药浓度达高峰。$t_{1/2}$ 为 7~14 h。脑脊液浓度约为血浆总浓度的 80%。在体内主要被代谢成苯巴比妥和苯乙基丙二酰胺,代谢产物仍具有较强的抗癫痫作用。消除缓慢,长期应用可蓄积。

药理作用近似于苯巴比妥,为广谱抗惊厥药。扑米酮除对失神性发作无效外,对其他各型癫痫均有不同疗效。其与苯巴比妥相比并无特殊优点,且价格较贵,故只用于其他药物不能控制的患者。

扑米酮可引起恶心、呕吐、困倦、眩晕、共济失调、复视、眼球震颤等,以服者初期多见。也可引起斑状丘疹,多型皮疹,血小板减少,巨幼红细胞性贫血等。用药期间应定期检查血常规。肝肾功能不全者禁用。

乙琥胺

乙琥胺(ethosuximide),又称柴伦丁。

【体内过程】　口服吸收迅速而完全,经 2~4 h 血药浓度达峰值。中枢内浓度与血药浓度相近。80% 经肝脏代谢,与原形药一起从尿排出。成人 $t_{1/2}$ 为 60 h,儿童 $t_{1/2}$ 为 30 h。

【药理作用与机制】　本品通过有效阻滞钙通道,调节细胞膜兴奋功能,提高癫痫发作阈值,抑制皮质棘慢复合波发放和运动皮质的神经传递而发挥抗癫痫作用。

【临床应用】 主要用于典型失神性小发作,对其他各型癫痫均无效。

【不良反应】 常见胃肠反应,其次为中枢神经系统反应,如头痛、头晕、困倦等,有精神障碍者可引起焦虑、坐立不安、攻击等异常行为。偶见嗜酸性粒细胞增多症、粒细胞缺乏和再生障碍性贫血。肝肾功能不全患者及孕妇应慎用。

丙 戊 酸 钠[基]

丙戊酸钠(sodium valproate)是 1964 年用于治疗癫痫的广谱抗癫痫药。

【体内过程】 口服吸收迅速而完全。$1\sim4$ h 血浆药物浓度达峰。血浆蛋白结合率为 $90\%\sim95\%$。有效血药浓度为 $67\sim82$ ng/mL。脑脊液药物浓度与血中游离药物浓度相近,可透过胎盘屏障,有肝肠循环,$t_{1/2}$ 为 $8\sim15$ h。主要经肝脏代谢,代谢产物 3-氧丙戊酸仍具有抗癫痫作用。

【药理作用及机制】 丙戊酸钠不能抑制癫痫病灶的放电,但能阻止病灶异常放电的扩散。其抗癫痫作用机制可能为抑制 CABA 转氨酶,减少 GABA 代谢,提高中枢内 GABA 的含量;增强谷氨酸脱羧酶活性,促进 GABA 生成;提高突触后膜对 GABA 的敏感性,增强 GABA 能神经突触后抑制作用;抑制 Na^+ 通道和 T 型 Ca^{2+} 通道。

【临床应用】 对不同类型的癫痫均有疗效,但对大发作的疗效不如苯妥英钠、苯巴比妥。当使用后两药无效时,可用本品。对小发作疗效优于乙琥胺,但由于肝脏毒性大,一般不作为首选。本品是大发作合并小发作时的首选药物。

【不良反应】 常见呕心、呕吐、嗜睡、平衡失调、乏力、震颤等反应。

多见肝损害,表现为黄疸,偶见致死性肝损害。肝毒性多见于用药后 $1\sim2$ 个月内,故开始用药 $2\sim3$ 周须检测肝功能。偶见凝血障碍、过敏性皮疹等。可致畸,孕妇禁用。肝功能不全者慎用。本品可抑制肝药酶,与苯巴比妥、乙琥胺等合用时,可使后二者血药浓度升高,合并用药应注意调整剂量。尤其是对于儿童,由于肝药酶系统不完善,药物代谢与成人不同,故应加强监护。

苯 二 氮 䓬 类

苯二氮䓬类用于治疗癫痫的药物有地西泮,硝西泮(nitrazepan,硝基安定)和氯硝西泮(clonazepan)等。

地西泮是治疗癫痫持续状态的首选药,静脉注射显效快,且较其他药物安全。但作用维持时间较短,须同时应用苯妥英钠或苯巴比妥。

硝西泮主要用于肌阵挛性发作及婴儿痉挛症。静注亦可控制癫痫持续状态。

氯硝西泮对失神性发作的疗效优于硝西泮。对非典型失神性发作、肌阵挛性发作、婴儿痉挛症也有较好疗效。静脉注射可用于癫痫持续状态。主要经肝脏代谢成 7-氨氯硝西泮,后者具有较弱的抗癫痫作用,各代谢产物及原形均由尿排出。

氟 桂 利 嗪

氟桂利嗪(flunarizine)是双氟化哌啶衍生物,为广谱抗癫痫药。欧美各国用其治疗偏头痛和眩晕症已有多年,近来发现它具有较强的抗惊厥作用。

本品口服易吸收,经 $2\sim4$ h 血药浓度达峰值,$t_{1/2}$ 为 $19\sim22$ d,血浆蛋白结合率高达 99%。少量原形由尿和粪便排出。

抗癫痫作用机制可能为阻断 T 型、L 型 Ca^{2+} 通道及电压依赖性 Na^+ 通道。用于治疗各型癫痫,尤其是局限性发作及大发作。

安全有效,毒性小。常见困倦,其次是镇静和体重增加。严重不良反应少见。

抗痫灵

抗痫灵(antiepilepsirin)是胡椒碱的衍生物,是我国合成的第一种新型广谱抗癫痫药。口服易吸收,一次给药作用仅能维持 4～6 h。体内分布以脂肪组织最高,其次为肝、肾、脑等。微量可通过胎盘屏障。

本品对各型癫痫均有不同程度的疗效。其作用机制可能与促进中枢 5-HT 的合成与释放,增加纹状体和边缘脑区 5-羟吲哚乙酸(5-HIAA)的含量有关。对大发作疗效显著,单纯局限性发作疗效次之。对常用抗癫痫药无效者可试用本药。因本品易诱导小发作,长期服用时,需加用控制小发作的药物。可见恶心、食欲减退、头痛、嗜睡、共济失调等不良反应。

乙苯妥因

乙苯妥因(ethotoin,乙妥因)口服易吸收,经 2～4 h 血浆药物浓度达峰。主要经肝脏代谢,由尿排出。$t_{1/2}$ 为 5～11 h,需多次服用以维持有效血药浓度。抗癫痫作用弱,仅为苯妥英钠的 1/5。无中枢抑制作用,对癫痫大发作及复合局限性发作有效。由于作用弱,一般不单用,常作为辅助药与其他药物合用。偶见恶心、疲劳、失眠、眩晕、复视、眼球震颤等,停药后可消失。

拉莫三嗪

拉莫三嗪(lamotrigine,利必通)口服吸收迅速而完全。1～3 h 后血浆药物浓度达峰。$t_{1/2}$ 约 24 h,血浆蛋白结合率为 55%。经肝脏代谢,代谢产物与葡萄糖醛酸结合,从尿排出。

作用与苯妥英钠和卡马西平相似。其机制主要是通过阻断电压依赖性 Na^+ 通道,稳定突触前膜,减少兴奋性氨基酸的释放;此外还能抑制下丘脑,产生镇静和催眠作用。可用于治疗各型癫痫。由于价格昂贵,多用于其他药物治疗不能获得满意疗效的大发作和局限性发作。长期用药少数患者出现困倦、乏力、头晕、恶心。偶见共济失调。苯妥英钠和卡马西平可促进本品代谢,而丙戊酸钠抑制本品代谢,合用时应适当调整用量。

托吡酯

托吡酯(topiramate,妥泰)为磺酸基取代的单糖衍生物,是 1995 年上市的新型广谱抗癫痫药。口服吸收迅速而完全。1～4 h 血浆药物浓度达峰值,分布均匀。可迅速通过血脑屏障,脑脊液药物浓度为血药浓度的 40%。血浆蛋白结合率仅 9%～17%,$t_{1/2}$ 为 20～30 h,60%～80% 以原形从肾脏排泄。

本品可阻断电压依赖性 Na^+ 通道;增强 GABA 激活 $GABA_A$ 受体的频率,使 Cl^- 内流增加;通过兴奋性氨基酸的 AMPA(α-氨基羧甲基恶唑丙酸)亚型受体拮抗谷氨酸介导的兴奋作用,降低神经元的兴奋性。临床主要用于难治性局限性发作和大发作。不良反应多与剂量成正比,常见眩晕、头痛、嗜睡、感觉异常、思维异常、共济失调等中枢神经系统反应。可致畸,孕妇忌用。肾功能不全者宜减量使用。

14.2 抗 惊 厥 药

惊厥是中枢神经系统过度兴奋的一种症状,表现为全身骨骼肌不自主地强烈收缩。常见于颅内或颅外感染性疾病、高热、子痫、破伤风、癫痫大发作及某些药物中毒等。常用中枢抑制剂如巴比妥类、地西泮和水合氯醛等,也可注射硫酸镁。

硫酸镁

硫酸镁(magnesium sulfate)口服不易吸收,有导泻及利胆作用。注射给药可吸收,产生抗惊厥作用。血浆中 Mg^{2+} 的正常浓度为 $2\sim3.5$ mg/100 mL,低于此浓度时,神经肌肉组织的兴奋性提高。Mg^{2+} 有较强的中枢抑制作用和骨骼肌松弛作用,这是硫酸镁发挥抗惊厥作用的药理学基础。作用原理可能是由于 Mg^{2+} 和 Ca^{2+} 化学性质相近,可以特异性竞争 Ca^{2+} 结合位点,拮抗 Ca^{2+} 的作用,从而减少 Ach 的释放,阻断 Ach 对运动终板的激活作用。此外,硫酸镁还能直接扩张血管,导致血压下降,松弛内脏平滑肌。

临床主要用于缓解子痫、破伤风等引起的惊厥,也可用于高血压危象、先兆流产、输尿管结石、胆绞痛、胃肠道痉挛性疼痛的辅助治疗。

硫酸镁过量可抑制延髓呼吸中枢和血管运动中枢,引起呼吸抑制、血压骤降、心动过缓和传导阻滞。孕妇、无尿者、急腹症、胃肠道出血者禁用。肾功能不全、低血压或呼吸衰竭者慎用。

制 剂 与 用 法

〖1〗苯妥英钠(sodium phenytoin) 抗癫痫:成人从小剂量开始口服,$50\sim100$ mg/次,$2\sim3$ 次/d;儿童口服每日 $5\sim8$ mg/kg,分 $2\sim3$ 次。癫痫持续状态:静脉注射,成人:$150\sim250$ mg/次。极量:300 mg/次,50 mg/d。外周神经痛:150 mg/次,3 次/d。

〖2〗卡马西平(carbamazepine) 抗癫痫:口服,开始每日两次,以后每日 3 次,100 mg/次,餐中服,儿童遵医嘱服。三叉神经痛:口服 $3\sim4$ 次/d,200 mg/次,最大剂量为 $1\,000\sim1\,200$ mg/d,疗程最短 1 周,最长 $2\sim3$ 个月。躁狂症:口服 $2\sim3$ 次/d,$100\sim200$ mg/次,最大剂量 $1\,200$ mg/d。

〖3〗苯巴比妥(phenobarbital) 治疗癫痫大发作,成人由 $15\sim30$ mg/次,2 次/d 开始,逐渐加至 60 mg/次,2 次/d。治疗癫痫持续状态 $200\sim400$ mg/次,肌内注射,或 $100\sim200$ mg/次,静脉注射。

〖4〗扑米酮(primidone) 成人 $100\sim150$ mg/d 开始,逐渐加大剂量,至 $750\sim1\,500$ mg/d,分次口服。

〖5〗乙琥胺(ethosuximide) 成人初始剂量为 250 mg/次,2 次/d,一周后增加 250 mg/d,直至控制发作为止。6 岁以下儿童,开始 20 mg/kg 用药,一周后增加 250 mg/d,直至控制发作。成人最大剂量为 $1\,500$ mg/d,儿童最大剂量为 $1\,000$ mg/d。

〖6〗丙戊酸钠(sodium valproate) 成人口服:初始剂量为 600 mg/d,$2\sim3$ 次/d。每隔 3 d 增加 200 mg,直至控制癫痫发作。儿童每日 $20\sim40$ mg/kg,$3\sim4$ 次/d。

〖7〗地西泮(diazepan) 控制癫痫持续状态常用静注。成人 $10\sim20$ mg/次,注射速度宜慢,不超过 2 mg/min。小儿 $0.3\sim0.5$ mg/kg,5 岁以下最大剂量不超过 5 mg/次,5 岁以上不超过 10 mg/次。

〖8〗硝西泮(nitrazepan)　成人 10～30 mg/d,儿童每日 0.4～1.0 mg/kg。重症肌无力及孕妇禁用。

〖9〗氯硝西泮(clonazepan)　成人一般用量为 4～8 mg/d,开始时不超过 1.0 mg/d,分 3～4 次口服,以后每隔 3 d 剂量增加 0.5～1.0 mg,最大剂量为 12 mg/d。儿童开始时每日 0.01～0.03 mg/kg,以后每隔 3 d 增加 0.25～0.5 mg/d,最大剂量为 0.1～0.2 mg/kg。静脉注射宜慢。

〖10〗氟桂利嗪(flunarizine)　口服:每日 10～15 mg/次。

〖11〗抗痫灵(antiepilepsirin)　口服:成人 50～150 mg/次,2 次/d,儿童酌情减量。

〖12〗乙苯妥因(ethotoin)　成人初量 1 g/d,每隔数日增加 0.5 g;维持量 2～3 g/d,分 4～6 次口服。儿童初量不超过 750 mg/d,维持量 0.5～1 g/d。

〖13〗拉莫三嗪(lamotrigine)　口服,开始用药前 2 周 50 mg/次,2 次/d;以后根据病情可增至 100～200 mg/次,2 次/d。

〖14〗托吡酯(topiramate)　口服,成人初始剂量 25 mg/d,2 周后逐渐增至 200 mg/d,2 次/d。若病情需要,以后每周增加 50 mg,直至控制发作。儿童初始剂量为每日 1 mg/kg,根据病情逐渐加量,最大剂量为每日 3 mg/kg。

〖15〗硫酸镁(magnesium sulfate)　1.25～2.5 g/次,肌肉注射或静脉滴注。

(徐朝阳　杨解人)

第15章 抗帕金森病药

帕金森病(Parkinson's disease,PD)又称震颤麻痹(paralysis agitans),是由锥体外系功能障碍引起的中枢神经系统退行性疾病,是中老年人最常见的中枢神经系统疾病。其典型症状为静止震颤、肌肉强直、运动迟缓和共济失调。

帕金森病的发病机制目前较为公认的是"多巴胺学说"。该学说认为,PD病变部位主要在中脑黑质,由于病变,导致纹状体多巴胺含量下降,多巴胺能神经功能降低,胆碱能神经功能相对增高,从而产生一系列临床症状,如静止性震颤、肌僵直、运动迟缓和姿势反射受损等。已知黑质中存在多巴胺能神经元,由此发出上行纤维到达纹状体(主要是尾核和壳核),与纹状体神经元形成突触联系。其神经末梢释放多巴胺,形成黑质—纹状体多巴胺能神经通路,对脊髓前角运动神经元起抑制作用。同时,纹状体还有胆碱能神经元,对脊髓前角运动神经元起兴奋作用。两种神经元相互制约,共同参与运动功能的调节。

近年研究发现,氧化应激在PD发病中起着重要作用。一般情况下,多巴胺通过单胺氧化酶(MAO)催化氧化多胺代谢,产生的过氧化氢被抗氧化系统清除。在氧化应激时,多巴胺的氧化代谢为多途径,可产生大量的过氧化氢和超氧阴离子,在中脑黑质部位 Fe^{2+} 催化下,进一步生成毒性更大的羟自由基,而此时黑质线粒体呼吸链的复合物Ⅰ活性降低,抗氧化物消失,无法清除自由基,因此,自由基通过氧化神经膜类脂、破坏多巴胺神经元膜功能,最终导致多巴胺神经元变性。

目前治疗帕金森病的药物分为两类:① 拟多巴胺类药:直接补充多巴胺前体物或抑制多巴胺降解而产生作用;② 抗胆碱药:能降低中枢胆碱能神经活性,恢复多巴胺—胆碱能神经功能平衡。

15.1 拟多巴胺类药

拟多巴胺类药是一类能增加纹状体内多巴胺含量或直接兴奋多巴胺受体的药物,自20世纪60年代推出左旋多巴治疗PD获得明显效果后,本类药物有了长足的进展。主要包括以下几类:多巴胺的前体药、左旋多巴的增效药、多巴胺受体激动药和促多巴胺释放药。

一、多巴胺的前体药

左旋多巴

左旋多巴(L-DOPA,levodopa)为酪氨酸的羟化物,是多巴胺的前体物质,现已人工合成。

【体内过程】　口服易吸收,0.5~2 h 达峰值,$t_{1/2}$ 为 1~3 h,大部分在外周多巴胺脱羧酶的作用下脱羧转变为多巴胺。多巴胺不易通过血脑屏障,在外周可引起一系列不良反应。仅 1% 左右的 L-DOPA 可透过血脑脊液屏障进入中枢。L-DOPA 生成的多巴胺一部分被 MAO 或 COMT 代谢,由肾排泄,另一部分通过突触的摄取机制返回多巴胺能神经末梢。

【药理作用及机制】　L-DOPA 对帕金森病的治疗作用与脑内多巴胺的浓度成正相关,当 L-DOPA 进入中枢神经系统,在中枢多巴胺脱羧酶作用下转变为多巴胺,从而补充纹状体中多巴胺的不足,使黑质—纹状体通路多巴胺能神经功能增强,改善运动功能,发挥治疗作用(图 15-1)。

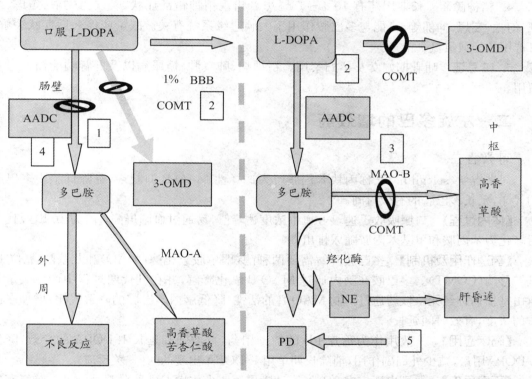

注: 1. 苄丝肼、卡比多巴; 2. 恩他卡朋、安托卡朋; 3. 司来吉兰; 4. 维生素 B_6; 5. 氯丙嗪
　　虚线左侧为外周,右侧为中枢。

图 15-1　L-DOPA 药理作用及机制示意图

【临床应用】　L-DOPA 是目前治疗帕金森病的首选药,对多种原因引起的帕金森病综合征有效,但对吩噻嗪类抗精神病药引起的锥体外系反应无效。其作用特点为:① 对轻症或年轻患者疗效较好,对重症或年老体弱患者疗效较差。② 对肌肉强直及运动困难疗效较好,对改善震颤症状较差,如长期用药或较大剂量对后者仍有效。③ 起效慢,常需 2~3 周出现体征改善,1~6 个月以上才获得最大疗效,且随用药时间延长而疗效增强。

【不良反应】

1. 胃肠道反应　治疗早期约 80% 的患者有恶心、呕吐、厌食等症状。其发生原因与 L-DOPA 及其代谢产物直接刺激胃肠道,兴奋延脑催吐化学感受区有关。饭后服用或缓慢增加药量以及加用外周脱羧酶抑制剂,同时应摄取低蛋白食物可减轻胃肠道反应。

2. 心血管系统反应　约 30% 的患者早期出现轻度直立性低血压,继续用药可自然减轻,其原因可能是外周形成的多巴胺一方面作用于交感神经末梢,反馈性抑制交感神经末梢释放去甲肾上腺素,另一方面作用于血管壁的多巴胺受体,使血管舒张。多巴胺尚可激动心肌细胞上的肾上腺素 β 受体,因此,L-DOPA 亦可引起心律失常发生。

3. 运动过多症(hyperkinesia) 又称为运动障碍,由于长期用药后,多巴胺受体过度兴奋而引起异常的不随意运动,见于面部肌群,可出现张口、咬牙、皱眉、肢体或躯体不自主运动,并出现"开—关反应(on-off phenomenon)",即患者突然多动不安(开),随后出现全身性或肌强直性运动不能(关),严重妨碍患者的正常活动。适当减少用量或采用多巴胺受体拮抗药左旋千金藤啶碱可减轻此反应。

4. 精神障碍 长期用药有 10％～15％ 患者出现精神错乱症状,表现为失眠、焦虑、躁狂、幻觉、妄想、抑郁等,可能与多巴胺作用于大脑边缘系统有关。减量或停药后症状缓解,可选用非经典氯氮平治疗。

5. 禁忌证 哺乳期妇女及孕妇禁用。精神病、肺气肿、糖尿病以及肝肾功能损害患者慎用。

二、左旋多巴的增效药

司来吉兰

司来吉兰(selegiline)又称丙炔苯丙胺。为选择性 MAO-B 抑制剂,可降低脑内多巴胺的代谢,延长多巴胺的有效时间。

【体内过程】 口服吸收迅速,1 h 血中浓度达峰值,易通过血脑屏障,$t_{1/2}$ 为 40 h,经代谢后转化为苯丙胺和甲基苯丙胺随尿排出。

【药理作用及机制】 多巴胺降解需要两种酶,即单胺氧化酶(MAO)和儿茶酚-氧位-甲基转移酶(COMT)。多巴胺在脑内通过 MAO-B 氧化降解,并在其代谢过程中产生大量氧自由基损伤神经元。该药通过抑制 MAO-B 的活性,降低脑内多巴胺的降解代谢,增加多巴胺的浓度,有效时间延长。

【临床应用】 一般用作为治疗 PD 的辅助用药,可增强和延长 L-DOPA 的疗效,降低 L-DOPA 用量,减少外周副作用,消除长期单用 L-DOPA 出现的"开—关反应"。

【不良反应】 偶可出现焦虑、幻觉、运动障碍等。少数病人可见恶心、低血压、转氨酶暂时性增高等。对该药过敏者禁用。

卡比多巴

卡比多巴(carbidopa)又称 α-甲基多巴肼(α-methyldopahydrazine)。它不易透过血脑屏障,与左旋多巴合用时,仅能抑制外周组织中的氨基酸脱羧酶,因而影响左旋多巴胺在外周组织中的脱羧,减少多巴胺在外周组织的生成,同时提高脑内多巴胺的浓度。卡比多巴与左旋多巴合用,血浆左旋多巴浓度比单用左旋多巴提高 5～10 倍,左旋多巴的有效剂量平均减少 70％,临床疗效提高 50％,同时又可减轻左旋多巴的副作用,所以临床上常与左旋多巴组成复方制剂,称为心宁美,混合比例为 1：10 或者 1：4。

苄丝肼

苄丝肼(benserazide)为外周氨基酸脱羧酶抑制剂,其作用与卡比多巴相似。苄丝肼多与左旋多巴合用,可明显减少左旋多巴用量,减轻副作用,提高疗效。临床上苄丝肼与左旋多巴按 1：4 的比例制成复方制剂美多巴(medopar),作用特性与心宁美类似。

恩他卡朋

恩他卡朋(entacapone)是一种可逆的、特异性外周 COMT 抑制剂。该药可减少左旋多巴代谢为 3-氧位-甲基多巴(3-OMD),使左旋多巴的生物利用度增加,并增加脑内可利用的左旋多巴总量,有效延长症状波动患者"开"的时间,可作为 PD 的辅助治疗。不良反应主要有运动障碍、呕吐和腹泻等,有报道可增加白天嗜睡和睡眠发作的发生率。

三、多巴胺受体激动剂

多巴胺受体激动剂是治疗 PD 的有效药物。疗效弱于左旋多巴类,但能推迟左旋多巴类的应用,并具有神经保护作用,因此临床上有重要而独特的地位。研究证明,早期使用可以阻滞或延缓因左旋多巴类制剂引起的运动波动症状,因而被广泛用于 PD 早期。临床上常用的有溴隐亭、罗匹尼罗、普拉克索、吡贝地尔和阿朴吗啡等。

溴隐亭

溴隐亭(bromocriptine,溴麦角隐亭)为 D_2 受体激动剂,可激动黑质—纹状体通路的 D_2 受体,改善多巴胺能神经功能。可用于帕金森病的治疗,对重症患者疗效佳,可能是重症患者 DA 受体有去神经敏化之故,与左旋多巴合用效果更好,能减少症状波动。还可用于溢乳症、肢端肥大症的治疗。不良反应较多,可见口干、恶心、呕吐、眩晕、心悸、直立性低血压、晕厥等。溃疡病、心血管病、精神病患者慎用。

罗匹尼罗和普拉克索

罗匹尼罗(ropinirole)和普拉克索(pramipexole)是非麦角生物碱类多巴胺受体激动剂,能选择性激动 D_2 类受体,而对 D_1 类受体几乎没有作用。因此较少出现麦角类常有的不良反应。与溴隐亭相比,该类药患者耐受性较好。长期使用左旋多巴类联用罗匹尼罗可减轻症状波动或延缓其发生。因此,此类药物在治疗 PD 方面有良好的应用前景。不良反应与拟多巴胺类药相似,有恶心、直立性低血压以及幻觉、妄想等精神症状。

吡贝地尔

吡贝地尔(piribedil)是一种缓释型选择性 D_2、D_3 受体激动药,易透过血脑屏障,能激活黑质纹状体多巴胺通路 D_2 受体,从而提高 DA 受体的兴奋性,恢复乙酰胆碱和 DA 间的平衡而起作用。单药使用可治疗早期 PD,与左旋多巴类联用有协同作用,明显改善 PD 的症状,可作为 PD 新发病例的一线治疗药物。常见不良反应为胃肠道反应,部分患者还可出现血压下降及嗜睡等。

阿朴吗啡

阿朴吗啡(apomorphine)是 DA 受体非选择性激动药,不具成瘾性。其最大特点在于能显著改善"关"的症状,注射后短时间内可有效改善运动状况。阿朴吗啡与左旋多巴类疗效类似,而起效时间更为迅速。本品静脉持续给药能产生平稳的血药浓度,还可缓解患者对"关"期出现的恐惧感,提高生活质量。不良反应主要是皮下埋置管易于形成血栓,这与颗粒聚集有关,可通过降低浓度或定期肝素化减少其发生率。

四、促多巴胺释放药

金刚烷胺[基]

金刚烷胺(amantadine)为 N-甲基-D-天冬氨酸(NMDA)受体阻断剂,作用机制尚未明确,可能是:① 促进纹状体中残存的多巴胺能神经元释放多巴胺;② 抑制多巴胺的再摄取,增加突触间隙的多巴胺浓度;③ 直接激动多巴胺受体;④ 有较弱的抗胆碱作用。金刚烷胺对晚期帕金森病患者有较好治疗效果,疗效不如左旋多巴,但优于抗胆碱药。起效快,可与左旋多巴联用产生协同作用,提高疗效。长期用药可出现下肢皮肤网状青斑,偶见惊厥。大剂量使用(>300 mg/d),可致失眠、精神不安及运动失调等。癫痫患者禁用。

15.2　抗 胆 碱 药

M 受体阻断药对早期 PD 病人有较好的治疗效果,对晚期重症病人疗效较差,临床上常与左旋多巴联用提高治疗效果。此类药物对中枢胆碱受体有较强的选择性阻断作用,而外周作用较弱。现临床常用的主要是合成的中枢型 M 胆碱受体阻断药,如苯海索、苯扎托品等。

苯海索[基]

苯海索(trihexyphnidyl benzhexol,artane,安坦)的中枢抗胆碱作用较强,外周抗胆碱作用较弱。

【体内过程】　口服吸收快而完全,可透过血脑屏障,1 h 起效,作用持续 6～12 h。药量的 56%随尿排出,肾功能不全时排泄减慢。

【药理作用及机制】　苯海索抗帕金森病作用主要与中枢抗胆碱作用有关,能阻断纹状体胆碱受体,抑制胆碱能神经功能。此外,在多巴胺能神经元突触前膜上有胆碱受体,此受体在激动时可对多巴胺能神经产生抑制作用。苯海索还可阻断多巴胺能神经元突触前膜的胆碱受体,使多巴胺能神经功能增强。

【临床应用】　苯海索常用于轻度帕金森病的早期治疗,也可用于对左旋多巴不能耐受或禁用的患者,与左旋多巴合用可使 50%患者的症状改善,对抗精神病药引起的帕金森病综合征患者亦有效。

【不良反应】常见口干、瞳孔散大、睫状肌麻痹、心动过速、便秘、尿潴留及精神障碍等。青光眼患者、前列腺肥大患者应慎用。

苯扎托品

苯扎托品(benzatropine)由肠道吸收,作用类似于苯海索,但持续时间较长。尚具有抗组胺和局麻作用。临床用于帕金森病和各种原因(包括吩噻嗪类等药物)引起的帕金森综合征的治疗,疗效优于苯海索。不良反应与苯海索相似,偶可引起严重的精神紊乱和不安,此时须停药。

制剂与用法

〖1〗左旋多巴（L-DOPA）　片剂：0.25 g、0.5 g。口服：0.25 g/次，2～3 次/d，以后每隔 3～7 d 增加 100～750 mg，维持量 3～5 g/d，分 3～4 次饭后服用。

〖2〗卡比多巴（carbidopa）　与左旋多巴混合制成心美宁胶囊（卡比多巴 25 mg，左旋多巴 100 mg）。治疗以小剂量为宜，1 片/次，3 次/d，隔 2～3 d 增加（1/2）～1 片，每日剂量不超过 8 片/d。

〖3〗盐酸苄丝肼（benserazide）　与左旋多巴混合制成美多巴胶囊。开始时本品 25 mg，左旋多巴 100 mg，3 次/d，每日剂量不超过 250 mg，左旋多巴不超过 1 000 mg。

〖4〗盐酸司来吉兰（selegiline）　片剂：5 mg。开始每日清晨口服 5 mg。需要时增加至 2 次/d，上午及中午各 5 mg。

〖5〗恩他卡朋（entacapone）　片剂：0.1 g、0.2 g。100 mg/次，3 次/d。首次与左旋多巴同服，其后分别于 6 h 和 12 h 后口服第二次、第三次，同时左旋多巴剂量需视病情调整。

〖6〗甲磺酸溴隐亭（bromocriptine）　片剂：0.25 g、0.5 g。从小剂量开始，0.625 mg/d，后每 2～4 周增加 2.5 mg，10～25 mg/d。

〖7〗罗匹尼罗（ropinirole）　片剂：2 mg、5 mg。2～8 mg/d，分 3 次服用，起始剂量为 0.25 mg/次，3 次/d，然后每周加倍。可与食物同服，以减轻恶心。

〖8〗普拉克索（pramipexole）　片剂：1 mg、2 mg。4.5 mg/d，分 3 次服用。起始剂量为 0.375 mg/次，3 次/d，然后每周加倍，7 周内达到推荐剂量。

〖9〗吡贝地尔（piribedil）　片剂：50 mg、100 mg。剂量应逐渐增加，单独使用本药 150～250 mg/d，分 2～3 次及在餐后服。与左旋多巴合用时，50～150 mg/d，分 1～3 次服用。

〖10〗盐酸金刚烷胺（amantadine）　片剂：0.1 g、0.2 g。0.1 g/次，1～2 次/d，每日最大剂量为 400 mg。

〖11〗盐酸苯海索（trihexyphnidyl benzhexol）　片剂：1 mg、2 mg。开始 1～2 mg/次，3 次/d，以后递增，每日不超过 20 mg。

〖12〗甲磺酸苯扎托品（benzatropine）　片剂：1 mg、2 mg。从小剂量开始，3 mg/d，分次口服。静脉注射或肌肉注射：1～2 mg。

（杨解人）

第 16 章　抗精神失常药

精神失常(psychiatric disorders)是指由多种因素(遗传、生物学等)引起的精神活动障碍性疾病。根据临床表现不同,将其分为精神分裂症、躁狂症、抑郁症和焦虑症,治疗这类疾病的药物统称为抗精神失常药。临床上常用的抗精神失常药物主要包括:抗精神病药(antipsychotic drugs)、抗躁狂抑郁症药(antimanic and antidepressive drugs)和抗焦虑药(antianxiety drugs)。

16.1　抗精神病药

精神分裂症(schizophrenia)是以思维、情感、行为分裂,精神活动与环境不协调为主要特征的一类精神性疾病。根据其临床表现分为 I 型和 II 型精神分裂症,I 型以妄想、幻觉、思维紊乱等阳性症状为主;II 型则以思维贫乏、情感淡漠、社交能力低下等阴性症状和认知缺陷为主要表现。目前发病原因尚不清楚,可能与脑内多巴胺能神经功能紊乱有关。

多巴胺(dopamine,DA)是脑内重要的神经递质,可与多巴胺神经通路中的 DA 受体结合发挥效应。现已证明 DA 受体有 $D_{1\sim5}$ 5 种亚型,其中,D_1 和 D_5 亚型分子结构和药理特性相似,合称为 D_1 样受体,余者合称为 D_2 样受体。中枢 DA 通路主要有 4 条:① 中脑—边缘通路:主要支配嗅结节和伏膈核,与调控情绪反应有关。② 中脑—皮质通路:支配大脑皮层前额叶、扣带回等区域,参与认知、思维、感觉等精神活动的调控。目前认为这两条通路与 I 型精神分裂症有密切关系。③黑质—纹状体通路:主要支配纹状体,与锥体外系的运动功能有关。该通路功能亢进时,可引起多动症等症状;通路功能减弱时,可导致帕金森病。④结节—漏斗通路:与内分泌活动、体温调节等有关。目前认为,精神分裂症的发病是由于大脑皮层前额叶 D_1 功能低下,不足以抑制皮层下的边缘系统 D_2 受体功能,引起 D_2 受体脱抑制,D_2 功能亢进产生阳性症状,而前额叶 D_1 功能低下本身可直接产生阴性症状和认知缺陷。

近年发现,中枢 5-羟色胺(5-HT)对 DA 功能可能具有调节作用。5-HT 神经元集中于中缝核,向前投射至中脑,向两侧投射至新皮质广泛区域,调节生理睡眠—觉醒周期。阻断 $5-HT_{2A}$ 受体可引起黑质、皮质前额叶等部位 DA 释放增加,兴奋该区 D_1 受体,对精神分裂症的阴性症状具有显著改善作用。

根据抗精神分裂症的药物的作用机制不同,分为经典抗精神病药和非经典抗精神病药。前者又分为吩噻嗪类(phenothiazines)、硫杂蒽类(thioxanthenes)、丁酰苯类(butyrophenones)等,后者包括氯氮平、利培酮和奥兰扎平等。

16.1.1 经典抗精神病药

一、吩噻嗪类

吩噻嗪类是由硫、氮联结两个苯环而形成的具有三环结构的化合物。临床常用的药物有氯丙嗪、氟奋乃静和三氟拉嗪等。氯丙嗪应用广泛,是吩噻嗪类的代表性药物。

氯丙嗪[基]

氯丙嗪(chlorpromazine)又称冬眠灵(wintermin),是第一个问世的吩噻嗪类抗精神病药,但由于其不良反应较多,现正逐渐被其他药物所取代。

【体内过程】 口服后吸收慢,2～4 h 达血药浓度高峰,胃内食物和胆碱受体阻断药可延缓其吸收。肌内注射 15 min 起效,约 2 h 达峰值,但因刺激性强宜深部注射。吸收后可广泛分布于脑、肺、肝、脾、肾等处,易通过血—脑屏障,脑内药物浓度可为血浆浓度的 10 倍,其中以下丘脑、基底神经节、丘脑和海马等部位浓度最高。血浆蛋白结合率为 98%～99%。主要经肝脏代谢,由肾排出,但排泄缓慢,停药后 2～6 周、甚至 6 个月仍可自尿中检出。

【药理作用及机制】 氯丙嗪可以阻断 DA 受体、M 受体、5-HT 受体和肾上腺素 α 受体,因此对机体作用广泛。与治疗精神病关系最为密切的是对 DA 受体的阻断作用。

1. 对中枢神经系统的作用

(1) 抗精神病作用 作用机制与阻断中脑—边缘系统和中脑—皮质通路的 D_2 样受体和阻断脑干网状结构上行激活系统有关。正常人口服治疗量后,可表现镇静、安定、表情淡漠、对周围的事物不关心,在安静的环境下可诱导入睡,但易唤醒,醒后神智清楚,随后又易入睡。精神病患者服药后,能在清醒的状态下迅速控制兴奋、躁动症状。继续用药,可使躁狂、幻觉、妄想等症状消失,理智恢复、情绪安定。

(2) 镇吐作用 小剂量氯丙嗪即可阻断延脑第四脑室底部催吐化学感受区(CTZ)D_2 受体,大剂量则可直接抑制呕吐中枢。此外,氯丙嗪尚可抑制呃逆调节中枢,用于顽固性呃逆的治疗。

(3) 对体温调节的影响 氯丙嗪可以明显抑制体温调节中枢,使体温调节失灵。高温环境下可引起高热或中暑,低温环境下则可使发热者和正常人体温下降。因此,氯丙嗪对发热患者及正常人体温均可产生影响。

2. 对自主神经系统的作用 氯丙嗪阻断外周血管 α 受体,舒张血管平滑肌、降低外周阻力,使血压下降,并可翻转肾上腺素的升压效应。因降压作用强,易产生耐受,且不良反应多见,故不作为降压药使用。氯丙嗪尚可轻度阻断 M 受体,出现口干、便秘、视力模糊等副作用。

3. 对内分泌系统的作用 氯丙嗪可阻断结节—漏斗通路的 D_2 受体,减少下丘脑催乳素抑制因子的释放,使催乳素分泌增加,引起乳房肿大及泌乳现象;抑制促性腺激素的分泌,使卵泡刺激素和黄体生成素释放减少,使排卵延迟;抑制促肾上腺皮质激素和轻度抑制垂体生长素的分泌,适用于巨人症的治疗。

【临床应用】

1. 精神分裂症 治疗各种精神分裂症,能有效地控制临床症状,特别是以阳性症状改善最为明显,但不能根治,需长期甚至终身治疗。对大脑各种器质性疾病引起的幻觉、妄想、更年期精神病也有明显的疗效。但对Ⅱ型精神分裂症患者冷漠等阴性症状效果不显著甚至加重病情。

2. 呕吐 对晕动症以外的各种呕吐,如妊娠、尿毒症、药物中毒等引起的呕吐有显著疗效,也可用于治疗顽固性呃逆。

3. 低温麻醉 临床上将氯丙嗪配合物理降温(冰袋、冰浴)可使体温降至正常水平以下,用于低温麻醉。

4. 人工冬眠 氯丙嗪与哌替啶、异丙嗪组成"冬眠合剂",可使患者深睡,降低体温、基础代谢及组织的耗氧量,增强组织对缺氧的耐受力,用于严重感染、中毒性高热及甲状腺危象等疾病的辅助治疗。

【不良反应】 氯丙嗪作用广泛,且用药时间较长,不良反应较多。

1. 一般不良反应 中枢抑制症状如嗜睡、淡漠、无力等;M 受体阻断症状如视力模糊、口干、无汗、便秘等;α 受体阻断症状如血压下降、体位性低血压及反射性心悸等。为防止直立性低血压,注射后应立即卧床休息,2 h 后缓慢起立,一旦发生可给予去甲肾上腺素,禁用肾上腺素。因氯丙嗪可逆转肾上腺素的升压作用而导致严重低血压。

2. 锥体外系反应 由于氯丙嗪阻断黑质—纹状体通路 D_2 样受体,使 DA 功能减弱,从而相对增强 Ach 功能,出现锥体外系症状(表 16-1),可能与药物长期阻断突触后膜 DA 受体,使 DA 受体数目增加、敏感性增强或反馈性促进突触前膜 DA 释放有关。一般减量或停药后症状可消失。当症状严重时,可立即注射东莨菪碱 0.2 mg,2~4 次/d,或口服苯海索 2 mg。但对迟发性运动障碍苯海索无效。

表 16-1 氯丙嗪引起锥体外系反应的类型、特点及表现

类 型	特 点	临床表现
帕金森综合征	用药数周或数月后发生,发生率约为 30%	肌张力增强、面容呆板、动作迟缓、肌震颤、流涎等
急性肌张力障碍	起病较快,多在用药一周内出现,尤以儿童及青年患者多见	头颈部肌肉受累,表现为痉挛性斜颈,扭转痉挛,甚至呼吸运动障碍及吞咽困难
静坐不能	发生时间较帕金森综合征出现早	坐立不安,反复徘徊。
迟发性运动障碍	多在停药后出现,且长期存在	不自主、有节律刻板运动,出现口—舌—颊三联症,如吸吮、舔舌、咀嚼等

3. 精神异常 氯丙嗪本身可引起精神异常,如意识障碍、冷漠、躁动、抑郁等,应注意与原有疾病相鉴别。

4. 变态反应 常见皮疹、接触性皮炎,少见光敏性皮炎、肝损害、粒细胞缺乏、血小板减少、溶血性贫血和再生障碍性贫血等反应。

5. 急性中毒 一次口服过量(1.0~2.0 g)氯丙嗪后,可发生急性中毒,表现为昏睡、血压下降、心动过速、心电图异常等症状。一旦发生,立即对症治疗。

6. 禁忌证 严重心血管疾和肝肾功能疾病、哺乳期妇女、有癫痫病史、昏迷病人及对其他吩噻嗪类药物过敏者禁用。骨髓功能抑制、肝肾功能损害、心血管疾病、青光眼、前列腺素增生、帕金森综合征及孕妇慎用。

奋乃静[基]

奋乃静(perphenazine)为吩噻嗪类的哌嗪衍生物,其抗精神病和镇吐作用较强,镇静作

用较弱,对血压影响较小。

【体内过程】　口服吸收后分布至全身,可通过胎盘屏障,经胆汁排泄,部分在肠道中重吸收,也可通过乳汁排泄。$t_{1/2}$ 为 9 h。亲脂性高,血浆蛋白结合率为 90%～93%。

【药理作用及机制】　药理作用与氯丙嗪相似,抗精神病作用主要与阻断中脑边缘系统及中脑—皮层通路的多巴胺受体(D_2)有关;镇静安定作用主要与阻断网状结构上行激活系统的 α-肾上腺素受体有关。

【临床应用】　对幻觉、妄想、思维障碍、淡漠木僵及焦虑激动等症状有较好的疗效。适用于器质性精神病、老年性精神障碍及儿童攻击性行为障碍;对各种原因所致的呕吐或顽固性呃逆也有治疗作用。

【不良反应】　奋乃静作用缓和,对心血管系统和造血系统的副作用较轻,常见不良反应有:

1. 锥体外系反应　表现为震颤、僵直、流涎、运动迟缓、静坐不能、急性肌张力障碍等,可用中枢抗胆碱药安坦治疗。长期大量服药可引起迟发性运动障碍,应立即停用所有的抗精神病药物。

2. 药物中毒　长期大剂量使用时,可引起烦躁不安、失眠等中枢神经系统反应。心血管系统症状表现为四肢发冷、血压下降、直立性低血压、持续性低血压休克,并可导致房室传导阻滞及室性过早搏动,心跳骤停。

3. 其他　可引起溢乳、男子乳房女性化、月经失调、闭经,并出现口干、便秘、视物模糊等 M 受体阻断症状。帕金森病、骨髓抑制、青光眼、昏迷和对吩噻嗪类药过敏者禁用。

氟奋乃静

氟奋乃静(fluphenazine)为吩噻嗪类的哌嗪衍生物。药理作用和氯丙嗪相似,抗精神病作用较氯丙嗪和奋乃静强、快且持久,镇静、降压作用较弱。适用于妄想、紧张型精神分裂症。但锥体外系反应发生率较高。

三氟拉嗪

三氟拉嗪(trifluoperazine)药理作用与氯丙嗪相似,但抗精神病作用强、持久,镇静作用弱。主要用于治疗急、慢性精神分裂症,尤其对妄想型与紧张型疗效较好。锥体外系反应发生率约 60%,其他不良反应有心动过速、失眠、口干、烦躁。偶见肝损害,白细胞减少或再生障碍性贫血。肝功能不全、冠心病患者慎用。

二、硫杂蒽类

该类药物的基本结构与吩噻嗪类极为相似,仅在吩噻嗪环 10 位的氮原子被碳原子取代,因此药理作用与吩噻嗪类相似。

氯普噻吨

氯普噻吨(chlorprothixene,泰尔登)为硫杂蒽类的代表性药物,其抗精神分裂症和抗幻觉、妄想作用比氯丙嗪弱,但镇静作用较强,尚具有一定的抗抑郁作用。

【体内过程】　口服吸收快,血药浓度 1～3 h 可达峰值,$t_{1/2}$ 约为 30 h,V_d 为 14 L/kg。主要在肝内代谢,大部分经肾脏排泄。

【药理作用及机制】　通过阻断脑内神经突触后 DA 受体而改善精神障碍;也可抑制脑干网状结构上行激活系统,引起镇静作用;还可抑制延脑化学感受区而发挥止吐作用。小剂

量对突触后膜 D_1 受体则无作用,仅阻断突触前膜的 D_2 受体,促进多巴胺的合成和释放,增加突触间隙中多巴胺的含量,从而达到抗抑郁和抗焦虑的作用。

【临床应用】 适用于伴有焦虑或焦虑性抑郁的精神分裂症、焦虑性神经官能症、更年期抑郁症的治疗。

【不良反应】 不良反应较氯丙嗪轻,锥体外系反应较少。罕见的不良反应有粒细胞减少症、眼部细微沉积物、黄疸等。大剂量或长期用药时,可引起粒细胞减少。

三、丁酰苯类

哌替啶的哌啶环上的 N-甲基为某一类特定基团取代之后,分子产生较强的抗精神分裂作用,由此人们发现了第一个丁酰苯类抗精神分裂药——氟哌啶醇。

氟哌啶醇[基]

氟哌啶醇(haloperidol)口服吸收快,$2\sim3$ h 血浆浓度达高峰,持续约 72 h。肝脏分布较多,约 15% 由胆汁排出,其余由肾排出。抗焦虑症、抗精神病作用强而久,对精神分裂症及其他精神病的躁狂症状都有效,镇吐作用亦较强,但镇静作用弱,降温作用不明显。主要用于各种急、慢性精神分裂症。对吩噻嗪类治疗无效者,本品可能有效。还可以用于焦虑性神经官能症,呕吐及顽固性呃逆的治疗。锥体外系不良反应发生率高且严重,对肝、肾功能及心血管作用较轻,长期大剂量应用可致心肌损伤。

氟哌利多

氟哌利多(droperidol) 药理作用与氟哌啶醇相似,但氟哌利多代谢快,作用维持时间短。临床上主要用于治疗精神分裂症的急性发作,控制兴奋躁动状态。常与芬太尼配伍制成"安定镇痛剂",使病人处于一种特殊麻醉状态:精神恍惚、活动减少、痛觉消失,称为"神经安定镇痛术"。用于外科麻醉、某些小手术,大面积烧伤换药、各种内窥镜检查及造影等;也可麻醉前给药,具有较好的抗精神紧张、镇吐、抗休克等作用。基底神经节病变、帕金森病、严重中枢神经抑制状态者、抑郁症及对本品过敏者禁用。

16.1.2 其他抗精神病药物

氯氮平

氯氮平(clozapine)属于苯二氮䓬类抗精神病药。目前,已渐成为治疗精神分裂症的首选药物。

【体内过程】 口服吸收快而完全,可广泛分布到各组织,$1\sim4$ h 达血浆峰浓度,$t_{1/2}$ 为 9 h,V_d 为 $4.04\sim13.78$ L/kg,组织结合率较高。可从乳汁中分泌,易通过血脑屏障。经肝脏代谢后,80% 以代谢物形式出现在尿液和粪便中,主要代谢产物有 N-去甲基氯氮平及 N-氧化物等。

【药理作用及机制】 与经典抗精神病药不同,本品的药理作用具有以下特点:① 可阻断 D_2 受体和 5-HT_{2A} 受体,协调 5-HT 和 DA 能神经系统的相互作用和平衡而发挥治疗作用。② 阻断大脑前额叶 5-HT_{2A} 受体,促进 DA 释放,兴奋 D_1 受体,可改善精神分裂症阴性症状。③ 选择性阻断边缘系统 D_4 亚型受体,可治疗精神分裂症的阳性症状。④ 特异性阻断中脑—边缘系统和中脑—皮质通路的 D_4 亚型受体,对黑质—纹状体系统的 D_2 和 D_3 亚型受体几乎无亲和力,因此几无锥体外系反应。

【临床应用】 适用于精神分裂症,尤其是对其他药物无效的难治病例可能有效。也可用于慢性精神分裂症或躁狂症的治疗。

【不良反应】

1. 一般不良反应 严重的不良反应为粒细胞减少,一旦出现粒细胞轻度下降,可根据病情酌情减量,或改用其他药物,同时使用脱氧核苷酸钠、泼尼松等药物,以促进骨髓造血功能恢复。

2. 中毒反应 过量可出现谵妄、昏迷、心动过速、低血压、呼吸抑制或衰竭、唾液分泌过多等。

3. 其他 严重心、肝、肾疾患、昏迷、谵妄、低血压、癫痫、青光眼、骨髓抑制、白细胞减少、过敏患者以及孕妇禁用。

利培酮

利培酮(risperidone)口服吸收快而完全,$1\sim2$ h 内达到血药浓度峰值。其血浆蛋白结合率为 88%,$t_{1/2}$ 为 3 h 左右,用药 1 周后,70% 的药物经肾排泄,14% 的药物经肠道排泄。对 5-HT_{2A} 受体和 D_2 受体有很强的阻断作用,但对前者的阻断作用强于后者,对 H_1-受体和 α_2-受体也有一定的亲和力。适用于治疗急性和慢性精神分裂症,对阳性和阴性症状均有效。不良反应较轻微,可见困倦、乏力或体位性低血压等。

奥兰扎平

奥兰扎平(olanzepine)与氯氮平的结构、药理作用及临床应用十分相似,对额、颞、中脑—边缘系统的 5-HT_{2A} 和 D_2 受体具有高度的亲和力。对精神分裂症伴情感障碍患者有效。其不良反应较氯氮平轻,可引起头痛、便秘、流涎等。

16.2 抗躁狂抑郁症药

躁狂症(mania)及抑郁症(depression)均属情感性精神障碍,以情感病态变化为主要症状。躁狂症多以情感高涨、思维奔逸以及言语动作增加为典型表现;抑郁症则以情绪低落、兴趣减低、悲观、思维迟缓等为主要症状,病人常伴有自责自罪、联想等,严重者可出现自杀念头和行为。亦有患者两类症状交替出现(双相型)。躁狂症及抑郁症的病因尚不完全清楚,目前认为可能与脑内单胺类神经递质功能失衡有关。

16.2.1 抗躁狂症药

抗躁狂症药(antimanic drug)主要用于治疗躁狂症状,如抗精神病药氯丙嗪、氟哌啶醇以及抗癫痫药卡马西平等均有抗躁狂症作用。目前临床常用的药物是碳酸锂。

碳酸锂

碳酸锂(lithium carbonate)是目前临床应用最广泛的抗躁狂症药物。

【体内过程】 碳酸锂口服吸收快而完全,2～4 h 后达到血药浓度峰值,不与血浆蛋白结合。锂离子先分布于细胞外液,然后逐渐蓄积于细胞内。该药起效较慢,$t_{1/2}$ 为 18～36 h。主要经肾排泄,80% 可由肾小管重吸收。钠离子可于近曲小管与锂离子竞争重吸收,如钠摄入增加,可促进锂排泄,低钠或者肾小球滤过减少时,易引起体内锂蓄积,引起中毒。

【药理作用及机制】 碳酸锂抗躁狂症的确切机制仍不清楚,目前认为可能与下列途径有关:① 治疗剂量可抑制去极化和 Ca^{2+} 依赖 NE 和 DA 从神经末梢释放,并促进其再摄取,使突触间隙 NA 浓度降低。② 影响葡萄糖的代谢及 Na^+、Mg^{2+}、Ca^{2+} 的分布。③ 抑制腺苷酸环化酶的活性,减少 cAMP 的生成;增加色氨酸的摄取并促进 5-HT 的合成和释放。④ 抑制肌醇磷酸酶,阻止脑内肌醇的生成,从而减少磷脂酰肌醇 4,5-二磷酸(PIP_2)的含量,发挥抗躁狂作用。

【临床应用】 对躁狂症有显著的疗效,可以改善精神分裂症的情感障碍,但对正常人的精神活动几无影响。对于严重急性躁狂患者,应先与氯丙嗪或氟哌啶合用,待急性症状控制后再单用碳酸锂维持。

【不良反应】 由于锂盐的治疗指数低,安全范围较窄,不良反应较多。

1. 短期用药 可引起恶心、呕吐、腹泻、头昏、乏力等症状,继续治疗 1～2 周,症状可逐渐减轻或消失。可引起甲状腺功能低下或甲状腺肿,一般无明显症状,减量或停药后即可恢复。

2. 长期用药 锂盐可在体内蓄积,当锂盐治疗浓度超过 2.0 mmol/L 会导致锂盐中毒,可出现中枢神经系统症状,如昏迷、意识障碍、肌张力增高、共济失调、震颤及癫痫发作等,可致死。因此,在应用锂盐期间,要定期测定血锂浓度。心、肾病患者、电解质紊乱者禁用。

16.2.2 抗抑郁症药

抗抑郁症药(antidepressant drugs)为主要用于治疗抑郁、消极、情绪低落的一类药物。目前临床常用的抗抑郁药为米帕明、阿米替林、氟西汀等。

米帕明

米帕明(imipramine,丙米嗪)为三环类抗抑郁症药的代表药,也是目前治疗抑郁症的首选药物。

【体内过程】 米帕明口服吸收快而完全,2～8 h 血药浓度达峰值,广泛分布于全身各组织,以脑、肝、肾分布较多。血浆蛋白结合率为 89%～94%。$t_{1/2}$ 为 8～19 h。主要在肝脏通过去甲基羟化或羟基化代谢。其中间代谢产物地昔帕明,仍有较强的抗抑郁症作用。米帕明及地昔帕明以羟化物或与葡萄糖醛酸结合物的形式随尿排出。

【药理作用及机制】 米帕明对中枢神经系统、自主神经系统、心血管系统均有抑制作用。

1. 中枢神经系统 米帕明可抑制神经末梢突触前膜对 NA 及 5-HT 的再摄取,使突触间隙的递质含量升高,从而发挥抗抑郁作用。正常人服用后出现困倦、头晕、注意力不集中等以镇静为主的症状。患者连续服用本品后,情绪提高、精神振奋,运动抑制及自罪自责等抑郁症状明显改善。但起效缓慢,需服药 2～3 周方可起效。

2. 自主神经系统 治疗量米帕明可明显阻断 M 受体,引起视力模糊、口干、便秘等阿托品样作用。

3. 心血管系统　米帕明可抑制心肌中 NA 重摄取,抑制多种心血管反射,引起低血压或直立性低血压。大剂量对心肌有奎尼丁样作用,对 Na^+、K^+、Ca^{2+} 通道均有阻滞作用,可导致心律失常或心肌损伤。

【临床应用】　适用于各型抑郁症的治疗。对内源性抑郁症有明显的改善作用;对反应性抑郁症、更年期抑郁症也有效,但对精神分裂症的抑郁症状无明显改善。临床上还可用于小儿遗尿症的治疗。

【不良反应】　常见反应有口干、便秘、心悸等症状及尿潴留、眼内压升高,也可引起直立性低血压和心律失常。极少数患者可出现皮疹、粒细胞缺乏及黄疸。癫痫患者和孕妇禁用。高血压,动脉硬化,青光眼患者慎用。

阿米替林

阿米替林(amitriptyline,阿密替林)作用与米帕明相似,但其抗抑郁作用较强,且有镇静作用,适用于伴有焦虑、烦躁、失眠的患者。起效快,不良反应轻。严重心脏病、高血压、青光眼、前列腺肥大及尿潴留者禁用,癫痫病史者慎用。

多塞平

多塞平(doxepin)抗抑郁作用较米帕明弱,但起效快,镇静作用强。对有明显焦虑症状的抑郁患者更为适宜。不良反应较轻,有轻度嗜睡、口干、便秘等。青光眼、肝功能不全、严重心血管疾病及癫痫患者慎用。

氟西汀

氟西汀(fluoxetine)可选择性抑制 5-HT 再摄取,是一种强选择性的 5-TH 摄取抑制剂,但对 NA 摄取的抑制作用较弱。其抗抑郁作用与三环类药物相似,但耐受性和安全性优于三环类药物。常见不良反应有:恶心、呕吐、头痛、头晕、乏力、失眠、震颤、惊厥等。肝病患者慎用。

16.3　抗焦虑药

焦虑(anxiety)是多种精神病及神经症的常见症状,更年期、应激时也常伴有焦虑状态,而焦虑症则是一种以反复发作为特征的神经官能症。焦虑状态与焦虑症均表现为焦虑、紧张、坐立不安、恐惧等精神障碍,并常伴有自主神经系统症状和运动不安等。抗焦虑药主要用于减轻焦虑、紧张、恐惧及稳定情绪,兼有镇静催眠作用,临床常用苯二氮䓬类药物进行治疗。近年发现的非苯二氮䓬类抗焦虑药丁螺环酮副作用小,有较好的应用前景。

丁螺环酮

丁螺环酮(buspirone)抗焦虑效果与地西泮相当,长期使用无依赖性和欣快效应,又被称为"选择性抗焦虑药"。

【体内过程】　口服吸收快而且完全,食物可降低"首关效应",提高生物利用度。40~90 min后达血药浓度峰值,与血浆蛋白结合率为 95%,广泛分布于体内。本品代谢迅速,约 65% 的代谢物经肾脏排泄,其余经粪便排泄,$t_{1/2}$ 为 2~3 h。

【药理作用及机制】 本品为选择性 5-HT$_{1A}$ 受体激动剂,可激动中枢神经系统突触前膜的 5-HT$_{1A}$ 受体,抑制 5-HT 的释放,从而降低过强的 5-HT 能神经活动,产生抗焦虑作用。不直接作用于苯二氮䓬受体,也不影响 GABA 对苯二氮䓬受体的作用,与苯二氮䓬类药物之间无交叉耐受性。对中枢去甲肾上腺素、胆碱能、组胺、阿片等受体均无明显作用。其抗焦虑作用与地西泮相似,但在解除焦虑症状时不产生明显的镇静、催眠或致遗忘效应,且依赖性较低,长期使用无成瘾性。

【临床应用】 适用于广泛性焦虑症的治疗;对焦虑症伴失眠者,尚需加用镇静催眠药,对焦虑伴轻度抑郁症状者也有一定的疗效,对严重焦虑伴有惊恐发作者疗效不佳。本品对于海洛因依赖者脱毒期间出现的焦虑、强烈的心理渴求和觅药行为有一定的疗效,可作为辅助治疗药物。

【不良反应】 不良反应较轻,其中胃肠反应较为多见,此外可见头晕、头痛、激动等。用药期间应定期检查肝功能与白细胞计数,驾驶汽车、操纵机器者禁用。青光眼、重症肌无力、白细胞减少及对本品过敏者禁用。

制剂与用法

〖1〗氯丙嗪(chlorpromazine) 片剂:5 mg、12.5 mg、25 mg。注射液:10 mg/mL、25 mg/mL。口服:12.5~100 mg/次,600 mg/d。肌注或静滴,25~50 mg/次,400 mg/d。精神病患者从小剂量开始使用,25~50 mg/次,2~3 次/d,逐渐增至 300~450 mg/d,症状减轻后再减量至 100~150 mg/d。

〖2〗奋乃静(perphenazine) 片剂:2 mg、4 mg。口服:小剂量开始,2~4 mg/次,2~3 次/d。以后每隔 1~2 d增加 6 mg,逐渐增至 20~60 mg/d,维持剂量 10~20 mg/d。

〖3〗氟奋乃静(fluphenazine) 片剂:2 mg。口服:起始剂量,2~4 mg/次,3 次/d,可逐渐增至 60 mg/d。对急性病人、不合作者可肌注 5~10 mg/次,必要时隔 6 h 注射一次,视病情而定。

〖4〗三氟拉嗪(trifluoperazine) 片剂:1 mg、5 mg。口服:起始剂量,2~5 mg/次,2 次/d,可逐渐增至 20 mg/d。对于严重病例可用到 40 mg/d。

〖5〗氯普噻吨(chlorprothixene) 片剂:25 mg。口服:开始剂量 25~50 mg/次,2~3 次/d。后根据临床需要与耐受程度增至 400~600 mg/d。老年或体弱者须从小剂量开始,缓慢增至可耐受的较低的治疗用量。6~12 岁,10~25 mg/次,3~4 次/d。

〖6〗氟哌啶醇(haloperidol) 片剂:2 mg、4 mg。注射液:5 mg/mL。口服:4~60 mg/d,开始时 1~2 mg/次,无效时可逐渐增加剂量。肌内注射:5~10 mg/次,2~3 次/d。静注:5 mg,以 25% 葡萄糖液稀释后,1~2 min 内缓慢注入,如无效可将剂量加倍,好转可改为口服。

〖7〗氟哌利多(droperidol) 注射液:5 mg/2 mL。精神分裂症:肌注:10~30 mg/d,1~2 次/d。神经安定镇痛:每 5 mg 加芬太尼 0.1 mg,在 2~3 min 内缓慢静注。

〖8〗氯氮平(clozapine) 片剂:25 mg。口服:从小剂量开始,首次剂量为 25 mg/次,2~3 次/d,逐渐缓慢增至 200~400 mg/d,最高剂量可达 600 mg/d。维持量 100~200 mg/d。

〖9〗利培酮(risperidone) 片剂:1 mg、2 mg。口服:初始剂量,1~2 mg/d,分 1~2 次服用。以后,每 2~3 d 加量 1~2 mg,一般治疗量 4~6 mg/d。

〖10〗奥兰扎平(olanzepine) 片剂:5 mg、10 mg、15 mg、20 mg。口服:初始剂量 5 mg/d,1 次/d,数天内可增至 10 mg/d。

〖11〗碳酸锂(lithium carbonate) 片剂:0.125 g、0.25 g。口服:0.125~0.5 g/次,3 次/d,初始剂量较

小,以后可逐渐增至 1.5～2 g,甚至 3 g,维持量 0.75～1.5 g/d。

〖12〗米帕明(imipramine) 片剂:10 mg、25 mg、50 mg。口服:初始剂量 25 mg/d,3 次/d,逐渐增加到 50 mg/次,1～2 次/d,严重病例最高可用到 300 mg/d。

〖13〗阿米替林(amitriptyline) 片剂:25 mg。口服:25 mg/次,2 次/d,以后递增至 150～300 mg/d,维持量 50～150 mg/d。

〖14〗多塞平(doxepin) 片剂:25 mg。口服:50～1200 mg/d,3 次/d。

〖15〗氟西汀(fluoxetine) 片剂:20 mg。口服:初始剂量 20 mg/d,早餐后服。有效治疗量 20～40 mg/d,1 次/d。

〖16〗丁螺环酮(buspirone) 片剂:5 mg。口服:初始剂量 5 mg/次,2～3 次/d。第 2 周可加至 10 mg/次,2～3 次/d。常用治疗剂量 20～40 mg/d。

（杨解人）

第17章 镇 痛 药

疼痛是人体的一种感觉与体验,常伴有不愉快的情绪变化。疼痛可伤害性刺激痛觉感受神经末梢,通过上行纤维,将冲动传递给中枢,经中枢神经系统分析、整合后,产生痛觉和相应的保护性反应。剧烈疼痛不仅给患者带来痛苦和紧张不安等情绪反应,还可引起机体生理功能紊乱,甚至诱发休克。因此减轻疼痛是临床药物治疗的手段之一。由于疼痛是很多疾病的重要表现及诊断依据,故在诊断尚未明确之前,应慎用镇痛药,以免掩盖病情,延误诊断和治疗。

镇痛药(analgesics)是一类主要作用于中枢神经系统特定部位,在不影响患者意识和其他感觉状态下,选择性地解除或减轻疼痛,并能缓解疼痛引起的不愉快情绪的药物,故称中枢性镇痛药。本类药物主要用于剧痛,反复使用易致成瘾和耐受性,又称成瘾性镇痛药(addictive analgesics)或麻醉性镇痛药(narcotic analgesics),被归入麻醉药品管制之列。

根据镇痛药的药理作用机制,将其分为3类:① 阿片受体激动药;② 阿片受体部分激动药;③ 其他镇痛药。

17.1 阿片受体激动药

阿片(opium)为罂粟科植物罂粟未成熟蒴果浆汁的干燥物,含有20余种生物碱。其药理功效早在公元前3世纪即有文献记载,中世纪中期已被广泛地用于镇痛、止咳、止泻和镇静催眠等。其代表药物是吗啡,于1803年首次从阿片中提取出来。近些年来,相继合成了许多新型阿片类镇痛药,为临床治疗提供了一定的选择。

吗啡

吗啡(morphine)是阿片中的主要生物碱,含量高达10%,主要作用于 μ 受体产生镇痛作用。临床所用的制剂为其盐酸盐或硫酸盐。

【体内过程】 口服后胃肠道吸收快,因首关消除明显,生物利用度仅为25%,常注射给药。血浆蛋白结合率为23%~36%,脂溶性较低,静脉注射后不到0.1%通过血脑屏障,但足以发挥中枢性药理作用。小儿的血脑屏障因发育不完善,易透过,故对吗啡的耐量较小。吗啡可透过胎盘而进入胎儿体内。它主要经肝脏代谢,60%~70%与葡糖醛酸结合,代谢产物吗啡-6-葡糖醛酸具有强于吗啡的镇痛和呼吸抑制的作用。吗啡主要随尿液排出,7%~10%随胆汁排出,少量经乳腺排泄。血浆 $t_{1/2}$ 为2~3 h,吗啡-6-葡糖醛酸血浆 $t_{1/2}$ 稍长于吗啡。

【药理作用及机制】

1. 中枢神经系统

(1)镇痛、镇静伴有欣快感 吗啡作用于脊髓、延髓、中脑和丘脑等痛觉传导区阿片受体,从而提高痛阈,使人体对伤害性刺激不再感到疼痛。它对躯体和内脏的疼痛都有效,对持续性钝痛的效果优于间断性锐痛。在产生镇痛作用的同时,还作用于边缘系统,产生一定的镇静作用,可以改善或消除疼痛患者的焦虑、紧张、恐惧和不安等情绪反应,明显提高机体对疼痛的耐受力,在安静的环境下可使患者入睡。但也可随之出现精神上的欣快感。

目前认为,吗啡的镇痛机制与模拟内源性阿片肽对痛觉的调节功能有关。内源性阿片肽、脑腓肽神经元和阿片受体(包括 μ、κ、δ、σ 等亚型)共同组成机体的内源性抗痛系统,痛觉传入神经末梢通过释放谷氨酸等递质而将痛觉冲动传向中枢,内源性阿片肽由特定的神经元释放后,可激动感觉神经突触前、后膜上的阿片受体,通过 G-蛋白耦联机制,抑制腺苷酸环化酶、促进 K^+ 外流、减少 Ca^{2+} 内流,使突触前膜递质释放减少、突触后膜超极化,最终减弱或阻滞痛觉信号的传递,产生镇痛作用(图 17-1)。吗啡通过激动脊髓背角胶质区、丘脑内侧、脑室及中脑导水管周围灰质等部位的阿片受体,模拟内源性阿片肽对痛觉的调节功能而产生镇痛作用。镇静和欣快感作用则与其通过激活中脑边缘系统和蓝斑核的阿片受体有关。

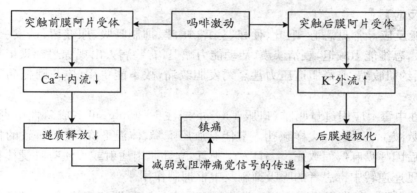

图 17-1　吗啡镇痛机制示意图

(2) 抑制呼吸　治疗量吗啡可抑制呼吸中枢延髓对 CO_2 敏感性和脑桥呼吸调节中枢,使呼吸频率减慢,潮气量降低,肺通气量减少。急性中毒呼吸频率可减慢至 $3\sim4$ 次/min,造成严重缺氧。由于抑制呼吸,体内 CO_2 蓄积,引起脑血管扩张而颅内压升高。

(3) 镇咳和缩瞳　作用于延髓孤束核的阿片受体,抑制咳嗽中枢,产生强大的镇咳作用;激动动眼神经副交感核引起缩瞳作用。急性中毒时瞳孔呈针尖样,为吗啡的特征性体征。

(4) 呕吐　吗啡作用于脑干极后区化学感受区,引起恶心、呕吐。

2. 心血管系统　吗啡通过舒张血管平滑肌和促进释放组胺,引起外周血管扩张,血压下降,对血容量不足的患者影响尤为显著。

3. 平滑肌　吗啡通过增加胃肠道平滑肌的张力,减弱消化道的推进性蠕动,兴奋迷走神经,抑制消化液的分泌,提高回盲瓣及肛门内括约肌张力,使便意和排便反射减弱,从而产生止泻和便秘作用。同时也可增加胆道平滑肌和输尿管平滑肌张力,收缩奥狄氏括约肌和膀胱括约肌,诱发胆绞痛和尿潴留。大剂量可使支气管平滑肌收缩,诱发哮喘发作。

4. 免疫系统　吗啡可抑制人类免疫缺陷病毒蛋白诱导的免疫反应,这可能是吗啡吸食者易感染人类免疫缺陷病毒的主要原因。

【临床应用】

1. 镇痛 吗啡主要用于急性疼痛的患者。口服吗啡治疗中、重度癌痛,70%~90%的患者可以达到理想镇痛效果。成人皮下或肌内注射 5~10 mg,可缓解或消除严重创伤、烧伤、手术等引起的剧痛和晚期癌症疼痛,镇痛作用可持续 4~5 h。对休克病人应采用静脉注射途径,剂量酌减。对心肌梗死剧痛,如果血压正常,也可使用本品。内脏平滑肌痉挛引起的绞痛,如胆绞痛和肾绞痛宜与阿托品等解痉药合用。久用易成瘾,故除癌症剧痛外,一般仅用于其他镇痛药无效时的短期应用。

2. 心源性哮喘 对于急性左心衰竭突发的急性肺水肿(心源性哮喘)所致的呼吸困难,除应用强心苷、吸氧外,静脉注射吗啡,扩张血管,降低外周阻力,减轻心脏负荷,有利于肺水肿的消除;同时可消除患者的焦虑和恐惧情绪,降低呼吸中枢对 CO_2 的敏感性,减弱过度的反射性呼吸兴奋,使急促浅表的呼吸得以缓解。但当病人伴有休克、昏迷、严重肺部疾患或痰液过多时禁用。

3. 止泻 适用于急、慢性消耗性腹泻以减轻症状。可选用阿片酊或复方樟脑酊。如伴有细菌感染,应同时服用抗生素。

【不良反应】

1. 一般反应 常见恶心、呕吐、便秘、瘙痒、嗜睡、抑制呼吸、尿潴留,诱发一过性黑蒙,注意力分散,思维能力减退,表情淡漠、活动能力减退,有些病人出现惊恐和畏惧等。吗啡能促使胆道括约肌收缩,升高胆道压力甚至诱发胆绞痛,故不能单用,应与阿托品等有效的解痉药合用。

2. 急性中毒 应用过量吗啡(口服 120 mg 或注射 30 mg)可造成急性中毒,表现为昏迷、呼吸次数减少、发绀、针尖样瞳孔。常伴有血压下降、体温下降、缺氧所致的抽搐以及尿潴留等,最后因呼吸麻痹而致死。一旦发生中毒,立即肌肉注射或静注吗啡受体拮抗剂钠洛酮抢救,能迅速逆转中毒患者的呼吸抑制及中枢抑制作用。

3. 慢性中毒 长期反复应用阿片类药物极易产生耐受性和依赖性,一旦停药则产生难以忍受的戒断综合征。用药期间应密切观察病情,发现成瘾的早期症状,如焦虑、不安、渴求用药等,及时采取措施。

4. 禁忌证 分娩止痛、哺乳妇女、支气管哮喘、上呼吸道梗阻、肺心病患者和颅脑损伤所致颅内压增高、诊断未明确的急腹症、肝功能严重减退、新生儿和婴儿禁用。

可 待 因

可待因(codeine),又称甲基吗啡。口服易吸收,生物利用度可达 50%~60%,吸收后大部分在肝内代谢,约 10%的可待因脱甲基后转变为吗啡。代谢产物及少量原形药物(10%)经肾排泄。血浆 $t_{1/2}$ 为 3~4 h,过量时可延长至 6 h。

可待因的药理作用与吗啡相似,但较吗啡弱,镇痛作用为吗啡的(1/12)~(1/10),镇咳作用为其 1/4,持续时间与吗啡相似,临床上用于中等程度疼痛和剧烈干咳。对呼吸中枢抑制较轻,无明显的镇静、便秘、尿潴留及直立性低血压等副作用,欣快感及成瘾性低于吗啡,但仍属限制性应用的麻醉药品。

哌 替 啶[基]

哌替啶(pethidine,杜冷丁,dolantin)是苯基哌啶衍生物,目前最常用的人工合成强效镇痛药。

【体内过程】 本品口服易吸收，生物利用度为 40%～60%。肌内注射吸收迅速，起效快，5～15 min 血浆浓度达峰值。血浆蛋白结合率为 60%，其余迅速分布至各脏器和肌肉组织，分布容积达 3.8 L/kg，能透过胎盘屏障，进入胎儿体内。主要在肝内进行生物转化，约 90% 水解成哌替啶酸或脱去甲基替啶，再以结合形式经肾排泄，仅少量原形随尿排出，血浆 $t_{1/2}$ 为 3 h。

【药理作用及机制】 药理作用与吗啡基本相同，主要激动 μ 型阿片受体。镇痛作用弱于吗啡，约为其 1/10，作用持续时间为 2～4 h。镇静、呼吸抑制、扩血管和欣快感与吗啡相当。能兴奋平滑肌，提高平滑肌和括约肌的张力，但因作用时间短，较少引起便秘和尿潴留。大剂量哌替啶可引起支气管平滑肌收缩。有轻微兴奋子宫作用，但对妊娠末期子宫正常收缩无影响，无对抗缩宫素的作用，故不延缓产程。

【临床应用】

1. 镇痛 由于哌替啶成瘾性发生较吗啡慢，戒断症状出现时间较短，故临床上常取代吗啡用于创伤、手术后以及晚期癌症等各种剧痛。哌替啶具有较弱的局麻药特性，可改变神经的传导性，在产科麻醉中脊髓内给药应用较广泛，可产生感觉、运动及交感神经阻滞。对内脏绞痛须与解痉药阿托品合用。

2. 心源性哮喘 哌替啶可替代吗啡治疗心源性哮喘，效果良好。其机制与吗啡相同。

3. 麻醉前给药及人工冬眠 麻醉前给予哌替啶，能使病人安静，消除患者术前紧张和恐惧情绪，减少麻醉药用量及缩短诱导期。哌替啶具有较强的抑制中枢温度调节的能力，可能和其特有的抗胆碱能作用有关，与氯丙嗪、异丙嗪组成冬眠合剂，用于人工冬眠。

【不良反应】 治疗量可致眩晕、出汗、口干、恶心、呕吐、心悸和直立性低血压等。剂量过大可引起抑制呼吸、血压下降，亦可致震颤、肌肉痉挛、反射亢进、惊厥等。除用纳洛酮抢救外，配合使用巴比妥类药物对抗其中枢兴奋症状。用于分娩止痛时，应严密监护新生儿的呼吸，如出现呼吸抑制症状，应及时处理。

其耐受性和成瘾性程度介于吗啡与可待因之间，一般不应连续使用。禁忌证同吗啡。

美沙酮

美沙酮（methadone）为消旋体，镇痛作用主要为左旋美沙酮，作用强度为右旋美沙酮的 50 倍。

【体内过程】 口服吸收良好，30 min 后起效，4 h 达血药高峰，皮下或肌注 1～2 h 达峰。血浆蛋白结合率为 90%，血浆 $t_{1/2}$ 为 15～40 h，美沙酮与各种组织包括脑组织中蛋白结合，反复给予美沙酮可在组织中蓄积，停药后组织中药物再缓慢释放入血。主要在肝脏代谢为去甲美沙酮，随尿、胆汁或粪便排泄。酸化尿液，可增加其排泄。

【药理作用及机制】 为 μ 受体激动药，镇痛作用强度与吗啡相当，但持续时间较长，镇静、抑制呼吸、缩瞳、引起便秘及升高胆道内压等作用较吗啡弱。耐受性与成瘾性发生较慢，戒断症状略轻。

【临床应用】 口服美沙酮后再注射吗啡不能引起原有的欣快感，亦不出现戒断症状，使吗啡等的成瘾性减弱。因此，美沙酮广泛用于创伤、手术及晚期癌症等所致剧痛，亦可用作脱毒替代疗法，用于各种阿片类药物的戒毒治疗，尤其是用于海洛因依赖。

【不良反应】

1. 一般不良反应 有恶心、呕吐、便秘、头晕、口干和抑郁等症状，长期用药易致多汗、淋巴细胞增多、血浆白蛋白和糖蛋白以及催乳素含量升高。可致性功能减退、乳腺增生。

2. 孕产妇禁用 能透过胎盘屏障,引起胎儿染色体变异,致死胎和未成熟新生儿,因此妊娠分娩期间禁用。

3. 其他 不宜作静脉注射,皮下注射有局部刺激作用,可致疼痛和硬结。因能释放组织胺,麻醉前和麻醉中不宜用。呼吸功能不全者、临产妇、婴幼儿禁用。

芬太尼[基]

芬太尼(fentanyl)是合成的阿片类受体激动剂,属于苯基哌啶的衍生物,临床所用的制剂为其枸橼酸盐。

【体内过程】 起效快,静脉注射 1 min 起效,5 min 达峰,维持 10 min 左右。注药后 20～90 min 血药浓度可出现第二个较低的峰值,可能与药物从周边室再次转移到血浆有关。血浆蛋白率为 84%,脂溶性高,易透过血—脑屏障进入脑内。主要在肝内代谢,形成多种无药理活性的代谢物,最终随尿液和胆汁排出。芬太尼的消除半衰期为 4 h。

【药理作用及机制】 为 μ 受体激动药。镇痛强度为吗啡的 75～125 倍,作用时间约 30 min。静脉注射后 5～10 min 呼吸频率减慢至最大限度,抑制程度与等效剂量的哌替啶相似,持续约 10 min 后逐渐恢复。

【临床应用】 主要用于麻醉辅助用药和静脉复合麻醉。其临床应用剂量范围很大。1～2 μg/kg 的芬太尼与氟哌利多合用可以产生满意的镇痛、镇静效果。2～20 μg/kg 的芬太尼复合其他全麻药物可以抑制气管插管和外科手术过程中引起的应激反应。50～100 μg/kg 的大剂量芬太尼用于心脏手术,可以使手术过程中心血管功能平稳。此外,芬太尼还可以通过硬膜外或蛛网膜下腔给药治疗急性术后疼痛和慢性疼痛。

【不良反应】

1. 常见不良反应 常见眩晕、视物模糊、恶心、呕吐、低血压、胆道括约肌痉挛、喉痉挛及出汗等症状,偶有肌肉抽搐。能扩张阻力血管及容量血管,引起低血压,给药期间应监测血压。静脉注射过快可引起胸壁和腹肌僵硬而导致呼吸困难,故推注速度应缓慢。大剂量反复注射,可在 3～4 h 后出现延迟性呼吸抑制,使患者有窒息危险,用药后应加强监测。

2. 依赖性 长期使用芬太尼可产生依赖性,但较吗啡和哌替啶轻。使用时务必严格遵守国家有关麻醉药品的管理规定。

3. 其他 支气管哮喘、呼吸抑制、重症肌无力、14 d 内用过 MAO 抑制药、2 岁以下小儿禁用。孕妇、心律失常、肝或肾功能损害、慢性阻塞性肺病、脑外伤昏迷、颅内压增高和脑肿瘤病人慎用。

17.2 阿片受体部分激动药

阿片受体激动—拮抗药(opioid agonist-antagonists)是一类对阿片受体兼有激动和拮抗作用的药物。这类药主要激动 κ 受体,对 δ 受体也有一定的激动作用,而对 μ 受体则有不同程度的拮抗作用。由于对受体的作用不同,与纯粹的阿片受体激动药相比有以下特性:① 镇痛强度较小;② 呼吸抑制作用较轻;③ 很少产生依赖性;④ 可引起烦躁不安、心血管兴奋等不良反应。常用药物有喷他佐辛、丁丙诺啡、布托啡诺和纳布啡等。

喷他佐辛

喷他佐辛(pentazocine),又名镇痛新,为苯并吗啡烷类合成药。

【体内过程】 本品口服、皮下和肌注均吸收良好,口服首关消除明显,生物利用度20%,血药浓度与其镇痛作用强度和持续时间相平行。血浆蛋白结合率为$35\%\sim64\%$,$t_{1/2}$为$2\sim3\ h$,亲脂性较吗啡强,在体内分布广泛,分布容积$3\ L/kg$。易透过胎盘和血脑屏障,主要在肝脏内,代谢物随尿排出,代谢速率个体差异较大。

【药理作用及机制】 为阿片受体部分激动药,可激动κ受体和拮抗μ受体。镇痛强度为吗啡的$(1/4)\sim(1/3)$,呼吸抑制作用为吗啡的$1/2$,但剂量超过$30\ mg$时,呼吸抑制程度并不随剂量增加而加重,故较为安全。用量达$60\sim90\ mg$,可产生精神症状,如烦躁不安、梦魇和幻觉等,可用纳洛酮对抗。对心血管系统的作用与吗啡不同,大剂量可使血压升高,心律增快,血管阻力增高和心肌收缩力减弱,与其升高血中儿茶酚胺浓度有关。兴奋胃肠道平滑肌的作用比吗啡弱,较少引起恶心呕吐和升高胆道内压力。

【临床应用】 因有轻度拮抗μ受体,成瘾性小,适用于各种慢性疼痛,对剧痛的止痛效果不及吗啡。也可用于麻醉辅助药。

【不良反应】

1. 一般反应 有镇静、嗜睡、眩晕、出汗、轻微头痛,恶心和呕吐少见。剂量增大能引起烦躁、幻觉、噩梦、呼吸抑制、血压升高、心律增快等。大剂量静注,偶有癫痫大发作样惊厥。呼吸严重抑制时,可用纳洛酮对抗。

2. 其他 连续用药2年以上,可产生吗啡样身体依赖性,但戒断症状比吗啡轻,此时应逐渐减量至停药。头部外伤、颅内损伤、颅内压升高、有癫痫倾向及对阿片成瘾者禁用。心绞痛、心功能不全、胆道手术、肝或肾功能损害及孕妇慎用。

布托啡诺

布托啡诺(butorphanol)为吗啡的衍生物,阿片受体部分激动药,即激动κ受体,对μ受体有弱的拮抗作用。其特点为首关消除明显,不宜口服,镇痛效力为吗啡的$4\sim8$倍,呼吸抑制作用较吗啡轻。临床用于缓解中、重度疼痛,如术后、外伤和癌症疼痛以及肾或胆绞痛等,也可作麻醉前用药。常见不良反应有镇静、乏力、出汗,个别出现嗜睡、头痛、眩晕、飘浮感及精神错乱等。久用可产生依赖性。

丁丙诺啡

丁丙诺啡(buprenorphine)是蒂巴因的衍生物,以激动μ受体和κ受体为主,对δ受体有拮抗作用。口服首过消除显著,宜舌下含服,镇痛效力为吗啡的30倍。作用时间长,成瘾性比吗啡小,临床应用同布托啡诺,也可用于吗啡或海洛因成瘾的脱毒治疗。

常见不良反应有头晕、嗜睡、恶心、呕吐、口干、消化不良等症状,少数病人出现幻觉、烦躁不安、意识模糊、抑郁、言语不清等精神症状应停药。长期应用可产生依赖性,但戒断症状较轻。7岁以下儿童、孕妇、哺乳期妇女禁用。颅脑损伤、呼吸抑制者及年老体弱者慎用。

纳布啡

纳布啡(nalbuphine)对μ受体的拮抗作用比布托啡诺强,对κ受体的激动作用比布托啡诺弱。镇痛作用稍弱于吗啡,约为喷他佐辛的3倍,其呼吸抑制作用与等效剂量的吗啡相似,但有"封顶效应",即超过一定剂量,呼吸抑制作用不再加重;可用于心肌梗死和心绞痛病人的镇痛。纳洛酮可对抗本品的镇痛及呼吸抑制作用。由于对 δ 受体的激动效应很弱,很少产生不适感,其依赖性小,戒断症状轻。

17.3 其他镇痛药

曲马朵

曲马朵(tramadol)为合成的非吗啡类中枢性镇痛药,与阿片受体的亲和力很弱。

【体内过程】 口服后几乎完全吸收,20~30 min 起效,2 h 血药浓度达峰值。肌肉注射后 1~2 h 产生峰效应,可维持 3~6 h,主要在肝脏内降解,代谢物经肾脏排出。$t_{1/2}$ 为 5~6 h。肝、肾功能障碍时,$t_{1/2}$ 延长约 1 倍。

【药理作用及机制】 曲马朵通过弱阿片样激动和轻度抑制 NE、5-HT 的重摄取,发挥其镇痛作用。镇痛强度约为吗啡的 1/10,镇痛作用可被纳洛酮部分拮抗。镇咳作用约为可待因的 50%。镇静作用较哌替啶稍弱,治疗剂量不抑制呼吸,大剂量引起呼吸频率减慢,但程度较吗啡轻。不易产生欣快感,耐受性和成瘾性低。

【临床应用】 主要用于各种手术、创伤、分娩过程中多种急性疼痛。由于其可口服,镇痛作用时间长,可治疗癌症或非癌症等引起的慢性疼痛。

【不良反应】 常见多汗、恶心、呕吐、口干、眩晕、嗜睡及排尿困难等,少数可见皮疹、低血压等反应。静注速度过快,可出现颜面潮红和一过性心动过速。偶见出血性胃炎、心动过缓、心房颤动等。长期应用具有一定程度的耐受性和潜在的依赖性。肝肾功能损害、孕妇和哺乳期妇女慎用。

布桂嗪

布桂嗪(bcinnazine,强痛定)为麻醉性镇痛药。口服 10~30 min 或皮下注射 10 min 起效,镇痛时间维持 3~6 h。镇痛强度约为吗啡的 1/3。呼吸抑制和胃肠道作用较轻,对皮肤、黏膜和运动器官的疼痛镇痛效果差。用于偏头痛、神经性疼痛、炎症性疼痛、关节痛、外伤性疼痛、痛经、癌症引起的疼痛和术后疼痛。偶见恶心、眩晕或困倦、黄视、全身发麻感等。对于长期或多次用药者,应注意防止产生成瘾性。

四氢帕马汀

四氢帕马汀(tetrahydropalmatine)为中药延胡所含的生物碱。口服吸收后,10~30 min 起效,维持 2~5 h。镇痛作用与阻断脑内多巴胺受体,增加与痛觉有关的特定脑区脑啡肽原和内啡肽原的 mRNA 表达,促进脑啡肽和内啡肽释放有关。故镇痛作用不及哌替啶,强于一般解热镇痛药,对慢性持续性钝痛效果较好,无明显成瘾性。

用于治疗胃肠及肝胆系统等引起的钝痛、一般性头痛以及脑震荡后头痛,也可用于痛经及分娩止痛。对产程及胎儿均无不良影响。常见不良反应有嗜睡,偶见眩晕、乏力、恶心等症状。大剂量对呼吸中枢有抑制作用,并可引起锥体外系反应。

17.4 阿片受体拮抗药

阿片受体拮抗药本身对阿片受体并无激动效应,但对 μ 受体有很强的亲和力,对 κ 受体和 δ 受体也有一定的亲和力,可竞争与这些受体结合的麻醉性镇痛药,从而产生拮抗效应。

纳 洛 酮

纳洛酮(naloxone)化学结构与吗啡相似,是氧化吗啡的 N-碱基衍生物,对各型阿片受体都有竞争拮抗作用。

【体内过程】 口服易吸收,首关消除明显,常静脉给药。此药亲脂性强,易透过血脑屏障,血浆蛋白结合率为 40%,主要在肝内代谢,代谢物与葡萄糖醛酸结合后随尿排出,$t_{1/2}$ 为 40~55 min。

【药理作用及机制】 本品为阿片受体特异性拮抗剂,其本身无内在活性,不产生药理效应,但对四种阿片受体亚型(σ、κ、δ、μ)均有拮抗作用,尤其对 μ 受体。纳洛酮拮抗麻醉性镇痛药的强度是烯丙吗啡的 30 倍,不仅可拮抗吗啡、亦可拮抗喷他佐辛等阿片受体激动—拮抗药。

【临床应用】 主要用于拮抗麻醉性镇痛药急性中毒的呼吸抑制。也用于麻醉性镇痛药复合全麻的手术结束后,拮抗药物的残余作用。对于娩出的新生儿因受其母体中麻醉性镇痛药影响而致呼吸抑制,也可用此药拮抗。对疑为麻醉性镇痛药成瘾者,用此药可激发戒断症状,有诊断价值。

【不良反应】 不良反应少,有轻度嗜睡,偶见恶心、呕吐、烦躁不安。快速、大剂量推注拮抗麻醉性镇痛药时,由于痛觉突然恢复,可产生交感神经系统兴奋现象,表现为血压升高、心律增快、心律失常,甚至肺水肿和心室颤动,故应缓慢使用。心功能障碍、高血压患者孕妇和哺乳期妇女慎用。

纳 曲 酮

纳曲酮(naltrexone)与纳洛酮相似,但对 κ 受体的拮抗作用强于纳洛酮。作用持续时间可长达 24 h,生物利用度高,在肝脏中代谢,从肾排出。主要用于阿片类药成瘾者的治疗。先停用阿片类药 7~10 d,再试用纳洛酮证实不再激发戒断症状后可开始用纳曲酮治疗。

纳 美 芬

纳美芬(nalmefene)是纳曲酮的衍生物,能竞争性拮抗 μ、κ、δ 阿片受体,其中与 μ 受体的亲和力最强。拮抗吗啡的呼吸抑制效应与纳洛酮的效果相似或更佳,其作用持续时间为纳洛酮的 3~4 倍。主要用于预防或逆转阿片效应,包括呼吸抑制、镇静及低血压。可产生头昏、视力模糊等轻度不良反应。

制剂与用法

〖1〗盐酸吗啡(morphine hydmehloride)　片剂:10 mg、20 mg、30 mg。注射剂:10 mg。口服:5～10 mg/次,15～60 mg/d。极量:30 mg/次,100 mg/d。控释片或缓释片:开始每 12 h 服用 10～20 mg,视止痛效果调整剂量。必须完整吞服、切勿嚼碎。皮下注射:10 mg/次。极量:20 mg/次,60 mg/d。

〖2〗磷酸可待因(codeine phosphate)　片剂:15 mg。口服:15～30 mg/次,3 次/d。极量:100 mg/次,250 mg/d。

〖3〗阿片酊(tincture opium)　含吗啡 1%,乙醇 3%。口服:0.3～1.0 mL/次,3 次/d。极量:2.0 mL/次,6.0 mL/d。

〖4〗复方樟脑酊(tincture camphor co.)　酊剂:5 mL/100 mL。口服:2.0～5.0 mL/次,3 次/d。

〖5〗盐酸哌替啶(pethidine hydrochloride)　注射剂:50 mg/mL、100 mg/2 mL。肌注:50～100 mg/次。极量:150 mg/次,600 mg/d。

〖6〗盐酸美沙酮(methadone hydrochloride)　片剂:2.5 mg。注射剂:5 mg/mL。口服:5～10 mg/次,10～15 mg/d。极量:10 mg/次,20 mg/d。脱瘾治疗:剂量应根据戒断症状严重程度和病人躯体状况及反应而定。开始剂量 15～20 mg,可酌情加量。剂量换算为 1 mg 美沙酮替代 4 mg 吗啡、2 mg 海洛因、20 mg 哌替啶。肌注或皮下注射:2.5～5 mg/次,10～15 mg/d。极量:10 mg/次,20 mg/d。

〖7〗枸橼酸芬太尼(fentanyl citrate)　注射剂:0.1 mg/2 mL。皮下或肌注:0.05～0.1 mg/次。贴剂:1 片/3d,贴于锁骨下胸部洁净皮肤处,并按反应调整剂量。

〖8〗盐酸喷他佐辛(pentazocine hydrochloride)　片剂:25 mg。口服:25～50 mg/次,必要时 3～4 h/次。乳酸喷他佐辛(pentazocine lactate)注射剂:30 mg/mL。皮下或肌注:30 mg/次。

〖9〗酒石酸布托啡诺(butorphanol tartrate,stado1)　鼻喷剂:10 mg/mL,每喷含酒石酸布托啡诺 1 mg。注射剂:1 mg/mL、2 mg/mL。鼻腔内喷洒:1 mg/次。肌注:1～4 mg/次。静脉注射:0.5～2 mg/次。

〖10〗盐酸丁丙诺啡(buprenorphine hydrochloride)　含片:0.2 mg。注射剂:0.3 mg/mL。舌下含服:0.2～0.4 mg,6～8 h 后可重复用药。肌注或缓慢静注:0.15～0.4 mg/次。

〖11〗盐酸曲马多(tramadol hydrochloride)　胶囊剂:50 mg/粒。注射剂:50 mg/2 mL。口服 50 mg/次,3 次/d。肌注、静注或静滴:50～100 mg/次,必要时重复给药,总量不超过 400 mg/d,老年人不超过 300 mg/d。直肠内给药:每次 100 mg,1～2 次/d。儿童:每次 1～2 mg/kg。

〖12〗四氢帕马汀(tetrahydropalmatine)　片剂:50 mg。注射液:60 mg/2 mL、100 mg/2 mL。口服:100～150 mg/次,2～4 次/d。皮下或肌注:60～100 mg/次。

〖13〗盐酸纳洛酮(naloxone ydrochloride)　注射剂:0.4 mg/mL。肌注:5 μg/kg,待 15 min 后再肌注 10 μg/kg。或先给负荷量:1.5～3.5 μg/kg,以 3 μg/kg/h 维持。急性乙醇中毒:静注纳洛酮 0.4～0.6 mg,可使患者清醒。

〖14〗盐酸纳美芬(nalmefene ydrochloride)　注射液:0.1 mg/mL。静脉注射:初始剂量 0.25 μg/kg,2～5 min 后再给 0.25 μg/kg,呈现阿片逆转作用后立即停止给药。

（熊波　杨解人）

第 18 章　解热镇痛抗炎药

18.1　概　　述

解热镇痛抗炎药(antipyretic-analgesic and anti-inflammatory drugs)是一类具有解热、镇痛作用,而且大多数还具有抗炎、抗风湿作用的药物(图 18-1)。由于其抗炎作用与糖皮质激素不同,1974 年在意大利米兰召开的国际会议上将本类药归于非甾体类抗炎药(non-steroidal anti-inflammatory drugs,NSAIDs)。阿司匹林是本类的代表药,故又称为阿司匹林类药物。本类药物共同的作用机制是抑制体内环氧酶(cycloxygenase,COX),干扰前列腺素(prostaglandin,PG)的生物合成,从而发挥解热、镇痛、抗炎、抗风湿等作用。

1. 解热作用　解热镇痛药能降低发热病人的体温,而对正常体温几无影响。位于下丘脑的体温调节中枢通过调节产热和散热过程,使体温保持在相对恒定水平。细菌或病毒感染时,IL-1β、IL-6、IFN-α、IFN-β 和 TNF-α 等细胞因子释放增加,后者促进视前区附近合成并释放 PGE_2,通过 cAMP 作用于下丘脑体温调节中枢,导致体温调定点提高,产热增加,散热减少,从而使体温升高。NSAIDs 可抑制下丘脑 COX,减少 PGs 合成,使产热减少,散热增加,体温降低。

发热是机体的一种防御反应,热型也是诊断疾病的重要依据之一,因此,不宜见热就退。但体温过高或持久发热可消耗体力,引起头痛、失眠、谵妄甚至昏迷,且小儿高热易致惊厥,严重者可危及生命,及时应用解热镇痛药可以缓解这些症状。但解热仅是对症治疗,应同时对因治疗。

2. 镇痛作用　解热镇痛药对中等程度的慢性钝痛,如牙痛、头痛、神经痛、肌肉痛、关节痛及痛经等均有良好的镇痛效果。对创伤引起的剧痛和内脏平滑肌绞痛无效。长期应用一般不产生耐受性,无欣快感。本类药物的镇痛作用部位主要在外周神经系统。当组织损伤或产生炎症时,局部合成与释放某些致痛化学物质如缓激肽、PGs 和组胺等;缓激肽和 PGs 能刺激痛觉神经末梢,PGs 还能明显提高痛觉神经末梢对缓激肽等致痛物质的敏感性,从而产生钝痛。NSAIDs 抑制炎症局部的 PGs 合成,因而对致痛物质所致慢性钝痛有良好的止痛效果,而对创伤及内脏平滑肌痉挛等直接刺激痛觉神经末梢引起的锐痛疗效较差。部分NSAIDs 在中枢神经系统产生镇痛作用,主要作用部位在脊髓,可能与其抑制中枢神经系统PGs 的合成或干扰伤害感受系统的介质与调质的产生和释放有关。

3. 抗炎、抗风湿作用　大多数解热镇痛药都具有抗炎作用,主要机制是抑制 COX 合成。COX 有两种同工酶,即环氧酶-1(COX-1)和环氧酶-2(COX-2)。COX-1 为结构型,主要存在于血管、胃、肾等组织中,参与血管舒缩、血小板聚集、胃黏膜血流、胃黏液分泌及肾功能等的调节。COX-2 为诱导型,各种化学、物理性损伤和生物因子激活磷脂酶 A_2(phospholipase A_2，PLA_2）水解细胞膜磷脂，生成花生四烯酸（arachidonic acid，AA），后者经 COX-2 催化加氧生成前列腺素（prostaglandins，PGs）。损伤性因子也可诱导多种细胞因子，如 IL-1、IL-6、IL-8、TNF 等的合成，这些因子又能诱导 COX-2 表达，增加 PGs 合成，参与炎症反应等病理过程。PGs 可使血管扩张，毛细血管通透性增加，局部组织充血、水肿和疼痛，同时与缓激肽等产生协同致炎作用。近年来发现，白细胞、血小板等在炎症区域的黏附与黏附分子表达有关，如来自血管内皮细胞的选择素 E-selectin、P-selectin 和 L-selectin、细胞间黏附分子-1（ICAM-1）、血管细胞黏附分子-1（VCAM-1）、白细胞整合素（integrins）等，把循环中的白细胞导向炎症区域。NSAIDs 不仅可抑制 PGs 的合成，同时抑制某些细胞黏附分子的表达，清除由中性粒细胞、巨噬细胞等生成的氧自由基，避免其对组织的损伤，从而减轻炎

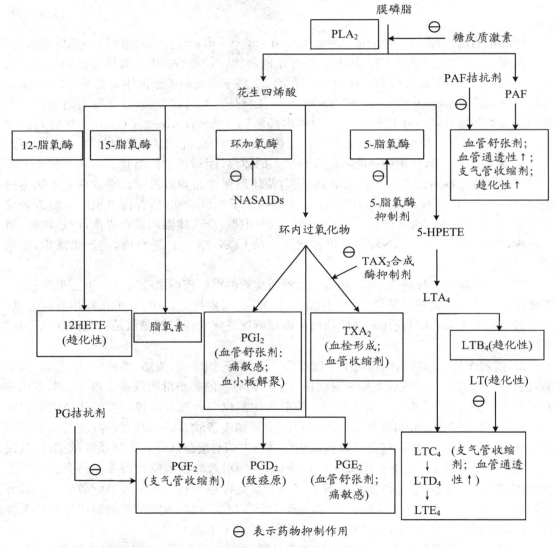

$\ominus$ 表示药物抑制作用

PLA_2：磷脂酶A_2；NSAIDs：非甾体抗炎药；PAF：血小板活动因子；5-HPETE：5-氢过氧化二十碳四烯酸；LX：脂氧素；HX：羟基环氧素；PCI_2：前列环素；PG：前列腺素；TXA_2：血栓素A_2；LT：白三烯

图 18-1　膜磷脂生成的各种物质及其作用以及抗炎药的作用部位示意图

症的红、肿、热、痛等反应,明显缓解风湿性及类风湿性关节炎的症状。但仅有对症治疗作用,不能根除病因,也不能阻止病程的发展或并发症的出现。

4. 其他 NSAIDs 通过抑制环氧酶而对血小板聚集有强大的、不可逆的抑制作用。NSAIDs 对肿瘤的发生、发展及转移可能均有抑制作用,其抗肿瘤作用机制除与对 PGs 的抑制有关,还与其激活 caspase-3、诱导肿瘤细胞凋亡、抑制肿瘤细胞增殖以及抗新生血管形成等有关。此外,尚有预防和延缓阿尔茨海默病发病、延缓角膜老化等作用。

传统的 NSAIDs 作用无选择性,对 COX-1 及 COX-2 都有一定程度的抑制作用。目前认为,NSAIDs 的不良反应与其抑制 COX-1 有关,药理作用的产生主要是由于其对 COX-2 的抑制。常用的解热镇痛抗炎药根据其对 COX 的选择性,可分为非选择性 COX 抑制药和选择性 COX-2 抑制药;按照化学结构,可分为水杨酸类、苯胺类、吡唑酮类及其他有机酸类等。

18.2 常用非甾体类抗炎药

18.2.1 非选择性环氧酶抑制药

一、水杨酸类

本类药物包括阿司匹林(aspirin,乙酰水杨酸)和水杨酸钠(sodium salicylate)。其中最常用的是阿司匹林。

阿司匹林[基]

【体内过程】 口服后迅速吸收,小部分在胃,大部分在小肠吸收,$1\sim2$ h 血中药物达高峰,生物利用度为 68%。吸收情况受片剂崩解速度、病人服药后的活动情况、胃排空状况及胃液 pH 等的影响。阿司匹林经胃肠黏膜、血浆、红细胞及肝脏中的酯酶水解为乙酸和具有疗效的水杨酸盐,后者与血浆蛋白的结合率为 80%～90%,可分布到各组织和体液中,也能进入关节腔、脑脊液和胎盘。大部分经肝药酶转化为葡萄糖醛酸结合物和水杨尿酸,经肾排泄。

阿司匹林血浆 $t_{1/2}$ 仅为 20 min,其水解产物水杨酸盐的代谢情况因浓度高低而不同。口服小剂量阿司匹林(1 g 以下)时,水解生成的水杨酸盐较少,按一级动力学消除,水杨酸血浆 $t_{1/2}$ 为 $2\sim3$ h;阿司匹林剂量达 1 g 以上时,与之结合的肝药酶已达饱和,转变为零级动力学消除,水杨酸血浆 $t_{1/2}$ 可延长为 $15\sim30$ h。如剂量再大,血中游离水杨酸浓度将急剧上升,可出现中毒症状。本药血浆有效抗炎浓度为 $150\sim300$ mg/L,中毒浓度大于 300 mg/L。

阿司匹林为弱酸性药,当与碳酸氢钠同服时,水杨酸盐重吸收减少,排泄增加可达 85%,故中毒时可碱化尿液以加速排泄。而在酸性尿中,水杨酸盐仅排出 5%。本药药代动力学受时辰影响,早晨 7 点服药相对于晚 7 点服药吸收完全而迅速,血药峰值高,$t_{1/2}$ 较长,疗效较好。

【药理作用及机制】 阿司匹林对 COX-1 和 COX-2 的抑制作用基本相当,具有解热、镇痛及抗炎、抗风湿作用。

1. 解热镇痛及抗炎抗风湿　阿司匹林可抑制环氧酶,减少 PGs 的生成;此外还能抑制白细胞聚集,减少激肽形成,抑制透明质酸酶,抑制 Ca^{2+} 移动,从而产生较强的解热镇痛及抗炎抗风湿作用,且效应具有剂量依赖性。

2. 影响血小板功能　血小板内存在 COX-1 和血栓素 A_2(TXA_2)合成酶,血管内皮细胞存在 COX-1 和前列环素(PGI_2)合成酶,均能催化花生四烯酸生成 PGH_2,进而分别生成 TXA_2 及 PGI_2。TXA_2 可收缩血管,促进血小板聚集,而 PGI_2 作为 TXA_2 的生理拮抗剂,作用与之相反。小剂量阿司匹林能使 COX 活性中心的丝氨酸乙酰化而失活,不可逆地抑制血小板 COX-1,减少血小板中 TXA_2 的生成,抑制血小板的聚集及抗血栓形成。大剂量阿司匹林能抑制血管内皮细胞 COX-1,减少 PGI_2 合成,可能促进血栓形成。血小板中环氧酶对阿司匹林的敏感性远较血管中环氧酶为高,而且血小板的寿命仅 $8\sim11$ d,与血管内皮相比无蛋白质合成能力,不可能再生成新的 COX-1。因此,临床采用小剂量阿司匹林防止血栓形成。

【临床应用】

1. 解热、镇痛　可缓解头痛、牙痛、肌肉痛、神经痛、痛经等轻、中度疼痛,并可用于感冒发热。一般口服 $0.3\sim0.6$ g/次,3 次/d。

2. 抗炎、抗风湿　大剂量阿司匹林对类风湿性关节炎能迅速镇痛,消退关节炎症,减轻或延缓关节损伤;继续用药能预防受损关节恶化,但不能改变疾病进程。对急性风湿热的患者,可于 $24\sim48$ h 内使关节红、肿、热、痛等症状明显减轻,体温恢复正常,因而可作为急性风湿热的鉴别诊断依据。最好用至最大耐受剂量,口服 $3\sim5$ g/d,分 4 次于饭后服用。

3. 防治血栓形成　小剂量($50\sim100$ mg/次)阿司匹林可防治缺血性心脏病、缺血性脑病、房颤、人工心脏瓣膜置换或其他术后血栓形成。

【不良反应】　阿司匹林用于解热镇痛只需短期服用而且剂量较小,因而不良反应少见;用于抗炎抗风湿则需长期大量使用,不良反应较多。

1. 胃肠道反应　口服阿司匹林可直接刺激局部胃黏膜,并能抑制胃壁细胞 PGs(主要为 PGE_2)的合成,而 PGs 对胃黏膜细胞有保护作用。临床常见食欲不振、上腹不适、恶心、呕吐、腹痛、腹泻等,较大剂量引起溃疡、无痛性出血,原有溃疡病者,可出现症状加重。较大剂量(抗风湿剂量)则刺激延髓催吐化学感应区(CTZ),导致恶心、呕吐。为减轻胃肠道反应,宜餐后服药,将药片嚼碎,选用肠溶片、缓释片、胶囊等,或与适量碳酸氢钠同服。合用 PGE_1 衍生物米索前列醇(misoprostol)可减少溃疡的发生率。

2. 凝血障碍　小剂量阿司匹林不可逆性抑制血小板 TXA_2 的合成,须待新的血小板生成后才能重新合成 TXA_2,而血管内皮尚能合成 PGI_2,因而血液中 TXA_2/PGI_2 比率下降,血小板聚集受到抑制,血液不易凝固,出血时间延长。大剂量或长期服用阿司匹林可以抑制凝血酶原的形成,延长凝血酶原时间,加重出血倾向,可用维生素 K 加以防治。

3. 过敏反应　少数患者可出现荨麻疹、血管神经性水肿、过敏性休克。某些哮喘患者服用阿司匹林或其他解热镇痛药后可诱发哮喘,称为"阿司匹林哮喘",这与它们抑制 PGs 合成有关,因 PGs 合成受阻,由花生四烯酸生成的白三烯以及其他脂氧酶代谢产物增多,内源性支气管收缩物质占优势,导致支气管痉挛。此时用肾上腺素治疗无效,可用抗组胺药和糖皮质激素治疗。

4. 水杨酸反应　使用大剂量阿司匹林(5 g/d),可引起恶心、呕吐、头痛、眩晕、耳鸣、视、听力下降,总称为"水杨酸反应",是水杨酸类中毒的表现。严重者出现过度呼吸,酸碱平衡紊乱、出血性紫癜、精神紊乱、高热、谵妄、惊厥和昏迷,甚至危及生命。严重中毒者应立即停药,应用碳酸氢钠溶液静脉滴入以碱化尿液,加速水杨酸盐的排泄。

5. 瑞夷(Reye)综合征　病毒性感染儿童使用阿司匹林退热时,可出现急性肝脂肪变性一脑病综合征,主要表现为肝功能衰竭合并脑病,虽少见,但病死率高。故病毒性感染患儿不宜使用阿司匹林,可用对乙酰氨基酚替代。

6. 对肾脏的影响　阿司匹林对正常肾功能无明显影响。但对少数人尤其是老年人,而且伴有心、肝、肾功能损害的患者,可引起肾小管功能损伤,产生水肿、多尿等症状。其原因可能是由于存在隐性肾损害或肾小球灌注不足,服用阿司匹林后抑制前列腺素合成,使其代偿机制取消所致。偶见间质性肾炎、肾病综合征,甚至肾衰竭,其机制不明。为减少本药对肾脏的损害,用药期间宜多饮水。

7. 禁忌证　胃十二指肠溃疡、严重肝功能不全、低凝血酶原血症、维生素 K 缺乏、哮喘、慢性荨麻疹患者禁用。手术前一周、孕妇临产前两周应停药。

二、苯胺类

对乙酰氨基酚[基]

对乙酰氨基酚(acetaminophen,扑热息痛)是非那西丁(phenacetin)在体内的活性代谢产物。

【体内过程】　口服易吸收,0.5~1 h 血药浓度达峰值。90％以上在肝脏代谢。95％与葡萄糖醛酸或硫酸结合而失活,从肾脏排出。5％转化为有毒的中间体对乙酰苯醌亚胺,与肝、肾组织中的谷胱甘肽结合而解毒,中毒时由于后者耗竭而致肝、肾受损。$t_{1/2}$ 为 2~4 h,肝功能减退时可延长 1~2 倍。

【药理作用及机制】　解热镇痛作用强度与阿司匹林相似,几乎没有抗炎作用,可能与其主要抑制中枢神经系统的环氧酶有关。

【临床应用】　主要用于退热、缓解轻、中度疼痛,适用于对阿司匹林不能耐受或过敏的患者。

【不良反应】　常见恶心、呕吐,偶见皮肤黏膜过敏反应,长期大量使用,尤其是肾功能低下者,可出现肾绞痛、急性或慢性肾衰竭。过量可引起明显肝衰竭,表现为肝性脑病,一次服用 10~15 g 以上可导致中毒性肝坏死。用药期间勿饮酒,否则可加重本药的肝毒性。孕妇、哺乳期妇女及 3 岁以下儿童禁用。肝、肾功能不全者慎用。

三、吲哚类

吲哚美辛[基]

吲哚美辛(indomethacin,消炎痛)为人工合成的吲哚衍生物。

【体内过程】　口服吸收迅速而完全,3 h 血药浓度达高峰。血浆蛋白结合率为 90％,广泛分布于组织液,不易透过血脑屏障。有明显肝肠循环,主要经肝代谢为去甲基化合物和去氯苯甲酰化物,随尿、胆汁、粪便排泄。$t_{1/2}$ 为 2~3 h。个体差异较大,用药时注意剂量个体化。

【药理作用及机制】　吲哚美辛是最强的 PG 合成酶抑制药之一。对 COX-1 和 COX-2

抑制作用强大,也能抑制磷脂酶 A_2 和磷脂酶 C。此外,还能抑制多形核白细胞的活动,减少炎症部位的浸润,抑制溶酶体酶释放,抑制 Ca^{2+} 移动,阻止炎症刺激物引起的细胞炎症反应。本药解热、镇痛、抗炎作用显著,对炎性疼痛有明显镇痛效果。

【临床应用】 由于不良反应多,本药一般不作为解热镇痛药使用,仅用于其他药物不能耐受或疗效不显著的风湿性、类风湿性关节炎。对强直性脊柱炎、骨关节炎、急性痛风性关节炎有效,还可用于心包炎、胸膜炎和癌症引起的发热。剂量不宜过大,一日总量不超过200 mg,如果连用 2～4 周仍不见效,应改用其他药物。

【不良反应】 治疗量时有 30%～50%患者出现不良反应,约 20%患者必须停药,大多数不良反应与剂量过大有关。一般应先用最小剂量,给药期间加强监护,注意观察和随访用药后的不良反应。

1. 胃肠道反应 较常见,如食欲减退、恶心、呕吐、腹痛、腹泻和上消化道溃疡,偶可穿孔或出血。可于餐后给药,如出现胃痛及大便黑色,应立即做大便隐血试验。

2. 中枢神经系统症状 较多见,25%～50%患者出现前额头痛、眩晕,偶见幻觉、精神失常。用药期间应避免驾驶、机械作业或高空作业。

3. 血液系统疾病 可引起粒细胞、血小板减少、溶血性贫血、再生障碍性贫血等,应定期检查血象。

4. 过敏反应 常见皮疹,严重者诱发哮喘。与阿司匹林有交叉过敏反应,故阿司匹林过敏者禁用。

5. 禁忌证 胃及十二指肠溃疡、精神失常、癫痫、帕金森病、哮喘患者、孕妇、儿童禁用。

四、芳基乙酸类

双氯芬酸[基]

双氯芬酸(diclofenac)为邻氨基苯甲酸类衍生物。

【体内过程】 口服吸收迅速,1～2 h 血药浓度达峰值。有首过消除,口服生物利用度约50%。血浆蛋白结合率为 99%。经肝代谢后与葡萄糖醛酸或硫酸结合后迅速排泄,$t_{1/2}$ 为1.1～1.8 h。本药在关节滑液中能维持 24 h,且药物浓度较血药浓度高。

【药理作用及机制】 本药抑制环氧酶作用较强,也能减少白细胞内花生四烯酸的浓度,间接抑制白三烯的合成,可能与其改变脂肪酸的释放或摄取有关。等效剂量下,其解热、镇痛、抗炎效应均比吲哚美辛、萘普生等强。

【临床应用】 临床主要用于风湿性、类风湿性关节炎、粘连性脊椎炎、骨关节炎、椎关节炎、痛风性关节炎等。也用于各种神经痛、手术及创伤后疼痛以及各种疼痛所致发热等。

【不良反应】 常见胃肠道反应,但较轻。偶见头痛、眩晕、嗜睡、兴奋、肝功能异常、白细胞减少等反应,服药后避免驾驶、机械操作或高空作业。长期用药,应定期检查血象、肝功能。有"阿司匹林哮喘"史或哮喘病史不宜使用。肝肾功能不全者、溃疡患者慎用。

五、芳基丙酸类

本类药物包括萘普生(naproxen)、布洛芬(ibuprofen)、非诺洛芬(fenoprofen)、酮洛芬(ketoprofen)、氟比洛芬(flurbipropen)、奥沙普秦 C(oxaprozin)等,均属作用较强的 COX 抑制药,为目前临床应用较广的 NSAIDs。

布洛芬[基]

布洛芬(ibuprofen,异丁苯丙酸)是第一个用于临床的丙酸类 NSAIDs。

【体内过程】　口服吸收迅速,生物利用度为80%。1~2 h 血药浓度达高峰,血浆蛋白结合率为99%。可缓慢进入滑膜腔,并在此保持高浓度。主要经肝代谢,99%以代谢物形式从尿中排泄。$t_{1/2}$ 为 2 h。

【药理作用及机制】　本药主要通过抑制环氧酶,抑制 PGs 的合成。具有明显的抗炎、解热、镇痛作用,其疗效与阿司匹林相似。

【临床应用】　主要用于治疗风湿性及类风湿性关节炎、骨关节炎、强直性脊柱炎、急性肌腱炎、滑液囊炎等。也可用于神经痛、腰背痛、痛经等以及各种原因引起的发热。对阿司匹林不能耐受者,可改用本药。

【不良反应】　可见恶心、胃热灼感、上腹疼痛等胃肠道反应,少见头痛、眩晕、骨髓造血功能抑制、肾毒性、皮疹、皮肤黏膜过敏等,偶见视力模糊及中毒性弱视,一旦出现立即停药。哮喘、血管神经性水肿、孕妇及哺乳期妇女禁用。溃疡和有出血倾向者慎用。

六、烯醇酸类

吡罗昔康

吡罗昔康(piroxicam,炎痛喜康)为烯醇酸类衍生物。

【体内过程】　口服吸收完全,2~4 h 血药浓度达高峰,血浆蛋白结合率为99%。经肝脏代谢,大部分从肾脏排泄,小部分从粪便排泄。存在肝肠循环,$t_{1/2}$ 为 36~45 h。

【药理作用及机制】　本药能抑制前列腺素的合成,抑制白细胞趋化,减少溶酶体释放;也可抑制软骨中的黏多糖酶和胶原酶活性,减轻软骨破坏和炎症反应。具有很强的解热、镇痛、抗炎和抗痛风作用。

【临床应用】　主要用于治疗风湿性、类风湿性关节炎等。其优点是作用迅速持久,用药剂量小,疗效与阿司匹林、吲哚美辛、萘普生相似。对急性痛风、肩周炎、腰肌劳损、原发性痛经也有效。

【不良反应】　不良反应较少,患者易耐受。常见恶心、呕吐,偶见头痛、眩晕、粒细胞减少、再生障碍性贫血、水肿等。剂量过大或长期应用可发生消化性溃疡和大出血,应注意血象,观察大便色泽有无变化,必要时进行大便隐血试验。胃十二指肠溃疡、孕妇及肾功能不全者慎用。

美洛昔康

美洛昔康(meloxicam)选择性较强,对 COX-2 的抑制作用较 COX-1 强 10 倍左右。抗炎作用强,主要用于类风湿性关节炎、骨关节炎等。口服吸收快而完全,生物利用度为 91%。经肝脏代谢,主要由肾脏排泄。$t_{1/2}$ 为 20 h。治疗量时胃肠道不良反应少,剂量过大或长期应用可致消化道溃疡、出血,应予注意。本药具有心血管危险,只能短期应用。

七、吡唑酮类

保泰松

保泰松(phenylbutazone,布他酮)及其代谢产物羟基保泰松(oxyphenbutazone)均为吡唑酮类衍生物。

【体内过程】 口服吸收迅速完全,2 h 血药浓度达高峰。血浆蛋白结合率达 90%,$t_{1/2}$ 为 50～65 h。主要经肝代谢,大部分以代谢物形式由肾脏排泄,1% 以原形随尿排泄,少量随粪便排泄。本药为肝药酶诱导剂,可加速自身代谢。

【药理作用及机制】 保泰松能抑制前列腺素的合成,也能抑制白细胞趋化和溶酶体的释放。抗炎抗风湿作用强,解热镇痛作用较弱。其代谢产物 γ-羟基保泰松可减少肾小管对尿酸的再吸收,轻度促进尿酸排泄,故本药对急性痛风有效。

【临床应用】 由于不良反应多且严重,本药一般不用于解热镇痛,也不作为抗风湿的首选药。可用于治疗风湿、类风湿性关节炎、骨关节炎、强直性脊柱炎、急性痛风等,也可用于急性血吸虫病、丝虫病、顽固性结核病、恶性肿瘤等引起的发热。

【不良反应】 不良反应较多,如胃肠道反应、过敏反应等。偶见剥脱性皮炎、粒细胞减少、再生障碍性贫血等。有 10%～15% 的患者由于不能耐受而停用。如用时,剂量不宜过大,疗程也不宜过长。儿童禁用。

八、烷酮类

萘丁美酮

萘丁美酮(nabumetone)为非酸性的可溶性脂质酮。

【体内过程】 本药是一种前体药物,口服后血药浓度很低,不易检测。吸收后迅速转化为活性代谢产物 6-甲氧基-2-萘基乙酸(6-methoxy-2-naphthylacetic acid,6-MNA),6-MNA 经肝代谢为非活性产物,与葡萄糖醛酸或硫酸结合后,80% 经肾脏排泄,10% 从粪便排出。6-MNA 的 $t_{1/2}$ 为 24 h。

【药理作用及机制】 6-MNA 对环氧酶有很强的抑制作用。本药抗炎、解热作用强于阿司匹林,镇痛作用比阿司匹林弱。

【临床应用】 主要用于治疗风湿性、类风湿性关节炎、骨关节炎、强直性脊柱炎和软组织损伤等。也可用于急性痛风。

【不良反应】 不良反应少而轻。常见恶心、呕吐、腹泻、腹痛和便秘,少见消化性溃疡、胃肠道出血、失眠、头痛、头昏、耳鸣、眩晕等,偶见皮疹、瘙痒、光敏、一过性蛋白尿等。胃、十二指肠溃疡、严重肝功能损害、孕妇、哺乳期妇女及儿童禁用。

九、异丁酚酸类

舒林酸

舒林酸(sulindac)为吲哚乙酸类衍生物。本药为无活性的前体药物,$t_{1/2}$ 约 7 h;在体内转化为磺基代谢物才有效,该代谢物 $t_{1/2}$ 为 18 h。

抑制 COX 作用较强,效应强度不及吲哚美辛,但强于阿司匹林。主要用于风湿性关节炎、骨关节炎。少数患者出现头痛、头晕、嗜睡、失眠、无力等。

18.2.2 选择性环氧酶-2 抑制药

解热镇痛抗炎药治疗作用的主要机制与抑制 COX-2 有关,不良反应常与抑制 COX-1

有关。传统的解热镇痛抗炎药非选择性地抑制了 COX-1 与 COX-2,其胃肠道反应、出血倾向等不良反应严重地影响了它们的使用。选择性 COX-2 抑制药既可保持其治疗作用,又可减少胃肠道等不良反应。但最近的药物上市后监测资料表明,本类药物可能带来心血管系统等更严重的不良反应的发生,在其说明书上也增加了可能加重心血管系统疾病、胃肠道溃疡及出血等不良反应的警示。

塞来昔布

塞来昔布(celecoxib,西乐葆)是一种新型的非甾体抗炎药。

【体内过程】 口服吸收良好,2～3 h 血药浓度达峰值。连续给药 5 d 内达稳态血药浓度。血浆蛋白结合率约为 97%。体内分布广泛,可通过血脑屏障。主要经肝代谢,少于 1% 的药物以原形从肾脏排出。

【药理作用及机制】 塞来昔布能选择性抑制 COX-2,其抑制 COX-2 的作用较 COX-1 强 375 倍。治疗量时对人体 COX-1 无明显影响,也不影响 TXA_2,但可抑制 PGI_2 的合成。本药具有显著的抗炎作用,且不易导致消化性溃疡、出血或抑制血小板聚集。

【临床应用】 主要用于治疗风湿性、类风湿性关节炎和骨关节炎,也可用于术后急性疼痛、牙痛、痛经等。

【不良反应】 胃肠道反应、出血和溃疡的发生率较低。少见外周水肿、高血压。对本药过敏或对磺胺过敏者慎用。胃、十二指肠溃疡、水肿、有血栓形成倾向者、高血压及心功能不全者慎用。

尼美舒利

尼美舒利(nimesulide)是一种新型非甾体抗炎药。

【体内过程】 口服吸收迅速且完全,生物利用度为 92%。血浆蛋白结合率高达 99%。主要经肝代谢,70% 经肾脏排泄,20% 经粪便排泄。$t_{1/2}$ 为 2～3 h。

【药理作用及机制】 本药能较高选择性抑制 COX-2,故抗炎作用强,不良反应少。此外尚能抑制氧自由基的产生及白三烯的生成;抑制组胺和血小板活化因子的形成和释放;抑制蛋白酶的活性,具有显著的抗炎、解热和镇痛作用,并具有抗过敏作用。

【临床应用】 主要治疗类风湿性关节炎、骨关节炎、呼吸道、耳鼻喉、软组织和口腔的炎症。单用或合用抗生素可用于肌腱炎、腱鞘炎、急慢性支气管炎、肺炎、痛经、乳腺炎、中耳炎、尿道炎、肿瘤等所致疼痛等。

【不良反应】 偶有恶心、纳差、胃痛、胃烧灼感,头痛、失眠等轻微而短暂的不良反应。餐后服用可减轻胃肠道反应。用药期间应避免驾驶、机械操作或高空作业。活动性消化道出血或溃疡者、严重肝、肾功能不全者慎用。

制 剂 与 用 法

〔1〕阿司匹林(aspirin) 片剂:0.05 g、0.1 g、0.3 g、0.5 g。泡腾片:0.3 g、0.5 g。肠溶片:0.3 g。解热镇痛:0.3～0.6 g/次,3 次/d,饭后服用。抗风湿:0.6～1 g/次,4 次/d,症状控制后逐渐减量。抗凝、抗血栓:50～300 mg/次,1 次/d。泡腾片放于温水 150～250 mL 中,溶化后饮下。

〖2〗对乙酰氨基酚(acetaminophen)　片剂:0.1 g、0.3 g、0.5 g。成人 0.5~1 g/次,3~4 次/d,最大剂量不超过 4 g。儿童:3 个月～1 岁,60～120 mg/次;1 岁～5 岁,0.15～0.25 g/次;6 岁～12 岁,0.5 g/次,3~4 次/d。

〖3〗吲哚美辛(indomethacin)　胶囊剂:25 mg。25 mg/次,2~3 次/d,餐后服用或与食物同服。每周可递增 25～50 mg,至 0.1~0.15 g/d。

〖4〗甲芬那酸(mefenamic acid)　片剂:0.25 g。首次 0.5 g,以后 0.25 g/6 h,用药不宜超过 1 w。

〖5〗氯芬那酸(chlofenamic acid)　片剂:0.2 g。0.2 g/次,3 次/d。

〖6〗双氯芬酸(diclofenac)　片剂:25 mg。注射剂(钠盐):75 mg/2 mL。25 mg/次,3 次/d。75 mg/次,1 次/d,深部肌肉注射。

〖7〗布洛芬(ibuprofen)　片剂:0.1 g、0.2 g。0.2~0.4 g/次,3 次/d,餐中服。

〖8〗奈普生(naproxen)　片剂:0.1 g、0.25 g。0.25 g/次,2 次/d。

〖9〗吡罗昔康(piroxicam)　片剂:20 mg。20 mg/d,1~2 次/d。

〖10〗美洛昔康(meloxicam)　片剂:7.5 mg。7.5 mg/次,1~2 次/d,早餐后服。

〖11〗保泰松(phenylbutazone)　片剂:0.1 g。0.1~0.2 g/次,3 次/d,餐中服。症状缓解后,改为 1 次/d。

〖12〗萘丁美酮(nabumetone)　片剂:0.5 g、0.75 g。0.5 g/次,2 次/d。

〖13〗舒林酸(sulindac)　片剂:150 mg,200 mg。0.15~0.2 g/次,2 次/d。每日最大剂量 400 mg。

〖14〗塞来昔布(celecoxib)　胶囊剂:200 mg;急慢性骨关节炎:0.2 g/d,1~2 次/d,最大剂量 0.4 g/d;类风湿性关节炎:0.1~0.2 g/d,2 次/d,最大剂量 0.8 g/d。

〖15〗尼美舒利(nimesulide)　片剂:100 mg。0.1 g/次,2 次/d,餐后服。

(熊莺　杨解人)

第 19 章　中枢兴奋药

中枢兴奋药(central stimulants)是能够选择性兴奋中枢神经系统,提高其功能活动的一类药物。根据它们的主要作用部位可分为三类:① 主要兴奋大脑皮层的药物,如咖啡因等;② 主要兴奋延髓呼吸中枢的药物,通常称为呼吸兴奋药,如尼可刹米等;③ 主要兴奋脊髓的药物,如士的宁等。兴奋脊髓的药物安全范围小,特别容易导致惊厥,现在除作为科研工具药外,临床基本不用。本章主要介绍前两类药物。

19.1　主要兴奋大脑皮层的药物

咖 啡 因[基]

咖啡因(caffeine)、属于黄嘌呤类衍生物,是咖啡中的主要生物碱,

【体内过程】 口服、直肠或注射给药均能迅速吸收,吸收后迅速透过血脑屏障,亦可通过胎盘屏障。在肝内代谢,代谢产物由肾脏排出。

【药理作用及机制】 咖啡因能兴奋中枢神经系统和心肌,松弛平滑肌,并具有利尿作用。咖啡因的作用机制可能涉及以下几个方面:① 抑制磷酸二酯酶,使细胞内 cAMP 降解减少,cAMP 含量增加,进而介导一系列生理、生化反应;② 阻断腺苷受体,直接与神经元突触后膜上 A1 型腺苷受体结合,阻断腺苷的抑制性效应;③ 促进肌浆网钙储池释放 Ca^{2+},使细胞内 Ca^{2+} 浓度增加;④ 竞争性拮抗苯二氮䓬受体,抑制 Cl^- 通道开放,而引起中枢兴奋。其中枢作用较强,外周作用较弱。

1. 中枢神经系统 对中枢神经系统各主要部位均有兴奋作用,其作用范围与剂量相关。小剂量(50~200 mg)能兴奋大脑皮层,表现为精神振奋、思维活跃、疲乏减轻、睡意减少、脑力劳动效率提高。剂量增加(200~500 mg),可引起紧张、焦虑、失眠、头痛、震颤等兴奋症状。注射 0.3~0.5 g,能直接兴奋延脑呼吸中枢,提高呼吸中枢对于 CO_2 的敏感性,呼吸加深加快,通气量增加;同时也兴奋延脑血管运动中枢和迷走神经中枢,使血压略升、心律减慢,但这两种作用的效应常被直接兴奋心脏的作用抵消。更大剂量可兴奋脊髓,使反射亢进。中毒量可引起惊厥。

2. 心血管系统 咖啡因小剂量可减慢心率,可能与兴奋迷走神经中枢有关;较大剂量可直接兴奋心脏,使心率增加,心肌收缩力增强。咖啡因直接松弛血管平滑肌,使肺血管、冠状动脉和全身血管扩张,外周阻力降低;但咖啡因可使脑血管收缩,脑血流量减少,因此可与解热镇痛抗炎药合用,治疗脑血管扩张所致头痛。

3. 其他 咖啡因可松弛支气管、胆道及胃肠平滑肌,促进胃酸和胃蛋白酶的分泌。增

加肾小球滤过率,抑制肾小管对 Na^+ 的重吸收而具有利尿作用。

【临床应用】 咖啡因可用于严重传染病或吗啡引起的中枢性呼吸抑制。与阿司匹林等合用治疗一般头痛;与可待因合用加强镇痛作用;与溴化物合用治疗神经官能症;与麦角胺合用治疗偏头痛。也可单用或与氢化可的松霜剂外用,对特异性皮炎有效,可能与增加皮肤局部的 cAMP 有关。

【不良反应】 毒性较低,口服治疗剂量安全。

1. 一般不良反应 常见不良反应主要是激动、不安、失眠、头痛、恶心、呕吐等,剂量过大会出现心悸、低血压、呕血、头痛、神经过敏,甚至惊厥。急性心肌梗死、心律失常、消化性溃疡患者不宜久用。

2. 其他 注射给药时宜缓慢,给药期间应监测病人血压、心律及呼吸情况。对长期服药者,不可骤停,应逐渐减量直至停药。误服中毒时间尚短者,可用温水洗胃,并用硫酸钠或硫酸镁导泻,过量解救可静注地西泮等。

哌甲酯

哌甲酯(methylphenidate,利他林)为人工合成药,化学结构与拟交感胺类药物苯丙胺相似,但拟交感作用很弱。

【体内过程】 胃中食物可加速吸收,但不影响吸收总量。约 2 h 血浆药物浓度达高峰。首关效应明显。细胞内浓度超过血浆浓度,与血浆蛋白结合少,作用可维持 4 h 左右。约80% 在肝脏迅速代谢为利他林酸,经尿排出。血浆 $t_{1/2}$ 为 2 h。

【药理作用及机制】 小剂量兴奋大脑皮层,消除疲乏,提高情绪,增加自信,提高运动能力。大剂量兴奋呼吸中枢。其作用主要是促进中枢释放去甲肾上腺素,大剂量也促进多巴胺、5-HT 的释放,并抑制其重摄取。此外,还能抑制单胺氧化酶的活性。

【临床应用】 临床主要用于对抗巴比妥类和其他中枢抑制药中毒引起的昏睡与呼吸抑制,可用于发作性睡眠症及小儿遗尿症。也可用于小儿多动症,使其注意力集中,减少过度活动,增加自制力,提高其学习能力。哌甲酯与山梗菜碱、二甲弗林(呼吸三联针)联用治疗各种原因引起的中枢呼吸衰竭。

【不良反应】 毒性较低,治疗量时,不良反应少。偶见焦虑、失眠、心悸、恶心和厌食;大剂量时可使血压升高、心律加快、头痛甚至惊厥。长期应用可引起精神依赖和成瘾。癫痫、高血压、重度抑郁等患者应慎用。

匹莫林

匹莫林(pemoline)口服易吸收,血浆蛋白结合率约为 50%,经 2~4 h 血浆药物浓度达峰值。部分经肝脏代谢,代谢产物和部分原形药经肾脏排泄。$t_{1/2}$ 为 12 h。氢氧化镁可使本药吸收增加。作用与哌甲酯相似,能提高中枢内去甲肾上腺素的含量,从而兴奋中枢神经系统。作用时间长,每日给药一次即有效。

本药能增强左旋多巴治疗帕金森病的作用。临床用于治疗儿童多动症、轻度抑郁症、发作性睡眠病、过度脑力劳动所致疲劳及记忆障碍以及遗传性过敏性皮炎。

常见失眠、心动过速,偶见眼球震颤、头痛、头昏、食欲减退、腹痛、恶心、运动障碍、皮疹等。癫痫、肝肾功能不全者、6 岁以下儿童及孕妇禁用。

甲氯芬酯

甲氯芬酯(meclofenoxate,氯酯醒)兴奋大脑皮层,促进脑细胞的氧化还原过程,增加其对糖类的利用,对处于抑制状态的中枢神经系统有兴奋作用。临床用于颅脑外伤性昏迷、脑动脉硬化、老年性精神病、酒精中毒、新生儿缺氧症、儿童精神迟钝、小儿遗尿症等。

偶见兴奋与倦怠等不良反应,有锥体外系症状者禁用。高血压病人慎用。

本品避免夜间给药,以免引起失眠。注射给药时,若出现血管疼痛、血压波动等症状,建议改为口服给药。

19.2　主要兴奋延髓呼吸中枢的药物

本类药直接或间接兴奋延脑呼吸中枢,增加呼吸深度及频率。呼吸中枢受抑制时,作用尤为明显。但随剂量增加,可兴奋中枢其他部位,甚至引起惊厥。

尼可刹米[基]

尼可刹米(nikethamide,可拉明 coramine)为烟酰胺的衍生物。

【体内过程】　口服或注射均易吸收,作用维持短暂,静注后仅维持 5~10 min,可能由于药物进入机体后迅速分布于全身所致。在体内部分转变为烟酰胺,再被甲基化为 N-甲基烟酰胺,经肾脏排泄。

【药理作用及机制】　直接兴奋延髓呼吸中枢,也可通过刺激颈动脉体和主动脉体化学感受器,反射性兴奋呼吸中枢;并可提高呼吸中枢对 CO_2 的敏感性,使呼吸加深加快。较其他中枢兴奋药安全,治疗剂量对大脑皮层及脊髓仅有较弱的兴奋作用,但剂量过大亦可广泛兴奋中枢神经系统而导致惊厥。

【临床应用】　因其作用温和,短暂(5~10 min),安全范围较大,故广泛用于中枢性呼吸抑制、吗啡中毒、严重传染病等所致呼吸衰竭。对巴比妥类中毒者效果较差。

【不良反应】　治疗量时较少,过量可出现出汗、潮红、高热、高血压、心动过速、甚至心律不齐和癫痫样惊厥大发作。用药前应先解除呼吸道梗阻,用药期间监测病人血压、心律及呼吸状况,随时调整剂量,以免过量。过量中毒应立即停药,并及时静脉注射苯二氮䓬类药物。

二甲弗林

二甲弗林(demefline,回苏灵)直接兴奋呼吸中枢,使肺换气量及动脉氧分压增加,二氧化碳分压降低,作用强于尼可刹米 100 倍以上。见效快,疗效明显,用药后苏醒率可达 90%~95%。主要用于各种传染病及中枢抑制药过量所致呼吸抑制,也可用于外伤及手术引起的虚脱或休克。

可见恶心、呕吐、皮肤烧灼感,过量可致肌肉抽搐或惊厥,小儿尤易发生。肝肾功能不全者、孕妇禁用。有惊厥史者及咖啡中毒者慎用

洛贝林[基]

洛贝林(lobeline,山梗菜碱)最初为从北美山梗菜科植物山梗菜中提出的生物碱,现已能人工合成。

洛贝林有烟碱样作用,治疗剂量能兴奋颈动脉体和主动脉体化学感受器的 N_1 胆碱受体,反射性兴奋呼吸中枢。作用短暂,仅持续数分钟。安全范围较大,剂量加大可直接兴奋延髓导致震颤、惊厥。兴奋过后可导致中枢抑制,继而出现呼吸衰竭。临床常用于新生儿窒

息、小儿感染性疾病引起的呼吸衰竭、CO 引起的窒息、中枢抑制药如吗啡、巴比妥类引起的呼吸抑制;也可作为静脉麻醉药的催醒剂。

剂量过大能兴奋延髓极后区催吐化学感受器,引起恶心、呕吐;并能兴奋迷走中枢致心动过缓、房室传导阻滞、低血压。也可兴奋交感神经节及肾上腺髓质而致心动过速。

贝美格

贝美格(megimide,美解眠)直接兴奋呼吸中枢,作用迅速,维持时间短,静脉注射后仅维持 10～20 min。主要用于巴比妥类及其他镇静催眠药中毒的解救;亦可减少硫喷妥钠麻醉时的深度,并促进其恢复,故可用作静脉麻醉的催醒剂。

用量过大或注射过快可致恶心、呕吐、腱反射亢进、抽搐甚至惊厥。迟发毒性反应表现为情绪不安、精神错乱、幻视等。急性血卟啉症慎用。

制剂与用法

〖1〗咖啡因(caffine) 片剂:0.1 g、0.3 g。口服 0.1～0.3 g/次,3 次/d。极量 0.4 g/次,1.5 g/d。注射剂:苯甲酸钠咖啡因(每 1 mL 含无水咖啡因 0.12 g 和苯甲酸钠 0.13 g)皮下或肌内注射 1～2 mL/次,2～4 mL/d。极量 3 mL/次,12 mL/d。

〖2〗哌甲酯(methylphenidate) 5 mg、10 mg、20 mg。缓释片:20 mg。注射剂 20 mg/1 mL。发作性睡眠症:口服 10 mg/次,20～30 mg/d。儿童多动症:6 岁以上儿童,开始每日早餐和午饭前口服 5 mg,以后每周增加 5～10 mg,最大剂量不超过 60 mg/d。

〖3〗匹莫林(pemoline) 片剂:20 mg。口服 20 mg/次,1 次/d,晨服,一日总剂量不宜超过 60 mg。

〖4〗甲氯芬酯(meclofenoxate) 胶囊剂:100 mg。口服 0.1～0.2 g/次,3 次/d,疗程至少为一周。注射剂:0.1 g、0.2 g。肌内注射 0.25 g,每 2 h 一次。静脉注射或静滴以 5%GS 溶液配成 5%～10%溶液,100～250 mg/次。

〖5〗尼可刹米(nikethamide) 注射剂:0.375 g、0.5 g。皮下、肌肉或静注成人 0.25～0.5 g/次,以 5%葡萄糖溶液稀释,缓慢注入。极量 1.25 g/次。用药须配全人工呼吸和给氧措施。

〖6〗二甲氟林(demefline) 片剂:8 mg。口服 8～16 mg/次,2～3 次/d。注射剂:8 mg。静脉注射:8～16 mg,用葡萄糖溶液稀释后缓慢注射。

〖7〗洛贝林(lobeline) 注射剂:3 mg、10 mg。皮下或肌肉注射:常用量 3～10 mg/次。极量 20 mg/次,50 mg/d。

〖8〗贝美格(megimide) 注射剂:50 mg。静脉注射用 5%葡萄糖溶液稀释,以 3～5 min 内滴注 50 mg 的速度给药。

(郭莉群　杨解人)

第 20 章　利尿药及脱水药

20.1　利　尿　药

利尿药(diuretics)作用于肾脏,促进体内水和电解质排泄,增加尿量,临床主要用于治疗心衰、肾衰、肾病综合征等各种原因引起的水肿,也可用于某些非水肿性疾病如高血压、肾结石、高钙血症等。常用利尿药按其效能和作用部位或机制分为以下三大类(表 20-1)。

表 20-1　利尿药的分类及药物

类　别		药　物
高效利尿药	袢利尿药	呋塞米,布美他尼,依他尼酸
中效利尿药	噻嗪类	氢氯噻嗪
	非噻嗪类	吲达帕胺,氯酞酮,美托拉宗,喹乙宗
低效利尿药	保钾利尿药	螺内酯,氨苯蝶啶
	碳酸酐酶抑制药	乙酰唑胺

20.1.1　利尿药的生理学基础及作用环节

尿液的生成是通过肾小球滤过、肾小管与集合管的重吸收和分泌而实现。利尿药则通过影响这一过程的某些环节而产生利尿作用。

一、增加肾小球滤过

正常人每日经肾小球滤过产生的原尿量可达 180 L,但仅排出 1~2 L 终尿,说明约 99％的原尿被肾小管与集合管重吸收。强心苷、氨茶碱等药物可通过增加心肌收缩力、扩张肾血管,增加肾血流量和肾小球滤过率,原尿虽然增加,但由于肾脏存在球—管平衡的调节机制,终尿量并不明显增多,利尿作用很弱。因此,目前常用的利尿药不是作用于肾小球,而是通过影响肾小管与集合管的重吸收而发挥利尿作用(图 20-1、表 20-2)。

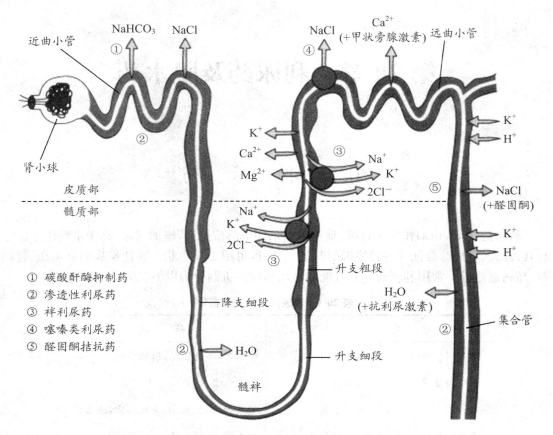

图 20-1 肾小管各段的功能及利尿药的作用部位示意图

表 20-2 常用利尿药对电解质排泄能力比较

类 别	代 表 药	尿电解质排泄				排 钠 力 (滤过量)
		Na^+	K^+	Cl^-	HCO_3^-	
高效	呋塞米	+++	+	++++	0	23%
中效	氢氯噻嗪	++	+	++	+	8%
低效	螺内酯	+	—	+	0	2%
	氨苯蝶啶					
	乙酰唑胺	+	++	0	+++	4%

二、抑制肾小管的重吸收

(一) 抑制近曲小管的重吸收

原尿中约 60% 的 Na^+ 在近曲小管重吸收。但作用于此段的药物并不呈现明显利尿效果,原因是当药物抑制了近曲小管对 Na^+ 的重吸收后,使近曲小管腔内原尿增多,小管有所扩张吸收面积增大,从而代偿性增加肾小管各部对水和 Na^+ 的重吸收。碳酸酐酶抑制药(如乙酰唑胺)可减少 H^+ 的分泌, H^+-Na^+ 交换减少, 从而使 Na^+ 重吸收减少而利尿。由于此药利尿作用弱, 同时伴有 HCO_3^- 排出增多, 可致代谢性酸血症, 现已少作利尿药用。

(二) 抑制髓袢升支粗段的重吸收

原尿中约 35% 的 Na^+ 在此段重吸收, 依赖于管腔膜上的 Na^+-K^+-$2Cl^-$ 共同转运体。此段对水的通透性极低, 因而在尿液的稀释和浓缩机制中具有重要意义。由于 Na^+ 重吸收的同时不伴有水的重吸收, 随着升支原尿中的 NaCl 不断进入髓质间隙, 管腔液被稀释。当低渗尿到达由重吸收的 Na^+ 和尿素一起维持的髓质高渗区集合管时, 在抗利尿激素的作用下, 管内水分可向髓质扩散, 尿液被浓缩。由此可见, 高效能袢利尿药抑制此段 Na^+-K^+-$2Cl^-$ 共同转运体, 减少水钠重吸收, 不仅降低肾的稀释功能, 同时也降低肾的浓缩功能, 产生强大的利尿作用, 排出大量近似等渗的尿液。

(三) 抑制远曲小管的重吸收

滤液中约 10%NaCl 在此段重吸收, 是由 Na^+-Cl^- 共同转运体介导完成, 可被噻嗪类利尿药阻断。与升支粗段一样远曲小管对水不通透, NaCl 的重吸收使小管液进一步稀释, 此段可视为皮质稀释段, 不受醛固酮和抗利尿激素的影响。另外, 此段上皮细胞管周膜上存在 Ca^{2+} 主动转运系统, 甲状旁腺激素可以促进 Ca^{2+} 的重吸收。

(四) 抑制集合管的重吸收

集合管重吸收原尿中约 2% 的 NaCl, 此段重吸收机制与其他部位也不相同。主细胞管腔膜通过分离的通道转运 Na^+ 和排出 K^+, 形成了 Na^+-K^+ 交换。进入胞内的 Na^+ 通过基质侧质膜的 Na^+-K^+-ATP 酶转运进入血液循环, 由于 Na^+ 进入细胞的动力超过 K^+ 的分泌, 可产生显著管腔负电位, 驱使 Cl^- 通过旁细胞途径吸收入血。

醛固酮通过对基因转录的影响, 促进 Na^+ 的重吸收和 K^+ 的分泌。此外, K^+ 的分泌受集合管腔 Na^+ 浓度影响, 如作用于集合管上游的利尿药会增加 Na^+ 的排出, 引起集合管 K^+ 的分泌。因此, 直接抑制集合管 Na^+ 的重吸收或拮抗醛固酮均可产生留钾排钠的利尿作用。

20.1.2 常用利尿药

一、高效能利尿药 (袢利尿药)

高效利尿药作用于髓袢升支粗段, 故又称为袢利尿药, 存在明显的剂量—效应关系, 利尿作用迅速而强大, 是目前最有效的利尿药。常用药物有呋塞米、布美他尼和依他尼酸。

呋塞米[基]

呋塞米 (furosemide, 呋喃苯胺酸, 速尿) 为高效利尿药的代表药。

【体内过程】 口服 30 min 起效, 持续 6~8 h。静脉注射 5 min 起效, 30 min 达最大效应, 持续 2~3 h。血浆蛋白结合率为 91%~97%。体内很少代谢, 主要通过肾脏近曲小管有机酸分泌机制排泄或肾小球滤过, 随尿原形排出。反复用药不易在体内蓄积。

【药理作用及机制】

1. 利尿作用 利尿作用迅速、强大而短暂。本药作用于髓袢升支粗段,抑制管腔膜上 Na^+-K^+-$2Cl^-$同向转运系统,使尿中 Na^+、K^+、Cl^-增多,降低了肾的稀释功能。同时髓质间液渗透压随之降低,肾的浓缩功能也降低,故而排出大量近于等渗的尿液。同时,由于 K^+重吸收的减少降低了管腔正电位(图 20-2),减少 Mg^{2+} 和 Ca^{2+} 的重吸收,而增加 Mg^{2+} 和 Ca^{2+} 的排泄。输送到远曲小管和集合管的 Na^+ 增加又促进 Na^+-K^+ 交换,从而使 K^+ 排泄进一步增加。Cl^- 的排出量往往超过 Na^+,连续应用可引起低氯性碱血症。大剂量呋塞米也可抑制近曲小管的碳酸酐酶,增加 HCO_3^- 排出。

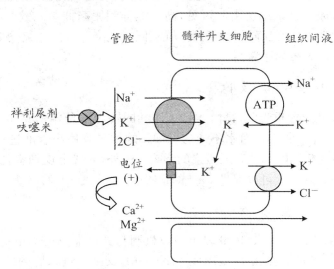

髓袢升支粗段对NaCl重吸收依赖于管腔膜上的Na^+-K^+-$2Cl^-$同向转运子。进入细胞内的Na^+由基侧膜上的Na^+-K^+-ATP酶主动转运至细胞间质,K^+在细胞内蓄积并扩散返回管腔,造成管腔内正电位,驱动Mg^{2+}、Ca^{2+}重吸收。袢利尿药则通过抑制管腔膜上Na^+-K^+-$2Cl^-$同向转运子,产生利尿作用

图 20-2 髓袢升支粗段离子转运及袢利尿药作用机制

2. 扩血管作用 呋塞米促进肾脏前列腺素的合成,具有扩张肾血管、增加肾血流量的作用,有利于防治急性肾衰竭。还可扩张肺部容量血管,降低肺毛细血管通透性,加上其利尿作用,减少血容量和回心血量,降低左室充盈压,有助于减轻肺水肿。

【临床应用】

1. 急性肺水肿和脑水肿 静脉注射呋塞米可迅速扩张容量血管、减少回心血量,缓解急性肺水肿。通过利尿作用,使血容量和细胞外液明显减少,血浆渗透压增高,利于消除脑水肿,尤其是脑水肿合并心衰患者。

2. 其他严重水肿 呋塞米利尿作用强大,易致水和电解质紊乱,对一般水肿不宜常规使用。临床主要用于其他利尿药疗效不佳的心源性、肝源性和肾源性等严重或顽固性水肿。

3. 急慢性肾衰竭 急性肾衰时,呋塞米可产生利尿并扩张肾血管作用,增加肾血流量和肾小球滤过率,冲洗肾小管,减少肾小管萎缩和坏死,可用于预防急性肾衰竭和治疗急性肾衰竭初期的少尿患者,但不延缓肾衰的进程。慢性肾衰可用大剂量呋塞米治疗,其他药物疗效不佳时仍可能增加尿量。

4. 高钙血症 抑制 Ca^{2+} 的重吸收,降低血钙。静脉注射呋塞米配合静脉输入生理盐水

可显著增加 Ca^{2+} 的排出,迅速控制高钙血症。

5. 加速毒物排泄　某些药物或毒物急性中毒时,应用呋塞米同时配合输液,以强迫性利尿,可促进毒物排出。

【不良反应】

1. 水、电解质紊乱　常见口干、烦渴、肌肉痉挛、恶心、呕吐和极度疲乏无力等症状。大剂量或长期应用可引起低血容量、低血钾、低血钠、低血镁、低血氯性碱中毒等。血钾过低易诱发或加重强心苷对心脏的毒性,对晚期肝硬化者可引起肝昏迷。

2. 耳毒性　大剂量静脉快速注射可出现眩晕、耳鸣、听力障碍,多为暂时性。少数为不可逆性,尤其当肾功能不全或与其他有耳毒性的药物合用时尤易发生。耳毒性的原因可能与药物引起内耳淋巴液、电解质浓度迅速改变和耳蜗外毛细胞损伤有关。为避免耳毒性等副作用,应延长严重肾功能损害者用药间隔时间,用药期间应定期检查听力。

3. 高尿酸血症　本类药物和尿酸竞争近曲小管有机酸分泌途径,抑制尿酸排泄。而且利尿后血容量降低致细胞外液浓缩,近曲小管对尿酸盐的重吸收增加。故长期用药可出现高尿酸血症,但临床诱发痛风发生率较低。

4. 过敏反应　表现为皮疹、嗜酸性细胞增多等,停药可迅速恢复。这种过敏反应与磺胺结构有关。

5. 其他反应　可引起恶心、呕吐,大剂量引起胃肠出血,可升高血糖、LDL 胆固醇和甘油三酯,降低 HDL 胆固醇。偶可引起粒细胞、血小板减少。应随访检查肝肾功能、血糖、血尿酸等。

6. 禁忌证　对无尿或严重肝肾功能损害、糖尿病、高尿酸血症或有痛风病史、急性心肌梗死、胰腺炎、低钾血症、孕妇、哺乳期妇女及小儿应慎用。

布美他尼

布美他尼(bumetanide)与呋塞米同属磺胺类利尿药,具有高效、速效、短效和低毒的特点。布美他尼的效价高,为呋塞米的 20～60 倍,用于各种顽固性水肿及急性肺水肿和急慢性肾衰;对呋塞米无效病例仍有效。不良反应较少,耳毒性发生率仅为呋塞米的 1/6,故听力有缺陷及急性肾衰者宜选用布美他尼。

依他尼酸

依他尼酸(ethacrynic acid)非磺胺衍生物,利尿作用、临床应用基本同呋塞米。但易引起耳毒性,可发生永久性耳聋,因不良反应较重,临床少用。对磺胺过敏者可选用本药。

二、中效利尿药

噻嗪类(thiazides)是临床广泛应用的口服利尿药和降压药,基本化学结构相似,均含有苯噻嗪核和磺酰氨基。本类药物效价不同,但效能相同,均能达到同样利尿效果。吲哒帕胺、氯噻酮等虽无噻嗪环但有磺胺结构,利尿作用与噻嗪类相似,故在此一并介绍。

氢氯噻嗪[基]

氢氯噻嗪(hydrochlorothiazide,双氢克尿塞)是噻嗪类的原形药物,最为常用。

【体内过程】　氢氯噻嗪脂溶性较高,口服吸收迅速完全,服后 1～2 h 出现利尿作用,持续 6～12 h。部分与血浆蛋白相结合,部分进入红细胞内。噻嗪类均以有机酸形式从近曲小管分泌排出,少量由胆汁排泄。

【药理作用及机制】

1. 利尿作用 噻嗪类药物作用于髓袢升支粗段皮质部远曲小管前段,抑制该部位 Na^+-Cl^- 共同转运系统,减少 NaCl 的重吸收,仅仅影响尿液的稀释功能而利尿,但不影响尿的浓缩过程,利尿作用温和持久。与袢利尿药不同,本药能增加远曲小管由甲状旁腺素激素调节的 Ca^{2+} 重吸收,减少尿钙以及 Ca^{2+} 在管腔中的沉积。

2. 降压作用 单独应用时降压效应较弱,用药早期通过利尿、降低血容量而降压,长期用药则通过扩张外周血管而发挥作用(详见抗高血压药物)。

3. 抗利尿作用 噻嗪类可明显减少尿崩症患者的尿量和口渴感,其机制可能与抑制磷酸二酯酶,增加肾小管细胞内 cAMP 浓度有关。cAMP 能提高远曲小管对水的通透性,增加水的重吸收。同时,因 NaCl 排出增加致患者血浆渗透压降低,可减轻口渴症状和饮水量。

【临床应用】

1. 水肿 临床用于各种类型水肿,是轻、中度心源性水肿的首选药。对肾性水肿的疗效受肾功能损害程度的影响,轻者较好,重者则差。对肝性水肿也有效,但应慎用,以防低血钾诱发肝昏迷。

2. 高血压病 常作为基础降压药与其他降压药合用,可减少后者用量,减少不良反应。

3. 尿崩症 主要用于肾性尿崩症及加压素无效的垂体性尿崩症,使患者尿量明显减少。

4. 高尿钙伴肾结石 降低尿钙含量,抑制肾结石的形成。

【不良反应】

1. 电解质紊乱 可引起低血钾、低血镁及低钠低氯性碱血症。老年人应用本类药物较易发生低血压、电解质紊乱和肾功能损害,应慎用。

2. 代谢变化 可导致高血糖、高脂血症。血糖升高可能与抑制胰岛素的分泌及减少组织利用葡萄糖有关。抑制尿酸排泄,引起高尿酸血症。用药期间监测血尿酸和血糖水平。

3. 过敏反应 可见皮疹、光敏性皮炎、溶血性贫血、血小板减少性紫癜、坏死性胰腺炎等,与磺胺类药物、呋塞米、布美他尼、碳酸酐酶抑制剂有交叉过敏反应。

4. 禁忌证 严重肾功能减退或无尿及对噻嗪类、磺胺药等过敏的患者禁用。糖尿病、高脂血症、痛风患者慎用。

吲哒帕胺[基]

吲哒帕胺(indapamide)为含吲哚环的磺胺衍生物。口服给药后吸收快而完全,生物利用度高达 93%,作用维持 18 h。且不影响脂质代谢。抑制碳酸酐酶作用强,具有利尿作用,效价高,用量仅为氢氯噻嗪的 1/10。并可直接舒张血管,降低血压。常用于治疗原发性高血压。过量可致水电解质紊乱,主要为低钠血症和低钾血症,临床表现为恶心、呕吐、低血压、痛性痉挛、头晕、嗜睡、多尿或少尿甚至无尿。对磺胺过敏者、严重的肾功能不全、肝性脑病、低钾血症者禁用。

氯噻酮

氯噻酮(chlorothiazide,氯肽酮)口服吸收不完全,2 h 起作用,作用持续时间为 24～72 h。主要以原形从尿中排泄,$t_{1/2}$ 为 35～50 h。利尿作用效价强度与氢氯噻嗪相等,作用较为持久,对 K^+ 影响小。临床应用与不良反应与氢氯噻嗪相似。

美托拉宗

美托拉宗(metolazone)口服后 1 h 起效,维持 12～24 h。利尿作用强,作用持久。用于对呋塞米无效的水肿,对肾功能不全患者仍有效。少尿患者、肝性脑病、对噻嗪类或磺胺药过敏患者禁用。

三、低效利尿药

低效能利尿药按作用方式的不同分为保钾利尿药和碳酸酐酶抑制药。保钾利尿药作用于远曲小管后段及集合管,直接拮抗醛固酮的作用或者通过抑制管腔膜上的 Na^+ 通道而起作用。由于仅作用于远曲小管和集合管,对肾小管其他各段无作用,轻度抑制 Na^+ 的重吸收,故利尿作用弱,单用效果差,临床上一般不作首选药,常与其他利尿药合用。

碳酸酐酶抑制药是磺胺衍生物,通过抑制肾小管碳酸酐酶的活性抑制 HCO_3^- 重吸收,使尿中 HCO_3^-、K^+ 和水排出增多,由于利尿作用弱,目前很少用于利尿。

螺内酯[基]

螺内酯(spironolactone)又称安体舒通(antisterone),结构与醛固酮相似。

【体内过程】　口服吸收较好,但起效较慢,24 h 左右出现利尿作用,2～3 d 后作用达高峰,停药后可持续 2～3 d。本药进入体内后大部分由肝脏迅速代谢为有活性的坎利酮(canrenone),从肾脏和胆道中排出,约 10% 以原形从肾脏排出。

【药理作用及机制】　螺内酯为醛固酮的竞争性拮抗药。能阻止醛固酮—受体复合物的核转位,抑制 Na^+-K^+ 的交换,产生排钠保钾的利尿作用。其利尿作用较弱,起效缓慢而持久。

【临床应用】

1. 治疗伴有醛固酮增多的顽固性水肿　常与氢氯噻嗪或高效能利尿药合用治疗肝硬化和肾病综合征水肿患者,既可增强利尿作用,又可预防低钾血症。本药也用于治疗原发性醛固酮增多症。

2. 慢性充血性心力衰竭　近年来认识到醛固酮在心衰发生过程中起重要作用,螺内酯不仅可以排钠利尿消除水肿,还可通过抑制心肌纤维化等多方面的作用改善病人状况。

【不良反应】　与呋塞米和氢氯噻嗪相比,螺内酯不良反应较轻,不干扰尿酸盐排泄,也无升高血糖作用。

1. 高血钾　久用可致高钾血症,表现为嗜睡、极度疲乏、心律减慢、心律失常等。服药期间密切观察高血钾的表现,必要时测定血钾水平和心电图,少食含钾丰富的食物,忌补钾。

2. 性激素样作用　如女性面部多毛、月经周期紊乱,男性乳腺发育等,停药后均可消失。少数患者可引起头痛、困倦与精神紊乱等。

3. 禁忌证　肾功能不良或血钾偏高者禁用。孕妇及哺乳期妇女慎用。

氨苯蝶啶[基]

氨苯蝶啶(triamterene,三氨蝶啶)为低效保钾利尿药。与螺内酯不同,因为氨苯蝶啶不拮抗醛固酮,所以也无性激素样副作用。

【体内过程】　氨苯蝶啶口服后 2 h 起效,6 h 作用达峰值。本药在肝脏代谢,活性形式及代谢物从肾脏排出,$t_{1/2}$ 约 4 h。

【药理作用及机制】　氨苯蝶啶直接作用于远曲小管远端和集合管,选择性阻滞管腔膜上的 Na^+ 通道,减少 Na^+ 重吸收,抑制 Na^+-K^+ 交换。由于管腔内负电位减少,使 K^+ 向管腔分泌的驱动力减少,抑制 K^+ 的分泌。由于本药并非竞争性拮抗醛固酮,故对肾上腺切除的动物仍有利尿作用。

【临床应用】 因其利尿作用较弱,临床很少作为首选或单用,常与排钾利尿药合用,治疗各种顽固性水肿。

【不良反应】

1. 高钾血症 长期连续服用,可致高钾血症,肾功能不良者及老年患者尤易发生。高钾食物增加高血钾的危险,告知病人不要过多摄取含钾高的食物如橘子、香蕉等。

2. 抑制二氢叶酸还原酶 引起叶酸缺乏,肝硬化患者服用本药可发生巨幼红细胞性贫血,使用时应加用甲酰四氢叶酸钙。

3. 其他 偶见嗜睡、头晕、恶心、呕吐、腹泻等。暴露于阳光,可发生光过敏现象。

4. 禁忌证 严重肝、肾功能不全者、高钾血症倾向者禁用。

阿米洛利

阿米洛利(amiloride,氨氯吡咪)为较强的保钾利尿药,无拮抗醛固酮作用,虽化学结构与氨苯蝶啶不同,但药理作用相似。口服吸收差,约 2 h 起效,6~10 h 达高峰,持续 12~24 h。临床应用同氨苯蝶啶。

本药可引起恶心、呕吐、腹痛、腹泻、便秘等胃肠道反应,还可发生头晕乏力、感觉异常、轻度精神及视力异常、皮疹等。长期应用可引起高钾血症,肾功能不良、糖尿病患者及老年人较易发生。高钾血症患者禁用。

乙酰唑胺[基]

乙酰唑胺(acetazolamide)又称醋唑磺胺(diamox),是碳酸酐酶抑制药的原型药。由于利尿作用较弱,现很少作为利尿药使用。

【药理作用及机制】 乙酰唑胺通过抑制近曲小管碳酸酐酶,促进肾脏对钠、钾、碳酸氢盐和水的排泄。通过抑制眼睫状体上皮细胞的碳酸酐酶,减少房水的产生,降低眼内压。抑制脑脉络丛等处的碳酸酐酶,减少脑脊液生成,从而改变液体的量以及 pH。

【临床应用】

1. 青光眼 乙酰唑胺可用于急性闭角型青光眼的术前准备,也可用于慢性开角型青光眼的治疗。

2. 急性高山病 登山者在急速登上 3 000 m 以上时会出现无力、头晕、头痛和失眠症状,严重时会出现肺水肿或脑水肿而危及生命。乙酰唑胺通过肾排泄 HCO_3^-,可产生呼吸性和代谢性酸中毒,进而刺激通气,增强脑血流量,促进氧从血红蛋白的释放,加快人体对高原的适应,可预防高山病。

3. 肌阵挛、癫痫 乙酰唑胺抑制中枢神经系统碳酸酐酶,减少神经元异常放电,缓解惊厥症状,需与抗惊厥药合用。

【不良反应】 严重不良反应少见。可引起磺胺样肾损害、骨髓抑制、皮肤毒性及过敏等。长期使用可致代谢性酸中毒,并可引起磷酸盐尿和高钙尿症而致尿结石。较大剂量可引起嗜睡、感觉异常。长期使用本品,应加服钾盐。对药物过敏、酸中毒及肝、肾功能不全者禁用。糖尿病患者慎用。

20.1.3　利尿药的合理应用

一、合理选药

水肿常见于心、肝、肾性疾病,临床应根据水肿形成的不同病因以及利尿药的特点合理选药。

（一）心性水肿

治疗心性水肿主要依靠心功能的改善,利尿药仅能起辅助治疗作用。对轻、中度心性水肿,常用氢氯噻嗪,对严重心性水肿可采用高效利尿药。应用中注意以下几点:① 过度利尿可减少回心血量,使心室充盈压下降而减少心排血量,导致重要脏器缺血,右心衰竭患者尤易发生;② 利尿药引起的代谢性碱中毒,可进一步损害心功能,一般用补钾或生理盐水纠正,严重心衰患者的碱中毒可使用乙酰唑胺纠正;③ 利尿药引起的低血钾可加重心律失常并易发生强心苷中毒,限制患者摄钠可减少集合管处 Na^+-K^+ 交换,避免发生低血钾。

（二）肾性水肿

急性肾炎时,主要采用无盐膳食和卧床休息以消退水肿,一般不用利尿药,必要时可用氢氯噻嗪。慢性肾炎和肾病综合征水肿可酌情选用噻嗪类、保钾利尿药或高效利尿药。急性肾功能不全初期因甘露醇无效或因左心衰竭忌用甘露醇患者用强效利尿药可获得满意疗效。慢性肾功能不全,虽可用大剂量呋塞米治疗,但因减少血容量,降低肾小球滤过率,临床主要采用饮食和透析治疗。

（三）肝性水肿

肝硬化时因血浆胶体渗透压下降及对醛固酮、抗利尿激素灭活能力下降,所以开始治疗时不宜采用高效利尿剂,否则会引起严重的电解质紊乱,加速肝衰竭和诱发肝昏迷。一般宜先用保钾利尿药,或保钾利尿药加噻嗪类利尿药,如疗效不显著,可合用保钾及高效利尿药。

（四）急性肺水肿及脑水肿

急性肺水肿在采取综合治疗措施的同时,静注呋塞米等高效利尿药可通过排钠利尿减少血容量及舒张血管,减轻左心负荷,迅速消除肺水肿。对脑水肿,利尿药的效果较差,但与甘露醇合用,可明显降低颅内压。

二、合理给药

利尿药一般宜从小剂量口服给药开始。对充血性心力衰竭患者,由于肠管淤血水肿,药物吸收不良,应静脉给药。间歇用药,能减少电解质紊乱发生的机会。当增高剂量利尿效果无明显提高时,不宜继续增加剂量,而应增加给药次数,因为药物在体内浓度增加并不与利尿作用成正比。同时,血中药物浓度过高也会导致不良反应相应增加。在某些特殊情况,如有明显低蛋白血症时,可产生对利尿药的抵抗,影响疗效。此时用利尿药要适当补充白蛋白,因白蛋白可提高胶体渗透压,增加循环血容量,有助于利尿。但白蛋白可增加尿中蛋白,有时可引起肾小管功能障碍,须密切观察。

三、利尿药应用注意事项

在应用利尿药时注意以下几点:① 在使用利尿药之前,必须先对原发疾病进行治疗;② 动员组织间液或体腔积液进入血液,便于利尿消肿,患者可卧床休息并行支持疗法;③ 采用低盐饮食以减少体内 Na^+ 含量;④ 注意观察患者的血流动力学状态,以防治疗失败。

20.2 脱 水 药

脱水药又称渗透性利尿药,包括甘露醇、山梨醇、高渗葡萄糖等。一般具有下列特点:① 静脉注射后不易通过毛细血管进入组织;② 易经肾小球滤过;③ 不易被肾小管再吸收。因此,大剂量静脉给药后,可迅速提高血浆渗透压,使组织脱水;当这些药物通过肾脏时不易被重吸收,肾小管腔液渗透压增高使水分重吸收减少,尿量增加。故本类药物具有脱水和利尿作用,由于其利尿作用较弱,一般不作为利尿药使用。

甘露醇[基]

甘露醇(mannitol)为已六醇结构,临床常用 20% 高渗液静脉注射或滴注。气温较低时,易析出结晶,可用热水浴加温(80℃),振摇溶解后使用。

【药理作用及机制】

1. 脱水作用 口服甘露醇不被吸收,只能发挥渗透性腹泻作用,可迅速排除胃肠道内毒物。静脉注射或滴注时,可迅速提高血浆渗透压,使组织内过多的水分向血浆转移而产生脱水作用,且无反跳性回升。

2. 利尿作用 静注甘露醇可增加血容量及肾小球滤过率,经肾小球滤过后不被重吸收,保持肾小管较高的渗透压,水分重吸收减少,尿量增加。同时由于排尿速率增快,减少了尿液与肾小管上皮细胞接触时间,使电解质重吸收也减少,髓质高渗区渗透压降低,进而抑制集合管对水的重吸收。

【临床应用】

1. 降低颅内压 甘露醇是治疗脑水肿降低颅内压的安全而有效的首选药。

2. 青光眼 可用于青光眼急性发作或术前应用以降低眼内压。

3. 预防急性肾衰竭 甘露醇通过渗透性利尿维持足够尿量,冲刷和稀释小管内有害物质,保护肾小管以免萎缩坏死;利用脱水作用减轻肾间质水肿;还可增加肾血流量,改善急性肾衰早期的缺血缺氧状态。甘露醇对肾衰竭伴有低血压者效果较好。

【不良反应】

1. 水和电解质紊乱 快速大量静注可引起一过性头痛、眩晕、视力模糊、心悸等。体内血容量迅速增多可致心力衰竭、稀释性低钠血症等,偶可致高钾血症。过度利尿可致血容量减少加重少尿。尚可见高渗性口渴、组织脱水、中枢神经系统症状。老年患者肾血流量减少及低钠脱水者可引起渗透性肾病(或称甘露醇肾病),出现尿量减少,甚至急性肾衰竭。长期用药应定期检查尿量、血糖、血浆渗透压以及血压、肾功能和心功能等。

2. 静脉注射可引起血栓性静脉炎　药液外漏可致组织水肿、皮肤坏死。一旦外漏应给予热敷消肿。偶见皮疹、荨麻疹、呼吸困难、过敏性休克等症状。

3. 禁忌证　急性肾小管坏死、急性肺水肿或严重肺淤血、充血性心衰、严重失水、休克、颅内出血、有过敏史、妊娠期禁用。明显心肺功能损害、高钾血症或低钠血症、低血容量及严重肾衰竭及对本品不能耐受者慎用。

山 梨 醇

山梨醇(sorbitol)是甘露醇的同分异构体,临床用 25% 高渗液。本药进入体内后,部分在肝内转化为果糖,故作用较弱,但因其易溶、价廉,临床应用较广泛。与甘露醇相比山梨醇具有起效慢,维持时间长(6～12 h),无反跳现象等优点。

高 渗 葡 萄 糖

50% 高渗葡萄糖溶液(hypertonic glucose)静脉注射,可产生轻度的脱水和渗透性利尿作用。因葡萄糖在体内易被代谢,故作用较弱,且不持久。由于葡萄糖可从血管弥散到脑脊液中,使颅内压回升引起反跳现象,治疗脑水肿时可与甘露醇交替使用,以巩固疗效。

制 剂 与 用 法

〖1〗呋塞米(furosemide,速尿)　片剂:20 mg。注射剂:20 mg。口服:20 mg/次,1～3 次/d。间歇给药,服药 1～3 d,停药 2～4 d。静脉注射或肌注:20 mg/次,每日或隔日一次,稀释后缓慢推注。

〖2〗布美他尼(bumetanide)　片剂:1 mg。注射剂:0.5 mg。口服:0.5～2 mg/次,1 次/d。静脉注射或肌注:0.5～1 mg/次,必要时每 2～3 h 重复,最大剂量 10 mg/d。

〖3〗依他尼酸(etacrynic acid)　片剂:25 mg。口服:25 mg/次,1～3 次/d。

〖4〗氢氯噻嗪(hydrochlorothiazide)　片剂:10 mg,25 mg。口服:25～50 mg/次,1～2 次/d 或隔日治疗或每周连服 3～5 d。

〖5〗氯噻酮(chlortalidone)　片剂:50 mg。口服:100 mg/次,1 次/d 或 1 次/2 d。

〖6〗螺内酯(spironolactone)　胶囊剂:20 mg。口服:20 mg/次,3～4 次/d。

〖7〗氨苯蝶啶(triamterene)　片剂:50 mg。口服:50～100 mg/次,2～3 次/d。

〖8〗阿米洛利(amiloride)　片剂:50 mg。口服:5～10 mg/次,必要时可增加至 20 mg/次,2～3 次/d。

〖9〗乙酰唑胺(acetazolamide)　片剂:0.25 g。治疗青光眼,口服:0.25 g/次,2～3 次/d。利尿,口服:0.25 g/次,1 次/d 或隔日一次。

〖10〗甘露醇(mannitol)　注射液:10 g、20 g、50 g。静脉滴注:按每次 1～4.5 g/kg 计,一般用 20% 溶液 250～500 mL,滴速 10 mL/min。

〖11〗山梨醇(sorbitol)　注射液:25 g/100 mL、62.5 g/250 mL。静脉滴注:一次 25% 溶液 250～500 mL,于 20～30 min 内滴完,必要时隔 6～12 h 重复给药。

〖12〗葡萄糖(glucose)　注射液:10 g/20 mL。静脉注射:40～60 mL/次。

(王娟　杨解人)

第 21 章　抗高血压药

高血压(hypertension)是以体循环动脉血压升高为主要临床表现的综合征,是一类严重危害人类健康的常见病、多发病。在未服用抗高血压药物的情况下,成人的收缩压大于等于140 mmHg 和/或舒张压大于等于 90 mmHg 即可诊断为高血压。长期高血压可导致心、脑、肾及血管等重要靶器官功能受损,危害健康。高血压患者中 90%～95% 病因不明,为原发性高血压;约 10% 的患者有明确病因如甲状腺功能亢进、肾脏疾病、原发性醛固酮增多症、嗜铬细胞瘤等,为继发性高血压。

抗高血压药(antihypertensive drugs)又称降压药(hypotensive drugs),能有效降低血压,防止或减少心、脑、肾等并发症,提高患者生活质量,延长寿命。

21.1　抗高血压药物分类

形成血压的基本因素是心输出量和外周血管阻力。前者主要与血容量和心脏泵血功能有关,后者主要取决于外周小动脉血管壁的张力。许多神经、体液因素通过影响上述基本因素参与血压调节,其中最主要的是交感神经系统和肾素—血管紧张素—醛固酮系统(renin-angiotensin-aldosterone system,RAAS)。不同抗高血压药物可分别作用于不同环节和部位发挥降压作用。根据药物的作用机制,抗高血压药物可分为 6 类(表 21-1)。

表 21-1　抗高血压药物分类及代表药物

分　　类	代表药物
一、利尿药	氢氯噻嗪、吲哒帕胺
二、肾素—血管紧张素系统抑制剂	
1. 血管紧张素转化酶(ACE)抑制剂	卡托普利、依那普利等
2. 血管紧张素Ⅱ受体阻断剂	氯沙坦、缬沙坦等
3. 肾素抑制剂	雷米克林、阿利克林
三、钙通道阻滞药(钙拮抗剂)	硝苯地平、尼群地平、氨氯地平等
四、交感神经抑制药	
1. 中枢性降压药	可乐定、莫索尼定
2. 神经节阻断药	樟磺咪芬(副作用大,少用)
3. 去甲肾上腺素能神经末梢阻滞药	利血平(少用)

续表

分　　类	代表药物
4. 肾上腺素受体阻断药	
（1）α 受体阻断药	哌唑嗪、特拉唑嗪等
（2）β 受体阻断药	普萘洛尔、美托洛尔等
（3）α、β 受体阻断药	拉贝洛尔、卡维地洛等
五、血管扩张药	硝普钠
六、其他抗高血压药	
1. 钾通道开放药	吡那地尔、米诺地尔
2. 前列环素合成促进药	沙克太宁
3. 内皮素受体阻断药	波生坦
4. 作用于 5-HT 受体药	
（1）5-HT 受体阻断药	酮色林
（2）5-HT 受体激动药	乌拉地尔

目前，临床常用的第一线抗高血压药物主要有利尿药、钙通道阻滞药、β 受体阻断药、ACE 抑制药、血管紧张素 Ⅱ 受体阻断药，可单独应用治疗轻度高血压，或联合应用治疗中、重度高血压。

21.2　常用抗高血压药物

一、利尿药

利尿药是治疗高血压的基本药物，可分为高、中、低效三类，其中，中效能利尿药，如氢氯噻嗪、吲哒帕胺等降压作用确切且不良反应较小，为最常用降压药物。

氢氯噻嗪[基]

氢氯噻嗪（hydrochlorothiazide）为利尿药中最常用于降压的药物。

【体内过程】　口服吸收迅速但不完全，进食能增加吸收量。部分与血浆蛋白结合，部分进入红细胞内。口服 2 h 起效，3～6 h 达峰，$t_{1/2}$ 为 15 h，肾功能受损者延长。主要以原形经肾小管排泄。

【药理作用及机制】　利尿药目前认为主要通过两方面发挥降压作用（图 21-1）。

1. 用药初期　可影响肾小管的再吸收和分泌，促进肾脏排钠利尿造成体内钠、水负平衡，使细胞外液和血容量减少，心排血量降低，血压下降。

2. 长期给药　Na^+ 大量排出，血管平滑肌细胞内 Na^+ 浓度降低，Na^+-Ca^{2+} 交换减少，使 Ca^{2+} 含量降低，血管平滑肌对缩血管物质如去甲肾上腺素（NA）等敏感性下降且长期用药诱导动脉壁产生扩血管物质如缓激肽及 PGE_2 等，从而使血管平滑肌舒张，外周血管阻力下降而起降压作用。

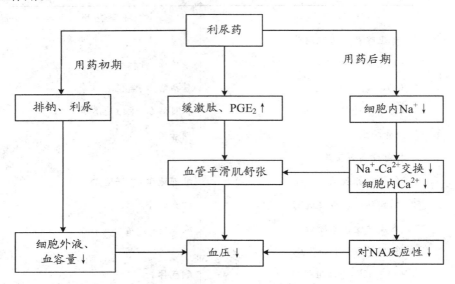

图 21-1 利尿药的降压作用

【临床应用】 单用治疗轻、中度高血压，或与其他降压药联用治疗各型高血压。一般使用 12.5 mg 降压疗效明显，不良反应轻。超过 25 mg，降压作用并不增强，而不良反应的发生率明显增加。因此建议单用氢氯噻嗪降压时剂量不宜超过 25 mg。

【不良反应】 长期大量用药可引起电解质、糖、脂代谢紊乱，诱发或加重痛风。用药期间应定期监测上述指标。

吲 哒 帕 胺[基]

吲哒帕胺（indapamide）化学结构虽不属于噻嗪类，但含氯磺酰基且作用部位与噻嗪类相同。

【体内过程】 脂溶性高，口服易吸收，2～3 h 起效，一次给药作用可维持 24 h。大部分在肝内代谢，仅 5% 以原形经肾脏排出，$t_{1/2}$ 为 14～16 h。

【药理作用及机制】 本品是一种强效、长效降压药，兼有利尿与血管扩张作用。其降压机制为高度选择性阻止血管平滑肌 Ca^{2+} 内流，使细胞内 Ca^{2+} 减少，导致血管张力降低，平滑肌松弛而起到降压作用；同时促进前列腺素（PGE_2、PGI_2）合成和分泌，使血管舒张而起到降压作用。减低血管对血管加压素的超敏感性，抑制血管收缩。

【临床应用】 适用于各型高血压，常与他药联用。降压同时尚具有逆转左心室肥厚的作用，且不影响糖、脂代谢，可代替噻嗪类利尿药用于伴有高脂血症的患者。

【不良反应】 本品不良反应较小，少数患者可出现眩晕、头痛、失眠、复视、食欲减低、反胃、腹泻、恶心、便秘、直立性低血压、阳痿、性欲减退等。脑血管疾病禁用。肝或肾功能损害、无尿、糖尿病、痛风或高尿酸血症、交感神经切除术后以及小儿、孕妇和哺乳期妇女慎用。

二、钙通道阻滞剂

钙通道阻滞剂（calcium channel blockers，CCB）又称钙拮抗药（calcium antagonists），其降压效果确切，对血糖、血脂等代谢影响较小，是目前临床常用的降压药。

硝苯地平[基]

【体内过程】　口服易吸收,生物利用度 $40\%\sim70\%$,血浆蛋白结合率较高达 90% 以上。血浆浓度达峰时间有明显的个体差异性,$t_{1/2}$ 约 4 h,主要在肝脏代谢成无活性的代谢产物,与少量原形药物经肾脏排泄。

【药理作用及机制】　该类药物能选择性抑制细胞外 Ca^{2+} 进入细胞内,导致血管平滑肌和心肌内 Ca^{2+} 缺乏,使小动脉扩张,外周阻力降低和心肌收缩力减弱,从而影响全身的血流动力学,起到降压作用。

1. 扩张血管　阻滞血管平滑肌细胞膜上 Ca^{2+} 通道,抑制 Ca^{2+} 跨膜转运,减少 Ca^{2+} 内流,促进血管平滑肌扩张。尤其对动脉平滑肌的舒张作用明显,致使外周血管阻力降低,血压下降。激活血管内皮的 NOS,促进 NO 释放,平滑肌细胞内的鸟苷酸环化酶(cGMP),经蛋白激酶 G 引起多种蛋白质磷酸化,抑制 Ca^{2+} 通过受体介导的钙通道的内流;抑制 Ca^{2+} 从细胞内钙库向外释放;抑制三磷酸肌醇(IP_3)的产生,阻止 IP_3 触发 Ca^{2+} 从肌质网中向胞浆释放;激活细胞膜上的钙泵,加速 Ca^{2+} 外排。同时降低收缩蛋白对钙的敏感性和肌细胞膜上钾通道活性,从而引起血管扩张。

2. 心脏作用　通过抑制心肌细胞的 Ca^{2+} 跨膜转运,使心肌细胞内可利用的游离 Ca^{2+} 浓度降低,心肌收缩力减弱、心律减慢、心排出量减少,血压降低,同时改善心肌舒张功能,减少心肌耗氧,对缺血的心肌有保护作用(图 21-2)。

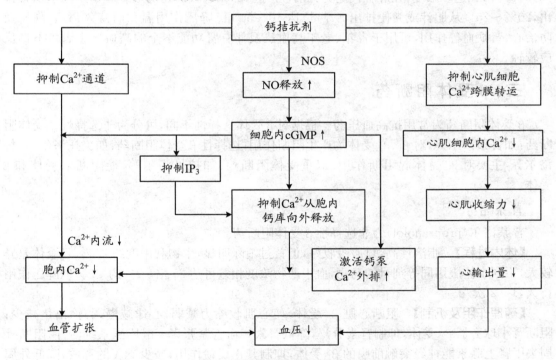

图 21-2　钙通道阻滞剂的作用

3. 降压作用特点　① 增加心、脑、肾等重要器官血流量,改善器官功能;② 扩张冠状动脉,增加心脏血流量;③ 降低肾血管阻力,增加肾小球滤过;④ 长期应用可以逆转和改善高血压患者的心脏、血管的重构和肥厚,改善心脏功能,增加血管顺应性,对心肌具有保护作用;⑤ 尚有抑制血小板聚集、增加红细胞变形能力和降低血液黏滞度等作用。

【临床应用】　降压作用强而迅速,可用于各种程度的高血压,尤其是低肾素性高血压,也适合于合并有心绞痛或肾脏疾病、糖尿病、哮喘、高脂血症及恶性高血压患者。与其他降压药联用增强降压效果。临床推荐使用缓释与控释剂型,可减轻短效制剂血压波动大,每日需多次给药的缺点。

【不良反应】　常见的不良反应有头痛、心悸、面部潮红、头晕、脚踝水肿,严重可引起低血压。治疗早期可反射性兴奋交感神经,减弱降压作用,可与 β 受体阻断药合用以增强疗效,减轻不良反应。对急性心肌梗死者禁用,伴有心肌缺血性心脏病者应慎用。

尼群地平[基]

尼群地平(nitrendipine)为中效降压药。口服后约 1.5 h 血药浓度达峰值,持续 6～8 h,$t_{1/2}$ 为 10～22 h。肝病患者血药浓度和消除半衰期增加。本品能抑制血管平滑肌和心肌的跨膜 Ca^{2+} 内流,但以血管作用为主,故其血管选择性较强,可引起周身血管(包括冠状动脉、肾小动脉)扩张,产生降压作用。临床用于各型高血压,可作为轻、中度高血压的首选药。患有严重主动脉瓣狭窄者禁用。肝、肾功能减退、不稳定型心绞痛以及孕妇慎用。老年人血药浓度较高,但 $t_{1/2}$ 未延长,宜适当减小剂量。

氨氯地平

氨氯地平(amlodipine)为长效钙通道阻滞药,口服吸收完全,生物利用度为 64%～90%,6～12 h 达峰浓度,在肝脏代谢为无活性产物,60% 以代谢物的形式和少量原形从肾排出,20%～25% 从胆汁或粪便排出。$t_{1/2}$ 长达 40～50 h。降压作用温和而持久,具有降压及防治心、肾缺血等作用,可用于青年、老年高血压及伴有肾功能不全的高血压患者。不良反应较轻。

三、β 受体阻断药

β 受体阻断药为常用抗高血压药。根据对 β 受体选择性不同,可分为非选择性 β 受体阻断药:如普萘洛尔等,对 β_1、β_2 受体均产生阻断作用;选择性 β 受体阻断药:如美托洛尔、阿替洛尔等,主要对 β_1 受体起阻断作用;双重受体阻断药:如拉贝洛尔等,能阻断 α 受体和 β 受体。

普 萘 洛 尔[基]

普萘洛尔(propranolol)为非选择性 β 受体阻断药。

【体内过程】　脂溶性高,口服吸收好,但首过消除明显,生物利用度约 25%,且个体差异较大,不同个体服用同等剂量的药物,血中药物浓度相差可达 25 倍。$t_{1/2}$ 约 4 h。但降压作用持久,1～2 次/d。

【药理作用及机制】　阻断心脏 β_1 受体,使心肌收缩力减弱,心律减慢,心输出量减少;阻断肾小球旁器 β_2 受体,抑制肾素分泌,降低肾素—血管紧张素—醛固酮系统活性;阻断外周去甲肾上腺素能神经突触前膜的 β_2 受体,抑制其正反馈作用,减少 NA 的释放,降低外周交感神经活性;阻断与血压控制有关的中枢 β 受体,降低外周交感神经张力,使外周交感神经抑制;促进前列环素生成,使血管扩张而产生降压作用(图 21-3)。

【临床应用】　单用可治疗轻、中度高血压,与其他降压药合用可治疗中、重度高血压。对伴有心排出量和肾素活性偏高的高血压患者以及高血压伴有心绞痛、偏头痛、焦虑症等疗效好。部分老年人和吸烟者服用普萘洛尔效果较差。该药服用应个体化,从小剂量开始逐渐加大,以选择适宜的剂量。

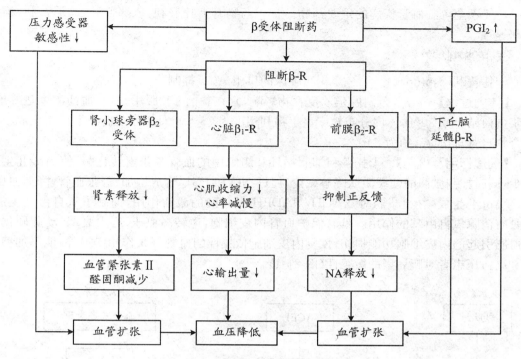

图 21-3 受体阻断药的降压

【不良反应】 不良反应有乏力、嗜睡、头昏、失眠、恶心、腹胀、皮疹、晕厥、低血压、心动过缓等。长期大剂量使用可导致严重抑郁,甚至自杀倾向。药物相互作用见第 10 章。

阿替洛尔[基]

阿替洛尔(atenolol)降压机制同普萘洛尔,对心脏的 β_1 受体选择性较高,对血管及支气管的 β_2 受体的影响较小。无内在拟交感活性,无膜稳定作用。口服降压作用持续时间较长,1 次/d。用于治疗各种程度高血压。

拉贝洛尔

拉贝洛尔(labetalol)为 α、β 受体阻断药,对 β_1 和 β_2 受体作用相当,对 α_1 受体作用较弱,对 α_2 受体则无作用。该药通过扩张血管、降低外周阻力而使血压降低。降压作用温和,对心律、心排出量影响小。适用于各种程度的高血压及高血压急症、妊娠期高血压、嗜铬细胞瘤、麻醉或手术时高血压。大剂量可致直立性低血压,少数患者有头痛、疲倦、上腹部不适等症状,一般不需停药。长期应用可致自身免疫反应,故多短期用于治疗高血压危象。

卡维地洛

卡维地洛(carvedilol)非选择性地阻断 β 受体和 α_1 受体,扩张外周血管,降低外周阻力。对冠状血管、肾血管和肺血管均有扩张作用。用于治疗轻、中度高血压及伴有肾功能不全或糖尿病的高血压。不良反应与普萘洛尔相似,但对血脂代谢无影响。

四、血管紧张素转化酶抑制剂

血管紧张素转化酶抑制剂(angiotenesis converting enzyme inhibitor,ACEI)降压疗效

明显,耐受性好,同时可以防止和逆转心肌肥大和血管增生,目前已成为临床治疗高血压、慢性心功能不全等心血管疾病的重要药物。常用药物有卡托普利、依那普利、贝那普利、赖诺普利等。

卡托普利[基]

卡托普利(captopril)是第一个用于临床的口服 ACE 抑制药。

【体内过程】 口服吸收快,但易受食物影响,宜在餐前 1 h 服用。1 h 血药浓度达峰值。血浆蛋白结合率 30%,体内分布较广。生物利用度为 75%。大部分在血液中被氧化成二硫化合物自肾排出,$t_{1/2}$ 约为 2 h。

【药理作用及机制】 卡托普利抑制循环和组织中的血管紧张素转化酶,使 Ang Ⅱ 生成减少,同时抑制激肽酶使缓激肽降解减少,促进 NO 和 PGI_2 合成增加,舒张血管,降低血压。由于 Ang Ⅱ 生成减少,减弱对 NADH/NADPH 氧化酶的激活作用,抑制了氧自由基生成,并具有清除氧自由基的作用。具有保护血管内皮细胞,逆转高血压、心力衰竭、动脉硬化和高血脂引起的内皮细胞功能损伤,恢复内皮细胞依赖性的血管舒张作用。另外,能增加糖尿病和高血压患者对胰岛素的敏感性(图 21-4)。

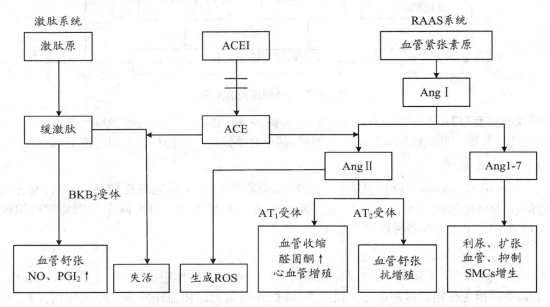

图 21-4　ACEI 与 AT_1 受体阻断药降压作用

【临床应用】 单用治疗轻、中度高血压。合用利尿药及其他降压药可用于治疗重度或顽固性高血压。因具有逆转左心室肥厚与血管重构,改善胰岛素抵抗,改善糖、脂代谢紊乱,保护靶器官等优点。可作为伴糖尿病、左心室肥厚、左心功能障碍及急性心肌梗死的高血压患者的首选药物。

【不良反应】 不良反应较轻。首剂低血压、刺激性干咳较常见,另可引起高血钾、低血糖、肾功能损害、血管神经性水肿,并有致畸作用,故孕妇、肾功能狭窄及肾功能减退患者禁用。自身免疫性疾病、骨髓抑制、脑动脉或冠状动脉供血不足、血钾过高、肾功能障碍、白细胞及粒细胞减少、主动脉狭窄者慎用。

依那普利[基]

依那普利(enalapril)为长效 ACEI 类药物。口服易吸收,生物利用度约 65%。4~6 h 达高峰,持续时间达 24 h。体内分布较广,能通过胎盘,可分泌到乳汁中,但不能通过血脑屏障。经肝酯酶代谢,生成二羧酸活性代谢物依那普利酸。$t_{1/2}$ 为 11 h,活性代谢产物 $t_{1/2}$ 可长达 35 h,两者均经肾排泄。

依那普利酸与 ACE 结合牢固,降压作用较强,对心律、心输出量无明显影响,能扩张肾脏血管,使肾血流量增加。长期应用能防止或逆转左室肥厚,改善动脉顺应性,提高患者生活质量。可用于各型高血压的治疗。

其他 ACE 抑制药

本类药物尚有赖诺普利(lisinopril)、贝那普利(benazepril)、福辛普利(fosinopril)、喹那普利(quinapril)、培哚普利(perindopril)、西拉普利(cilazapril)、雷米普利(ramipril)和群多普利(trandolapril)等,除了赖诺普利外,其余均为前体药。共同特点为长效,降压作用持久,每天给药一次。

五、AT_1 受体阻断药

AT_1 受体阻断药为一线抗高血压药物。对 AT_1 受体有高度选择性,亲和力强,作用持久,降压作用较 ACEI 更完全,无血管神经性水肿、咳嗽等不良反应。临床常用药物有氯沙坦、缬沙坦、厄贝沙坦、坎地沙坦、替米沙坦、依普沙坦、奥美沙坦等。

氯沙坦

氯沙坦(losartan)为首个用于临床的非肽类 AT_1 受体阻断药。

【体内过程】　口服吸收迅速,首过消除明显,生物利用度约 33%。血浆蛋白结合率高达 98% 以上。约 14% 经肝脏代谢为活性更强的 5-羧酸代谢物 EXP3174,与 AT_1 受体结合牢固,作用比原型强 10~40 倍。大部分无活性代谢物随胆汁排泄,仅约 4% 原形及 7% EXP3174 随尿排出。

【药理作用及机制】

1. 阻断 AT_1 受体　竞争性阻断 AT_1 受体,拮抗 Ang Ⅱ 收缩血管、增强交感神经活性及促进醛固酮分泌等作用,从而降低血压。长期应用能抑制左室心肌肥厚和血管壁增厚,降低心血管疾病的病死率。对肾功能的保护作用与 ACEI 相似,在降压的同时能保持肾小球滤过率,增加肾血流量,促进排钠,减少蛋白尿,对高血压、糖尿病合并肾功能不全患者具有保护作用。

2. 激活 AT_2 受体　由于阻断 AT_1 受体,同时反馈性增加肾素活性,使 Ang Ⅱ 浓度增加,激活 AT_2 受体,产生扩血管、抗增殖等作用,有利于降压和保护靶器官作用(图 21-4)。

【临床应用】　可用于各型高血压,对高血压伴有糖尿病肾病、慢性心功能不全的患者有良好疗效。与利尿药或钙通道阻滞剂、ACEI 等合用,可增强疗效。

【不良反应】　不良反应较 ACEI 轻,不影响血脂、血糖代谢。干咳发生率明显少于 ACEI。可见头昏、乏力和剂量相关的体位性低血压,尤其低血压及电解质、体液平衡失调、血管容量不足的病人易发生。孕妇、哺乳期妇女及肾动脉狭窄者禁用。低血压、严重肾功能不全、肝病患者慎用。

其他沙坦类药物

临床应用的这类药物尚有缬沙坦（valsartan），厄贝沙坦（irbesartan），坎地沙坦（candesartan），替米沙坦（telmisartan），依普沙坦（eprosartan），他索沙坦（tasosartan）等。其中坎地沙坦作用强、用量小、维持时间长、谷峰比值高（>80%）等优点。

21.3　其他抗高血压药物

一、中枢性降压药

中枢性降压药物可分为第一代降压药，如可乐定，第二代降压药，如莫索尼定、利美尼定等。

可乐定

可乐定（clonidine）为第一代中枢性降压药。

【体内过程】　脂溶性高，口服吸收快而完全，1.5～3 h 血药浓度达峰值，口服生物利用度 71%～82%，血浆蛋白结合率为 20%，可透过血脑屏障。约 50% 药物经肝代谢，其余以原形经肾排泄，血浆 $t_{1/2}$ 为 5.2～13 h。

【药理作用及机制】

激动延髓背侧孤束核（NTS）抑制性神经元突触后膜 α_2 受体和延髓嘴端腹外侧区（RVLM）的 I_1 咪唑啉受体，抑制交感神经中枢的传出冲动，降低外周交感神经活性，使外周阻力下降，产生降压作用（图 21-5）。

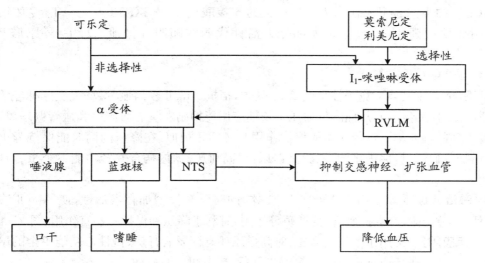

图 21-5　中枢性降压药作用示意图

激动外周交感神经末梢突触前膜的 α_2 受体及其相邻的咪唑啉受体，产生负反馈作用，减少神经末梢 NA 释放，降低血压。大剂量时可激动血管平滑肌上的 α_1 受体而收缩血管，减弱其降压作用。

【临床应用】 降压作用中等偏强,不影响肾血流量及肾小球滤过率,并能抑制胃肠道分泌和运动,用于其他降压药无效的中度高血压、肾性高血压或兼有消化性溃疡的高血压,与利尿药合用治疗重度高血压。

【不良反应】 常见的不良反应为口干、便秘、嗜睡、抑郁、眩晕、血管神经性水肿、腮腺肿痛、心动过缓、恶心、食欲不振等。长期用药可导致水钠潴留产生耐受性,降压作用减弱。突然停药,可发生血压反跳现象。高血压伴有脑血管病、冠状动脉供血不足、窦房结或房室结功能低下、血栓闭塞性脉管炎、精神抑郁、近期心肌梗死、雷诺病、慢性肾功能障碍以及孕妇和哺乳期妇女慎用。

莫索尼定

莫索尼定(moxonidine)为第二代中枢性降压药,口服吸收率为90%,生物利用度为88%,无首过效应。对咪唑啉 I_1 受体的选择性高,降压效能低于可乐定。适用于轻、中度高血压和老年高血压病。由于选择性较高,不良反应少,长期用药能逆转心肌肥厚。病窦综合征、传导阻滞、恶性心律失常、重度心衰、不稳定型心绞痛、重度肾功能不良及血管神经性水肿者禁用。

二、血管平滑肌扩张药

血管平滑肌扩张药通过直接扩张血管而产生降压作用。在降压的同时,可反射性地引起交感神经兴奋,心肌收缩力增强,心排出量增加,并升高血浆肾素水平,激活 RAAS,导致外周血管阻力升高和醛固酮分泌增加,水钠潴留,血容量、回心血量增加,从而使降压作用减弱,并可诱发心绞痛。因此,一般不宜单独使用,仅在其他降压药无效时才加用该类药物。

硝普钠[基]

硝普钠(sodium nitroprusside)水溶液不稳定,遇光、热或长时间储存易分解产生有毒的氰化物。药液需现配现用,避光静滴,使用时间不应超过 4 h。

【体内过程】 口服不吸收,静脉滴注 30 s 血压下降,2 min 血压降到最低水平,停药后5 min 内血压可恢复至给药前水平。本品在体内产生的 CN^- 可被肝脏转化为 SCN^-,经肾排泄。

【药理作用及机制】 降压作用强、起效快、持续时间短。可直接松弛小动脉和静脉平滑肌,在血管平滑肌内代谢产生 NO,后者激活鸟苷酸环化酶,使血管平滑肌细胞内 cGMP 含量增加,舒张血管,降低外周血管阻力,减少心输出量,降低血压。

【临床应用】 主要用于高血压危象、高血压脑病等抢救治疗,也用于高血压合并心衰或嗜铬细胞瘤发作引起的血压升高。在外科手术麻醉时可用作控制性降压。

【不良反应】 常见面部潮红、头胀痛、出汗、恶心、呕吐、低血压、心悸等扩血管表现。长期及大剂量应用时,可导致甲状腺功能减退,血浆氰化物或硫氰化物蓄积中毒。对代偿性高血压、动脉分流或主动脉缩窄者禁用。肝肾功能损害、甲状腺功能低下、脑血管或冠状动脉供血不足、颅内压增高、肺功能不全、孕妇和哺乳期妇女慎用。

三、α_1 受体阻断药

α_1 受体阻断药可降低动脉阻力,增加静脉容量,增加血浆肾素活性,不易引起反射性心

律增加。长期使用后舒血管作用仍存在,但肾素活性可恢复正常。其最大的优点是对代谢无明显的影响,并可降低血糖、血脂。可用于各种程度的高血压,对轻、中度高血压有明确疗效,与利尿药及β受体阻断药合用可增加其降压作用。本类药物有哌唑嗪(prazosin)、特拉唑嗪(terazosin)等。

哌唑嗪

哌唑嗪(prazosin)为人工合成的喹啉类衍生物。

【体内过程】 口服易吸收,2 h血药浓度达峰值,维持8~10 h。首关消除明显,生物利用度约60%,血浆蛋白结合率可达90%以上,$t_{1/2}$为2.5~4 h,大部分药物经肝代谢,由胆汁排出,有5%~10%以原形经肾排泄。

【药理作用及机制】 选择性阻断α_1受体,松弛血管平滑肌、扩张周围血管、降低血压。扩张动脉和静脉,降低心脏前、后负荷,使左心室舒张末压下降,改善心功能。长期应用可改善脂代谢,降低血中甘油三酯、低密度脂蛋白(LDL)和极低密度脂蛋白(VLDL),升高高密度脂蛋白(HDL),增加HDL-胆固醇与总胆固醇的比值(HDL-Ch/Tc)。此外还能阻断膀胱颈、前列腺和尿道等部位的α受体,使这些部位平滑肌松弛,缓解前列腺增生引起的排尿梗阻症状。

【临床应用】 降压作用中等偏强,适用于各型高血压,单用可治疗轻、中度高血压及并发肾功能受损的高血压患者,尤其适用于伴前列腺增生、高脂血症、糖尿病及肾上腺嗜铬细胞瘤所致的高血压患者。与其他降压药合用可治疗重度高血压。

【不良反应】 首次给药可致严重的体位性低血压,发生率高达50%。老年人,尤其已用利尿药或β受体阻断药者易发生。少数患者有轻度头晕、嗜睡、头痛、鼻塞等反应,可自行消失。长期用药应注意防止水钠潴留、下肢水肿和体重增加,可连用利尿药。支气管痉挛、严重慢阻肺、窦性心动过缓、房室传导阻滞、心源性休克、心衰及对本类药物过敏者慎用。

特拉唑嗪

特拉唑嗪(terazosin)口服吸收好,1 h血浆浓度达到峰值,生物利用度90%,血浆$t_{1/2}$约12 h。作用持续时间较长,每日服药一次。该药降压作用较弱,单用与联用治疗轻、中度高血压。首剂现象较少见。

四、钾通道开放药

钾通道开放药(potassium channel openers)又称钾通道激活药(potassium channel activators)是一类新型的血管扩张药,主要有吡那地尔(pinacidil)、米诺地尔(minoxidil)等。

吡那地尔口服吸收迅速,1 h血药浓度达峰值,降压作用维持6 h。口服缓释胶囊,降压作用可持续12 h。血浆蛋白结合率约50%,生物利用度60%。在肝内代谢,代谢物仍具降压作用,$t_{1/2}$约3 h。

能激活血管平滑肌细胞膜ATP敏感性钾通道,使K^+外流增加,导致细胞膜超极化,电压依赖性钙通道关闭,Ca^{2+}内流减少,降低胞内游离Ca^{2+}浓度,从而引起血管舒张,外周阻力下降,血压下降,用于轻、中度高血压。可降低血浆总胆固醇、甘油三酯,对心脏具有保护作用。常与利尿剂和β受体阻断药合用可提高疗效。

常见不良反应为水肿,大剂量用药可引起水钠潴留、头痛、嗜睡、乏力及多毛症,并可反射性交感兴奋引起心悸、心动过速、心律失常、皮肤潮红等。

五、去甲肾上腺素能神经末梢阻滞药

去甲肾上腺素能神经末梢阻滞药主要通过影响儿茶酚胺的储存及释放产生降压作用，如复方利血平及胍乙啶。

利血平[基]

利血平（reserpine）又叫利舍平，作用弱，不良反应较多，目前已不单独应用。常用复方利血平片（compound reserpine tablets）由利血平，氢氯噻嗪，维生素 B_6，混旋泛酸钙，三硅酸镁，氯化钾，维生素 B_1，硫酸双肼屈嗪，盐酸异丙嗪组成复方制剂。

利血平可耗尽交感神经末端的去甲肾上腺素储存，使去肾上腺素释放减少，外周血管阻力降低，血压下降，发挥降压作用。用于高血压的治疗，但不良反应较多，常见倦怠、昏厥、头痛、阳痿、性欲减退、乏力、精神抑郁、注意力不集中、神经紧张、焦虑、多梦、腹泻、口干、恶心、呕吐、鼻塞等。肾功能减退、心律失常、心脏抑制、有精神抑郁史和癫痫、帕金森病、消化性溃疡、孕妇和哺乳期妇女慎用。

复方利血平氨苯蝶啶[基]

复方利血平氨苯蝶啶（compound hypotensive tablets）为氢氯噻嗪，氨苯蝶啶，硫酸双肼屈嗪，利血平的复方制剂。可用于治疗轻、中度高血压，对重度高血压需与其他降压药合用。对本品过敏者、活动性溃疡、溃疡性结肠炎、抑郁症、严重肾功能障碍者及孕妇、哺乳期妇女禁用。

六、其他

作用机制与上述药物不同，具有明显降压作用的药物还有 5-羟色胺受体拮抗剂：酮色林（ketanserin）；内皮素受体拮抗剂：波生坦（bosentan）；前列环素合成促进药：沙克太宁（cicletanine）；肾素抑制药：阿利吉仑（aliskiren）、依那吉仑（enalkiren）等。这些药物目前尚较少应用。

21.4　抗高血压药的应用原则

高血压治疗的最终目标不仅是降低血压，而是应减轻或逆转患者的终末器官损伤，防止发生严重的心、脑、肾等并发症，提高患者生活质量，延长寿命。在治疗中既要确切、平稳降压，防止血压波动过大，又要阻断 RAAS，保护靶器官功能。

一、正确掌握治疗目标，终生治疗

降压治疗的主要目标是控制血压，最终目标是减少心、脑、肾等靶器官并发症的发生率和死亡率。确切有效的降压治疗可以大幅度地减少高血压并发症的发生率。理想的血压水平是将血压降到最大能耐受程度，此水平时心血管并发症危险程度最低。只有达到理想的血压水平，才能使靶器官得到较好保护。抗高血压治疗的目标血压是 138/83 mmHg。目前

高血压病病因不明,无法根治,药物治疗使血压达到正常后自动停药的患者,血压可重新升高,故需要终生治疗。

二、平稳降压

血压不稳定可导致重要靶器官损伤。在血压水平相同的高血压患者中,血压波动性高者,靶器官损伤严重。有心、脑、肾供血不足者,过度降压可加重缺血症状。除非紧急情况,一般不必急剧降压。尤其老年人,宜逐渐降压。正常生理情况下,机体通过神经与体液调节,使血压在一定小范围内波动。研究发现,将大鼠的动脉压力感受器的传入神经去除后,虽然24 h内平均血压水平与正常动物相当,但是造成动物的血压极不稳定,大鼠有严重的器官损害。因此,高血压患者在治疗时,应注意尽可能地减少人为因素导致的血压波动。使用短效的降压药常使血压波动增大,最好选用24 h平稳降压的长效药,其降压效力的"谷峰比值"宜>50%,即给药24 h后仍保持50%以上的最大降压效应。该类药物不仅提高患者的依从性,更重要的是通过减少24 h血压波动性而减少心血管危险事件,保护靶器官免受损害。同时应注意按时、定量、规律服用药物。

三、保护靶器官

长期高血压导致的靶器官损伤包括心肌肥厚、肾小球硬化和小动脉重构等,并相互作用,恶性循环。因此,在抗高血压的治疗中必须考虑防止和逆转靶器官损伤。一般而言,血压控制在正常范围内即能减少靶器官的进一步损伤,但并非所有的药物均如此,且已受损的器官不一定能得到逆转。临床观察发现部分抗高血压药不仅可以有效地控制血压,而且可以对已受损的器官起到保护和逆转作用。目前认为对靶器官有保护作用的药物有长效钙拮抗剂、ACEI和AT_1受体拮抗剂。

四、强调个体化治疗

高血压治疗应个体化,主要根据患者年龄、性别、血压水平、病情程度、并发症等情况制定不同的治疗方案,维持和改善患者生活质量,延长寿命。选药和剂量宜个体化。因不同患者或同一患者在不同病程时期,所需剂量不同,或由于药物可能存在遗传代谢多态性,不同患者病情相似,但所需剂量也不同。所以,应选择疗效最好、剂量适宜、不良反应最少的药物进行治疗。

五、抗高血压药物的联合应用

抗高血压药物的联合应用目的是增加降压疗效,保护靶器官,减少不良反应。当一种降压药无效时,可改用另一种作用机制不同的降压药。单一药物有较好反应,但未达到目标血压可采用联合用药。联合用药应从小剂量开始,并应采用作用机制不同的药物,以提高疗效、减少不良反应。目前推荐以下几种联合用药:① 利尿剂与β受体阻断药。② 利尿剂与ACEI(或AT_1受体阻断药)。③ 二氢吡啶类钙拮抗药与β受体阻断药。④ACEI与钙拮抗药。

制剂与用法

〖1〗氢氯噻嗪(hydrochlorothiazide)　片剂:25 mg。口服:12.5～25 mg/次,1～2 次/d。

〖2〗吲哒帕胺(indapamid)　片剂及胶囊:2.5 mg。口服:2.5～5 mg/次,1 次/d。缓释片:1.5 mg,口服,每 24 h 1 片,早晨服用,加大剂量并不能提高抗高血压疗效,只能增加利尿作用。

〖3〗尼群地平(nitrendipine)　片剂:10 mg、20 mg。胶囊:10 mg。口服:常用量为 20～30 mg/次,1 次/d。

〖4〗硝苯地平(nifedipine)　片剂:5 mg、10 mg。胶囊剂:5 mg、10 mg。控释片:30 mg。缓释片:20 mg。口服:片剂,5～10 mg/次,3 次/d,遮光密闭保存。控释片,30 mg/次,1 次/d,缓释片,20 mg/次,每 12 h 1 次,整片吞服,切勿嚼碎。

〖5〗氨氯地平(amlodipine)　片剂:5 mg。口服:5～10 mg,1 次/d。

〖6〗盐酸普萘洛尔(propranolol hydrochloride)　片剂:10 mg。缓释胶囊:40 mg。口服:片剂 10～20 mg/次,3～4 次/d,以后每周增加剂量 10～20 mg,直到达到满意疗效,一般最大剂量不应超过 300 mg/d。缓释胶囊 40～80 mg,1 次/d。遮光密闭保存。

〖7〗阿替洛尔(atenolol)　片剂:25 mg、50 mg、100 mg。口服:50～100 mg/次,1 次/d。

〖8〗拉贝洛尔(labetalol)　片剂:100 mg、200 mg。口服:开始时剂量 100 mg/次,2～3 次/d,根据血压水平调整用量,如疗效不佳,可增至 200 mg/次,3～4 次/d。

〖9〗卡维地洛(carvedilol)　片剂:20 mg。胶囊:10 mg。口服:片剂,起始剂量 6.25 mg/次,2 次/d,在需要的情况下增至 12.5 mg/次,2 次/d。如血压控制不理想,剂量可增至 25 mg/次,2 次/d。一般在 7～14 d 内达到完全的降压作用。总量不得超过 50 mg/d。本品须和食物一起服用,以减慢吸收,降低体位性低血压的发生。胶囊,开始剂量为 10 mg/次,1 次/d,两日后可增至 10 mg/次,2 次/d,如应用两周后疗效仍不满意,可增至 20 mg/次,2 次/d,但每日最大剂量不应超过 40 mg。

〖10〗卡托普利(captopril)　片剂:25 mg、50 mg、100 mg。口服:开始 25 mg/次,3 次/d,饭前服,逐增至 50 mg/次,3 次/d。最大剂量:450 mg/d。

〖11〗马来酸依那普利(enalapril)　片剂:5 mg、10 mg。胶囊剂:5 mg、10 mg。口服:开始时,2.5～5 mg/d,治疗量为 2.5～40 mg/d,可一次或分两次服用。剂量超过 10 mg 后,增加剂量只延长作用持续时间。

〖12〗氯沙坦(losartan)　片剂:25 mg、50 mg。口服:25 mg/次,2 次/d。

〖13〗盐酸可乐定(clonidine hydrochloride)　片剂:0.075 mg。注射剂:0.15 mg/mL。口服:0.075～0.15 mg/次,1～3 次/d,根据病情可逐渐增加剂量。极量:0.4～0.6 mg/次。肌注或静注:0.15～0.3 mg/次,必要时每 6 h 重复一次。遮光密闭保存。点眼用 0.25% 溶液 1～2 滴,2～3 次/d。

〖14〗硝普钠(sodium nitroprusside)　粉针剂:50 mg/支。静滴:50 mg 以 5% 葡萄糖溶液 2～3 mL 溶解,然后根据所需浓度再稀释于 250 mL,500 mL 或 1 000 mL 的 5% 葡萄糖溶液中,缓慢静滴(容器避光),根据临床症状与血压调整药量,滴速不超过每分钟 3 μg/kg。配置时间超过 4 h 的溶液不宜使用。本品为鲜红色透明结晶性粉末,遮光(并加黑纸包裹)、密闭保存。

〖15〗盐酸哌唑嗪(prazosin hydrochloride)　片剂:0.5 mg、1 mg、2 mg。胶囊:1 mg、2 mg、5 mg。口服:首次 0.5 mg/次,然后 1 mg/次,3 次/d。一般每隔 2～3 d 增加 1 mg。

〖16〗吡那地尔(pinacidil)　片剂:12.5 mg、25 mg。胶囊:12.5 mg、25 mg、37.5 mg。用法:口服 25 mg/次,2 次/d。

〖17〗复方利血平(compound reserpine tablets)　为复方制剂,其成分为每片含利血平 0.032 mg,氢氯噻嗪 3.1 mg,维生素 B₆ 1.0 mg,混旋泛酸钙 1.0 mg,三硅酸镁 30 mg,氯化钾 30 mg,维生素 B₁ 1.0 mg,硫酸双肼屈嗪 4.2 mg,盐酸异丙嗪 2.1 mg,辅料适量。口服,1～2 片/次,3 次/d。利血平注射液:1 mL∶1 mg、1 mL∶2.5 mg。初始肌肉注射 0.5～1 mg,以后按需要每 4～6 h 肌注 0.4～0.6 mg。

〖18〗复方利血平氨苯蝶啶(compound hypotensive tablets) 为复方制剂,每片含氢氯噻嗪 12.5 mg,氨苯蝶啶 12.5 mg,硫酸双肼屈嗪 12.5 mg,利血平 0.1 mg。口服,常用量:1 片/次,1 次/d。维持量:1 片/次,1 次/2～3 d。

（李先伟　杨解人）

第22章 抗心律失常药

心律失常即心动节律和频率异常,分为缓慢型和快速型两类。缓慢型心律失常有窦性心动过缓和传导阻滞等,主要用 M 受体阻断药和 β 肾上腺素受体激动药治疗。快速型心律失常包括窦性心动过速、心房早搏、心房扑动、心房颤动、阵发性室上性心动过速、室性早搏和心室颤动等,主要选用本章药物治疗,故又将其称为抗快速型心律失常药物。

22.1 抗心律失常药的电生理学基础

一、心脏的电生理学基础

(一)心肌细胞的分类

心肌细胞可分为工作细胞和自律细胞两类。工作细胞包括心房肌和心室肌,具有兴奋性、传导性和收缩性,无自律性。自律细胞主要包括窦房结和普肯野细胞,组成心脏特殊传导系统,具有自律性、兴奋性和传导性,无收缩性。

根据心肌细胞动作电位特征(0 期除极速率),心肌细胞分为快反应细胞和慢反应细胞。快反应细胞包括心房肌、心室肌和普肯野细胞,慢反应细胞包括窦房结和房室结细胞。

(二)心肌细胞的跨膜电位

心脏不同部位细胞的跨膜电位有明显区别(图 22-1),这与各类心肌细胞跨膜电位的离子机制不同有关。

1. 静息电位 心肌细胞未受刺激时(静息状态下)存在于细胞膜内外两侧的外正内负的电位差称为心肌细胞的静息电位。

2. 动作电位时程和有效不应期 动作电位是指在静息电位基础上,心肌细胞受到阈上刺激时,发生迅速、可逆转、可传播的细胞膜两侧的电位变化。按其发生顺序分为 5 个时相(图 22-2)。

0 相(除极期):快反应细胞是由 Na^+ 快速内流引起,速度快,波幅小,时程长。慢反应细胞主要由 Ca^{2+} 较慢的内流引起,速度慢、波幅小、时程短。

1 相(快速复极初期):由于短暂 K^+ 外流和 Cl^- 内流,使膜电位迅速向负极转化。

2 相(缓慢复极期)主要有 Ca^{2+} 及少量 Na^+ 内流,同时有 K^+ 外流及 Cl^- 内流所致,此期复极缓慢,图形较平坦,又称平台期。

3 相(快速复极末期):细胞膜对 K^+ 的通透性加大,K^+ 快速外流,膜电位恢复到静息电位水平。

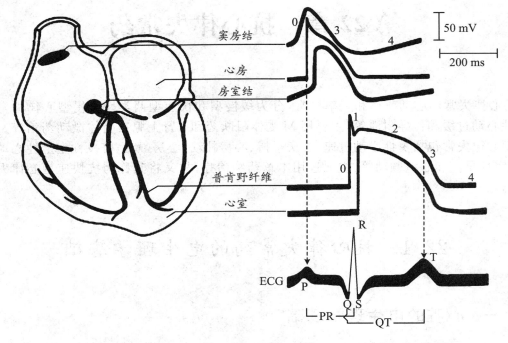

图 22-1　心脏各部分心肌细胞的跨膜电位及与心电图的关系

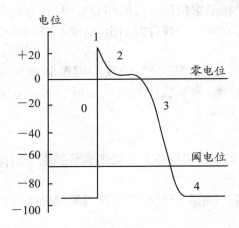

图 22-2　心室肌细胞的动作电位

4 相(静息期):工作细胞通过 Na^+-K^+-ATP酶排出 Na^+ 并摄入 K^+ 以及 Na^+-Ca^{2+} 交换体和 Ca^{2+} 泵排出 Ca^{2+},使膜电位维持在静息水平。而自律细胞在 3 相复极化末达到最大复极电位后,产生 4 相自动去极化,其主要由 K^+ 外流的进行性衰减和 Na^+ 内流逐渐增强而形成。

动作电位时程(APD)是动作电位从 0 相到 3相末的时程。有效不应期(ERP)是指心肌细胞从除极开始到细胞接受刺激能够再一次产生可扩布动作电位的时间。ERP 与 APD 的变化程度用ERP/APD 比值表示。

二、心律失常发生机制

窦房结是心脏的正常起搏点,窦房结的冲动沿着正常传导通路依次传导,直至整个心脏兴奋,其中的任何一个环节发生异常,都会导致心律失常。

1. 自律性升高　当交感神经活性增高、低血压、心肌细胞受到机械牵张时,自律细胞的动作电位 4 相斜率增加,自律性升高。工作细胞无自律性,但在缺血缺氧条件下会出现异常自律性,这种异常自律性向周围组织扩布而导致心律失常。

2. 后除极　后除极是指心肌细胞在一个动作电位后产生一个提前的除极化。根据后除极出现的时间分为早后除极和迟后除极。早后除极发生于动作电位 2、3 相复极中（图 22-3），APD 过于延长时易于发生，诱发因素有药物、低血钾等。迟后除极发生于动作电位完全复极或接近完全复极时（图 22-4），是细胞内钙超载所引起，诱发因素有强心苷中毒、心肌缺血、细胞外高钙及低钾等。

图 22-3　早后除极　　　　　　　　　图 22-4　迟后除极

3. 折返激动　折返激动是指冲动沿传导通路下传后，又经另一条传导通路折回再次兴奋原已兴奋过的心肌，并可反复运行的现象，是引发快速型心律失常的重要机制之一。形成折返的基本条件是：① 存在解剖学折返环路；② 折返环路中单向阻滞；③ 折返环路中有传导性下降的部位（图 22-5）。

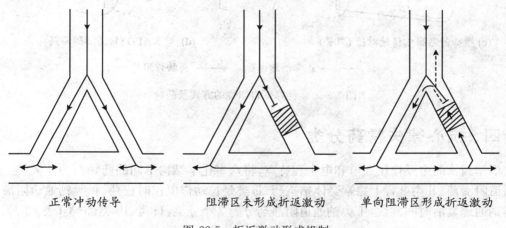

正常冲动传导　　　　　阻滞区未形成折返激动　　　　单向阻滞区形成折返激动

图 22-5　折返激动形成机制

三、抗心律失常药的作用机制

药物的基本电生理作用是影响心肌细胞膜的离子通道，通过改变离子流而改变细胞的电生理特性，基本作用机制如下：

1. 降低自律性　抗心律失常药可通过降低动作电位 4 相斜率、提高动作电位的发生阈值、增加静息膜电位绝对值及延长 APD 等方式降低自律性（图 22-6）。

2. 减少后除极　缩短 APD 的药物可减少早后除极的发生，钙通道和钠通道阻滞药减少迟后除极的发生。

3. 消除折返　药物通过改变传导性和 ERP 而消除折返。钙通道阻滞药和 β 肾上腺素能受体拮抗药可减慢房室结的传导性，消除房室结折返所致的室上性心动过速。钠通道阻滞药和钾通道阻滞药延长快反应细胞的 ERP，钙通道阻滞药延长慢反应细胞的 ERP。

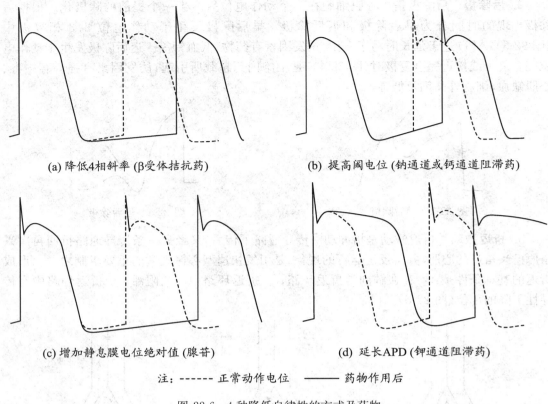

(a) 降低4相斜率 (β受体拮抗药)

(b) 提高阈电位 (钠通道或钙通道阻滞药)

(c) 增加静息膜电位绝对值 (腺苷)

(d) 延长APD (钾通道阻滞药)

注：------ 正常动作电位 ——— 药物作用后

图 22-6　4种降低自律性的方式及药物

四、抗心律失常药分类

根据药物的主要作用通道和电生理特点,将众多化学结构不同的药物归为 4 大类:Ⅰ类钠通道阻滞药、Ⅱ类 β 肾上腺素受体拮抗药、Ⅲ类延长动作电位时程药、Ⅳ类钙通道阻滞药。根据钠通道复活时间常数,Ⅰ类钠通道阻滞药分为 3 个亚类:Ia 类、Ib 类、Ic 类(表 22-1)。

表 22-1　抗心律失常药物的分类及代表药物

类　别		常用代表药物
Ⅰ 类	钠通道阻滞药	
	Ia 适度钠通道阻滞药	普鲁卡因胺[基]、奎尼丁
	Ib 轻度钠通道阻滞药	美西律[基]、利多卡因、苯妥英钠
	Ic 明显钠通道阻滞药	普罗帕酮[基]、氟卡尼
Ⅱ 类	β 肾上腺素受体拮抗药	普萘洛尔[基]、美托洛尔[基]、阿替洛尔[基]
Ⅲ 类	延长 APD 药 (钾通道阻滞药)	胺碘酮[基]、索他洛尔、多非利特
Ⅳ 类	钙通道阻滞药	维拉帕米[基]、地尔硫卓
其他		腺苷

22.2　常用抗心律失常药

22.2.1　Ⅰ类:钠通道阻滞药

根据钠通道复活时间常数,即药物对通道产生阻滞作用到阻滞作用解除的时间不同分为 3 个亚类。复活时间常数<1 s,轻度钠通道阻滞药(Ⅰb 类);复活时间常数>10 s,明显钠通道阻滞药(Ⅰc 类);复活时间常数介于二者之间,适度钠通道阻滞药(Ⅰa 类)。

一、Ⅰa 类

奎尼丁

奎尼丁(quinidine)是适度阻断钠通道药,为广谱抗心律失常药物,但不良反应多,应用受限。

【体内过程】　口服后吸收快而完全,生物利用度为 $44\%\sim98\%$,蛋白结合率为 $60\%\sim96\%$,口服后 30 min 起效,$t_{1/2}$ 为 $6\sim8$ h。主要经肝脏代谢,肾脏排泄。

【药理作用及机制】　奎尼丁阻断可阻断钠通道、钾通道及钙通道,也可抗胆碱和阻断外周血管 α 肾上腺素受体。

1. 阻断钠通道　阻断激活状态的钠通道,并减慢通道复活。降低普肯野纤维的自律性;减慢心房、心室、普肯野纤维的传导速度;延长大部分心肌组织的不应期。

2. 阻断钾通道　阻断钾通道,减少 K^+ 外流,延长心房、心室、普肯野纤维的 ERP 和 APD。

3. 其他　阻断钙通道,减少 Ca^{2+} 内流,降低心肌收缩力。阻断外周血管 α 受体使血管舒张,血压下降。抗胆碱作用,减慢心房肌的传导,但加快房室结的传导。

【临床应用】　转复心房扑动和心房颤动,复律后维持正常窦性心律;治疗房性、交界性和室性早搏;预防和终止室性心动过速;治疗预激综合征合并的室上性心动过速。

【不良反应】　约 1/3 患者出现不良反应。

1. 胃肠道反应　恶心、呕吐、腹痛、腹泻等。

2. 金鸡纳反应　头痛、头晕、恶心、呕吐、耳鸣、听力下降、视力模糊及精神紊乱等症状。

3. 奎尼丁昏厥　奎尼丁过量,导致心室内弥漫性传导障碍及 Q-T 间期过度延长,发作时患者意识丧失,四肢抽搐,呼吸停止,出现扭转型室性心动过速,甚至心室颤动而死亡。

4. 心血管毒性　奎尼丁的抗胆碱作用增加窦性频率,加快房室传导,治疗心房扑动时可加快心室率。奎尼丁的 α 受体阻断作用使血管扩张、心肌收缩力减弱,导致血压下降。可见房室及室内传导阻滞、心室停搏、室性期前收缩、室性心动过速及心室颤动。

5. 过敏反应和特异质反应　过敏反应为药热、皮疹、荨麻疹、瘙痒、哮喘等。特异质反应为头晕、恶心、呕吐、冷汗、休克、青紫、呼吸抑制或停止。

6. 禁忌证　洋地黄中毒致Ⅱ度或Ⅲ度房室传导阻滞(除已安起搏器者)、病态窦房结综合征、心源性休克、严重肝或肾功能不良、重症肌无力、对奎宁或其衍生物过敏者、血小板减少症者禁用。

普鲁卡因胺[基]

普鲁卡因胺[基](procainamide)与奎尼丁电生理作用相似,但作用较弱。

【体内过程】 口服吸收良好,生物利用度 75%。口服 T_{max} 为 60～90 min,静脉注射为 16～60 min。蛋白结合率 15%,分布容积 2 L/kg,$t_{1/2}$ 为 3.5 h。口服后大部分经肝代谢为 N 乙酰普鲁卡因胺(NAPA),NAPA 与普鲁卡因胺的抗心律失常作用类似。静脉用药极少产生 NAPA。主要经肾脏排泄。

【药理作用及机制】 普鲁卡因胺对心肌的直接作用与奎尼丁相似但较弱,能降低自律性,减慢传导速度,延长 APD、ERP。间接抗胆碱作用弱于奎尼丁,小剂量即可使房室传导加速,大剂量则直接抑制房室传导。有直接扩血管作用,但不阻断 α 肾上腺素受体。

【不良反应】 静脉用药(>25 mg/min)时常见低血压,口服可有胃肠道反应。可导致房室、室内传导阻滞等,如出现 QRS 间期和/或 Q-T 间期明显延长超过用药前 50%时,应立即减量或停药。治疗心房颤动、心房扑动时可能增加心室率,与洋地黄合用可预防之。长期使用约有 30%患者发生红斑狼疮综合征,停药后消失。中枢不良反应为幻觉、精神失常等。

二、Ib 类药

利 多 卡 因

利多卡因(lidocaine)是轻度阻断钠通道药,主要作用于普肯野纤维,为窄谱抗心律失常药物,肝脏首关消除明显,静脉给药用于室性心律失常。

【体内过程】 口服吸收良好,但肝脏首关消除明显,因此仅静脉给药。静脉注射作用迅速,维持 20 min。血浆蛋白结合率 70%,体内分布广泛,表观分布容积 1 L/kg,心肌中浓度为血药浓度的 3 倍。肝脏代谢,经肾排泄,$t_{1/2}$ 约 2 h。

【药理作用及机制】 作用于普肯野纤维,抑制 Na^+ 内流,促进 K^+ 外流。阻滞激活或失活状态的钠通道,对缺血区等除极化组织作用较强。

1. 降低自律性 抑制 Na^+ 内流,使 4 相除极速率下降而提高阈电位,降低自律性。治疗浓度(2～5 μg/mL)降低普肯野纤维及异常窦房结的自律性。

2. 传导速度 可促进血 K^+ 降低或部分除极者的 K^+ 外流,使普肯野纤维超极化而加速传导,取消单向传导阻滞,消除折返。高剂量明显抑制 0 相上升速率而减慢传导。

3. 缩短不应期 抑制 2 相少量 Na^+ 内流,缩短普肯野纤维及心室肌的 APD、ERP,APD 缩短更为显著,相对延长 ERP,消除折返。

【临床应用】 治疗室性心律失常的最常用药物,常用于急性心肌梗死后、心脏手术、心导管术、电转律术、洋地黄中毒引起的室性心律失常。

【不良反应】 主要有头昏、不安、嗜睡等,严重者可出现精神病、呼吸抑制及惊厥。剂量过大可引起低血压、心律减慢、房室传导阻滞及心跳骤停。禁用于严重的房室传导阻滞、癫痫发作史、肝功能严重不全及休克患者。

美 西 律[基]

美西律(mexiletine)是轻度阻断钠通道药,作用与利多卡因相似,可口服。

【体内过程】 口服吸收完全,生物利用度 80%～90%,T_{max} 为 2～4 h,有效治疗浓度 0.5～2.0 ng/mL,蛋白结合率 70%。肝脏代谢,约 10%的药物以原形从肾脏排出,酸性尿中排泄快,$t_{1/2}$ 为 8~12 h。

【药理作用及机制】 该药电生理作用与利多卡因相似。抑制钠通道,提高普肯野纤维阈电位,降低自律性,减慢传导。缩短普肯野纤维和心室肌 APD 和 ERP,相对延长 ERP。可进入脑组织,具有抗惊厥及局麻作用。

【临床应用】 主要用于室性心律失常,特别对心肌梗死急性期者有效。

【不良反应】 常见动作颤抖、复视、共济失调、精神错乱。少见心动过缓与低血压。也可见恶心、呕吐等。房室传导阻滞、窦房结功能不全、心室内传导阻滞、有癫痫史、低血压或肝病者慎用。

苯妥英钠

苯妥英钠(phenytoin)的作用与利多卡因相似。与强心苷竞争 Na^+-K^+-ATP 酶,恢复其活性,抑制强心苷中毒时迟后除极所引起的触发活动,大剂量时可抑制窦房结自律性。适用于心脏手术、心肌梗死等引起的室性心律失常,是强心苷中毒所致的室性心动过速的首选用药。常见头晕、眩晕、震颤、共济失调及呼吸抑制等中枢不良反应。窦性心动过缓及 Ⅱ、Ⅲ 度房室传导阻滞者禁用。低血压患者慎用。

三、Ic 类

普罗帕酮[基]

普罗帕酮(propafenone)重度阻滞钠通道,但易引起折返而致心律失常,限用于危及生命的心律失常。

【体内过程】 口服吸收良好,T_{max} 为 2~3 h,持续 8 h 以上。血浆蛋白结合率 93%,初期给药肝脏首过消除强,生物利用度约 50%。长期用药后,首关消除减弱,生物利用度几乎达 100%。肝脏代谢,$t_{1/2}$ 为 3.5~4 h,99% 以代谢物形式经尿排出。

【药理作用及机制】 抑制 Na^+ 内流,减慢心房、心室和普肯野纤维传导,降低普肯野纤维自律性,延长 APD 和 ERP。增加心电图中 PR 和 QRS 间期,但对 Q-T 间期无明显影响。同时具有弱的 β 肾上腺素受体阻断和钙通道阻滞作用,可降压、抑制心肌收缩力、减慢心律、增加冠脉流量。

【临床应用】 适用于室上性和室性早搏,室上性和室性心动过速,预激综合征伴发心动过速和心房颤动。

【不良反应】 常见房室传导阻滞、加重充血性心衰、体位性低血压;恶心、呕吐、味觉改变、口干、舌唇麻木等。偶见溶血性贫血和粒细胞缺乏症。禁用于严重充血性心力衰竭、心源性休克、严重心动过缓、室内传导阻滞、病窦综合征。心肌缺血者慎用。

氟卡尼

氟卡尼(flecainide)口服吸收迅速完全,生物利用度约 90%,$t_{1/2}$ 为 12~27 h,主要在肝脏中代谢。抑制 0 相钠离子内流,减慢 0 相最大上升速度及幅度,减慢传导,降低自律性。还可阻滞钾通道,延长心房、心室肌的 ERP 及 APD。适用于室上性和室性期前收缩,室性和室上性心动过速及预激综合征。不良反应常见室性心动过速、房室传导阻滞及长 Q-T 间期综合征;也可见头晕、乏力、恶心。

22.2.2　Ⅱ类:β肾上腺素受体拮抗药

Ⅱ类药物主要阻断β肾上腺素受体,同时阻滞钠通道、促进钾通道及缩短复极过程。表现为减慢窦房结、房室结的 4 相除极而降低自律性,减慢 0 相上升最大速率而减慢传导速度,缩短 APD 和 ERP,缩短 APD 为显著。高浓度时有膜稳定作用。本节主要介绍β受体拮抗药的抗心律失常作用。

普萘洛尔[基]

普萘洛尔(propranolol)通过阻断β受体和直接抑制心肌细胞膜而发挥抗心律失常作用,适于与交感神经兴奋有关的各种心律失常。

【药理作用及机制】　交感神经兴奋或儿茶酚胺释放增多时,心肌自律性增高,传导速度增快,不应期缩短,易引起快速性心律失常。普萘洛尔对β受体的阻断作用和对心肌细胞膜的直接抑制作用是抗心律失常作用的药理基础。

1. 降低自律性　阻断心脏 $β_1$ 受体,减慢动作电位 4 相除极速度,降低窦房结、心房及普肯野纤维自律性,在交感神经兴奋或儿茶酚胺释放过多时,此作用更为明显。还能减少儿茶酚胺所致的迟后除极。

2. 减慢传导　大剂量应用具有膜稳定作用,可明显减慢房室结及普肯野纤维的传导速度。

3. 延长不应期　明显延长房室结 ERP。治疗浓度缩短普肯野纤维 APD 和 ERP,缩短 APD 更加明显,相对延长 ERP。高浓度延长普肯野纤维 APD 和 ERP。

【临床应用】　适于治疗与交感神经兴奋有关的各种心律失常。

1. 室上性心律失常　对于交感神经兴奋性过高、甲状腺功能亢进及嗜铬细胞瘤等引起的窦性心动过速效果好。与强心苷合用,控制房扑、房颤及阵发性室上性心动过速的室性频率效果较好。还可用于预激综合征合并室上速、Q-T 间期延长或肥厚型心肌病所致的心律失常。

2. 室性心律失常　对由运动或情绪变动所引发的室性心律失常效果良好。较大剂量对缺血性心脏病患者的室性心律失常也有效。

3. 其他　可减少心肌梗死患者心律失常的发生,缩小心肌梗死范围,降低死亡率。

【不良反应】　可导致房室传导阻滞和窦性心动过缓,诱发心力衰竭和哮喘。产生低血压、精神压抑、记忆力减退。突然停药可产生反跳现象,加重心绞痛或导致心肌梗死。

阿替洛尔[基]

阿替洛尔(atenolol)是长效 $β_1$ 受体拮抗药,心脏选择性强,抑制窦房结、房室结及普肯野纤维的自律性,减慢房室结及普肯野纤维的传导。适用于室上性心律失常,可用于减慢心房颤动和心房扑动的心室率,对室性心律失常也有效。可用于哮喘及糖尿病患者,但剂量不宜过大。

美托洛尔[基]

美托洛尔(metoprolol)是选择性 $β_1$ 受体拮抗药,对心脏作用较强,抑制窦房结和房室结自律性,减慢房室结传导。亲脂性高,易通过血脑屏障,阻断中枢的β受体,降低外周交感神经的张力,使血浆中去甲肾上腺素的水平降低,增加心脏迷走神经的兴奋性,产生中枢性的抗心律失常作用。适用于用于室上性和室性心律失常。

22.2.3　Ⅲ类：延长 APD 的药物

延长 APD 的药物又称为钾通道阻滞药,减少 K^+ 外流,主要延长心房肌、心室肌和普肯野纤维细胞的 APD 和 ERP,对动作电位幅度和去极化速率影响较小。

胺碘酮[基]

胺碘酮(amiodarone)的心脏电生理作用广泛而复杂,是目前临床应用最多、最广泛的抗心律失常药物,较其他抗心律失常药更安全有效。

【体内过程】　口服吸收缓慢,T_{max} 为 4～12 h,生物利用度 22%～86%,1 晚左右起效,$t_{1/2}$ 为 13.7～28 d。静注几乎立即见效,维持 20 min 至 4 h,$t_{1/2}$ 为 4.3～24.8 h。蛋白结合率 62.1%,体内分布广泛,心肌药物浓度为血浆药物浓度的 30 倍。肝脏代谢,经胆汁由肠道排泄,仅 1% 经肾排泄。

【药理作用及机制】　以Ⅲ类药作用为主,兼具Ⅰ、Ⅱ和Ⅳ类抗心律失常药物的电生理作用,广泛阻断钾通道、轻度阻断钠通道、阻断 L 型钙通道及非竞争性抑制 α 和 β 受体。

1. 降低自律性　阻滞动作电位 4 相钠离子和钙离子内流,阻断 β 受体,降低窦房结和普肯野纤维的自律性。

2. 减慢传导　阻滞快反应细胞 0 相钠离子和慢反应细胞 0 相钙离子内流,减慢普肯野纤维和房室结的传导。

3. 延长不应期　阻滞心房肌、心室肌和普肯野纤维 3 相钾离子外流,显著延长 APD、ERP,取消折返。

【临床应用】　胺碘酮是最有效的抗心律失常药,用于各种室上性和室性心律失常。对预防致命性室性心动过速,复发性心房扑动、心房颤动、阵发性室上性心动过速以及预激综合征伴发的快速性心律失常均有效。临床常用于治疗转复持续性心房颤动及其他抗心律失常药物不能制止的难治性心律失常,对于预激综合征伴发的顽固性快速性心律失常可作为首选药物。用于急性心肌梗死后病人,可预防猝死、降低病死率。也可用于心绞痛、肥厚型心肌病及心脏移植术中治疗用药,对左室功能不全者较安全。

【不良反应】

1. 心血管不良反应　致心律失常作用少。可见窦性心动过缓、窦性停搏或窦房阻滞、房室传导阻滞,偶有 Q-T 间期延长伴尖端扭转性室性心动过速。

2. 甲状腺功能紊乱　表现为甲状腺功能亢进或低下。

3. 消化系统反应　可有便秘、恶心、呕吐、食欲下降、肝炎或脂肪浸润、血清氨基转移酶增高。

4. 呼吸系统反应　肺炎也是胺碘酮最严重的毒性反应之一,可导致肺间质纤维化,严重者可致死,发生与剂量有关。早期发现,及时停药,适当治疗(包括肾上腺皮质激素)病变可以消退,长期服药者应定期胸部 X 片检查。

5. 其他　用药后皮肤和眼睛对强烈日光敏感性增加,常有皮肤及角膜色素沉着。可出现震颤、共济失调、近端肌无力、锥体外系反应、头痛、失眠及痉挛等神经系统反应,减量或停药后逐渐消退。静脉用药时,局部刺激可产生静脉炎。

6. 禁忌证　窦房传导阻滞、房室传导阻滞、病态窦房结综合征、心源性休克、严重肝病及对碘过敏者禁用。甲状腺功能障碍、肺功能不全、心脏手术时、心功能严重不全、低血压、肝或肾功能损害、支气管哮喘以及小儿、老年人、孕妇和哺乳期妇女慎用。

索他洛尔

索他洛尔(sotalol)可阻断 β 受体,能降低窦房结和普肯野纤维自律性,减慢房室结传导。也可抑制动作电位 3 相钾离子外流,延长心房肌、心室肌及普肯野纤维的 APD 和 ERP,以延长 ERP 为主,消除折返。用于各种严重的室性心律失常,也适用于阵发性室上性心动过速及心房颤动。

22.2.4 Ⅳ类:钙通道阻滞药

能阻滞 L-型钙通道,降低窦房结、房室结细胞的自律性,减慢房室结传导速度,延长房室结细胞膜钙通道复活时间,延长不应期。

维拉帕米[基]

维拉帕米(verapamil)可抑制激活态和失活态的钙通道,主要适用于室上性心律失常。

【体内过程】 口服吸收迅速完全,生物利用度为 $10\%\sim30\%$,$2\sim3$ h 血药浓度达峰值。肝脏代谢,其代谢物仍有活性,$t_{1/2}$ 为 $3\sim7$ h。

【药理作用及机制】

1. 降低自律性 抑制慢反应细胞钙离子内流,降低窦房结和房室结自律性,也能降低心房肌、心室肌及普肯野纤维自律性。

2. 减慢传导 抑制房室结 0 相钙离子内流,降低膜反应性,减慢房室结的传导速度。

3. 延长不应期 阻断钙通道延长慢反应细胞窦房结、房室结细胞的 ERP,取消折返。高浓度时延长普肯野纤维的 APD 和 ERP。

【临床应用】 适用于房室结折返所致的阵发性室上性心动过速。能减少房性心动过速、心房颤动、心房扑动的心室率。对强心苷中毒导致的室性早搏有效。缺血再灌注后的心律失常也有效。

【不良反应】 常见低血压、下肢水肿、心力衰竭、心动过缓。偶可发生Ⅱ度或Ⅲ度房室传导阻滞及心脏停搏。使预激综合征伴房颤或房扑者心律增快。偶见血催乳素浓度增高或溢乳。偶发关节痛、皮肤瘙痒、荨麻疹及呼吸困难。可出现便秘、腹胀、腹泻、头痛、头晕或眩晕等。Ⅱ或Ⅲ度房室传导阻滞、充血性心力衰竭、心源性休克、重度低血压、病态窦房结综合征(除已安装起搏器者)、预激综合征伴心房颤动或心房扑动者禁用。

22.2.5 其他类抗心律失常药

腺苷

腺苷(adenosine)为内源性嘌呤核苷酸,主要用于迅速终止折返性室上性心律失常,$t_{1/2}$ 极短,$1\sim2$ min 内疗效消失,需反复快速给药。

【体内过程】 静脉注射腺苷后迅速起效,$t_{1/2}$ 约 10 s,被体内大多数组织细胞所摄取,并被腺苷脱氨酶灭活。

【药理作用及机制】 与窦房结、心房肌和房室结的 A1 受体结合,激活乙酰胆碱敏感钾通道,增加钾离子外流,加快细胞复极化,缩短 APD,抑制窦房结传导,降低自律性。抑制 Ca^{2+} 内流,延长房室结的 ERP、减慢房室传导。抑制交感神经兴奋引起的迟后去极。腺苷与血管内皮、平滑肌的 A2 受体结合,显著扩血管和冠状动脉,增加冠脉血流,同时抑制血小板聚集,保护心脏。

【临床应用】 适用于阵发性室上性心动过速、窦房结折返性心动过速、宽 QRS 波心动过速等。

【不良反应】 静脉注射过快可致短暂心脏停搏。常见胸闷、呼吸困难,罕见支气管痉挛和房颤。病态窦房结综合征、Ⅱ 或 Ⅲ 度房室传导阻滞未放置起搏器者、心房颤动、心房扑动及哮喘禁用。

22.3 快速型心律失常的药物选择

不同类型抗心律失常药的临床适应证各不相同,可引发各种不良反应,因此应明确诊断,按临床适应证合理用药。

1. 窦性心动过速 应针对病因治疗,需要治疗时可采用 β 受体阻滞剂或维拉帕米。

2. 房性早搏 一般不需药物治疗,若频繁发生并引起阵发性房性心动过速时,可用 $β_1$ 受体阻断药、维拉帕米、地尔硫䓬或Ⅰ类抗心律失常药。

3. 心房扑动、心房颤动 转律用奎尼丁(宜先给洋地黄)、普鲁卡因胺、胺碘酮,减慢心室率用 β 受体阻断药、维拉帕米、洋地黄类。转律后用奎尼丁、丙吡胺防止复发。

4. 阵发性室上性心动过速 急性发作时宜首选维拉帕米,也可选用洋地黄类、β 受体阻断药、腺苷等。慢性或预防发作,选用洋地黄类、奎尼丁、普鲁卡因胺等。

5. 室性早搏 首选普鲁卡因胺、丙吡胺、美西律或其他Ⅰ类抗心律失常药以及胺碘酮。心肌梗死急性期通常用静脉滴注利多卡因。强心苷中毒者用苯妥英钠。

6. 阵发性室性心动过速 转律用利多卡因、丙吡胺、普鲁卡因胺、美西律、胺碘酮、奎尼丁,维持用药与治疗室性早搏相同。

7. 心室颤动 转律可选用利多卡因、普鲁卡因胺和胺碘酮。

制 剂 与 用 法

〖1〗硫酸奎尼丁(quinidine sulfate) 片剂:0.2 g。口服:心房纤颤或心房扑动,0.1 g,次日 0.2 g,1 次(2～4 h),连续 5 次。维持量 0.2 g,2～3 次/d。频率室性早搏,0.2 g,3～4 次/d。极量:0.6 g/次,3 g/d。

〖2〗盐酸普鲁卡因胺(procainamide hydrochloride) 片剂:0.125 g,0.25 g。注射剂:0.1 g/1 mL,0.2 g/2 mL,0.5 g/mL。口服:0.5～1 g,以后 0.25～0.5 g,4 次/d,维持量 0.25 g,2～3 次/d。肌注:0.5 g/次。静脉给药:0.1 g,静注 5 min,总量不超过 10～15 mg/kg,之后以每小时 1.5～2 mg/kg 静滴维持。

〖3〗盐酸利多卡因(lidocaine hydrochloride) 注射剂:0.1 g/5 mL,0.2 g/10 mL,0.4 g/20 mL。室性心律失常,50～100 mg/次或 1～2 mg/kg/次静注,维持量 100 mg 静滴,1～2 mL/min。

〖4〗苯妥英钠(phenytoin sodium)　片剂:500 mg、100 mg。注射剂:0.25 g/5 mL。口服:第一日 0.5～1 g,第二、三日 500 mg/d,分 3～4 次服用,之后 300～400 mg/d 维持。静注:100 mg,缓慢静注 2～3 min,10～15 min重复一次,总量不超过 500 mg。

〖5〗美西律(mexiletine)　片剂:50 mg、100 mg、250 mg。胶囊剂:50 mg、100 mg、400 mg。注射剂:100 mg/2 mL。口服:200～300 mg,必要时 2 h 后再服 100～200 mg,维持量 400～800 mg/d,分 2～3 次,极量 1 200 mg/d。静脉给药:首次负荷量 100～200 mg,静注 10～15 min,随后 1～1.5 mg/min 静滴维持。

〖6〗普罗帕酮(propafenone)　片剂:50 mg、100 mg、150 mg/片。胶囊剂:100 mg、150 mg。注射剂:35 mg/10 mL。口服:0.1～0.2 g/次,3～4 次/d,1 w 后维持量 0.3～0.6 g/d,分 2～4 次。极量 0.9 g/d。静脉给药:1～1.5 mg/kg,静注 5 min,必要时 15 min 后重复一次,后以 0.5～1 mg/min 静滴维持。

〖7〗氟卡尼(flecainide)　片剂:100 mg、200 mg。注射剂:50 mg/5 mL、100 mg/10 mL。口服:100 mg,2 次/d,每隔 4～5 d,增加 50 mg/次,最大量 200 mg/次。静脉给药:1～2 mg/kg,15 min 内缓慢静注,维持量 0.15～0.25 mg/(kg·h)静滴。

〖8〗盐酸普萘洛尔(propranolol hydrochloride)　片剂:10 mg。注射剂:5 mg/5 mL。口服:10～30 mg,3～4次/d。静注:严重心律失常,1～3 mg,不超过 1 mg/min,1 次/4 h。

〖9〗阿替洛尔(atenolol)　片剂:25 mg、50 mg、100 mg。注射剂:5 mg。口服:12.5～25 mg,1～2 次/d。静注:5 mg,5 min 后再给一次,10 min 后改口服维持,50 mg/d。

〖10〗美托洛尔(metoprolol)　片剂或胶囊剂:50 mg、100 mg。缓释片:100 mg。注射剂:5 mg/2 mL。口服:25～50 mg,2～3 次/d。最大量不超过 50～100 mg/d。静注:2.5～5 mg,以 1～2 mg/min 静注,5 min 后重复一次,总量不超过 10～15 mg,10min 后可改口服维持,50 mg/d。

〖11〗胺碘酮(amiodarone)　片剂和胶囊剂:100 mg、200 mg。注射剂:150 mg/3 mL。口服:室上性心律失常,0.4～0.6 g/d,分 2～3 次服,维持量 0.2～0.4/d。严重室性心律失常,0.6～1.2 g/d,分 3 次服,维持量 0.2～0.6 g/d。静脉给药:3 mg/kg 静注,然后以 1～1.5 mg/min 静滴,6 h 以 0.5～1 mg/min 静滴,总量 1 200 mg/d,后逐渐减量,维持 3～4 d。

〖12〗索他洛尔(sotalol)　片剂:40 mg、80 mg、160 mg、240 mg。注射剂:5 mg。口服:80 mg,2 次/d,最大量 640 mg/d。静注:1.5～2.0 mg/kg 或 20～60 mg/次。

〖13〗维拉帕米(verapamil)　片剂:40 mg。缓释片:120 mg、180 mg、240 mg。注射剂:5 mg/2 mL。口服:40～80 mg,3～4 次/d;缓释片 240 mg,1～2 次/d。静注:5 mg 或 0.075～0.15 mg/kg,若无效 10～30 min 后再注射一次。静滴:5～10 mg/h,不超过 50～100 mg/d。

〖14〗腺苷(adenosine)　注射剂:6 mg。静注:3 mg,第 2 次 6 mg,第 3 次 12 mg,每次间隔 1～2 min。

(张俊秀　杨解人)

第 23 章　抗慢性心功能不全药

心功能不全是由于各种原因导致的心脏泵血功能降低,按其发展进程可分为急性心功能不全和慢性心功能不全。慢性心功能不全(chronic cardiac insufficiency),又称为充血性心力衰竭(congestive heart failure,CHF),是由多种原因引起的心肌结构和功能改变,导致心脏泵血功能减退,泵血量不能满足组织的需要,或使充盈压升高才能维持其功能的一种病理生理状态。CHF 是一种超负荷心肌病,临床以动脉系统缺血和静脉系统淤血为主要特征的一种综合征,是各种心脏疾病的终末阶段。

23.1　概　　述

一、慢性心功能不全的病理生理学改变

CHF 的发生发展是由多种因素参与的渐进过程,包括心肌功能、心肌结构、神经内分泌以及心肌 β 肾上腺素受体信号转导的变化(图 23-1)。

(一) 心肌功能变化

CHF 可分为收缩性心力衰竭和舒张性心力衰竭。收缩性心力衰竭最为常见,表现为心肌收缩功能障碍、心搏出量及射血分数减少,导致组织器官灌注不足,此类型对正性肌力药物(强心苷类、磷酸二酯酶抑制药、β 受体激动剂等)反应较好。当心脏的收缩功能不全时常伴有舒张功能障碍,而单纯的舒张性心力衰竭较少见,表现为心室舒张受限或不协调,心室顺应性降低,心搏出量减少,心室舒张末压升高,肺循环及(或)体循环淤血,此类型主要应用利尿剂、血管紧张素 I 转化酶抑制药(ACEI)、血管紧张素 II 受体拮抗药(ARB)、β 受体阻断药等治疗。

(二) 心肌结构变化

心肌重构是 CHF 发生发展的基本机制,是由于一系列复杂的分子和细胞机制造成心肌结构、功能和表型的变化,表现为心肌增重、心肌肥厚、心腔扩大、心室舒张和收缩功能障碍。肾素—血管紧张素—醛固酮系统(RAAS)抑制药具有逆转心肌肥厚的作用。

(三) 神经内分泌的变化

CHF 时全身性或(和)局部性神经—体液调节发生一些列变化,主要表现在以下 4 个方面:

1. 交感神经系统激活 CHF 患者由于心肌收缩功能减退,舒张功能不全,心输出量减少,反射性引起交感神经兴奋,血中儿茶酚胺水平升高,使血管收缩,外周阻力增加,心脏后负荷加重,并可促进心肌细胞增生、肥厚,甚至直接导致心肌细胞凋亡和坏死。正性肌力药物可增强患者心肌收缩功能。扩血管药物则可减轻心脏后负荷。

2. RAAS 激活 由于心输出量减少,使肾血流量降低,激活 RAAS,血管紧张素 Ⅱ 和醛固酮分泌增加,血管收缩,水钠潴留,心脏前后负荷增加;同时生长因子、原癌基因表达及细胞外基质合成增加,使心肌细胞肥大和增生,引起心室重构。抗 RAAS 药物通过抑制上述途径而治疗 CHF;利尿药则通过排钠利尿,减少血容量,减轻患者心脏前负荷缓解 CHF。

3. 细胞激素和旁分泌—自分泌反应 CHF 可使血中精氨酸加压素(AVP)含量增加,心肌组织中以旁分泌—自分泌方式产生大量内皮素(ET),导致血管收缩,心脏负荷增加,加重心室重构。同时,对心衰有益的舒张血管和减少水钠潴留的心房利钠肽(ANP)和脑钠肽(BNP)、肾上腺髓质素(AM)分泌减少,使进一步加重心衰。

4. 心肌 β 肾上腺素受体信号转导的改变 交感神经系统长期激活,导致心肌 β_1 受体下调,受体密度降低,数目减少,受体减敏,使心肌对 β_1 受体激动药的反应性降低。β 受体阻断药可上调 β_1 受体,有利于 CHF 治疗。

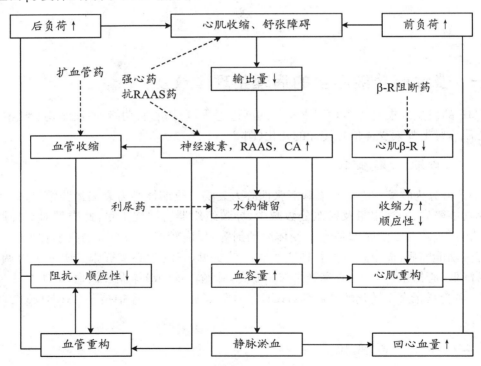

图 23-1　心功能不全的病理生理学及药物作用环节示意图

二、抗慢性心功能不全药物分类

CHF 的常规治疗包括联合使用三大类药物,即利尿剂、ACEI(或 ARB)和 β 受体拮抗药。为进一步改善症状、控制心律等,强心苷类药物是第四类联用药物。醛固酮受体拮抗药则可应用于重度心衰患者。治疗 CHF 的药物大致可分为以下几类(表 23-1)。

表 23-1 治疗 CHF 的药物分类及代表药物

药物分类	代表药物
1. RAAS 抑制药	
（1）血管紧张素 I 转化酶抑制药（ACEI）	卡托普利、依那普利等
（2）血管紧张素 II（AT_1）受体拮抗药（ARB）	坎地沙坦、缬沙坦等
（3）抗醛固酮药	螺内酯、依普利酮等
2. 利尿药	氢氯噻嗪、呋噻米等
3. β 受体阻断药	美托洛尔、卡维地洛等
4. 强心苷类药	地高辛、去乙酰毛花苷等
5. 扩血管药	硝普钠、硝酸酯类等
6. 非强心苷类正性肌力药	磷酸二酯酶抑制药、β 受体激动药等

23.2 肾素—血管紧张素—醛固酮系统抑制药

目前用于临床的 RAAS 抑制药包括 ACEI、ARB、抗醛固酮药等。RAAS 抑制药不仅能改善 CHF 患者的血流动力学、缓解症状及提高生活质量，而且能阻止和逆转心肌重塑，保护肾脏等重要器官，降低病死率，改善预后。

一、血管紧张素转化酶抑制药

ACEI 能降低 CHF 患者的病死率，是治疗 CHF 的基石。常用药物有：卡托普利、依那普利、赖诺普利、培哚普利、雷米普利和群多普利等。

【药理作用及机制】 ACEI 主要通过抑制血管紧张素转化酶（ACE）和激肽酶 II，改善血流动力学和逆转心室重构，达到治疗 CHF 的作用（图 23-2）。

1. 改善血流动力学 Ang II 可直接收缩动静脉，促进去甲肾上腺素、精氨酸加压素释放和降低缓激肽浓度等，导致血管收缩；同时能促进醛固酮释放，使肾小球入球小动脉收缩，减少肾小球滤过率，导致水钠潴留。ACEI 阻断血管紧张素 Ang I 转化为 Ang II，使 Ang II 生成减少，从而扩血管、降低总外周阻力、减少醛固酮释放、减轻水钠潴留，降低心脏负荷及心肌耗氧量，改善心肌舒张功能，缓解心衰症状，提高患者生命质量。缓激肽（BK）能促进 NO 和 PGI_2 生成，后二者有扩血管作用。ACEI 作用于激肽酶 II，抑制缓激肽的降解，提高缓激肽水平而发挥扩血管作用，改善血流动力学。

2. 逆转心肌重构 Ang II 通过其受体、G-蛋白、磷脂酶 C 及第二信使 IP_3、DAG 系统的介导，促进 DNA 转录而使细胞生长，发挥生长因子样作用，调控胞浆 Ca^{2+} 浓度，增加蛋白质合成，促进 CHF 时细胞生长、血管和心室肥厚、心室重构。ACEI 使 Ang II 生成减少可中止上述过程，甚至逆转重构，降低病死率。BK 促进 NO 和 PGI_2 生成，NO 和 PGI_2 可对抗细胞的有丝分裂。ACEI 抑制 BK 降解而逆转组织重构。

【临床应用】 ACEI 是治疗 CHF 的一线药物，CHF 各阶段患者都需要终身使用（除有禁忌证或不能耐受者）。ACEI 能改善症状、提高运动耐力和生存质量，防止和逆转心肌肥厚、降低病死率以及延缓病情的进展。

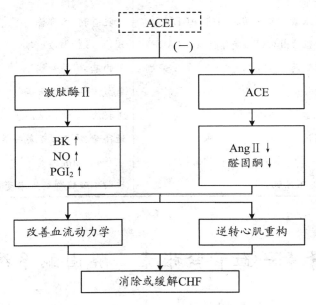

图 23-2　ACEI 抗心力衰竭的作用机制示意图

二、血管紧张素 Ⅱ 受体（AT_1）拮抗药

血管紧张素 Ⅱ 受体有 1 型（AT_1）和 2 型（AT_2）两种。AT_1 受体拮抗药（ARB）阻断 Ang Ⅱ 与 AT_1 受体结合，常用的药物有氯沙坦、缬沙坦、伊贝沙坦、坎地沙坦、厄瓜沙坦和替米沙坦等，其中坎地沙坦和缬沙坦可降低病死率和病残率。

【药理作用及机制】 ARB 可阻断所有经 ACE 途径或非 ACE 途径（如糜酶）生成的 Ang Ⅱ 与 AT_1 受体结合，从而改善血管收缩、水钠潴留、组织增生、胶原沉积、细胞坏死和凋亡等。ARB 还可通过加强 Ang Ⅱ 与 AT_2 受体结合发挥有益效应。

【临床应用】 ARB 用于不能耐受 ACEI 的 CHF 患者，替代 ACEI 作为一线治疗，以降低病死率和合并症发生率。常规治疗（包括 ACEI）后心衰症状持续存在且左室射血分数（LVEF）低下者，可考虑加用 ARB。使用 ARB 时应注意监测低血压、肾功能不全和高血钾等。

【不良反应】 少见头痛、头晕、疲乏及低血压等。应避免与留钾利尿药或补钾药合用。肾动脉狭窄、严重肝肾功能不全、低血压、孕妇及哺乳期妇女禁用。

三、抗醛固酮药

CHF 患者心脏中的醛固酮生成及活化增加，与心衰严重程度成正比。虽然短期使用 ACEI 或 ARB 可降低循环中醛固酮水平，但长期应用不能保持醛固酮稳定、持续的降低，即出现"醛固酮逃逸"。因此，在 ACEI 基础上加用抗醛固酮药，对 CHF 患者更加有益。目前应用的药物有螺内酯、依普利酮等。

【药理作用及机制】　阻断醛固酮刺激所产生的胶原物质,从而阻断心肌纤维化,阻止或逆转左心室肥厚;能降低醛固酮水平,从而提高血清镁、钾水平,同时降低血循环中儿茶酚胺水平,起到抗心律失常作用;能改善血管内皮细胞功能,改善冠脉血流。

【临床应用】　适用于 NYHA Ⅱ~Ⅳ级的中、重度心衰患者,亦可应用于急性心肌梗死合并心衰且 LVEF<40% 的患者。ACEI 与抗醛固酮药联合应用,可进一步降低 CHF 患者的病死率。一旦开始应用抗醛固酮药,应立即加用袢利尿剂,停用钾盐,ACEI 减量。

【不良反应】　本品有弱利尿作用,可致血容量降低,加重肾功能异常和高钾血症的发生率。可见男性乳房增生症,一般可逆,停药后消失。

23.3　利　尿　药

利尿药是唯一能充分控制 CHF 患者液体潴留的药物,是标准治疗中必不可少的组成部分,必须最早应用,应与 ACEI 和 β 受体阻断药联合应用。常用袢利尿剂(呋噻米)和噻嗪类(氢氯噻嗪)。

【药理作用及机制】　利尿剂能促进钠水排出,减少血容量,减轻心脏前负荷,改善心功能,有利于症状缓解,从而减轻肺淤血,提高运动耐量。由于钠排出增加,降低血管平滑肌细胞内钙含量,使血管扩张,心脏负荷减轻。呋塞米可直接扩血管。

【临床应用】　CHF 患者伴有液体潴留或曾有液体潴留者适用。有明显液体潴留或伴有肾功能受损者首选袢利尿剂。轻度液体潴留、伴高血压和肾功能正常者选用噻嗪类。

【不良反应】　常见低钾和低镁血症诱发心律失常,也可见低钠血症。合理使用利尿剂是各种有效治疗 CHF 措施的基础。如用量不足,患者液体潴留,则降低对 ACEI 的反应,增加 β 受体阻滞剂的不良反应;不恰当的大剂量使用,则会导致血容量不足,增加 ACEI 和血管扩张剂发生低血压的危险,增加 ACEI 和 ARB 导致肾功能不全的风险。

23.4　β 肾上腺素受体阻断药

β 受体阻断药是治疗 CHF 的基础,长期应用能改善患者的临床症状和左室功能,降低病死率和住院率。目前常用的有美托洛尔、比索洛尔、卡维地洛等。

【药理作用及机制】　β 受体阻断药治疗初期,对心功能有明显抑制作用,LVEF 降低;但治疗 3 个月以上,改善心功能,LVEF 增加;治疗 4~12 个月,能延缓或逆转心肌重构。

1. 上调心肌 β_1 受体　CHF 患者的肾上腺素能受体通路持续、过度激活,心肌细胞 β_1 受体下调和 β_2 受体上调,致心肌收缩力下降。β 受体阻断药能防止心肌 β_1 受体长期暴露于过多的儿茶酚胺下,从而恢复心肌 β_1 受体密度和对儿茶酚胺类敏感性,下调 β_2 受体,通过改善肾上腺素 β 受体信号转导通路而增强心肌收缩力,改善心功能。

2. 降低 RAAS 兴奋性　通过降低交感神经张力,减少肾素分泌,降低心衰时异常升高的 RAAS 兴奋性,减轻心脏负荷。

3. 抗心肌和血管重构　通过拮抗过度升高的儿茶酚胺对心肌和血管平滑肌的毒性、降低 RAAS 兴奋性等作用,产生抗心肌和血管重构作用。

4. 抗心律失常　可降低 CHF 患者因心律失常引起的猝死率。

【临床应用】　所有慢性收缩性心衰、NYHA Ⅱ～Ⅲ级病情稳定以及阶段 B、无症状性心衰或 NYHA Ⅰ级(LVEF<40%)的患者均必须尽早、终身应用(除有禁忌证或不能耐受者)。NYHA Ⅳ级者需待病情稳定后,在严密监护下应用。β 阻断药应在利尿剂和 ACEI 的基础上加用。

【不良反应】　β 阻断药治疗 CHF 时可发生低血压、液体潴留、心衰恶化、乏力、心动过缓和传导阻滞等不良反应

23.5　强心苷类

强心苷类主要用于收缩性心力衰竭,可改善患者症状,提高生活质量,提高重症患者对 β 受体阻断药的耐受性,但不能降低病死率。目前常用的强心苷类药物有地高辛[基](digoxin)、去乙酰毛花苷[基](deslanoside)、洋地黄毒苷(digitoxin)、毛花苷丙(cedilanide)、毒毛花苷 K (strophanthin K)等。

【体内过程】　常用强心苷类药物的体内过程见表 23-2。

表 23-2　强心苷类药物的分类及体内过程

药物分类	给药途径	吸收率	蛋白结合率	肝肠循环	生物转化	肾排泄	半衰期
长效:洋地黄毒苷	口服	90%～100%	97%	27%	30%～70%	10%	120%～168%
中效:地高辛	口服	60%～85%	<30%	6.8%	5%～10%	60%～90%	33%～36%
短效:毛化苷丙	静脉	—	5	少	极少	90%～100%	23%
短效:毒毛花苷 K	静脉	—	5	少	—	90%～100%	12%～19%

【药理作用及机制】

1. 对心脏的作用　强心苷直接作用于心肌细胞,使衰竭心肌收缩敏捷,心肌收缩力增强,心脏输出量增加。并可反射性刺激窦、弓压力感受器和迷走神经,引起心律和传导减慢,心肌耗氧量不增加或降低。其作用机制是强心苷与心肌细胞膜上的受体 Na^+-K^+-ATP 酶结合并抑制其活性,导致钠泵失活,胞内 Na^+ 量增多,通过 Na^+-Ca^{2+} 双向交换机制或使 Na^+ 内流减少,Ca^{2+} 外流减少或使 Na^+ 外流增加,Ca^{2+} 内流增加,最终导致细胞内 Na^+ 减少,Ca^{2+} 增加,肌浆网摄取 Ca^{2+} 也增加,储存 Ca^{2+} 增多。细胞内 Ca^{2+} 增加,还可增强钙离子内流,使动作电位 2 相内流的 Ca^{2+} 增多,进一步促使肌浆网释放出 Ca^{2+},即"以钙释钙"的过程。最终使心肌细胞内可利用的 Ca^{2+} 增加,心肌的收缩力增强(图 23-3)。

2. 对神经内分泌的影响　治疗量是可通过正性肌力作用反射性兴奋迷走神经,还可敏化心肌对乙酰胆碱的反应性及对迷走神经中枢的直接兴奋作用,升高心钠素水平等。中毒量可直接兴奋交感神经中枢和外周交感神经,导致快速心律失常等毒性反应。

3. 对肾脏的作用　强心苷可增加肾血流量,产生明显利尿作用。也可直接抑制肾小管

Na$^+$-K$^+$-ATP 酶,降低 Na$^+$ 重吸收,产生利尿作用。

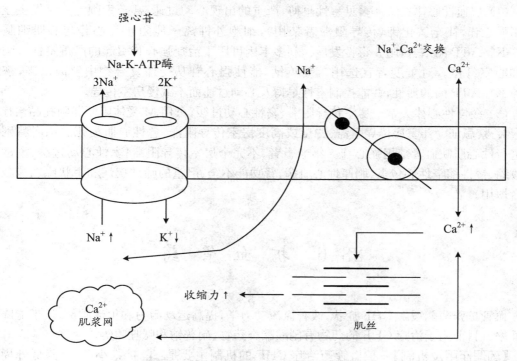

图 23-3　强心苷加强心肌收缩力作用示意图

【临床应用】　强心苷类主要用于治疗 CHF 与快速心律失常。

1. 心力衰竭　适用于已用他药治疗而仍有症状的慢性收缩性心衰患者,重症患者可将地高辛与他药联用。地高辛应用最为广泛,适用于 CHF 伴有快速心室率的房颤患者,加用β受体阻滞剂对控制运动时的心室率效果更佳。对瓣膜病、风湿性心脏病(高度二尖瓣狭窄除外)、冠心病和高血压心脏病所致 CHF 疗效较好。对肺心病、活动性心肌炎疗效差,且易中毒。对扩张性心肌病、舒张性心衰患者不应选用强心苷类,而应首选β受体阻断药和ACEI。

2. 心律失常

(1) 心房纤颤与心房扑动　强心苷类为治疗房颤的首选药物,能抑制房室传导,使冲动不能通过房室结下达心室,减慢心室率,使心排血量增加,解除心功能不全症状。强心苷类能使心房扑动转为心房纤颤,然后再发挥治疗心房纤颤的作用。

(2) 阵发性室上性心动过速　可先采用增强迷走神经的措施,如压迫颈动脉窦、压迫眼球等,如无效或同时伴有心功能不全可选用强心苷,其可通过兴奋迷走神经减慢房室传导而控制发作。要注意强心苷中毒时也可出现阵发性室上性心动过速,应予鉴别。

【不良反应】　强心苷的安全范围小,一般治疗剂量已接近中毒量的 60%,易发生不良反应。

1. 胃肠道反应　为常见的早期中毒症状,表现为厌食、恶心和呕吐。剧烈呕吐可导致低血钾而加重强心苷中毒,应注意补钾或停药。

2. 神经精神症状　主要为定向力障碍、昏睡、精神错乱及视觉异常(如黄、绿视等)。视觉异常通常是强心苷中毒的先兆,为停药指征。

3. 心脏毒性 最严重的毒性反应,可发生各种心律失常:

(1) 快速性心律失常 多见室性早搏,严重的出现心动过速,甚至室颤。一旦发生立即停用强心苷,补充氯化钾(传导阻滞者禁用),细胞外钾离子能阻止强心苷与心肌细胞膜 Na^+-K^+-ATP 酶结合,阻止毒性发展。利多卡因可用于治疗强心苷引起的严重室性心动过速和心室纤颤。对重度者宜选用苯妥英钠,能使强心苷从受体复合物中解离出来,恢复 Na^+-K^+-ATP 酶的活性,并能控制室性早搏及心动过速而不减慢房室传导。

(2) 缓慢性心律失常 房室传导阻滞、窦性心动过缓,可用 M 受体阻断药阿托品治疗。

4. 禁忌证 伴窦房传导阻滞、二度或高度房室传导阻滞、急性心肌梗死后患者特别是有进行性心肌缺血者禁用强心苷。年老患者、不完全房室传导阻滞、窦性心动过缓、室性期前收缩、慢性缩窄性心包炎、肥厚性心肌病、肾功能不全、严重的肺部疾病和甲状腺功能减退患者慎用。

23.6 扩血管药

血管扩张药能缓解 CHF 症状,改善血流动力学,提高运动耐力和生活质量,但不能降低病死率。目前用于治疗 CHF 的药物有硝酸酯类药物、硝普钠和哌唑嗪等。

【药理作用及机制】 扩血管药治疗 CHF 的机制主要是:① 扩张小动脉,降低外周阻力,减轻心脏后负荷,进而改善心功能,增加心输出量,缓解组织缺血症状,抵消因小动脉扩张而可能发生的血压下降和冠状动脉供血不足。② 扩张小静脉,使回心血量减少,降低肺动脉压和左室舒张末压而减轻心脏前负荷。

【临床应用】

1. 硝酸酯类 尤适用于冠心病、肺楔压增高的 CHF 患者。如硝酸甘油、硝酸异山梨酯,可扩张小静脉,减少回心血量,降低前负荷,略降低后负荷,明显减轻肺充血及呼吸困难等症状。另外,此类药物可选择性扩张心外膜层冠状血管,增加冠脉流量,促进心室收缩及舒张功能,

2. 硝普钠 能扩张动静脉,降低前后负荷作用快,可快速控制危急患者症状。

3. 肼屈嗪 能扩张小动脉,减轻心脏后负荷,用药后心排血量增加。但能反射性激活交感神经及 RAAS,故单独长期应用难以持续生效,主要用于肾功能不良或不能耐受 ACEI 的患者。

4. 哌唑嗪 α_1 受体阻断药,能扩张动静脉,降低前后负荷,增加心排血量,对缺血性心脏病所致 CHF 患者效果好,久用效果差,应用较少。

23.7 非强心苷类正性肌力药

非强心苷类正性肌力药对 CHF 有效,但可增加患者病死率,故不宜作常规治疗用药,主要有磷酸二酯酶抑制药、β 受体激动剂等。

一、磷酸二酯酶抑制药

磷酸二酯酶抑制药（PDE-Ⅲ inhibitor，PDEI）属于非强心苷类正性肌力药。能增强心肌收缩力，降低外周血管阻力，心排血量增多，缓解心力衰竭症状。常用药物有米力农、氨力农及维司力农。

米力农

短期静脉注射米力农（milrinone）已被广泛用于改善心力衰竭患者的心功能，主要发挥正性肌力和扩血管等作用。

【体内过程】 口服给药 0.5 h 起效，1～3 h 达峰，维持 4～6 h，该药生物利用度高（约 90%），大部分以原形随尿排泄。静脉给药 5～15 min 起效，1～2 h 达峰，维持 3～6 h，蛋白结合率 70%，$t_{1/2}$ 为 2～3 h。

【药理作用及机制】 该药能抑制 PDE-Ⅲ 活性，增加细胞内 cAMP 含量，发挥正性肌力和扩张血管作用（图 23-4）。

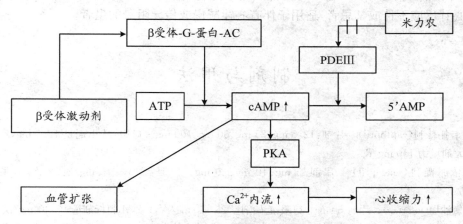

图 23-4 非强心苷类正性肌力药作用示意图

【临床应用】 短期静脉给药用于治疗对洋地黄、利尿剂、血管扩张剂治疗无效或效果欠佳的各种原因引起的急、慢性顽固性充血性心力衰竭。

【不良反应】 不良反应少。可增加房扑和房颤患者的心室率，故对房扑、房颤患者应先予以洋地黄化后再用本品。与利尿药合用应注意监测血钾水平。严重主、肺动脉疾病行外科手术或心肌梗死急性期患者及本品敏感者禁用。房扑或房颤的患者慎用。米力农与丙吡胺合用可导致血压过低；与硝酸酯类合用有相加效应；能加强洋地黄类的正性肌力作用。

氨力农

氨力农（amrinone）口服 1h 起效，1～3 h 达峰，维持 4～6 h，静注 2 min 起效，10 min 达峰，作用持续 1～1.5 h，$t_{1/2}$ 为 5～30 min，口服量的 10～40% 在 24 h 内以原形从尿中排泄。能抑制 PDEⅢ 活性，使心肌收缩力增强，心排血量增多，外周血管扩张，外周阻力下降，心脏负荷减轻，心肌耗氧量减少，心脏做功效率增高，对心律和血压无明显影响。主要用于强心苷、利尿药等治疗无效的难治性充血性心力衰竭。长期口服常见血小板减少、心律失常、肝功能减退甚至死亡，故仅供短期静脉滴注用。

维司力农

维司力农(vesnarinone)能抑制 PDEⅢ活性,增加 cAMP 量,促进 Ca^{2+} 内流,提高心肌收缩成分对 Ca^{2+} 的敏感性;激活细胞膜钠通道,促进 Na^+ 内流;抑制 K^+ 通道,延长动作电位时程;抑制 TNF-α 和干扰素-γ 等细胞因子的产生和释放。主要用于缓解心衰患者的症状,提高生活质量,降低病死率。主要不良反应为可逆性白细胞减少,一般发生在给药后 4~16 周,故需监测血象。

二、β 受体激动剂

此类药物主要通过 β 受体-G-蛋白-AC 途经,增加细胞内 cAMP 含量,发挥正性肌力和扩张血管作用,但 CHF 患者交感神经长期处于激活状态是 CHF 后期病情恶化的原因之一,故 CHF 患者不宜用 β 肾上腺素受体激动药如普瑞特罗(prenalterol)、吡布特罗(pirbuterol)等,也不宜用 β 肾上腺素受体部分激动药如扎莫特罗(xamoterol)等。多巴酚丁胺(dobutamine)等在治疗严重 CHF 时,虽能改善症状,但病死率较高,故不适于常规治疗 CHF,仅用于强心苷反应不佳或禁忌者,适用于伴有心律减慢或传导阻滞的患者。

制 剂 与 用 法

〖1〗卡托普利(captopril)　片剂:12.5 mg、25 mg、50 mg、100 mg。口服:从小剂量 12.5 mg,2~3 次/d 开始,最大剂量为 150 mg/d。

〖2〗依那普利(enalapril)　片剂:5 mg、10 mg、20 mg。口服:2.5~10 mg/次,2 次/d,最大剂量为 40 mg/d。

〖3〗氯沙坦(losartan)　片剂:50 mg。口服:起始剂量 25~50 mg/次,1 次/d,目标剂量50~100mg/次,1 次/d。

〖4〗缬沙坦(valsartan)　片剂:40 mg、80 mg。口服:起始剂量 20~40 mg/次,2 次/d,目标剂量 160 mg/次,2 次/d。

〖5〗螺内酯(aldactone)　片剂:20 mg。口服:起始剂量 10 mg/次,1 次/d,最大剂量为 20 mg/次,1 次/d。

〖6〗依普利酮(eplerenone)　片剂:25 mg、50 mg、100 mg。起始剂量为 25 mg/次,1 次/d,逐渐加量至 50 mg/次,1 次/d。

〖7〗酒石酸美托洛尔(metoprolol tartrate)　片剂:25 mg、50 mg、100 mg。口服:必须从极低剂量开始,6.25 mg/次,3 次/d,如患者能耐受前一剂量,每隔 2~4 周将剂量加倍,如前一较低剂量出现不良反应,可延迟加量直至不良反应消失。

〖8〗卡维地洛(carvedilol)　片剂:10 mg、25 **mg**。口服:在应用强心苷等药物的基础上,3.125 mg/次,2 次/d,两周后可渐增至 25 mg/次,2 次/d。

〖9〗地高辛(digoxin)　片剂:0.25 mg。口服:一般首次剂量 0.25~0.75 mg,以后每隔 6h 服 0.25~0.5 mg,直至洋地黄化,改用维持量 0.125~0.5 mg/d。

〖10〗毒毛花苷 K(strophanthin K)　注射剂:0.25 mg/mL。静注:0.25 mg/次,0.5~1 mg/d。极量 0.5 mg/次,1 mg/d。

〖11〗去乙酰毛花苷丙(deslanoside C)　注射剂:0.2 mg/mL、0.4 mg/2 mL。静注:首剂 0.4~0.8 mg,必要时 4~6 h 再注射 0.2~0.4 mg,至饱和量。将药物溶于葡萄糖注射液稀释后缓慢静注。

〖12〗洋地黄毒苷(digitoxin)　片剂:0.1 mg。口服:洋地黄化,总量 0.7～1.2 mg,每 6～8 h 服 0.05～0.1 mg;维持量 0.05～0.1 mg/d。

〖13〗米力农(milrinone)　片剂:2.5 mg。注射剂:5 mg/5 mL、10 mg/10 mL。口服:2.5～7.5 mg/次,4 次/d。静注:开始剂量 25～75 μg/kg,4 次/d;静滴:维持剂量每分钟 0.25～1 μg/kg,最大量不超过每日 1.13 mg/kg,疗程不超过 2 周。

〖14〗氨力农(amrinone)　片剂:100 mg。注射剂:50 mg/10 mL。口服:100～200 mg/次,3 次/d。静注:负荷量 0.75 mg/kg,2～3 min 缓慢静注;静滴:维持剂量每分钟 5～10 μg/kg,最大量不超过每日 10 mg/kg,疗程不超过 2 周。

〖15〗维司力农(vesnarinone)　胶囊剂:60 mg。口服:60 mg,1 次/d。

〖16〗多巴酚丁胺(dobutamine hydrochloride)　注射剂:250 mg/5 mL。静滴:250 mg 加入 5% 葡萄糖或 0.9% NaCl 溶液中,缓慢静滴。

〖17〗扎莫特罗(xamolterol)　片剂:200 mg。口服:第 1 周 200 mg/d,之后可增至 200 mg/次,2 次/d。

〖18〗普瑞特罗(prenalterol)　片剂:10 mg。注射剂:5 mg,10 mg。口服:成人每日总量 30～200 mg,3～4 次/d,开始剂量 5～10 mg,逐渐增加至最适合的有效量。静注:成人 0.25～10 mg/次,缓慢静注 10 min。

〖19〗吡布特罗(pirbuterol)　胶囊剂:10 mg、15 mg。口服:10～15 mg/次,3 次/d。

(杨解人　张俊秀)

第 24 章　抗心绞痛药

心绞痛（angina pectoris）是由冠状动脉供血不足引起的心肌急剧的、暂时的缺血与缺氧综合征。其典型临床表现为阵发性的胸骨后压榨性疼痛，并可放射至左肩，左上肢及肢端。发作一般持续数分钟，很少超过 10～15 min，休息或用药后常可缓解。

根据心绞痛发病的病理生理及临床表现，可分为三类：① 稳定型心绞痛（stable angina），又称劳力型心绞痛（exertional angina），最为常见。常在劳累、情绪激动、受寒或饱食时发作。② 变异型心绞痛（variant angina）较少见，常因冠脉痉挛引起心肌供血不足。③ 不稳定型心绞痛（unstale angina），表现为发作频繁、日趋严重，疼痛持续时间超过 15 min。轻度体力劳动或情绪激动即可诱发。如不及时治疗，可引起急性心肌梗死、猝死等，故又称为"梗死前心绞痛"。

其主要病理生理是心肌耗氧与供氧的平衡失调，致心肌暂时性缺血缺氧，继而无氧代谢产物（乳酸、丙酮酸、组胺、类似激肽样多肽、K^+ 等）聚集在心肌组织内，刺激心肌自主神经传入纤维末梢引起疼痛。降低心肌耗氧量，增加冠脉血流而增加心肌供血、供氧量有助于治疗心绞痛，详见图 24-1。目前常用的抗心绞痛药物主要有硝酸酯类、β 受体阻断药和钙通道阻断药。

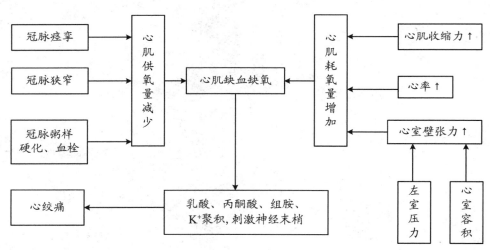

图 24-1　心绞痛病因及病理生理示意图

一、硝酸酯类

硝酸酯类（nitrateesters）药物均有硝酸多元酯结构，脂溶性高，分子中的—O—NO_2 是发挥疗效的关键结构。此类药物对各型心绞痛均有确切疗效，一直是治疗心绞痛的首选。临床常用的有硝酸甘油、硝酸异山梨酯和单硝酸异山梨酯等。

硝酸甘油[基]

硝酸甘油（nitroglycerin，NTG）是硝酸酯类的代表药，用于治疗心绞痛已有百余年的历史，是防治心绞痛急性发作最常用的药物。

【体内过程】 口服首过效应明显，生物利用度仅为 8%。舌下含服易通过口腔黏膜吸收，生物利用度可达 80%，舌下给药 1～2 min 起效，4 min 达最大效应，作用持续 20～30 min。吸收的药物在肝内经谷胱甘肽—有机硝酸酯还原酶降解，最后与葡萄糖醛酸结合由肾排出。

【药理作用及机制】 硝酸甘油作为一氧化氮（nitric oxide，NO）供体，在平滑肌细胞内经谷胱甘肽转移酶的催化释放出 NO，后者与其受体即可溶性鸟苷酸环化酶（guanylyl cyclase，GC）结合，进而激活 GC，促使血管平滑肌细胞内第二信使环磷酸鸟苷（cyclic guanine monophosphate，cGMP）生成增多，并进一步激活 cGMP 依赖性蛋白激酶，降低细胞内 Ca^{2+} 浓度，松弛血管平滑肌。此外，硝酸甘油通过释放 NO 还能抑制血小板聚集和黏附，防止血栓形成，亦有利于冠心病和心绞痛的治疗（图 24-2）。

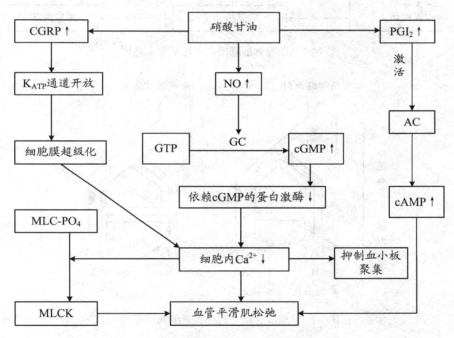

图 24-2　硝酸甘油抗心绞痛作用机制示意图

硝酸甘油可扩张动脉、静脉和冠状血管，尤其以扩张静脉血管作用显著，从而发挥以下抗心绞痛的作用。

1. 降低心肌耗氧量　小剂量可明显扩张静脉血管，特别是较大的静脉血管，减少回心血量，使心室容积缩小，降低了心脏的前负荷，同时缩短射血时间，从而减少心肌耗氧量。大剂量可显著舒张动脉血管，降低心脏的射血阻力，减轻左室内压和心室壁张力，使心肌耗氧量降低（图 24-3）。

2. 扩张冠状动脉，增加缺血区血液灌注　硝酸甘油选择性扩张较大的心外膜血管、输送血管及侧枝血管，尤其在冠状动脉痉挛时更加明显。当冠状动脉因粥样硬化或痉挛而发生狭窄时，缺血区的阻力血管已因缺氧、代谢产物堆积而处于舒张状态。这样，非缺血区阻力就比缺血区大,用药后血液将顺压力差从输送血管经侧枝血管流向缺血区,从而增加缺血区的血液供应(图 24-4)。

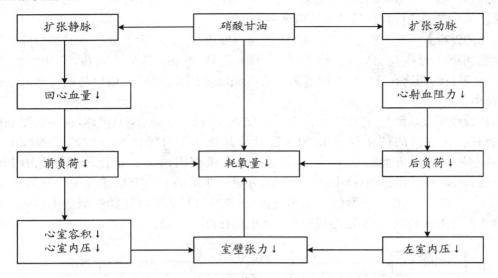

图 24-3 硝酸甘油降低心肌耗氧量示意图

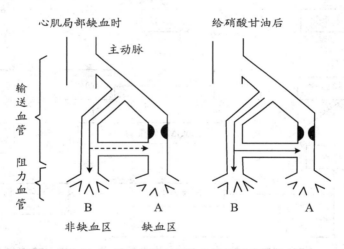

图 24-4 硝酸甘油对冠脉血管的调节作用

3. 保护缺血的心肌组织 硝酸甘油释放一氧化氮(nitric oxide,NO),促进内源性的依前列醇(prostacyclin,PGI_2)、降钙素基因相关肽等物质的生成和释放,这些物质均对心肌细胞有直接的保护作用。硝酸甘油还能增强缺血心肌的膜稳定性,改善房室传导。

【临床应用】 舌下含服硝酸甘油能迅速缓解各种类型心绞痛。在预计可能发作前用药也可预防发作。对急性心肌梗死者,多静脉给药,不仅能降低心肌需氧量、增加缺血区供血,还可抑制血小板聚集和黏附,从而缩小梗死范围。由于硝酸甘油可降低心脏前、后负荷,因此也可用于心衰的治疗。此外,还可舒张肺血管、降低肺血管阻力,改善肺通气,用于急性呼吸衰竭及肺动脉高压的患者。

【不良反应】

1. 扩血管反应 常见面颈部潮红、心率加快、搏动性头痛、眼内压增高、直立性低血压等,舌下含服用药时患者应尽可能取坐位。过量中毒表现为面色苍白、多汗、低血压、紫绀、昏迷、心跳快而弱,应首先将病人平卧,取头低脚高位,同时吸氧、补充血容量及采用其他抗休克措施。眼内压、颅内压增高者忌用。

2. 耐受性 连续用药 2～3 周后可出现耐受性,不同的硝酸酯之间有交叉耐受性,停药 1～2 周后,耐受性可消失。出现耐受性后应增加剂量,但也会增加不良反应,故宜采用间歇给药法,或与其他抗心绞痛药交替使用。慎用于血容量不足、收缩压低和肥厚梗阻型心肌病引起的心绞痛的患者。

3. 高铁血红蛋白血症 大剂量使用可引起高铁血红蛋白血症。

硝酸异山梨酯[基]和单硝酸异山梨酯

硝酸异山梨酯(isosorbide dinitrate)又称消心痛,其作用及机制与硝酸甘油相似,但作用较弱,起效较慢,维持时间较长。本品经肝代谢生成异山梨醇-2-单硝酸酯和异山梨醇-5-单硝酸酯,仍具有扩张血管及抗心绞痛作用。此外,本品剂量范围个体差异较大,剂量大时易致头痛及低血压等副作用,缓释剂可减少不良反应。主要口服用于心绞痛的预防和心肌梗死后心衰的长期治疗。

单硝酸异山梨酯(isosorbide mononitrate)的作用及应用与硝酸异山梨酯相似。

二、β 受体阻断药

β 受体阻断药(β-receptor blockers,βRBs)可使心绞痛病人心绞痛发作次数减少、增加患者运动耐量、减少心肌需氧量、改善缺血区代谢和缩小梗死范围,现已作为一线防治心绞痛的药物。该类药物临床常用的主要有普萘洛尔、阿替洛尔、美托洛尔和吲哚洛尔(pindolol)等。

普萘洛尔[基]

普萘洛尔(propranolol)是本类药物的代表药,具有多种药理作用和临床应用,本章只介绍其在防治心绞痛的作用和应用。

【药理作用及机制】

1. 阻断 β₁ 受体,减少心肌需氧量 普萘洛尔为非选择性肾上腺素 β 受体阻滞剂,可阻断心脏上的 β₁、β₂ 受体,拮抗交感神经兴奋和儿茶酚胺作用,降低心脏的收缩力与收缩速度,同时抑制血管平滑肌收缩,降低心肌耗氧量,使缺血心肌的氧供需关系在低水平上恢复平衡。

2. 改善心肌缺血区供血 具有减慢心率作用,使心脏的舒张期相对延长,从而增加心肌缺血区的血液灌流时间,有利于血液从心外膜血管流入易缺血的心内膜区。此外,用药后尚可增加侧支循环,促进血液流向已代偿性舒张的缺血区。尚有一定的抗血小板聚集作用(图 24-5)。

【临床应用】

1. 心绞痛 该类药物对稳定型心绞痛疗效肯定,尤其适用于并发高血压或快速型心律失常的患者。对硝酸酯类不敏感或疗效差的稳定型心绞痛,可减少发作次数,提高心绞痛患者对运动的耐受力。

2. 心肌梗死 能缩小梗死范围,但可抑制心肌收缩力,对心力衰竭或心功能不全的患者慎用。

【不良反应】

1. 常见的不良反应 主要有疲劳、乏力等;少数患者可出现四肢冰冷、雷诺现象及粒细胞减少、皮疹等过敏反应。可诱发或加重支气管哮喘、充血性心力衰竭;长期使用会升高血糖、血脂,影响肝、肾功能。用药期间应定期查血常规、血压、血脂、血糖、心功能及肝、肾功能。

2. 其他 普萘洛尔用药剂量个体差异较大,宜从小剂量开始,逐渐加量。久用停药时应逐渐减量,以免导致心绞痛发作加剧或心肌梗死。

3. 禁忌证 支气管哮喘、心源性休克、心脏传导阻滞、重度或急性心力衰竭、窦性心动过缓和严重低血压禁用。

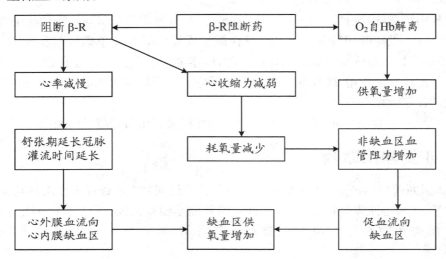

图 24-5 β受体阻断药抗心绞痛机制示意图

三、Ca^{2+} 通道阻断药

Ca^{2+} 通道阻断药(calcium channel blockers,CCBs)是 20 世纪 70 年代以来被广泛用于心血管系统疾病的一类主要药物。常用于抗心绞痛的有硝苯地平(nifedipine)、维拉帕米(verapamil)和地尔硫䓬(diltiazem)等。

【药理作用及机制】 本类药物通过阻滞 Ca^{2+} 通道,抑制 Ca^{2+} 内流而产生以下作用(图24-6):

1. 降低心肌耗氧量 本类药能抑制 Ca^{2+} 内流,降低心肌收缩力,减轻心脏负荷,从而降低心肌耗氧量。

2. 增加缺血区供血 本类药可舒张血管平滑肌,扩张冠脉血管,特别是处于痉挛状态的血管有显著的解除痉挛的作用,从而增加缺血区的供血。

3. 阻止细胞内 Ca^{2+} 超负荷 心肌缺血再灌损伤中,细胞内 Ca^{2+} 超负荷,线粒体内 Ca^{2+} 过多可妨碍 ATP 的产生,导致细胞死亡。钙通道阻滞药可阻滞 Ca^{2+} 内流,防止 Ca^{2+} 超负荷,进而保护缺血心肌细胞。

4. 抑制血小板聚集 不稳定型心绞痛与血小板黏附和聚集以及冠状动脉血流减少有关。Ca^{2+} 通道阻滞药阻滞可阻滞 Ca^{2+} 内流,降低血小板内 Ca^{2+} 浓度,抑制血小板聚集。

【临床应用】　不同的钙通道阻滞药对心脏及血管作用的强度不同,临床应用时应予注意。

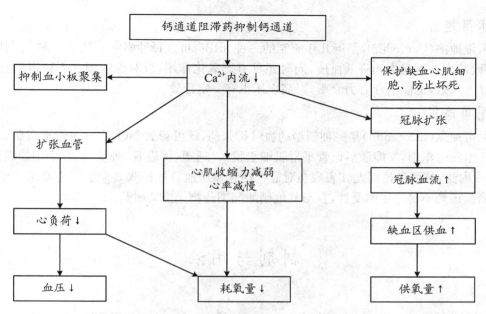

图 24-6　钙通道阻滞药抗心绞痛作用示意图

1. 硝苯地平[基]　对变异型心绞痛最有效,伴高血压患者尤为适用。对稳定型心绞痛也有效。对急性心肌梗死应用本药能促进侧支循环,缩小梗死区,与 β 受体阻断药合用,可增加疗效,但可致血压过低、心功能抑制,心力衰竭发生的机会增多。与硝酸酯类药联用,治疗心绞痛作用增强。

2. 维拉帕米[基]　对变异型心绞痛多不单独应用。与 β 受体阻断药有协同作用,但两药合用可显著抑制心肌收缩力及传导系统,故合用应慎重。该药心脏抑制作用明显,也能扩张冠状动脉,对稳定与不稳定型心绞痛都有较好疗效。

3. 地尔硫䓬[基]　对变异型心绞痛、稳定型心绞痛、不稳定型心绞痛都可应用。该药能选择性扩张冠状动脉,对外周血管扩张作用较弱,应用时较少引起低血压。

【不良反应】

1. 硝苯地平　不良反应发生率达 20%,一般较轻,主要是扩张血管,可引起头痛、面红、低血压等反应。少数患者偶见心悸、心动过速、心绞痛加重,与血管扩张,血压下降,反射性心动过速有关。

2. 维拉帕米　不良反应发生率约 10%,口服易致胃肠道症状,静脉注射可致血压下降、暂时窦性停搏。

3. 地尔硫䓬　不良反应较少,有 2%～5%患者可能出现,注射给药可引起房室传导阻滞及低血压。

4. 其他　出现头痛、头晕、疲劳感、心动过缓等症状时应减量或停用。低血压、传导阻滞、病窦综合征及心源性休克患者禁用。支气管哮喘、心力衰竭者慎用。

四、其他抗心绞痛药物

卡维地洛

卡维地洛(Carvedilol)是近几年研制的一种 βRBs,可选择性阻断 α 及 β 受体。因其可扩张血管、减少外周阻力和降低血压,同时还具有抗氧化作用,故对稳定型和不稳定型心绞痛具有显著疗效,也能治疗心力衰竭,对高血压也有一定疗效。

尼可地尔

尼可地尔(nicorandil)是一种新型的血管扩张药,既可释放 NO,增加血管平滑肌细胞内 cGMP 生成的作用,又能激活血管平滑肌细胞膜 K^+ 通道,促进 K^+ 外流,引起细胞超级化,阻滞 Ca^{2+} 内流,其两种作用尤其表现在对冠状动脉输送血管的扩张效应上。主要用于变异型心绞痛。该药不易产生耐受性,且与其他硝酸酯类药物无交叉耐药。

制剂与用法

〖1〗硝酸甘油(nitroglycerin) 片剂:0.5 mg。0.25～0.5 mg/次,舌下含服。注射剂:1 mg/mL、2 mg/mL、5 mg/mL。5～10 mg/次,溶于 5%葡萄糖注射液中,静脉滴注。软膏:2%,涂于前臂或胸前皮肤 2～3 cm^2。

〖2〗硝酸异山梨酯(isosorbide dinitrate) 片剂:2.5 mg、5 mg。2.5～5 mg/次,舌下含服。5～10 mg/次,口服,2～3 次/d。

〖3〗硝酸异山梨酯(isosorbide mononitrate) 片剂:20 mg、40 mg。口服:20 mg/次,2～3 次/d。

〖4〗盐酸普萘洛尔(propranolol hydrochloride) 10 mg。抗心绞痛:10 mg/次。3～4 次/d,以后根据病情增减用量,最高剂量 240 mg/d。

〖5〗硝苯地平(nifedipine) 片剂:10 mg。10～20 mg/次,舌下含服或口服,3 次/d。

〖6〗维拉帕米(verapamil) 片剂:40 mg。缓释片:120 mg、180 mg、240 mg。口服:40～80 mg/次,3～4 次/d。

〖7〗地尔硫䓬(diltiazem) 片剂:30 mg、60 mg、90 mg。缓释片:30 mg、60 mg、90 mg。口服:30 mg/次,3～4 次/d。缓释片:30～120 mg/次,2 次/d。

〖8〗普尼拉明(prenylamine) 片剂:15 mg。口服:30～60 mg/次,3 次/d。

〖9〗哌克昔林(perhexiline) 片剂:50 mg、100 mg。胶囊剂:50 mg。口服:100 mg/次,2 次/d。

(郭莉群　杨解人)

第 25 章 抗动脉粥样硬化药

动脉粥样硬化(atherosclerosis，AS)是一种常见的血管硬化性疾病。其病变从动脉内膜开始，呈脂质和复合糖类积聚、出血及血栓形成，纤维组织增生及钙质沉着，伴有动脉中层的逐渐蜕变和钙化。主要累及大、中型肌弹力型动脉，以主动脉、冠状动脉和脑动脉多见，常导致管腔闭塞或管壁破裂出血等严重后果，是冠状动脉粥样硬化心脏病(coronary atherosclerotic heart disease，CHD，简称冠心病)，脑卒中等疾病的原始病因。

动脉粥样硬化的发病机制迄今未完全阐明。已知与动脉粥样硬化形成有关的危险因素主要有血清总胆固醇(total serum cholesterol，TC)增加、低密度脂蛋白(low density lipoprotein，LDL)和极低密度脂蛋白(very low density lipoprotein，VLDL)水平升高、高密度脂蛋白(high density lipoprotein，HDL)水平降低、高血压等。血脂和脂蛋白代谢紊乱与动脉粥样硬化密切相关，纠正血脂异常的目的在于降低冠心病和缺血性脑卒中的患病率和死亡率。目前，根据调脂药物作用机制的不同，将本类药物分为调血脂药、抗氧化药、多烯脂肪酸类及其他药物。

25.1 调 血 脂 药

一、他汀类

他汀类(statins)药物又称为 HMG-CoA 还原酶抑制剂，是目前临床防治高胆固醇血症和动脉粥样硬化性疾病最重要的药物。常用的药物有：普伐他汀、辛伐他汀、洛伐他汀、氟伐他汀、阿托伐他汀和瑞舒伐他汀等。

【体内过程】 该类药物一般吸收良好，但易受食物的影响，大部分在肝脏代谢，经肠道排出，少部分由肾脏排出。药代学特点见表 25-1。

表 25-1 常用他汀类药物的体内过程

名　称	口服吸收	达峰时间(h)	蛋白结合率	食物对生物利用度的影响	半衰期(h)
普伐他汀	35%	1~1.5	50%	−30%	1.5~2
辛伐他汀	60%~85%	1.2~2.4	>95%	0	1.9
洛伐他汀	30%	2~4	≥95	+50%	3
氟伐他汀	>98%	0.6	≥98%		1.2
阿伐他汀	>99%	1~2	≥98%	−13%	1.4

【药理作用及机制】 他汀类药物降低 TG、LDL-C 和 Apo B100 合成,升高 HDL-C 和促进 Apo A 的合成,主要机制有调血脂与非调血脂作用(图 25-1)。

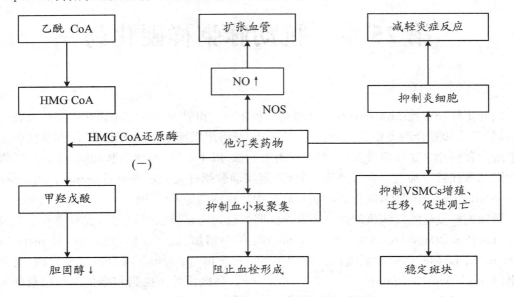

图 25-1 他汀类药物的作用机制

1. 调血脂作用 他汀类与肝细胞合成胆固醇过程中的限速酶——羟甲基戊二酰辅酶A(3-hydroxy-3-methylglutaryl-coenzyme A,HMG-CoA)还原酶化学结构相似,能竞争性抑制该酶活性,从而减少内源性胆固醇的合成,导致胆汁酸合成减少。

2. 非调血脂作用 具有改善内皮功能、抗炎、提高斑块稳定性及抗血栓等作用。① 抑制单核—巨噬细胞的黏附和分泌功能,降低血浆 C 反应蛋白,减轻动脉粥样硬化形成过程中的炎症反应。② 改善血管内皮功能,增加 NO 的合成与分泌,提高血管内皮对扩血管物质的反应性。③ 抑制血小板聚集,提高纤溶活性和降低血黏度,阻止血栓形成。④ 抑制血管平滑肌细胞(VSMCs)增殖和迁移,促进 VSMCs 凋亡,减少动脉壁巨噬细胞及泡沫细胞形成,稳定和缩小动脉粥样硬化斑块。

【临床应用】 治疗重症原发性高胆固醇血症、冠心病或其他心血管疾病的中等程度胆固醇血症者。尤其适用于杂合子家族性和非家族性Ⅱa、Ⅱb 和Ⅲ型高脂蛋白血症,也可用于Ⅱ型糖尿病和肾病综合征引起的高胆固醇血症。

洛伐他汀(lovastatin)主要用于原发性的高胆固醇血症和高胆固醇升高为主的混合型高脂蛋白血症,并用于冠心病一级和二级预防。

普伐他汀(pravastatin)主要用于经饮食控制仍不能有效控制的原发性高胆固醇血症(Ⅱa 和Ⅱb 型高脂蛋白血症),对纯合子家族性高胆固醇血症疗效差。

辛伐他汀[基](simvastatin)具有降脂明显、安全、副作用少等优点,目前是治疗高血脂症的首选药物之一。对降低杂合子家族性高胆固醇血症,家族性和非家族性异常脂蛋白血症或混合型高胆固醇血症,糖尿病和肾病综合征的高血脂症疗效好。还可以降低单纯性甘油三酯血症,目前主要用于高血脂症的治疗。

氟伐他汀(fluvastatin)主要适用于饮食治疗未能完全控制的原发性高胆固醇血症和原发性混合型血脂异常增高(Ⅱa 和Ⅱb 型)的治疗,与烟酸合用对于难治性高胆固醇血症效果显著。

阿托伐他汀(atorvastatin)可用于原发性高胆固醇血症,混合性高脂血症和高胆固醇血症伴有动脉粥样硬化危险的患者。

瑞舒伐他汀(rosuvastatin)是迄今为止最强效的降脂药物,被誉为"超级他汀"。主要用于原发性高胆固醇血症以及混合型血脂异常。

【不良反应】　不良反应较少,多数患者能耐受治疗。常见的不良反应有:

1. 肝脏损害　有 1‰～1.5‰患者的丙氨酸转氨酶(ALT)和门冬氨酸转氨酶(AST)可升高至正常人的 3 倍。通常在用药 2 周以后出现上述情况,停用或换用他药,多能自行恢复。严重者可引起肝炎、急性肝功能衰竭,肝功能异常者慎用。

2. 肌病　通常发生在用药后 8～25 周,症状有肌痛、肌炎、横纹肌溶解,一旦发生应立即停药。与环孢素、贝特类、大环内酯类抗生素等合用时,可增加肌炎的发生率。

3. 其他　可有乏力、胃肠道症状、头痛、皮疹等现象,减量或停药后可消失。孕妇和哺乳期妇女及对本品过敏者禁用。

二、胆汁酸结合树脂类

此类药物又称为胆汁酸螯合剂或离子交换树脂类降脂药,能安全有效的降低血浆 TC 和 LDL-C。常用药物有考来烯胺,考来替泊和考来维仑。

【体内过程】　该类药物不被胃肠道吸收。用药 1～2 周,胆固醇浓度开始降低,作用可持续 1 年以上。部分患者在治疗过程中,胆固醇浓度先降低后又可恢复或超过基础水平。用药后 1～3 周,因胆汁淤滞所致的瘙痒缓解。停药 1～2 周后,再次出现因胆汁淤滞所致的瘙痒。

【药理作用与机制】　能降低 TC 和 LDL-C,其强度与剂量有关,Apo B 也相应降低,但 HDL 无明显改变。对 TG 和 VLDL 影响较小。

该类药物在肠道内通过离子交换与胆汁酸结合,形成络合物,随粪便排出,减少了胆汁酸的重吸收。由于粪便中排出的胆汁酸增多,经肝肠循环至肝脏的胆汁酸含量减少,刺激 7-α 羟化酶活性增强,使胆固醇转化为胆汁酸速度加快,从而继发性地减少肝细胞中胆固醇含量。肝细胞中胆固醇减少,导致肝细胞表面 LDL 受体增加或活性增强,LDL-C 经受体进入肝细胞,使血浆 TC 和 LDL-C 水平降低。与他汀类药物联用,有协同作用(图 25-2)。

【临床应用】　适用于Ⅱa、Ⅱb 及家族性杂合子高脂蛋白血症,对纯合子家族性高胆固醇血症无效。对于Ⅱb 型高脂蛋白血症者,应与降低 TG 与 VLDL 的药物配合使用。

考来烯胺(cholestyramine,消胆胺)是治疗Ⅱa 型高脂蛋白血症,尤其伴 LDL 增高者如杂合子家族性高胆固醇血症和多基因高胆固醇血症的首选药物,长期服药能降低冠心病发生率。其疗效呈剂量依赖性。

考来替泊(colestipol,降胆宁)是弱碱性阴离心交换树脂,主要用于Ⅱa 型高脂蛋白血症。

考来维仑(colesevelam)对胆汁酸有很高的亲和力,用于治疗原发性高胆固醇血症。不能耐受他汀类药物的患者可单用或与小剂量他汀类药物合用。

【不良反应】　少数患者用药后可出现胃肠道反应,如腹胀、上腹部不适、恶心、便秘,一般可自行消失。偶有血清转氨酶升高。长期使用可影响脂肪及脂溶性维生素的吸收。完全性肠道梗阻、活动性肝病和对本类药物过敏者禁用。

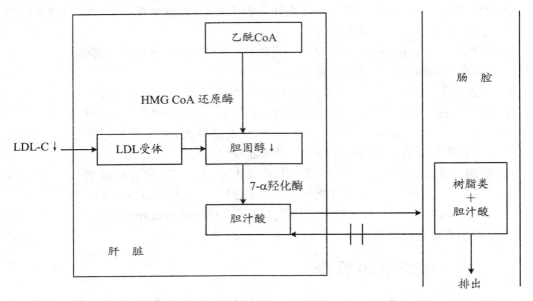

图 25-2 胆汁酸结合树脂的作用机制

三、贝特类

贝特类(fibrates)属苯氧芳酸类调脂药。目前,临床常用药物有非诺贝特、吉非贝齐和苯扎贝特等。

【体内过程】 口服吸收良好,血浆蛋白结合率约 95%,不易分布到外周组织,大部分在肝脏中与葡萄糖醛酸结合,少量以原形经肾脏排出。

【药理作用与机制】 贝特类能通过调血脂作用和非调血脂作用,显著降低血浆 TG、VLDL-C,升高 HDL-C,但对 TC 和 LDL-C 作用较弱。

1. 调血脂作用 贝特类药物调脂作用机制如图 25-3 所示。

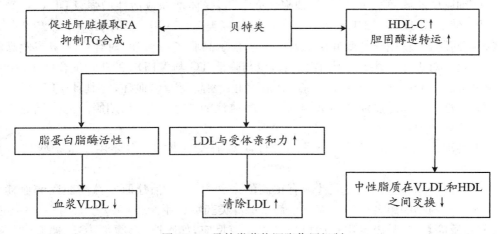

图 25-3 贝特类药物调脂作用机制

（1）**增强脂蛋白酯酶活性**　贝特类可激活过氧化物酶增殖体激活受体（PPARα），诱导脂蛋白酯酶表达，促进富含甘油三酯的脂蛋白颗粒中甘油三酯水解，导致血浆 VLDL 减少。

（2）**促进肝脏摄取脂肪酸和抑制肝脏合成甘油三酯**　还抑制脂肪组织的激素敏感性酯酶以减少脂肪酸的生成，进一步抑制肝脏合成甘油三酯。

（3）**升高高密度脂蛋白胆固醇和促进胆固醇逆转运**　PPARα 激活 HDL 代谢关键基因的表达，促进 HDL-C 合成。同时，增加 HDL 受体的表达，加速肝外细胞胆固醇的流出和被肝细胞所摄取，促进胆固醇逆向转运。

（4）**减少中性脂质在 VLDL 和 HDL 之间的交换**　避免形成含有较多甘油三酯的 HDL，减慢 HDL 和 Apo-A$_1$ 的清除速率。此外，贝特类尚可通过增强 LDL 与 LDL 受体之间的亲和力，促进 LDL 的清除。

2. 非调血脂作用　贝特类药物的非调脂作用机制如图 25-4 所示。

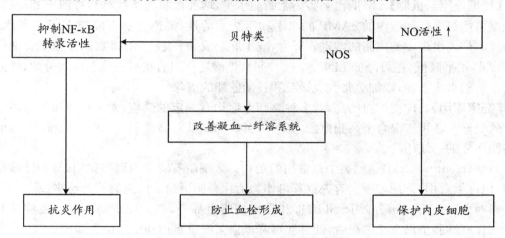

图 25-4　贝特类药物的非调脂作用机制

（1）**抗炎作用**　上调 I-κB（NF-κB 的抑制蛋白家族）表达，加速细胞核内的 NF-κB 灭活，从而抑制由 NF-κB 驱动的炎性因子基因的转录活性，缩短炎症反应的持续时间。

（2）**对凝血—纤溶系统作用**　能降低促凝血因子和血小板的活性，减少纤溶酶原激活物抑制物的产生，降低基础状态下和 IL-6 刺激下人肝细胞纤维蛋白原 β 基因的表达，减少冠脉事件发生率。

（3）**对内皮功能作用**　明显改善血流介导的内皮扩张功能，但吉非贝齐除外，可能与刺激 NOS 生成，降低血管壁氧化应激，增加 NO 的生物活性，从而改善内皮功能有关。

【**临床应用**】　用于原发性高 TG 血症，对Ⅲ型高脂蛋白血症和混合型高脂蛋白血症有较好的疗效，亦可用于Ⅱ型糖尿病的高脂蛋白血症。

非诺贝特（fenofibrate）适用于高甘油三酯血症以及甘油三酯升高为主的混合型高脂血症。也适用于高脂血症伴糖尿病、高血压或其他心血管疾病的患者。

吉非贝齐（gemfibrazil）为Ⅲ型高脂蛋白血症和中度或重度高甘油三酯血症（可能伴有胰腺炎）首选，对以 VLDL 升高为特征的家族性混合型高脂血症有效。

苯扎贝特（benzafibrate）主要用于Ⅱ、Ⅳ型高脂血症，因能降低糖尿病患者约 10% 空腹血糖，更适用于糖尿病所引起的继发性高血脂血症。

【**不良反应**】　不良反应较轻，主要为消化道反应，如食欲不振、恶心、呕吐和腹胀等；少见有心律失常、白细胞减少或贫血、发热、寒战、背痛、排尿困难；肾毒性可见血尿、尿少、下肢浮肿；少数患者可出现斑丘疹、脸部水肿及多形性红斑型；偶见肌痛、横纹肌溶解和转氨酶升高等，一般停药后可恢复。肝胆疾病、孕妇、儿童及肾功能不全者禁用。与他汀类药联用时，可能增加肌病的发生率。

四、烟酸类及烟酸衍生物

烟酸类药物是最早用于降低心血管总病死率的调脂药物之一，主要成员包括烟酸，烟酸肌醇酯和阿西莫司等。

【体内过程】 口服吸收良好，生物利用度可达 95％，30～60 min 达峰值，血浆蛋白结合率低，吸收后迅速分布到肝、肾和脂肪组织，$t_{1/2}$ 为 20～45 min，代谢物及原形经肾脏排出。

【药理作用与机制】 降低血浆游离脂肪酸水平，增加血浆乳糜微粒和甘油三酯的清除。其机制可能为降低细胞内的 cAMP 的水平和脂肪酶活性，加速甘油三酯与 VLDL 的水解，也可抑制外周组织中游离脂肪酸进入肝内，减少肝合成和分泌 VLDL，从而使血浆甘油三酯和 VLDL 水平降低，还可降低 LDL 水平。同时，烟酸还可以直接抑制脂肪细胞分解，使血浆游离脂肪酸水平下降，增加血浆乳糜微粒和甘油三酯的清除。

【临床应用】 广谱调血脂药，对多种高脂血症均有一定的效应，对Ⅱb 型和Ⅳ型高脂血症疗效最好。适用于混合型高脂血症、高 TG 血症、低 HDL 血症及高 Lp(a) 血症，是目前治疗高脂血症的一线用药。

烟酸(nicotinic acid)是同类中最常用的药物。大剂量有明显的调脂作用，与胆汁酸结合树脂、他汀类合用，作用增强。有人推荐可作为治疗高脂蛋白 α 血症的首选药物。

阿西莫司(acipimox)除用于Ⅱb、Ⅲ和Ⅳ型高脂血症外，也适用于高 LP(a) 血症和Ⅱ型糖尿病伴有高脂蛋白血症的患者，此外还可降低血浆纤维蛋白和全血的黏滞度。

【不良反应】 长期使用不良反应较多，应根据血脂变化，由小剂量开始，逐渐增量。常见面部潮红、瘙痒、头痛等扩血管反应。可引起恶心、食欲减退、胃溃疡复发。严重的发生肝毒性，可引起暴发性肝功能衰竭。其他还可引起肠炎，糖耐量下降，诱发痛风与青光眼等。肌炎是烟酸单用的罕见并发症，但与他汀类药合用发生率明显增加，停药后可恢复。

25.2 抗 氧 化 剂

氧自由基(oxygen free radical,OFR)是体内氧化代谢产物，可损伤血管内膜，使血管内皮细胞功能障碍。同时，氧化修饰脂蛋白，促进动脉粥样硬化的发生及发展。因此，阻断 OFR 的形成和脂蛋白的氧化修饰是抗动脉粥样硬化的重要措施之一。抗氧化剂能明显延迟或阻止 OFR 生成，常用的有普罗布考和维生素 E 等。

普罗布考

普罗布考(probucol,丙丁酚)最初作为降脂药用于临床，主要降低血清胆固醇。近年发现，其有明显的抗氧化及抗动脉粥样硬化作用，能够从多种途径降低氧化低密度脂蛋白(ox-LDL)水平，预防或延缓动脉粥样硬化的发生和发展，减少心肌梗死及脑卒中的发病率。

【体内过程】　口服吸收差,与食物同服可增加其吸收,主要蓄积于脂肪组织和肾上腺,血清浓度较低。口服 24 h 后达血药浓度峰值,$t_{1/2}$ 为 52～60 h,3～4 月达稳态水平。1%～2% 的代谢产物从尿中排出,90% 以原形从粪便排出。

【药理作用与机制】　本品的抗动脉粥样硬化作用可能是其抗氧化和调血脂作用的综合结果。

1. 抗氧化作用　本品结构中的酚羟基很容易被氧化而发生断链,捕捉氧离子并与之结合后形成稳定的酚氧基,从而降低 OFR 浓度,抑制 ox-LDL 形成,预防或延迟动脉粥样硬化的发生和发展。

2. 调血脂作用　可降低血浆中的 CH 和 LDL-C 水平,其机制主要与抑制 HMG-CoA 还原酶,使 CH 合成减少,并通过受体及非受体途径增加 LDL-C 的清除有关;此外,尚可通过多种途径调节 HDL-C 代谢,提高 HDL 逆向转运 CH 效率。

3. 抗动脉粥样硬化作用　可降低 IL-1、TNF-9 等炎症因子的基因表达,阻止炎症过程的发展;抑制致动脉粥样硬化相关因子的表达;降低 LDL-C 中的溶血卵磷脂胆碱(LPC)水平,抑制 LDL 的致动脉粥样硬化作用;稳定粥样斑块,预防斑块破裂导致的血栓形成;促进 NO 生成,改善内皮依赖性舒张功能。

【临床应用】　主要用于 Ⅱ型、特别是 Ⅱa 型高脂蛋白血症的治疗,也可以用于降低某些 Ⅲ 型高脂蛋白血症患者体内胆固醇的含量,对糖尿病、肾病继发高胆固醇血症也有效。

【不良反应】　常见不良反应主要为胃肠道反应,偶见嗜酸性粒细胞增多、血管神经性水肿、感觉异常、血糖升高、肝功能异常等。少数患者可引起心脏毒性反应,可引发尖端扭转型室性心动过速。对原有 Q—T 间期延长者或服用后可能使 Q—T 间期延长的患者,应避免使用。

维 生 素 E

维生素 E(vitamine E)存在于动物或植物脂肪中,属脂溶性很强的抗氧化剂,可有效清除超氧阴离子和脂氧化基,使细胞膜免受自由基的损伤。

当脂氧化基与维生素 E 反应时,可转变为性质不活泼的多不饱和脂肪酸过氧化物,维生素 E 则转变成为其自由基形式,从而阻断了自由基连锁反应,以减少 OFR 的生成。还能防止脂蛋白氧化及其所引起的一系列动脉粥样硬化病变过程,如抑制 VSMCs 增殖和迁移,抑制血小板的黏附、聚集和释放,抑制血栓形成,减少白三稀的合成,增加 PGI_2 的释放,阻滞单核细胞向内皮的黏附等,从而抑制动脉粥样硬化的发展,降低缺血性心脏病的发生率和死亡率。

25.3　多烯脂肪酸类

多烯脂肪酸类(polyenoic fatty acids)又称为多不饱和脂肪酸类(polyunsat-urated fatty acids,PUFAs),可以降低血浆中的甘油三酯、胆固醇,对动脉粥样硬化具有抑制作用。根据不饱和键在脂肪酸链中开始出现的位置,分为 n-3 型及 n-6 型 PUFAs。

一、n-3 型多烯脂肪酸类

n-3 型 PUFAs 除 α-亚麻油酸外,主要包括二十碳五烯酸(eicosapentaenoic acid,EPA)和二十碳六烯酸(docosahexaenoic acid,DHA)。在海洋生物藻、鱼及贝类中含量丰富。

【药理作用与机制】 n-3 型 PUFAs 具有调血脂和非调血脂双重作用。

1. 调血脂作用 EPA 和 DHA 可显著降低血浆 TG 和 VLDL-C 水平,适度升高 HDL-C 水平,对 TC 和 LDL-C 作用较弱。其作用机制可能与抑制肝合成 TG 和 ApoB、提高 LPL 活性、促进 VLDL 分解为脂肪酸有关。

2. 非调血脂作用 n-3 型 PUFAs 较广泛地分布于细胞膜磷脂,可取代花生四烯酸,作为前列腺素和白三烯的前体,产生相应的活性物质,从而发挥以下作用:① 减弱 TXA_2 合成、抑制血小板聚集和血管收缩作用。② 在管壁形成 PGI_3,其有扩血管和抗血小板聚集的作用。③ 抑制血小板衍生生长因子的释放,减轻血管平滑肌细胞的增殖和迁移。④ 红细胞膜上的 EPA 和 DHA 可增加红细胞的可塑性,改善微循环。⑤ 减弱白三烯的促白细胞向血管内皮的黏附和趋化。⑥ 抑制黏附分子的活性。

【临床应用】 适用于以 TG 水平升高为主的高脂蛋白血症,亦可用于糖尿病并发高脂血症等。对心肌梗死患者的预后有明显改善。

【不良反应】 一般无不良反应,长期或大剂量用药,由于减弱 TXA_2 合成、抑制血小板聚集可使出血时间延长,免疫反应降低。

n-6 型多烯脂肪酸类

n-6 型 PUFAs 包括亚油酸、γ-亚麻油酸(γ-linolenic acid,GLA),主要含于玉米油、葵花子油、红花油、亚麻子油等植物油中。降脂作用较弱,常用药物有亚油酸和月见草油。

亚油酸(linoleic acid)是人体必需但又不能自行合成的不饱和脂肪酸。亚油酸与胆固醇结合成酯后,可以减少血浆胆固醇含量,并能改变体内胆固醇的分布,使其较多的沉积于血管外,以减少胆固醇在血管壁的沉积,具有调血脂和抗动脉粥样硬化的作用。用于治疗和预防动脉粥样硬化症。长期使用可引起恶心、腹胀、食欲减退等胃肠道反应。

月见草油(biennisoloil)是植物月见草种子中提取的脂肪油,有效成分为 GLA 和亚油酸。GLA 可转化为 PGE_1、PGI_2、PGF_2,有抗血小板聚集的作用,并可以显著抑制 TG 升高,除清除血浆中 TG 外,还可部分抑制脂肪的吸收。同时还可使前 β-脂蛋白减少,造成 β-脂蛋白来源不足。主要用于高甘油三酯血症、动脉粥样硬化及肥胖症等治疗。长期服用少数病人有恶心、胃部不适等症状,偶见肝区疼痛或下肢浮肿。

25.4 其他抗动脉粥样硬化药

临床上还有一些非典型抗动脉粥样硬化药,如弹性酶、泛硫乙胺、糖酐酯钠等。

弹性酶

弹性酶(elastase,胰肽酶 E)是一种能溶解弹性蛋白的酶,增强 LPL 和 β 脂蛋白酶的作用,可降低血浆 TC、TG、VLDL 和 LDL 水平,阻止脂质向动脉壁沉积,加速旧弹性蛋白分解,因而具有抗动脉粥样硬化的作用。临床常用于 Ⅱ 型、Ⅳ 型高脂蛋白血症,也可用于治疗动脉粥样硬化和脂肪肝等。

泛硫乙胺

泛硫乙胺(pantethine,潘特生)为泛酸类似物,可参与体内辅酶 A 的生成。具有促进脂质代谢、防止胆固醇在动脉壁内沉积、抑制脂质过氧化物生成、抑制血小板的聚集、改善脂质代谢紊乱、预防动脉粥样硬化的作用。适用于高脂蛋白血症的治疗,能降低血浆 TC、TG、VLDL 和 LDL 水平,并能升高 HDL-C 和 ApoA 水平,不良反应少见。

糖 酐 酯 钠

糖酐酯钠(dextran sulfate sodium,右旋糖酐硫酸酯钠)可增强脂蛋白酶活性,加速血浆中 CM、VLDL、LDL 的分解,使血浆 TG 和胆固醇水平下降,并能提高纤维蛋白溶解系统的活力,抑制血小板的活性,有抗凝和抗血栓作用。用于Ⅱ型、Ⅳ型高脂蛋白血症等治疗。有出血倾向者慎用。

制 剂 与 用 法

〖1〗洛伐他汀(lovastatin) 片剂:10 mg、20 mg。胶囊剂:10 mg、20 mg。口服,初始剂量为 10~20 mg/d,晚餐时服用,4 周后可视病情程度来调整剂量。最大剂量 80 mg/d,一次或分次服用。

〖2〗普伐他汀(pravastatin) 片剂:10 mg,口服,10~40 mg/d,晚饭后或睡前服用。

〖3〗辛伐他汀(simvastatin) 片剂:5 mg、10 mg、20 mg。高胆固醇血症:口服,初始剂量为 10 mg/d,晚间顿服,若需调整剂量应间隔 4 周以上,最大剂量 40 mg/d,晚间顿服。纯合子家族性高胆固醇血症:口服,40 mg/d,晚间顿服,或 80 mg/d 分早晨 20 mg、中午 20 mg 和晚间 40 mg 三次服用。

〖4〗氟伐他汀(fluvastatin) 胶囊剂、片剂、缓释片:20 mg 或 40 mg,口服,20~40 mg/d,傍晚或睡前顿服,血脂水平较高时,剂量可增至 40 mg/次,2 次/d。

〖5〗阿托伐他汀(atorvastatin) 片剂:10 mg、20 mg、40 mg。口服,起始剂量为 10 mg/d,剂量范围 10~80 mg/d,应用 2~4 周内应监测血脂水平,并调整剂量。

〖6〗瑞舒伐他汀(rosuvastatin) 片剂:10 mg、20 mg、40 mg。口服,10~40 mg/d。

〖7〗考来烯胺(cholestyramine) 散剂:4 g、5 g,口服,4~5 g,3 次/d,总量不超过 24 g/d,饭前或睡前用开水或饮料冲服,1~3 个月内逐渐增量。最大量可达 32 g/d,分 4 次服用。

〖8〗考来替泊(colestipol,) 粉剂:瓶装 500 g,袋装 5 g。片剂:1 g。口服,开始 5 g/次,2 次/d,间隔 1~2 个月逐渐增高到 30 g,分次口服。

〖9〗考来维仑(colesevelam) 片剂:625 mg,口服,3.8 g/d。

〖10〗非诺贝特(fenofibrate) 片剂:0.125 g。胶囊剂:0.1 g。缓释胶囊剂:0.25 g。口服:片剂 0.1 g,3 次/d。胶囊剂 0.2 g,1 次/d。维持量 0.1 g/次,1~2 次/d。

〖11〗吉非贝齐(gemfibrazil) 片剂:60 mg。胶囊剂:0.3 g,口服,0.6 g/次,早、晚餐前 30 min 服用。

〖12〗苯扎贝特(benzafibrate) 片剂:0.2 g。口服,0.2~0.4 g/次,3 次/d。

〖13〗烟酸(nicotinic acid) 片剂:50 mg、100 mg。口服,250 mg/d,2~3 次服用;根据病人情况每 3~7 d 增加 250 mg,最大剂量可达 2~3 g/d。

〖14〗阿西莫司(acipimox) 胶囊剂:250 mg。口服,250 mg/次,2~3 次/d,最大量 1.2 g/d,饭后服用。

〖15〗普罗布考(probucol,丙丁酚) 片剂:0.25 g。口服,常用剂量:0.25~0.5 g,2 次/d,连用 12 周为 1 疗程。

〖16〗亚油酸(linoleic acid) 胶囊剂:1.5 g。口服,200~400 mg/次,3 次/d。

〖17〗月见草油(biennisoloil) 胶囊剂:300 mg、350 mg、500 mg。口服,1.5~2 g/次,3 次/d。

(杨解人 李先伟)

第 26 章 作用于呼吸系统的药物

咳、痰、喘是呼吸系统疾病的常见症状。平喘药、镇咳药、祛痰药为呼吸系统疾病对症治疗的常用药物。合理使用这些药物可以缓解呼吸系统疾病的喘息、咳嗽等症状,有效预防合并症的发生。

26.1 平 喘 药

哮喘是一种呼吸系统疾病,表现为气道收缩,发炎,过量黏液分泌,往往是一个或多个"触发因素"引起的反应,如暴露于过敏原、冷空气、运动、情绪紧张或病毒感染等。其基本病理变化是炎症细胞浸润,炎症介质释放,引起气道黏膜下微血管通透性增加,黏膜水肿,平滑肌增生,支气管腺体分泌增加,支气管平滑肌痉挛,从而引起呼吸困难。平喘药应用目的是缓解支气管平滑肌痉挛、抑制气道炎症、控制气道阻塞症状。常用平喘药根据作用机制分成以下三类。

26.1.1 抗炎平喘药

糖皮质激素具有强大的抗炎抗免疫作用,但副作用多且重。目前主要采用吸入方式局部应用,但对严重者不能控制时仍需全身给药。

倍氯米松

倍氯米松(beclometasone dipropionate,丙酸氯地米松)为地塞米松的衍生物。局部作用为地塞米松的数百倍,全身作用轻微。

【体内过程】 亲脂性较强,易渗透,约吸入量的 25% 到达肺部。该药起效较慢,药效高峰在用药数天后出现。

【药理作用及机制】 糖皮质激素通过抑制哮喘时炎症反应的多个环节,如增强支气管平滑肌 β_2 受体的反应性,松弛支气管平滑肌;抑制前列腺素和白三烯生成,减少炎性介质的产生;收缩毛细血管,减少支气管黏膜渗出,发挥平喘作用。气雾吸入,直接作用于支气管,产生抗炎、抗过敏、缓解支气管哮喘等作用。

【临床应用】 气雾吸入用于支气管扩张药不能有效控制病情的慢性哮喘病人。

【不良反应】 长期应用,可引起咽喉白色念珠菌感染,用药后立即漱口即可预防,也可用局部抗真菌药,很少需停药治疗。糖尿病、高血压、骨质疏松症、消化性溃疡、青光眼、结核病患者慎用。哮喘持续状态或对倍氯米松过敏者禁用。

氟尼缩松(flunisolide)和布地奈德(budesonide)均为局部应用的糖皮质激素,其药理作用、临床应用及不良反应与倍氯米松相似。

26.1.2　支气管扩张药

支气管扩张药是常用的平喘药,包括肾上腺素受体激动药、茶碱类和抗胆碱药。

一、肾上腺素受体激动药

肾上腺素受体激动药包括 α 与 β 受体激动药、非选择性 β 受体激动药及选择性 β_2 受体激动药。肾上腺素是 α 与 β 受体激动药,松弛支气管平滑肌,减轻支气管黏膜充血水肿,有利气道的通畅。异丙肾上腺素(isoprenaline,喘息定)为 β_1、β_2 受体激动药。两药均能激动 β_1 受体,引起心律加快、心悸等不良反应,临床上仅用于控制哮喘的急性发作。

选择性 β_2 受体激动药对 β_2 受体选择性较高,治疗量心血管系统不良反应很少,临床较为常用。选择性 β_2 受体激动药分为短效(沙丁胺醇、左沙丁胺醇、特布他林、吡布特罗、奥西那林)和长效(沙美特罗、福莫特罗、班布特罗、克仑特罗)两大类。

沙丁胺醇[基]

沙丁胺醇(salbutamol)平喘作用与异丙肾上腺素相似,心脏兴奋作用为异丙肾上腺素的 1/10。

【体内过程】　口服生物利用度 30%,30 min 起效,2~4 h 达高峰,作用维持 4~6 h。气雾吸入生物利用度 10%,5 min 显效,1 h 达高峰,作用维持 3~4 h。

【药理作用及机制】　选择性与支气管平滑肌细胞膜上 β_2 受体结合,激活腺苷酸环化酶,增加细胞内 cAMP 生成,降低细胞内 Ca^{2+} 水平,使支气管平滑肌松弛,尤其对各种刺激引起的支气管平滑肌痉挛具有较强的舒张作用。可激动肥大细胞膜上 β 受体,抑制过敏介质释放。

【临床应用】　用于缓解哮喘、慢性阻塞性肺病所引起的支气管痉挛及预防过敏性哮喘发作。对夜间哮喘发作,可选用缓释和控释剂型,延长作用时间。

【不良反应】　常见肌肉震颤,亦可见恶心、心率加快或心律失常。偶见头晕、口干、失眠等。高血压、冠状动脉供血不足、糖尿病、甲状腺机能亢进患者慎用。

左沙丁胺醇

左沙丁胺醇(levosalbutamol)是沙丁胺醇的同分异构体,吸入后约 12 h 达血药峰值。平喘作用与沙丁胺醇相当,对心脏 β_1 受体作用弱,适用于伴有室上性心动过速或其他类型心律失常的哮喘患者。可见头晕、胸痛,偶见心率加快、血糖升高及血钾降低。心律失常、高血压、甲状腺功能亢进、糖尿病患者慎用。

克仑特罗

克仑特罗(clenbuterol,氨哮素)口服 10~20 min 起效,2~3 h 达血药峰值,维持 4~6 h。气雾吸入 5~10 min 起效,维持 2~4 h。为强效 β_2 受体激动药,松弛支气管平滑肌作用为沙丁胺醇的 100 倍。此外,能增强支气管纤毛运动,促进痰液的排出。治疗剂量对 β_1 受体作用较弱,心血管系统的不良反应较少。用于防治支气管哮喘、喘息型支气管炎及肺气肿等所致的支气管痉挛。少数病人可见轻度心悸、手指震颤、头晕等不良反应。心律失常、高血压和甲亢患者慎用。

特布他林

特布他林(terbutaline)可口服、吸入或注射给药。口服约 30 min 起效,维持 5～8 h;吸入给药 15 min 起效,维持 6 h;皮下注射 5～15 min 起效,维持 1.5～5 h。作用较沙丁胺醇弱,用于哮喘急性发作。可出现口干、鼻塞、嗜睡及手指震颤。高血压、冠心病、甲亢、糖尿病患者和孕妇慎用。

氯丙那林

氯丙那林(clorprenaline,氯喘通)口服 15～30 min 起效,维持 4～6 h。气雾吸入 5 min左右见效。舒张支气管作用较强,兴奋心脏作用较弱。适用于支气管哮喘、喘息型支气管炎、肺气肿的治疗。用药初期可见心悸、头痛、手指震颤及胃肠道反应,继续用药多能自行消失。心律失常、高血压及甲亢患者慎用。

福莫特罗和沙美特罗

福莫特罗(formoterol)和沙美特罗(salmeterol)为长效选择性 β_2 受体激动药,还能抑制炎症细胞浸润和炎症介质释放,产生抗炎作用。平喘作用强而持久。福莫特罗口服吸收迅速,0.5～1 h 达峰值,$t_{1/2}$ 为 2 h,吸入 2 min 起效,可维持 12 h。沙美特罗吸入后 15 min 起效,维持大约 12 h。用于短效 β_2 受体激动药治疗效果不佳的慢性支气管哮喘和慢性阻塞性肺病患者,常与糖皮质激素合用。不良反应与其他 β_2 受体激动药相似。

二、茶碱类

茶碱(theophylline)类药物具有松弛平滑肌、兴奋心脏、兴奋中枢、增加肾血流量等作用,近年发现该药还具有一定的抗炎作用。常用药物有氨茶碱和胆茶碱。

氨茶碱[基]

氨茶碱(aminophylline)为茶碱和乙二胺复盐,是治疗支气管哮喘的重要药物,但其安全范围小,若使用不当,易引起严重的毒副作用。

【体内过程】　口服迅速吸收,2 h 血药浓度达峰值,在体内释放出茶碱,其蛋白结合率为60%。半衰期为 3～9 h。大部分以代谢产物形式通过肾排出,10% 以原形排出。

【药理作用及机制】　具有较强的松弛支气管平滑肌作用,其机制为:① 抑制磷酸二酯酶的活性,使平滑肌细胞内 cAMP 含量增高,支气管平滑肌松弛。② 降低细胞内钙离子浓度,使支气管平滑肌舒张。③ 促进内源性肾上腺素的释放,激动支气管平滑肌的 β_2 受体,平滑肌松弛。④ 阻断腺苷受体,对抗腺苷收缩支气管平滑肌的作用。另外尚有加强心肌收缩力、增加心输出量作用,肾脏血流量增加,产生较弱利尿等作用。

【临床应用】　用于各种急、慢性支气管哮喘患者。对重症哮喘或哮喘持续状态静注或静滴。可用于心源性哮喘和心性水肿的辅助治疗。

【不良反应】　口服可引起恶心、呕吐、食欲缺乏等胃肠道反应,严重者出现血性呕吐物或柏油样便。可饭后服药或与氢氧化铝同服,减轻其局部刺激作用。静注过快或浓度过高,可出现头晕、烦躁不安、失眠、心悸、血压下降,严重时可出现心律失常,谵妄、惊厥、甚至心跳骤停而猝死,故注射液必须稀释后缓慢给药。对低氧血症、高血压或者消化道溃疡病史的患者慎用。

胆茶碱[基]

胆茶碱(cholinophylline)口服吸收迅速,体内分布广泛,可透过胎盘,90％药物在肝脏转化,大部分从尿中排泄,亦可从乳汁排泄。胆茶碱扩张支气管和心脏副作用较氨茶碱弱,对中枢神经系统作用不明显。胃肠刺激轻,病人易耐受。适用于支气管哮喘和心源性哮喘。老年、肾功能不全、肥胖、酒精中毒、心衰、低氧血症时应适当减少用量。

三、M 胆碱受体阻断药

内源性乙酰胆碱的释放可激动支气管平滑肌的 M 受体,使支气管收缩,并促进肥大细胞释放组胺,诱发哮喘发作。M 胆碱受体阻断药可阻断乙酰胆碱的作用,用于治疗哮喘。阿托品等 M 受体阻断药选择性低,副作用多。目前用于治疗哮喘药物为人工合成的高选择性的 M 胆碱受体阻断药。

异丙托溴铵

异丙托溴铵(ipratropium bromide,异丙阿托品)为阿托品异丙基衍生物。气雾吸入5 min 左右起效,30～60 min 后达峰值,作用可持续 4～6 h。对支气管平滑肌有高度选择性,松弛支气管平滑肌作用较强,对呼吸道腺体和心血管系统的作用不明显。用于预防哮喘的发作和喘息型慢性支气管炎患者。因吸收少,无明显不良反应。

氧托溴铵

氧托溴铵(oxitropium bromide)为东莨菪衍生物,具有较强的支气管平滑肌松弛作用。气雾吸入给药,5 min 起效,作用维持 8 h。适用于伴有支气管平滑肌可逆性张力增高的慢性阻塞性支气管炎、支气管哮喘和肺水肿性哮喘。个别患者可有暂时口干、鼻黏膜干燥,偶见眼发干。

26.1.3　抗过敏平喘药

色甘酸钠

色甘酸钠(sodium cromoglycate)对速发型过敏反应有良好的预防作用,能阻止肥大细胞释放组胺和其他过敏反应介质。

【体内过程】　口服吸收仅 1％,主要用其微粒粉末吸入给药,约 10％达肺深部组织并吸收入血,15 min 血药浓度可达峰值,血浆蛋白结合率为 60％～75％,$t_{1/2}$ 为 45～100 min。以原形由胆汁和尿液排出体外。

【药理作用及机制】　色甘酸钠无松弛支气管平滑肌作用,也无对抗过敏介质作用。但在接触抗原前给药,可预防速发型过敏反应所致的哮喘,也可预防运动或其他刺激所致的哮喘。其作用机制与下列因素有关:① 稳定肥大细胞膜,阻止肥大细胞脱颗粒,抑制过敏介质的释放。② 抑制引起支气管痉挛的轴突反射。③ 降低哮喘患者非特异性的气道高反应性。

【临床应用】　主要用于预防各型支气管哮喘的发作。对外源性(过敏性)哮喘的疗效最好,对运动性哮喘疗效较好,对内源性(感染性)哮喘疗效较差,对已发作的哮喘无效。也可用于过敏性鼻炎、溃疡性结肠炎和其他胃肠道过敏性疾病。该药起效缓慢,应在接触哮喘诱发因素前 1 周给药。

【不良反应】 该药毒性低,不良反应少。少数患者可因粉雾刺激可引起呛咳、气急、甚至诱发哮喘发作,与少量异丙肾上腺素合用即可预防。

奈多罗米

奈多罗米(nedocromil)作用较色甘酸钠强,能抑制支气管黏膜炎症细胞释放多种致炎介质,吸入给药可改善哮喘患者症状和肺功能,并能降低哮喘患者的气道反应性。用于预防支气管哮喘和喘息型支气管炎。不良反应少,偶见头痛。儿童、孕妇慎用。

酮替芬

酮替芬(ketotifen,噻喘酮)为 H_1 受体阻断药,抗组胺作用较强。抑制肥大细胞脱颗粒,尚可抑制嗜碱性粒细胞及中性粒细胞释放组胺、慢反应物质等过敏介质,其预防过敏性哮喘的疗效较色甘酸钠强。临床可用于预防各种类型哮喘的发作,尤其是对过敏性哮喘疗效显著。主要不良反应有头晕、乏力、嗜睡及口干等,偶见皮疹、转氨酶和碱性磷酸酶活性升高。驾驶员、机械操作和高空作业者禁用。孕妇慎用。

26.2 镇 咳 药

咳嗽是呼吸系统受到刺激时机体所产生的一种防御性反射活动,具有促进呼吸道的痰液和异物排出,保持呼吸道清洁与通畅的作用。但严重频繁的咳嗽可给患者带来痛苦,并影响休息和康复,引发其他并发症。因此,在寻找引起咳嗽的原因进行对因治疗的同时,有时需应用镇咳药。

镇咳药根据其作用部位的不同可分为中枢性镇咳药和外周性镇咳药。前者主要作用于中枢,抑制延髓咳嗽中枢;后者则作用于外周,通过抑制咳嗽反射弧中的感受器及传入纤维的末梢产生镇咳效应。

26.2.1 中枢性镇咳药

可待因

可待因(codeine,甲基吗啡)为阿片生物碱类中枢性镇咳药。

【体内过程】 口服易吸收,20 min 起效,维持 2~4 h。主要分布于肺、肝、肾和胰。易透过血脑屏障和胎盘。血浆蛋白结合率为 25%,有 5%~10%经代谢转化为吗啡。主要为葡糖醛酸结合物,经肾排泄。

【药理作用及机制】 对延髓咳嗽中枢有选择性抑制作用,镇咳作用为吗啡的 1/4,成瘾性较吗啡弱。

【临床应用】 主要用于刺激性剧烈无痰干咳,尤其适用于胸膜炎干咳伴有的胸痛。久用可产生耐受性和成瘾性,应控制使用。

【不良反应】 部分患者可出现恶心、呕吐、尿潴留、便秘和眩晕。大剂量可引起呼吸抑制。

右美沙芬

右美沙芬(dextromethorphan,右甲吗南)口服吸收好,15~30 min 起效,作用可维持 3~6 h。主要在肝内代谢,血浆中原型药物浓度很低,主要活性代谢产物 3-甲氧吗啡烷在血浆中浓度高。

本品为中枢镇咳药,镇咳强度与可待因相似或较强。无镇痛作用,长期应用无成瘾性,治疗量不抑制呼吸。主要用于各种原因引起的干咳,但因无镇痛作用,对伴有疼痛的干咳疗效不及可待因。不良反应较少,偶见头痛、头晕、食欲缺乏、血压升高、视力模糊、尿潴留等。

喷托维林[基]

喷托维林(pentoxyverine,咳必清)为中枢镇咳药。镇咳作用为可待因的 1/3,可选择性抑制咳嗽中枢,并有阿托品样作用及局麻作用,可轻度抑制支气管内感受器及传入神经末梢,解除支气管平滑肌的痉挛,因此兼有外周性镇咳作用。用于各种原因引起的干咳。偶有轻度头痛、头晕、口干、恶心、腹泻等,青光眼、前列腺肥大、心功能不全患者慎用。

26.2.2　外周性镇咳药

苯佐那酯

苯佐那酯(benzonatate,退嗽露)为丁卡因的衍生物,属外周性镇咳药物。口服 10~20 min 显效,维持 3~8 h。镇咳作用较可待因弱,有较强局麻作用,能抑制肺牵张感受器及感觉神经末梢,阻断咳嗽反射的传入冲动而发挥镇咳作用。用于急性支气管炎、支气管哮喘、肺癌等引起的刺激性干咳和阵咳,也可用于预防喉镜、支气管镜检查及支气管造影引起的咳嗽。不良反应为轻度头晕、嗜睡、鼻塞、恶心,偶见过敏性皮炎。服用时勿嚼碎,以免引起口腔麻木。

那可汀

那可汀(noscapine)属外周性镇咳药物,能解除支气管平滑肌的痉挛,从而缓解阵咳,具有与可待因大致相等的镇咳效果,但维持时间较短,无镇痛及中枢抑制作用,亦无耐受性与成瘾性。用于支气管哮喘病人的干咳。不良反应少,偶有头痛、口干和腹泻,大剂量可兴奋呼吸和引起支气管痉挛。

26.3　祛　痰　药

祛痰药是指能增加呼吸道分泌,稀释痰液或降低其黏稠度,使痰液易于排出的药物。气道的痰液可刺激气管黏膜引起咳嗽,黏痰还可使气道狭窄引起喘息,并可加重气道的感染。因此,祛痰药可起到间接镇咳和平喘作用。

26.3.1　刺激性祛痰药

氯 化 铵

氯化铵(ammonium chloride)为酸性无机盐。口服后刺激胃黏膜的迷走神经,反射性引起呼吸道腺体分泌增加,使痰液稀释,易于咳出,常与其他药物配成复方制剂。溃疡病和肝、肾功能不良的患者慎用。不应与磺胺嘧啶、呋喃妥因合用。

氨溴索[基]

氨溴索(ambroxol)能刺激呼吸道界面活性剂的形成及调节浆液性与黏液性的分泌,使痰液容易咳出。该药不良反应少,偶见皮疹、恶心、胃部不适、腹痛。

26.3.2　黏痰溶解药

乙酰半胱氨酸

乙酰半胱氨酸(acetylcysteine)为黏液溶解剂。吸入 1 min 起效,5～10 min 达峰值。肝内脱去乙酰而成半胱氨酸代谢。其化学结构中的巯基可使黏蛋白的双硫键断裂,使黏蛋白变成小分子的肽链,降低痰黏度,使黏痰容易咳出。治疗以浓稠黏液分泌物过多支气管炎、肺气肿、支气管扩张的呼吸系统感染。紧急情况时气管内滴入,可迅速使痰液变稀,便于吸引排痰。

该药有特殊的臭味,可引起恶心、呕吐。对呼吸道有刺激性,可引起呛咳、支气管痉挛,加用异丙肾上腺素可避免。支气管哮喘患者慎用。该药可降低青霉素、头孢菌素、四环素等的药效,不宜混合或并用,必要时可间隔 4h 交替使用。滴入气管可产生大量分泌液,应及时吸引排痰。

溴 己 新[基]

溴己新(bromhexine,溴己胺)为半合成的鸭嘴花碱衍生物,有较强的溶解黏痰作用。口服吸收 1 h 达峰值,$t_{1/2}$ 约 1.6 h。70%～88%代谢产物随尿排出,少许经粪便排出。

能直接作用于支气管腺体,使黏液分泌细胞的溶酶体释出,从而使黏多糖解聚,降低黏液的黏稠度。并能引起呼吸道分泌黏性低的小分子黏蛋白,使痰液变稀,易于咳出。可用于慢性支气管炎、支气管哮喘及支气管扩张症痰液黏稠不易咳出者。少数患者可有恶心、胃部不适,偶见转氨酶升高。消化性溃疡及肝功能不良者慎用。本品能增加四环素类抗生素在支气管中的分布浓度,二者并用时能增强此类抗生素的疗效。

羧 甲 司 坦

羧甲司坦(carbocisteine,羧甲半胱氨酸)可改变黏痰的黏蛋白组成,降低黏痰的黏滞度,使痰液易于咳出。尚有抗炎、增加呼吸道纤毛运动,促进痰液排出作用。用于慢性支气管炎、哮喘及支气管扩张症痰液黏稠不易咳出的患者。偶见轻度头痛、胃部不适、皮疹等不良反应。消化道溃疡患者慎用。应避免同时服用强镇咳药,以免痰液堵塞气道。

制剂与用法

〖1〗丙酸倍氯米松(beclomethasone dipropionate)　气雾剂:14 mg。气雾吸入:0.1~0.2 mg/次,2~3次/d。

〖2〗硫酸沙丁胺醇(salbutamol sulfate)　片剂:2 mg。控释片:4 mg、8 mg。气雾剂:200 揿,0.1 mg/揿。口服:2~4 mg/次,3 次/d。气雾吸入:1~2 揿/次,1 次/4 h。

〖3〗左沙丁胺醇(levosalbutamol)　气雾吸入:起始剂量为 0.63 mg,3 次/d,1 次/(6~8) h。对低剂量无反应的病人,可将剂量增至 1.25 mg。

〖4〗盐酸克仑特罗(clenbuterol hydrochloride)　片剂:20 μg、40 μg。气雾剂:2 mg。口服:20~30 μg/次,2 次/d。每天最大剂量不超过 150 μg。气雾吸入:10~20 μg/次,3~4 次/d。

〖5〗硫酸特布他林(terbutaline sulfate)　片剂:2.5 mg、5 mg。注射剂:1 mg/mL。口服:2.5 mg/次,2~3 次/d。皮下注射:0.25 mg/次。

〖6〗盐酸氯丙那林(clorprenaline hydrochloride)　片剂:5 mg、10 mg。气雾剂:2%溶液。口服:5~10 mg/次,3 次/d,预防夜间发作可于睡前加服 5~10 mg。气雾吸入:6~10 mg/次。

〖7〗富马酸福莫特罗(formoterol fumarate)　片剂:20 μg、40 μg。口服:80 μg/次,2 次/d。气雾吸入:12~24 μg/次,2 次/d。

〖8〗沙美特罗(salmeterol)　气雾剂:5 mL。气雾吸入:50 μg/次,2 次/d。

〖9〗盐酸异丙肾上腺素(isoprenaline hydrochloride)　片剂:10 mg。气雾剂:0.25%,200 揿/瓶。舌下含服:10~20 mg/次,3 次/d,一天量不超过 60 mg。气雾吸入:1~2 揿/次,2~4 次/d。重复使用的间隔时间不应短于 2 h。

〖10〗盐酸肾上腺素(adrenaline hydrochloride)　注射剂:1 mg/mL。皮下注:0.25~0.5 mg,必要时每4 h可重复注射一次。

〖11〗氨茶碱(aminophylline)　片剂:0.05g、0.1g、0.2g。口服:0.1~0.2g/次,3 次/d。

〖12〗胆茶碱(choline theophyllinate)　片剂:0.1g。口服:0.2g/次,3 次/d。

〖13〗异丙托溴铵(ipratropium bromide)　气雾剂:200 揿,20 μg/揿。气雾吸入:40~80 μg/次,3~6次/d。

〖14〗氧托溴铵(oxitropium bromide)　气雾剂:0.03 g/15 mL。气雾吸入:2 揿/次,2 次/d。

〖15〗色甘酸钠(sodium cromoglycate)　气雾剂:①每瓶总量 14 g,每揿含色甘酸钠 3.5 mg。②每瓶总量 19.97 g,每揿含色甘酸钠 5 mg。气雾吸入:3.5~7 mg/次,3~4 次/d。

〖16〗奈多罗米(nedocromil)　气雾剂:112 mg。气雾吸入:2 揿/次,2 次/d。

〖17〗富马酸酮替芬(ketotifen fumarate)　片剂:1 mg。胶囊剂:1 mg。口服:1 mg/次,2 次/d。

〖18〗扎鲁司特(zafirlukast)　片剂:20 mg。口服:20 mg/次,2 次/d。

〖19〗磷酸可待因(codeine phosphate)　片剂:15 mg、30 mg。注射剂:15 mg、30 mg。口服:15~30 mg/次,3 次/d。皮下注射:15~30 mg/次,3 次/d。

〖20〗氢溴酸右美沙芬(dextromethorphan hydrobromide)　片剂:15 mg。口服:15~30 mg/次,3~4 次/d。

〖21〗枸橼酸喷托维林(pentoxyverine citrate)　片剂:25 mg。口服:25 mg/次,3 次/d。

〖22〗苯佐那酯(benzonatate)　糖衣片:25 mg、50 mg。口服:50~100 mg/次,3 次/d。

〖23〗那可汀(noscapine)　片剂:15 mg。口服:15~30 mg/次,2~3 次/d,

〖24〗氯化铵(ammonium chloride)　片剂:0.3g。口服:0.3~0.6 g/次,用水稀释或配成合剂,3 次/d。

〖25〗盐酸氨溴索(ambroxol hydrochloride)　片剂:30 mg。口服:8~16 mg/次,3 次/d。

〖26〗乙酰半胱氨酸(acetylcysteine)　气雾剂:0.5 g,1 g。气雾吸入:1～3 mL/次,2～3 次/d。

〖27〗盐酸溴己新(bromhexine hydrochloride)　片剂:8 mg。口服:8 mg/次,3 次/d。

〖28〗羧甲司坦(carbocisteine)　片剂:0.25 mg。口服液:0.5 g/10 mL。口服:0.25 mg/次,3 次/d;5～15 mL/次,3 次/d。

（黄帧桧）

第27章 作用于消化系统的药物

消化系统在人体物质摄取、转化及残渣排泄方面起重要作用。消化系统疾病是常见病、多发病。临床常用的作用于消化系统药物主要有抗消化性溃疡药、助消化药、止吐药、泻药和止泻药等。

27.1 抗消化性溃疡药

胃和十二指肠溃疡总称为消化性溃疡,发病与黏膜局部损伤因子和保护因子间的平衡失调有关。胃酸分泌过多、幽门螺杆菌感染和胃黏膜保护作用减弱等因素是引起消化性溃疡的主要环节。常用抗消化性溃疡药有胃酸分泌抑制药、抗酸药、黏膜保护药及抗幽门螺杆菌药等。

27.1.1 胃酸分泌抑制药

一、质子泵抑制剂

质子泵抑制剂是应用广泛、疗效最好的治疗消化性溃疡药物,临床常用的有奥美拉唑、兰索拉唑、泮托拉唑等。胃壁细胞通过 M_3、H_2 及胃泌素受体,第二信使和 H^+,K^+-ATP 酶(H^+ 泵,质子泵)三个环节来分泌胃酸。H^+,K^+-ATP 酶位于壁细胞的管状囊泡和分泌管上,将 H^+ 从壁细胞内转运到胃腔中,将 K^+ 从胃腔中转运到壁细胞内,进行 H^+-K^+ 交换。

本类药物服用后分布于壁细胞分泌小管中,在高酸环境下转化为亚磺酰胺活性形式,通过二硫键与质子泵巯基呈不可逆性结合,生成亚磺酰胺—质子泵复合物,抑制该酶活性,阻断胃酸形成的最后环节。对各种原因引起的胃酸分泌具有强而持久的抑制作用,还具有增加胃黏膜血流量,抑制胃蛋白酶分泌和抗幽门螺杆菌作用。

奥美拉唑[基]

奥美拉唑(omeprazole,洛赛克)1987 年在瑞典上市,为第一代质子泵抑制剂。

【体内过程】 口服吸收不稳定,食物可推迟吸收,血浆蛋白结合率约95%。生物利用度35%~60%。主要在肝脏代谢,大部分代谢产物由肾脏排出。

【临床应用】

1. 十二指肠溃疡、胃溃疡和反流性食管炎 疗效优于 H_2 受体阻断药。对 H_2 受体阻断药无效的溃疡患者有效。与抗生素联用治疗伴有胃幽门螺杆菌感染的消化性溃疡。

2. 卓—艾综合征(Zollinger-Ellison syndrome,胃泌素瘤) 由胃窦 G 细胞增生或分泌胃泌素的肿瘤引起,其特点是高胃泌素血症伴大量胃酸分泌而引起的上消化道多发性,难治性溃疡。奥美拉唑能抑制胃酸分泌,改善症状。

【不良反应】

1. 一般不良反应 常见不良反应有腹泻、头痛、失眠、恶心、腹痛、胃肠胀气及便秘等,偶见血清氨基转移酶增高、皮疹、外周神经炎、男性乳房女性化等。长期持续抑制胃酸分泌,可致胃内细菌过度生长,增加胃部类癌的发生率。

2. 其他 奥美拉唑抑制胃酸分泌作用强,持续时间长,故应用同时不宜再服其他抗酸药。除卓—艾综合征外,不宜长期大剂量应用。应用前应排除胃及食管恶性病变的可能性,避免干扰疾病诊断,延误治疗。肠溶片服用时不能嚼碎,以防药物颗粒过早在胃内释放而影响疗效。

3. 禁忌证 对本品过敏者、严重肾功能不全者及婴幼儿禁用。肝肾功能不全、孕妇及哺乳期妇女慎用。

兰索拉唑

兰索拉唑(lansoprazole)1992 年在法国上市,为第二代质子泵抑制剂。口服易吸收,生物利用度可达 85 %。抑制胃酸分泌和抗幽门螺杆菌作用较奥美拉唑强。不良反应相似。

泮托拉唑

泮托拉唑(pantoprazole)1994 年在南非上市,为第三代质子泵抑制剂。口服吸收迅速,半衰期较短,约 1 h。由于其特异性激活壁细胞,故清除半衰期与作用时间无关。有效抑制基础、夜间及 24 h 胃酸分泌,抑酸效应与剂量呈相关性。不良反应较少,偶有头痛、失眠、嗜睡、恶心、腹泻、便秘、腹胀、皮疹、皮肤瘙痒及头晕等症状。哺乳期妇女及妊娠 3 个月内禁用。肝、肾功能损伤者慎用。

二、H_2 受体阻断药

H_2 受体阻断药是治疗消化性溃疡的重要药物,竞争性阻断组胺 H_2 受体,减少胃酸分泌,促进溃疡愈合。具有见效快、愈合率高的特点。临床常用药物有:西咪替丁(cimetidine,甲氰咪胍,泰胃美)、雷尼替丁[基](ranitidine)、法莫替丁[基](famotidine)等(详见组胺及抗组胺药)。

三、M 胆碱受体阻断药

哌仑西平

哌仑西平(pirenzepine)为选择性 M_1 胆碱受体阻断药。

【体内过程】 口服吸收不完全,t_{max} 为 2~3 h。除脑及胚胎组织外,其他脏器和骨骼肌均有分布,其中以肝、肾浓度最高。$t_{1/2}$ 为 10~12 h,约 90% 以原形通过肾脏和胆道排泄。

【药理作用及机制】 对胃壁细胞 M_1 胆碱受体有高度亲和力,对平滑肌、心肌、瞳孔、唾液腺 M 受体亲和力低。因此,一般剂量抑制胃酸分泌,抑制胃蛋白酶分泌,保护胃黏膜细胞,但剂量过大会产生阿托品样副作用。

【临床应用】　治疗消化性溃疡，胃—食管反流症、高酸性胃炎、应激性溃疡、急性胃黏膜出血、胃泌素瘤等，疗效与西咪替丁相似。

【不良反应】　常见不良反应有轻度口干、眼睛干燥及视力调节障碍等，停药后症状消失。偶有便秘、腹泻、头痛、精神错乱等。

四、胃泌素受体阻断药

丙谷胺

丙谷胺（proglumide）口服吸收迅速，生物利用度 $60\%\sim70\%$，t_{max} 约 2 h，$t_{1/2}$ 为 3.3 h，主要分布于胃肠道、肝、肾，经肾、肠道排出。化学结构与胃泌素终末端相似，特异性竞争壁细胞上胃泌素受体，抑制胃泌素引起的胃酸和胃蛋白酶分泌，但对组胺和迷走神经兴奋引起的胃酸分泌作用不明显。增加胃黏膜氨基己糖含量，促进糖蛋白合成，对黏膜有保护和促进愈合作用。

用于胃、十二指肠炎和溃疡等。由于抑制胃酸分泌作用较 H_2 受体拮抗剂和质子泵抑制剂弱，临床已不再单用。不良反应较轻，偶有口干、便秘、瘙痒、失眠、腹胀、下肢酸胀等，一般不需要特殊处理。胆囊管及胆道完全梗阻患者禁用。

27.1.2　抗酸药

抗酸药（antiacids）是一类弱碱性物质，又称胃酸中和药。常用药物有氢氧化铝、三硅酸镁、碳酸氢钠等。由于 H_2 受体阻断药、质子泵抑制剂等新型抗消化性溃疡药物的不断开发，抗酸药临床应用已逐渐减少。目前临床所用多为复方制剂，以增强抗酸作用，减少不良反应。

【药理作用及机制】　口服后能中和胃酸，降低胃内酸度，从而解除胃酸对胃、十二指肠黏膜的侵入和对溃疡面的刺激，并降低胃蛋白酶活性，发挥缓解疼痛和促进愈合的作用。

【临床应用】　临床用于胃酸过多、胃及十二指肠溃疡、反流性食管炎等。

1. 氢氧化铝[基]（aluminum hydroxide）　为白色无晶形粉末，可直接中和胃酸而不被肠道吸收，作用较强、缓慢而持久。中和胃酸时产生的氯化铝有收敛和局部止血作用。还可与胃液混合形成凝胶，覆盖在溃疡表面形成保护膜。

2. 三硅酸镁（magnesium trisilicate）　抗酸作用弱而慢，可维持 4～5 h。在中和胃酸时生成胶状二氧化硅，对溃疡面有保护作用。

3. 碳酸氢钠（sodium bicarbonate）　俗称小苏打，作用快而短暂，口服后迅速中和胃酸。现已极少单独用于溃疡治疗。

【不良反应】

1. 氢氧化铝　不良反应以便秘多见，与剂量有关。肾衰竭患者长期服用本品可引起铝中毒，出现精神症状，特别是对血液透析病人，可产生渗透性痴呆。

2. 三硅酸镁　大剂量有轻泻作用，与氢氧化铝合用可纠正腹泻或便秘不良反应。

3. 碳酸氢钠　在中和胃酸时产生大量 CO_2，引起明显嗳气、腹胀，甚至诱发溃疡穿孔。未被中和的碳酸氢钠几乎全部吸收，能引起碱血症。

27.1.3 黏膜保护药

枸橼酸铋钾[基]

枸橼酸铋钾(bismuth potassium citrate)又名三钾二枸橼酸铋。

【体内过程】 为白色粉末,极易溶于水形成胶体溶液。在胃中形成不溶性沉淀,少量铋被吸收。主要分布在肝、肾组织中,通过肾脏从尿中排泄。

【药理作用及机制】 在酸性条件下能形成氧化铋胶体,黏着于溃疡表面形成保护屏障,防御胃液、胃蛋白酶对溃疡面的刺激;与胃蛋白酶结合降低其活性;促进黏液分泌,促进黏膜释放 PGE_2;此外,有一定杀灭幽门螺杆菌作用。

【临床应用】 用于胃、十二指肠溃疡及慢性胃炎治疗。缓解胃酸过多引起的胃痛、胃烧灼感和反酸症状。与抗生素联用,根除胃幽门螺杆菌。

【不良反应】 不良反应少见,偶有恶心等消化道症状。服药期间,患者口中可带有氨味,舌苔及大便呈灰黑色,停药后消失。应注意与上消化道出血所致黑便区别。长期大量服用可引起急性肾衰竭、中毒性脑病等,因此连用不宜超过 2 个月。严重肾功能减退者、孕妇及哺乳期妇女禁用。急性胃黏膜病变、肝功能不良患者及儿童慎用。

硫糖铝

硫糖铝(sucralfate)是蔗糖硫酸酯的碱式铝盐。在 pH<4 时聚合成胶冻,牢固黏附于上皮细胞和溃疡基底部,抵御胃酸和消化酶侵蚀;与胃蛋白酶和胆汁酸结合,减少对胃黏膜的损伤;促进胃黏液和碳酸氢盐分泌,发挥保护效应。治疗消化性溃疡、慢性糜烂性胃炎、反流性食管炎,预防上消化道出血。

常见不良反应为口干、便秘。少见或偶见腰痛、腹泻、眩晕、消化不良、恶心、皮疹、瘙痒、胃痉挛、失眠、嗜睡及低磷血症。甲状腺机能亢进、营养不良性佝偻病人、磷酸盐过少的患者,不宜长期服用。对本品过敏、习惯性便秘者、早产儿及未成熟新生儿禁用。肝肾功能不全者、孕妇及哺乳期妇女慎用。

米索前列醇

米索前列醇(misoprostol)是第一个合成的前列腺素 E_1 衍生物。口服吸收良好,血浆蛋白结合率 $80\%\sim90\%$,t_{max} 为 0.5 h,$t_{1/2}$ 为 1.6~1.8 h。直接作用于胃壁细胞,抑制胃酸和胃蛋白酶分泌,刺激胃黏液和碳酸氢盐分泌,增加胃黏膜血流量,加强胃黏膜屏障。

临床作为抗消化性溃疡二线药,对阿司匹林等非甾体类抗炎药引起的消化性溃疡、胃出血有特效。不良反应与剂量有关,常见腹泻、腹痛、恶心、头痛等。与抗酸药(含镁离子抗酸药)合用可加重不良反应。能引起子宫收缩,孕妇禁用。

恩前列醇

恩前列醇(enprostil)为合成的去氢前列腺 E_2,与米索前列醇相比,作用强,维持时间长。明显抑制组胺、促胃液素和进餐所引起的胃酸分泌,使基础胃酸下降。用途及不良反应同米索前列醇。

27.1.4 抗幽门螺杆菌药

幽门螺杆菌(helicobacter pylori)为革兰阴性厌氧菌,存在于胃上皮细胞表面的黏液中,溃疡患者感染率高达 70%～90%。能产生多种酶及细胞毒素,损伤黏液层、上皮细胞等,是消化性溃疡及胃癌的危险因素。

目前常用的抗幽门螺杆菌药物分为两类,一类为抗菌药,如羟氨苄西林、四环素、甲硝唑、甲红霉素、呋喃唑酮等。第二类为抗溃疡药,如铋剂、质子泵抑制剂等。临床治疗时宜采用根治疗法,即二联和三联疗法,如:羟氨苄西林与奥美拉唑联用或甲硝唑、四环素和铋剂联用,可明显增加溃疡愈合率,降低复发率。

27.2 助 消 化 药

助消化药能促进消化功能,增加食欲。本类药物能补充消化液的不足,或促进消化液的分泌,或阻止肠内过度发酵。常用助消化药及适应证见表 27-1。

表 27-1 常用助消化药及适应证

药 物	来源和作用	适 应 证
稀盐酸 (dilute hydrochloric acid)	10%盐酸溶液,使胃内酸度增高,胃蛋白酶活性增强	慢性胃炎、胃癌、发酵性消化不良等。可消除胃部不适、腹胀、嗳气等症状
胃蛋白酶(pepsin)	自猪、牛、羊等胃黏膜,水解蛋白质和多肽,酸性条件下稳定且活性高	与稀盐酸同服用于胃蛋白酶缺乏症。改善胃癌、恶性贫血患者消化不良症状
胰酶(pancreatin)	自猪、牛、羊等胰腺。含胰蛋白酶、胰淀粉酶、胰脂肪酶,可消化蛋白质、淀粉和脂肪	消化不良、胰腺功能障碍引起消化不良。一般制成肠溶片吞服,以免被胃酸破坏而失效
乳酶生[基] (lactasin,表飞鸣)	干燥活乳酸杆菌制剂,能分解糖类产生乳酸,使肠内酸度增高,抑制肠内腐败菌繁殖,减少发酵和产气	用于消化不良、腹胀及小儿消化不良性腹泻。不宜与抗菌药或吸附剂同时服用,以免降低疗效

27.3 止 吐 药

呕吐是临床常见症状,在对因治疗同时可适当应用止吐药。具有止吐作用的 M 胆碱受体阻断药东莨菪碱、组胺 H_1 受体阻断药苯海拉明及吩噻嗪类药物氯丙嗪在其他章节中叙述。本节主要介绍 5-HT$_3$ 和多巴胺受体阻断药。

甲氧氯普胺[基]

甲氧氯普胺(metoclopramide,胃复安)为多巴胺受体阻断药。

【体内过程】 口服吸收良好,生物利用度为 75%,易通过血脑脊液屏障和胎盘屏障,$t_{1/2}$ 为 4~6 h,大部分经肾脏排泄。

【药理作用及机制】 作用于延髓催吐化学感受区,阻断多巴胺受体,发挥强大的中枢性止吐作用。也可阻断胃肠多巴胺受体,促进胃蠕动,加速胃内容物排空,改善胃动力。

【临床应用】 反流性食管炎、胆汁反流性胃炎、残胃排空延迟症、迷走神经切除后胃排空延缓等所致恶心、呕吐、嗳气、消化不良、胃部胀满、胃酸过多等症状的对症治疗。

【不良反应】

1. 常见不良反应 昏睡、烦躁不安、疲怠无力。少见乳腺肿痛、恶心、便秘、皮疹、腹泻、睡眠障碍、严重口渴、头痛。

2. 大剂量长期应用 可阻断多巴胺受体,使胆碱能神经相对亢进而导致锥体外系反应,如出现肌震颤、发音困难、共济失调等。刺激催乳素释放,导致乳汁分泌增多。胃肠道出血、机械性肠梗阻或穿孔患者,能导致胃肠道动力增加,加重病情。

3. 禁忌证 因化疗和放疗而呕吐的乳癌患者,有癫痫史及抗精神病药物致迟发型运动功能障碍史、正在应用有致锥体外系反应药物的患者,胃肠道出血、机械性肠梗阻或穿孔患者,孕妇和哺乳期妇女禁用。心、肝、肾功能不全及老年人和小儿慎用。

昂丹司琼

昂丹司琼(ondansetron)口服生物利用度为 60%,30~60 min 达有效血药浓度。肝脏代谢,代谢产物大多经肾脏排泄,$t_{1/2}$ 约 3 h。

能选择性阻断中枢及迷走神经传入纤维 5-HT$_3$ 受体,产生强大止吐作用。用于预防和治疗手术后或化疗、放疗引起的恶心呕吐。对抗肿瘤药物顺铂、环磷酰胺、阿霉素等引起的呕吐,疗效优于甲氧氯普胺,但对晕动病及多巴胺激动剂去水吗啡引起的呕吐无效。

不良反应轻,常见头痛、腹部不适、便秘、口干、皮疹,偶见支气管哮喘或过敏反应、短暂性无症状转氨酶增加等。肝功能损害患者清除能力显著下降,$t_{1/2}$ 延长,剂量每日不应超过 8 mg。腹部手术后不宜使用,以免掩盖回肠或胃扩张症状。与地塞米松合用可加强止吐效果。

西沙必利

西沙必利(cisapride,普瑞博思)口服吸收迅速,生物利用度 40%,$t_{1/2}$ 约 10 h。能促使肠壁肌丛神经释放乙酰胆碱,促进食管、胃、小肠直至结肠的运动。用于治疗胃肠运动障碍性疾病,包括胃食管反流、胃轻瘫、自发性便秘和结肠运动减弱等。无锥体外系、催乳素释放等不良反应。

多潘立酮[基]

多潘立酮(domperidone,吗丁啉)选择性阻断外周多巴胺受体而止吐。加强胃肠蠕动,促进胃排空,协调胃肠运动,防止食物反流。可治疗偏头痛,颅外伤,放疗引起的恶心、呕吐及胃肠运动障碍性疾病。不易通过血脑脊液屏障,无中枢不良反应,偶有轻度腹部痉挛,注射给药可引起过敏反应。孕妇慎用。

27.4　泻　药

泻药(laxatives,catharitics)指能增加肠内水分,促进蠕动,软化粪便或润滑肠道促进排便的药物。临床主要用于功能性便秘。按作用机制分为容积性、刺激性和润滑性泻药。

27.4.1　容积性泻药

硫酸镁

硫酸镁(magnesium sulfate)称盐类泻药。口服不吸收,在肠腔内形成高渗压而阻止肠内水分的吸收,肠腔容积增大,刺激肠壁,增加肠道蠕动,产生导泻作用。刺激十二指肠分泌胆囊收缩素,后者可促进肠道蠕动和分泌。临床主要用于排除肠内毒物及与驱虫药合用。口服高浓度硫酸镁(33%)或用导管直接注入十二指肠,因反射性引起总胆管括约肌松弛,胆囊收缩,产生利胆作用。用于阻塞性黄疸、慢性胆囊炎。

硫酸镁泻下作用较剧烈,可引起反射性盆腔充血和失水,故月经期、妊娠妇女及老年人慎用。服药同时需大量饮水。中枢抑制药中毒后的导泻不宜用本品,宜用硫酸钠。急腹症、孕妇及胃肠道黏膜破损者禁用。肾功能不全者慎用。

乳果糖

乳果糖(lactulose)为半乳糖和果糖的双糖,在小肠内不被消化吸收而产生导泻作用。用于治疗慢性门脉高压及肝性脑病,但过量可导致腹泻而造成水、电解质紊乱使肝性脑病恶化。

27.4.2　刺激性泻药

酚酞 [基]

酚酞(phenolphthalein)口服后在肠道内与碱性肠液形成可溶性钠盐,刺激结肠黏膜,促进蠕动,并阻止肠液被吸收而产生缓泻作用。适用于慢性或习惯性便秘。不良反应轻,偶见肠绞痛、皮疹等。与碳酸氢钠等碱性药合用可引起变色,在碱性尿中呈红色。

比沙可啶

比沙可啶(bisacodyl)与酚酞同属二苯甲烷衍生物。口服后经肠内细菌分解产物及药物本身对肠壁均有较强的刺激作用,还可抑制结肠内水及电解质吸收使肠内容积增大,引起反射性排便。用于急、慢性便秘或习惯性便秘,及消化器官检查前或手术前排空肠内容物。本品安全、有效,不良反应少,偶有轻微腹痛,但刺激性较强。

27.4.3　润滑性泻药

润滑性泻药通过局部润滑并软化粪便而发挥作用。适用于儿童、老年人、痔疮及肛门手术患者。

液状石蜡(liquid paraffin)为矿物油,不被肠道吸收,产生滑润肠壁和软化粪便作用,使粪便易于排出。

甘油(glycerin)50％浓度的甘油注入直肠,通过高渗压刺激肠壁引起排便,并有局部滑润作用,数分钟内引起排便。

27.5 止 泻 药

对腹泻患者以对因治疗为主,如感染性腹泻首先用抗菌药物,但对腹泻剧烈而持久的病人,可适量应用止泻药,减少肠蠕动、减轻或保护肠道免受刺激。

阿 片 制 剂

为肠蠕动抑制药。常用的药物有:复方樟脑酊、阿片酊等。能增加肠道平滑肌张力,减弱胃肠推进性蠕动,使水分吸收,粪便干燥而止泻。用于较严重的非细菌感染性腹泻。因有成瘾性,应避免滥用。

地 芬 诺 酯

地芬诺酯(diphenoxylate,苯乙哌啶)为人工合成的哌替啶衍生物。可直接作用于肠平滑肌,提高肌张力,减少肠蠕动。用于急、慢性功能性腹泻。不良反应少而轻,偶有腹部不适、恶心、呕吐等,大剂量长期服用可产生成瘾性。可加强巴比妥类、阿片类或其他中枢抑制药作用,故不宜合用。

洛 哌 丁 胺

洛哌丁胺(loperamide,苯丁哌胺,易蒙停)结构类似地芬诺酯,除直接抑制肠道蠕动外,还可减少肠壁神经末梢释放乙酰胆碱,作用强而迅速。用于急、慢性腹泻。不良反应轻微。

收 敛 剂(astringents)和 吸 附 药(adsorbants)

鞣酸蛋白(tannalbin)在肠道内遇碱性肠液经胰蛋白酶分解释出鞣酸,与肠黏膜表面的蛋白质形成沉淀,附着在肠黏膜上,减轻刺激,降低炎性渗出物,起收敛止泻作用。用于急性胃肠炎和非细菌性腹泻。

药用炭(medicinal activated charcoal)为不溶性粉末,能吸附肠内细菌及气体、防止毒物吸收,减轻肠内容物对肠壁的刺激,使蠕动减少,从而止泻。用于腹泻、胃肠气胀及食物中毒的治疗。不宜与维生素、磺胺类药物同服。

制 剂 与 用 法

〖1〗奥美拉唑(omeprazole) 缓释胶囊:20 mg。口服:20 mg/次,早晨一次服;对难治性溃疡可加至 40 mg,1 次/d;治疗卓—艾综合征,60 mg/次,1 次/d。

〖2〗兰索拉唑(lansoprazole) 片剂:15 mg。口服:15～30 mg/次,早晨服一次服。

〖3〗泮托拉唑(pantoprazole) 肠溶片或肠溶片胶囊:20 mg。口服:40 mg/次,早餐前顿服。

〖4〗西咪替丁(cimetidine)　片剂:0.2 g、0.4 g、0.8 g。注射液:0.3 g。口服:0.3 g/次,4 次/d,餐后及睡前服或 0.8 g 睡前一次服;预防复发用 0.4 g 睡前服;肾功能不全者减量为 0.2 g/次,1 次/12 h。肌内或静脉注射:0.2 g/次,1 次/6 h,静脉注射宜缓慢。

〖5〗雷尼替丁(ranitidine)　片剂:150 mg。胶囊:150 mg。注射液:50 mg。口服:150 mg/次,2 次/d,或 300 mg 睡前一次。

〖6〗法莫替丁(famotidine)　片剂:20 mg。注射液:20 mg。口服:20 mg/次,早晚各一次或睡前一次服用 40 mg。缓慢静脉注射:20 mg/次,2 次/d。

〖7〗盐酸哌仑西平(pirenzepine hydrochloride)　片剂:25 mg。口服:50～75 mg/次,2 次/d 或 50 mg/次,3 次/d,餐前空腹时服用。

〖8〗丙谷胺(proglumide)　片剂:0.2 g。口服:0.4 g/次,3～4 次/d,餐前 15 min 服用。

〖9〗氢氧化铝(aluminium hydroxide)　片剂:0.3 g。口服:餐前 1 h 服,0.6～0.9 g/次,3 次/d。

〖10〗氢氧化铝凝胶(aluminium hydroxide gel)　10%氢氧化铝的水混悬液。口服:餐前 1 h 服,5～8 mL/次,3 次/d。

〖11〗复方氢氧化铝(胃舒平)　片剂:每片含氢氧化铝 0.245 g,三硅酸镁 0.105 g,颠茄硫浸膏 0.002 6 g。嚼碎服:2～4 片/次,3 次/d。

〖12〗三硅酸镁(magnesium trisilicate)　片剂:0.3 g。口服:1 g/次,3～4 次/d。

〖13〗碳酸氢钠(sodium bicarbonate)　片剂:0.3 g、0.5 g。口服:0.3～1.0 g/次,7 次/d。纠正酸中毒时,轻症口服,较重者用 4%～5%碳酸氢钠,根据 CO_2 结合力情况计算剂量静脉点滴。

〖14〗枸橼酸铋钾(tripotassium dictratobismuthate)　颗粒剂:1.2 g,含本品 300 mg。化水冲服:30 mg/次,3～4 次/d,餐前半小时和睡前服用。

〖15〗硫糖铝(sucralfate)　片剂:0.25 g、0.5 g。口服:1 g/次,4 次次/d,餐前 1 h 及睡前嚼碎后服。

〖16〗米索前列醇(misoprostol)　片剂:200 μg。口服:200 μg/次,1 次/d。

〖17〗恩前列醇(enprostil)　胶囊剂:35 μg。口服:35～70 μg/次,2 次/d。

〖18〗稀盐酸(dilute hydrochloric acid)　溶液剂:10%。用水稀释后饭前服,0.5～2 mL/次。

〖19〗胃蛋白酶(pepsin)　粉剂:120 μg。口服:0.2～0.6 g/次,3 次/d,饭前或饭时服。合剂:每 10 mL 含胃蛋白酶 0.2～0.3 g,稀盐酸 0.1 mL,10 mL/次,3 次/d,饭前服。

〖20〗胰酶(pancreatin)　片剂:0.3、0.5 g。口服:0.3～0.5 g/次,3 次/d,饭前服。

〖21〗乳酶生(biofermin)　片剂:0.3 g。口服:0.3～0.9 g/次,3 次/d。

〖22〗昂丹司琼(ondansetron)　片剂:4 mg、8 mg。注射液:4 mg、8 mg。口服:8 mg/次,每 8 h 一次。静脉注射:化疗前 30min,化疗后各静脉注射 8 mg,再改口服。

〖23〗甲氧氯普胺(metoclopramide)　片剂:5 mg、10 mg。注射液:10 mg。口服:5～10 mg/次,10～30 mg/d。肌内注射:10～20 mg/次,每日不超过 0.5 mg/kg。

〖24〗多潘立酮(domperidone)　片剂:10 mg。口服:10～20 mg/次,3 次/d,餐前服。

〖25〗硫酸镁(magnesium sulfate)　粉剂。口服导泻:5～20 mg/次,用水 400 mL 溶解后顿服。利胆:2～5 g/次,3 次/d,配成 33%或 50%溶液服用。

〖26〗酚酞(phenolphthalein)　片剂:50 mg、100 mg。口服:50～200 mg/次。

〖27〗比沙可啶(bisacodyl)　片剂:5 mg。口服:5～15 mg/次,睡前服。

〖28〗甘油(glycerin)　栓剂:2.67 g/枚、1.33 g/枚。肛用:成人 2.67 g/次,儿童 1.33 g/次。

〖29〗复方地芬诺酯(diphenoxylate)　片剂:含盐酸地芬诺酯 2.5 mg,硫酸阿托品 0.025 mg。口服:1～2 片/次,2～3 次/d。

〖30〗盐酸洛哌丁胺(1operamide hydrochloride)　胶囊剂:2 mg。口服:初量 2～4 mg/次,以后每次腹泻后 2 mg,每日总量不超过 16 mg。小儿用量:5～8 岁,2 mg/次,2 次/d;8～12 岁,2 mg/次,3 次/d。

〖31〗鞣酸蛋白(tannalbin)　片剂:0.25 g。口服:1～2 g/次,3 次/d。

(孔祥　杨解人)

第 28 章　作用于血液及造血器官的药物

血液是机体赖以生存最重要的物质之一。血液流动性能或造血功能的改变可导致多种疾病,如血栓栓塞性疾病,出血性疾病、贫血等。根据临床疾病类型不同,将本章药物分为以下 7 大类,即抗凝血药、纤维蛋白溶解药、抗血小板药、促凝血药、抗贫血药、促进白细胞增生药和血容量扩充药,下面分别介绍。

28.1　抗　凝　血　药

血液凝固过程是一个复杂的蛋白水解活化的连锁反应,有多种凝血因子参与。按照瀑布学说,血液凝固主要过程包括:① 内源性激活通路,完全依靠血浆内的凝血因子逐步使凝血因子 X 激活,从而发生凝血;② 外源性激活通路,被损伤的血管外组织释放因子Ⅲ所发动的凝血通路;③ 共同通路,即从内源性或外源性通路激活的因子 X 开始,到纤维蛋白形成的过程。

抗凝血药即是通过干扰上述凝血过程某些凝血因子(图 28-1),从而防止血液凝固及血栓形成,主要用于血栓栓塞性疾病的预防和治疗。

肝素[基]

肝素(heparin)存在于肥大细胞、血浆及血管内皮细胞中,最初取自肝脏,故名肝素,现多从猪肠黏膜和猪、牛肺中提取。肝素为葡萄糖醛酸和葡萄糖胺交替连接而成的黏多糖硫酸酯,普通肝素分子量为 5～30 kD,平均分子量约 12 kD。具强酸性,带大量的负电荷。

【体内过程】　肝素不易通过生物膜,口服不吸收,肌内注射易发生血肿,一般采用静脉给药。60％集中分布于在血管内皮,几乎不进入组织和胎盘。大部分经肝脏单核—巨噬细胞系统的肝素酶分解,代谢产物从肾脏排出。肝素抗凝活性 $t_{1/2}$ 因给药剂量而异,治疗剂量下约为 1.5 h。肺气肿、肺栓塞及肝、肾功能严重障碍患者 $t_{1/2}$ 明显延长。

【药理作用及机制】

1. 抗凝作用　肝素在体内、外均有强大的抗凝作用。静脉注射后 10 min,部分凝血活酶时间(APTT)明显延长,维持 3～4 h。肝素抗凝作用主要依赖于抗凝血酶Ⅲ(AT-Ⅲ)。肝素通过与 AT-Ⅲ结合,加速 AT-Ⅲ灭活丝氨酸蛋白酶活性的凝血因子如Ⅱa、Ⅸa、Ⅹa、Ⅺa、Ⅻa、激肽释放酶、纤溶酶。此外,肝素还抑制血小板的聚集和释放。

2. 调血脂作用　肝素能够促进脂蛋白酶从组织中释放,水解乳糜微粒和 VLDL,增加 HDL 含量。

3. 保护动脉内皮作用　肝素能增加血管内皮细胞的负电荷,阻止血小板与内皮细胞的黏附,保护动脉内皮细胞。

4. 其他作用 肝素具有抗平滑肌细胞增殖、抗补体、降低血液黏度和抗炎等作用,能中和多种致炎因子、增强机体的吞噬功能、减少氧自由基生成和灭活多种毒素等。

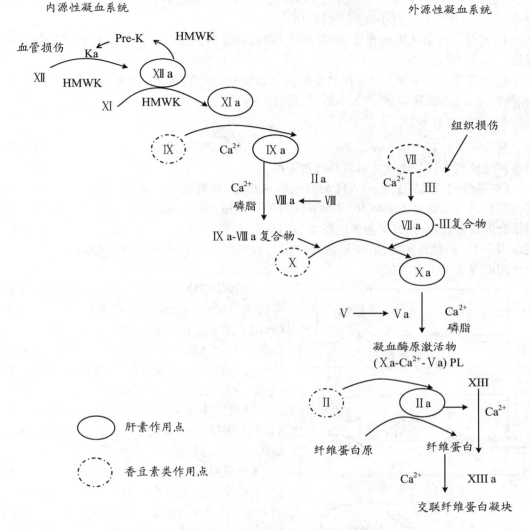

图 28-1 凝血过程及抗凝血药的作用靶点

【临床应用】

1. 血栓栓塞性疾病 肝素主要用于防治血栓形成和栓塞,如深静脉血栓、肺栓塞及急性心肌梗死、脑梗死、心血管手术及外周静脉术后血栓。

2. 弥散性血管内凝血(DIC) 肝素可用于各种原因引起的 DIC,应早期使用,可减少凝血因子的消耗,防止继发性出血。

3. 体外抗凝 肝素可作为输血、心血管检查、血液透析、体外循环的抗凝剂。

【不良反应】

1. 出血 肝素的主要不良反应是自发性出血,表现为各种黏膜出血、关节积血和伤口出血等。用药期间应严密监测凝血时间或 APTT。一旦发生出血,立即停药。严重者需注射带有大量正电荷的特效拮抗药鱼精蛋白[基](protamine)。

2. 血小板减少症 分为Ⅰ型和Ⅱ型。Ⅰ型较轻,一般是一过性血小板聚集。Ⅱ型较为严重,可引起动静脉血栓,多发生在用药后 7~10 d,与免疫反应有关。系肝素与血小板释放因子 4(PF4)结合后形成 PF4-肝素-IgG 免疫复合物,引起病理反应。用药期间应经常作血小板计数,避免与抗血小板药同时使用。

3. 其他 少数人可出现哮喘、荨麻疹、发热等过敏反应。久用可致骨质疏松和一过性脱发。

4. 禁忌证 对肝素过敏、有出血倾向或血友病、紫癜、溃疡、严重高血压、肝肾功能不全、颅内出血、内脏肿瘤、外伤及术后、产后等禁用。

低分子量肝素[基]

低分子量肝素(low molecular weight heparin,LMWH)指分子量低于 6.5 kD 的肝素,可由普通肝素直接分离或降解后再分离而得。

【药理作用及机制】 LMWH 与普通肝素相比,具有选择性抗凝血因子 Ⅹa 活性,而对其他凝血因子影响较小的特点。LMWH 分子链较短,不能与凝血酶等凝血因子和 AT-Ⅲ 同时结合形成复合物,因此不能灭活凝血酶,只能灭活凝血因子 Ⅹa(图 28-2)。分子量越低,抗凝血因子 Ⅹa 活性作用越强,使抗血栓作用与致出血作用分离,LMWH 保持了肝素的抗血栓作用而降低了出血的危险。

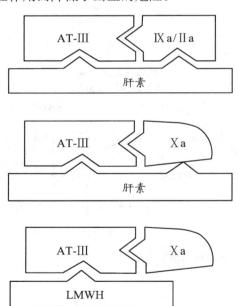

图 28-2 肝素、LMWH 和 AT-Ⅲ及凝血因子相互作用示意图

【临床应用】 目前临床常用的 LMWH 制剂有依诺肝素(enoxaparin)、替地肝素(tedelparin)等,用于预防骨外科手术后深静脉血栓形成、急性心肌梗死、不稳定型心绞痛和血液透析、体外循环等。与肝素相比,LMWH 抗凝血因子 Ⅹa 活性 $t_{1/2}$ 长,静脉注射活性可维持 12 h,皮下注射每日一次即可。由于各种 LMWH 制剂制备方法不同,其分子量、抗Ⅹa-抗Ⅱa 活性比也不尽相同,故临床应用剂量存在一定差别,应予以注意。

【不良反应】 因 LMWH 不易引起血小板释放 PF4,较少发生出血。治疗时需通过检测凝血因子 Ⅹa 活性进行监护。出血可用硫酸鱼精蛋白解救。LMWH 禁忌证与肝素相似。

香豆素类

香豆素类含有 4-羟基香豆素基本结构,口服吸收后参与体内代谢发挥抗凝作用,又称口服抗凝药。包括双香豆素(dicoumarol)、华法林(warfarin,苄丙酮香豆素)、醋硝香豆素(acenocoumarol,新抗凝),药理作用基本相同,仅有作用强弱、快慢、久暂之分。

【体内过程】 华法林口服吸收迅速而完全,与血浆蛋白结合率为 99.5%,表观分布容积小,可通过胎盘屏障。主要经肝脏代谢,由肾脏排泄。双香豆素吸收慢且不规则,吸收后几乎全部与血浆蛋白结合,与其他药物合用时易发生蛋白竞争,导致双香豆素游离药物增高,抗凝作用大大增强,甚至诱发出血。醋硝香豆素口服吸收快,排泄快,大部分以原型经肾排出。

【药理作用及机制】 香豆素类药物是维生素 K 拮抗药,抑制维生素 K 由环氧化物向氢醌型转化,阻其反复利用(图 28-3)。影响含有谷氨酸残基的凝血因子 II、VII、IX、X 及抗凝血蛋白 C 和 S 的 γ-羧化,使这些因子停留在无活性的前体阶段。香豆素类对已形成的凝血因子无抑制作用,需要等原有凝血因子耗竭后才起效。口服一般需 12～24 h 发挥作用,1～3 d 达高峰,停药后抗凝作用可维持数日,

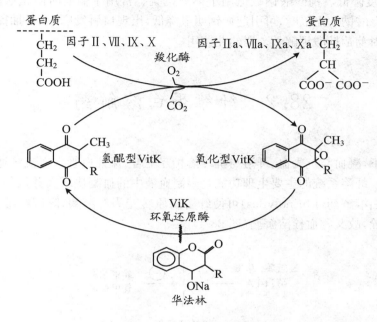

图 28-3 香豆素类作用机制示意图

【临床应用】 本类药物与肝素不同(表 28-1),只能用于体内抗凝,主要用于防治血栓栓塞性疾病如心房纤颤和心脏瓣膜病所致血栓栓塞。接受心脏瓣膜修复手术的患者需长期服用华法林。防治静脉血栓和肺栓塞时一般先用肝素,再用香豆素类维持治疗。其优点是口服有效,作用时间较长。缺点为显效慢,作用过于持久,不易控制。

表 28-1 肝素与双香豆素的比较

	肝 素	双香豆素
作用机制	加强 AT-III,灭活凝血因子 IIa,IXa,Xa,XIa,XIIa	拮抗维生素 K,阻止凝血因子 II,VII,IX,X 的合成
临床应用	体内外抗凝	体内抗凝
给药方式	静脉	口服
作用特点	迅速短暂	缓慢持久
过量出血解救	鱼精蛋白	维生素 K

【不良反应】

1. 一般不良反应 过量易引起自发性出血,严重者可发生颅内出血,应密切观察。使用时应定期检查凝血酶原时间(PT),一般控制在 18～24 s(正常为 12 s),据此调整剂量。出

血时应立即停药并缓慢静脉注射大量维生素 K,必要时输入新鲜血浆或全血。

2. 其他 华法林可通过胎盘屏障,影响胎儿骨骼和血液蛋白质的 γ-羧化,影响胎儿骨骼正常发育,故孕妇禁用。

枸橼酸钠

枸橼酸钠(sodium citrate)的酸根与血液中的 Ca^{2+} 结合成难以解离的可溶性枸橼酸钙,血液中 Ca^{2+} 浓度降低。枸橼酸钠只适用于体外抗凝。常用于输血时防止血液凝固。当输入大量含有枸橼酸钠的血液时,可引起血钙明显降低,出现口唇发麻,手足抽搐,甚至出血倾向。可静脉注射葡萄糖酸钙解救。婴幼儿慎用。

28.2 纤维蛋白溶解药

正常情况下,凝血与抗凝血、纤溶与抗纤溶相互配合,保证血管内血流畅通,同时有效地防止伤口出血。纤溶系统的主要生理功能是限制血液中的血凝块增大并从伤口处移走纤维蛋白。纤维蛋白溶解药(fibrinolytics)可使纤溶酶原转变为纤溶酶,降解纤维蛋白和纤维蛋白原而溶解血栓,故又称血栓溶解药(图 28-4)。

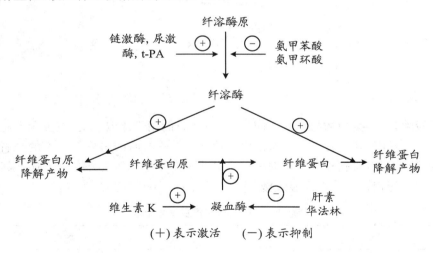

(+)表示激活 (-)表示抑制

图 28-4 纤维蛋白溶解系统以及药物作用部位示意图

链激酶(streptokinase,SK)是由 β-溶血性链球菌培养液中提取的一种蛋白质,为外源性的纤溶酶原激活剂。

【体内过程】 链激酶为蛋白质,口服在胃肠道易被破坏,故临床多采用静脉给药的方式,也可经导管直接冠状动脉内给药。入血后即与纤溶酶原形成复合物,部分可由蛋白酶水解、失活。主要在肝脏蓄积,代谢产物经肾脏排泄。

【药理作用及机制】 链激酶对体内纤溶酶原无直接激活作用。必须先与纤溶酶原结合,形成 SK-纤溶酶原复合物,暴露纤溶酶原活化部位,使纤溶酶原转变成纤溶酶。对多种原因引起的血管内新鲜血栓均有溶解作用,但选择性差,易出血。

【临床应用】 主要用于血栓栓塞性疾病的治疗。静脉注射治疗动静脉内血栓形成和阻塞,如急性栓塞、深部静脉血栓。冠脉注射用于心肌梗死的早期治疗,可使阻塞冠脉再通。需早期用药,以血栓形成不超过 6 h 疗效最佳。对新近感染过 β-溶血性链球菌或近期使用链激酶的患者,应加大负荷量。

【不良反应】 链激酶有抗原性,可引起发热、皮疹等过敏反应,治疗前应进行皮试。注射局部可出现血肿。严重出血可用对羧基苄胺对抗或补充纤维蛋白原和全血。静脉注射过快可致低血压。具有出血倾向、消化性溃疡、严重高血压、对链激酶过敏者禁用。

尿激酶[基]

尿激酶(urokinase,UK)是从人尿中分离出的一种蛋白酶,无抗原性,能直接激活纤溶酶原,使纤溶酶原转变成纤溶酶,发挥溶解血栓的作用。适应证、不良反应及禁忌证同链激酶。因价格昂贵,仅用于对链激酶过敏或耐受者。

组织型纤溶酶原激活剂

组织型纤溶酶原激活剂(tissue plasminogen activator,t-PA)在人体子宫、心脏、血管内皮细胞等部位合成并释放,存在于全身各组织,现用 DNA 重组技术获得。t-PA 主要在肝脏内代谢,$t_{1/2}$ 约 5 min。本品选择性激活血栓中与纤维蛋白结合的纤溶酶原,使其转变为纤溶酶,而对循环中游离型纤溶酶原影响极小,比 SK 较少发生出血。t-PA 用于治疗肺栓塞和急性心肌梗死,阻塞血管的再通率比 SK 高,且不良反应小,无抗原性,是较好的第二代溶栓药。

雷特普酶(reteplase)为第三代溶栓药,具有以下优点:溶栓疗效高,起效快,耐受性好,且生产成本低,给药方法简便,不需要按体重调整给药剂量。临床用于急性心肌梗死。常见不良反应有出血、血小板减少症,有出血倾向者慎用。

28.3 抗血小板药

抗血小板药通过抑制血小板黏附、聚集及释放等功能,防止血栓形成。根据作用机制可分为:① 抑制血小板代谢的药物,例如阿司匹林抑制环氧酶;利多格雷抑制 TXA_2 合成酶和阻断 TXA_2 受体;双嘧达莫抑制磷酸二酯酶。② 阻碍 ADP 介导的血小板活化药物如噻氯匹定。③ 凝血酶抑制药如水蛭素。④ 血小板膜糖蛋白受体拮抗剂如阿昔单抗。

阿司匹林[基]

阿司匹林(aspirin,乙酰水杨酸)是临床上常用的防治血栓栓塞性疾病药物。小剂量(40~80 mg)即可抑制抗血小板聚集,作用机制为:阿司匹林使环氧酶活性中心部位丝氨酸残基发生乙酰化反应,不可逆抑制环氧酶的活性,减少 TXA_2 的合成,抑制血小板聚集。当环氧酶活性受抑制时,血小板本身不能合成环氧酶,必须待新生的血小板进入循环血液中才能继续合成 TXA_2;而血管内皮细胞具有合成环氧酶的能力。所以小剂量阿司匹林可使 TXA_2 显著减少,而对血管内皮 PGI_2 活性无明显影响。较大剂量(300 mg)阿司匹林可抑制血管内皮细胞 PGI_2 的合成,促进血小板聚集和释放反应。

每日给予小剂量阿司匹林可用于防治冠心病、心肌梗死、脑梗死、深静脉血栓形成和肺梗死等,能减少缺血性心脏病发作和复发的危险,也可使一过性脑缺血发作患者的卒中和死亡率降低。阿司匹林一次用药后作用可持续 4～7 d。由于血小板每日约有 10% 更新,使血小板低下状态恢复,故仍需每天服用才能维持疗效。

利多格雷

利多格雷(ridogrel)为强大的 TXA_2 合成酶抑制药,可阻断 TXA_2 受体,防治血小板血栓和冠状动脉血栓比阿司匹林更有效。有胃肠道反应,较轻,易耐受。

双嘧达莫[基]

双嘧达莫(dipyridamole,潘生丁)抑制血小板,降低血小板的黏附、聚集及释放功能。作用机制为可逆性抑制磷酸二酯酶及激活腺苷,增多血小板中环磷酸腺苷(cAMP);促进 PGI_2 生成并增强其活性;轻度抑制血小板生成 TXA_2。单用作用较弱,与华法林合用,可防止心脏瓣膜置换术后血栓形成。与阿司匹林合用,可延长血栓栓塞性疾病的血小板生存时间,增强抗血小板聚集作用。有头痛、头晕、胃肠道刺激症状。少数心绞痛患者用药后出现"冠脉窃血"现象,诱发心绞痛,应慎用。

依前列醇

依前列醇(epoprostenol,PGI_2,前列环素)激活腺苷酸环化酶,增加 cAMP,抑制血小板聚集与释放,扩张血管,防止血栓形成。PGI_2 不稳定,半衰期仅 2～3 min。静滴用于急性心肌梗死、外周闭塞性血管疾病等。常见血压下降、心动过速、头痛、眩晕等现象及消化道刺激症状。

氯吡格雷[基]

氯吡格雷(clopidogrel)是一种 ADP 受体阻滞剂,为强效血小板抑制剂,抑制由 ADP、胶原等多种诱导剂引起的血小板聚集和释放,防止血栓形成和扩大。口服吸收良好,作用缓慢持久,3～5 d 起效,停药后作用可持续 5 d。$t_{1/2}$ 为 8 h。

用于预防脑卒中、心肌梗死及外周动脉血栓性疾病的复发。常见皮疹、腹痛、腹泻、消化道出血、中性粒细胞减少等。

水蛭素

水蛭素(hirudin)为水蛭唾液中的抗凝成分,分子量约为 7 kD。基因重组水蛭素的氨基酸序列与天然水蛭素极为相似,药理作用相同,但口服不吸收,不易透过血脑屏障。主要以原形经肾排出,$t_{1/2}$ 约 1 h。

水蛭素为强效、特异的凝血酶特异抑制剂。灭活凝血酶,抑制纤维蛋白生成及抑制凝血酶诱导的血小板聚集和分泌,影响血栓形成,对已形成的血栓有溶栓作用。可用于急性心肌梗死溶栓的辅助治疗和 DIC、血液透析、体外循环的抗凝治疗。临床疗效优于肝素,抗凝作用不依赖 AT-Ⅲ,对血小板作用弱,不引起血小板减少性紫癜。适于缺乏 AT-Ⅲ 或血小板减少而又需要抗凝治疗的患者。大剂量可引起出血,但发生率明显低于肝素。

血小板膜糖蛋白Ⅱb/Ⅲa受体阻断药

血小板膜糖蛋白Ⅱb/Ⅲa受体(GPⅡb/Ⅲa receptor)阻断药是一类新型抗血小板聚集药。GPⅡb/Ⅲa受体是引起血小板聚集的黏附蛋白的识别和结合部位,阻断 GPⅡb/Ⅲa受体即可抑制各种诱导剂引起的血小板聚集。

阿昔单抗(abciximab)是 GPⅡb/Ⅲa受体的单克隆抗体,可竞争性、特异性阻断纤维蛋白原与 GPⅡb/Ⅲa结合,抑制血小板的聚集。作用强,持续时间短,用于不稳定心绞痛及冠脉形成术后急性缺血并发症的预防。不良反应主要是出血。

28.4 促 凝 药

促凝药可增强体内凝血系统或抑制纤溶系统或直接加强毛细血管收缩性产生止血作用，临床用于治疗出血性疾病。

维生素 K[基]

维生素 K(vitamin K)广泛存在于自然界中，基本结构为甲萘醌。维生素 K_1、维生素 K_2 为脂溶性，需胆汁协助吸收。维生素 K_3、维生素 K_4 是人工合成水溶性药物，无需胆汁协助吸收。

【药理作用及机制】 维生素 K 是 γ-羧化酶的辅酶，参与肝脏凝血因子 II、VII、IX、X 的合成。维生素 K 缺乏时，上述凝血因子功能降低，导致凝血障碍，凝血酶原时间延长。

【临床应用】 主要用于治疗各种原因维生素 K 缺乏所致出血。如梗阻性黄疸、胆瘘、慢性腹泻所致吸收障碍；如早产儿、新生儿、长期使用广谱抗生素等所致合成障碍；如香豆素类和水杨酸类药物所致凝血酶原过低。一般可口服维生素 K_3、维生素 K_4。维生素 K_1 作用快，持续时间长，常用肌内注射，严重出血者可静脉注射。

【不良反应】 静脉注射维生素 K_1 过快，可致面部潮红、出汗、血压降低，甚至虚脱。滴注时应避光慢滴。维生素 K_4 在新生儿特别是早产儿易引起高胆红素血症和贫血，对葡萄糖-6-磷酸脱氢酶缺乏者可诱发急性溶血。严重肝病及孕妇禁用。

凝血酶[基]

凝血酶(thrombin)从猪、牛血中提取精制而成，可使血液中纤维蛋白原转变为纤维蛋白，发挥止血作用。可促进上皮细胞有丝分裂，加速伤口愈合。常用于止血困难的小血管、毛细血管和实质性脏器的止血以及外伤、手术、口腔、泌尿道和消化道等部位的止血，可缩短穿刺部位出血时间。

注意：① 凝血酶必须直接与创面接触，才能起止血作用。使用时用灭菌生理盐水溶解喷雾或敷于创面，切忌进入血管内，严禁注射。如误入血管可致血栓形成、局部坏死。② 具有抗原性，可产生过敏反应。

氨甲苯酸[基]

氨甲苯酸(aminomethylbenzoic acid，PAMBA，对羧基苄胺，止血芳酸)为氨基酸类抗纤溶药物，能竞争性抑制纤溶酶原激活因子，阻止纤溶酶原转变为纤溶酶，产生止血。

PAMBA 主要用于纤溶亢进所致出血，如产后出血、前列腺、肝脏、胰腺、肺等术后出血，因这些脏器及尿液中存在有大量纤溶酶原激活因子。还可用于解救 SK 过量出血。但对癌症、创伤性出血及非纤维蛋白溶解引起的出血无效。

PAMBA 偶有视力模糊、头痛、头晕等中枢症状，与注射速度有关。过量易致血栓形成，诱发心肌梗死。对有血栓形成倾向者宜慎用。

氨甲环酸[基](trnnexamic acid，止血环酸、凝血酸)作用与 PAMBA 基本相似，但强于PAMBA。

28.5　抗贫血药

贫血是指循环血液中血红蛋白量、红细胞数低于正常。临床常见有缺铁性贫血、巨幼红细胞性贫血、再生障碍性贫血和溶血性贫血等。因贫血病因各异,治疗时应注意根除病因。

铁 剂

常用铁剂有硫酸亚铁[基]（ferrous sulfate）、琥珀酸亚铁[基]（ferrous succinate）枸橼酸铁铵（ferric ammonium citrate）、右旋糖酐铁[基]（iron dextran）、富马酸亚铁（ferrous fumarate）等。

【体内过程】　铁以亚铁离子形式主要在十二指肠和空肠近端吸收。许多药物和食物会影响铁剂吸收。胃酸、维生素 C、食物中果糖、半胱氨酸可使 Fe^{3+} 还原为 Fe^{2+},促进铁的吸收;四环素、抗酸药西咪替丁等药物以及高磷、高钙及含鞣酸的食物如牛奶、浓茶等可妨碍铁吸收。铁的吸收量高低与体内贮存量有关,如铁缺乏时吸收率会增加。

根据机体需要,吸收的铁或被运送到骨髓等组织中参与造血或与肠黏膜去铁蛋白结合以铁蛋白形式贮存。铁主要通过肠黏膜细胞脱落以及胆汁、尿液、汗液排出体外,每日约 1 mg。

【药理作用及机制】　铁是合成血红蛋白和肌红蛋白的重要原料。人体内与三羧酸循环有关的大多数酶均含有铁或仅当铁存在时才能发挥作用,故缺铁性贫血患者补充铁剂后,除血红蛋白合成加速外,与组织缺铁和含铁酶活性降低的有关症状如生长迟缓、行为异常、体力不足、黏膜组织变化及皮肤、指甲病变也得以纠正。

【临床应用】　用于预防和治疗各种原因造成的缺铁性贫血,如月经过多、痔疮等慢性失血及营养不良、妊娠、儿童生长发育等引起的贫血。口服铁剂 1 周,血液中网织红细胞即可上升,10～14 d 达高峰,2～4 周后血红蛋白明显增加,1～3 个月达正常值,但体内贮铁量恢复至正常则需要较长时间。重度贫血患者在血红蛋白恢复正常后尚需减半量继续服药 2～3 个月。

硫酸亚铁吸收率高,不良反应少,价格低廉,最为常用。一般制成糖衣片,以防 Fe^{2+} 被氧化。枸橼酸铁铵为三价铁,吸收差,易溶于水,刺激性小,制成糖浆剂,适用于小儿及不能吞服药片的患者。枸橼酸铁铵含铁量低,不适合重症贫血患者。富马酸亚铁含铁量较高,一起效快,恶心、呕吐、便秘等不良反应较少。右旋糖酐铁为注射剂,需深部肌内注射,仅适用于少数不能耐受口服铁剂的缺铁性贫血患者或需要迅速纠正缺铁者。

【不良反应】　口服铁剂对胃肠道有刺激性,引起恶心、呕吐、腹泻,也可致黑便、便秘。口服铁溶液时,可用吸管,服后及时漱口,以免腐蚀牙齿。小儿误服大量铁剂可引起急性中毒,表现为坏死性胃肠炎、呕吐、腹痛、血性腹泻、休克、呼吸困难、死亡。急救措施主要为催吐,磷酸盐或碳酸盐洗胃及抗休克,并以特殊解毒剂去铁胺注入胃内以结合残存的铁。消化道溃疡、严重肝、肾功能不全者及对铁过敏者禁用。

叶 酸[基]

叶酸（folic acid）广泛存在于动、植物中,以肝脏、酵母及绿色蔬菜中含量最多。

【**药理作用及机制**】　食物中叶酸和叶酸制剂主要在空肠近端吸收,经门静脉进入肝脏,在二氢叶酸还原酶的作用下,转变为具有活性的四氢叶酸。四氢叶酸是体内转移一碳基团的载体,参与体内多种生化代谢过程,特别是嘌呤核苷酸和嘧啶核苷酸的合成与转化,也参与促进某些氨基酸的转化和互变(图 28-5)。因此叶酸缺乏时,上述代谢过程受到影响,导致 DNA 合成受阻,细胞分裂速度减慢,蛋白质的合成也受到影响,血细胞的发育和成熟停滞,造成大细胞高色素性贫血(营养性巨幼红细胞性贫血),其他增殖迅速的组织如消化道黏膜和上皮细胞的生长也受到抑制,出现舌炎、腹泻。

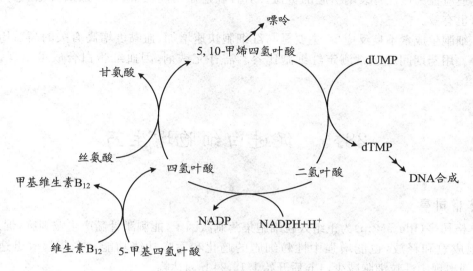

图 28-5　叶酸作用机制

【**临床应用**】　叶酸主要用于治疗各种巨幼红细胞性贫血,如营养性、婴儿期、妊娠期巨幼红细胞性贫血。对甲氨蝶呤、乙氨嘧啶等所致的巨幼红细胞性贫血无效(因二氢叶酸还原酶受到抑制),须用甲酰四氢叶酸钙治疗。对维生素 B_{12} 缺乏所致的恶性贫血,叶酸仅能纠正异常血象,但不能改善神经系统症状,治疗以维生素 B_{12} 为主,叶酸为辅。怀孕早期补充叶酸可降低神经管畸形发生的危险。

【**不良反应**】偶见过敏反应。大量服用叶酸可引起黄色尿。

维生素 B_{12} [基]

维生素 B_{12}(vitamin B_{12})为含钴复合物,广泛存在于动物内脏、牛奶和蛋黄中。

【**体内过程**】　口服维生素 B_{12} 必须与胃壁细胞分泌的内因子结合才能免受消化液破坏,进入空肠吸收。胃黏膜萎缩引起内因子缺乏,进而影响维生素 B_{12} 吸收,可导致恶性贫血。

【**药理作用及机制**】　维生素 B_{12} 为人体细胞生长、分裂及维持神经组织髓鞘完整所必需的物质。维生素 B_{12} 参与体内甲基转换及叶酸代谢,促进 5-甲基四氢叶酸转为四氢叶酸,使叶酸循环利用。缺乏维生素 B_{12} 会导致 DNA 合成障碍,影响红细胞成熟。维生素 B_{12} 还促进甲基丙二酰辅酶 A 变为琥珀酰辅酶 A,参与三羧酸循环,关系到神经髓鞘脂蛋白的合成和保持髓鞘功能的完成,如缺乏维生素 B_{12} 可产生神经损害。

【**临床应用**】　主要用于恶性贫血和营养性巨幼红细胞性贫血。恶性贫血患者必须肌肉注射维生素 B_{12},口服无效,需终身使用。也可作为神经系统疾病如神经炎、神经萎缩、坐骨神经痛和三叉神经痛等的辅助治疗药。

【不良反应】 可引起过敏反应以及低血钾和高尿酸血症。哺乳期妇女禁用。有心脏疾病、痛风、肺病史慎用。对恶性肿瘤病人可促进肿瘤生长。

红细胞生成素

红细胞生成素(erythropoietin,EPO)是由肾皮质近曲小管管周细胞分泌的糖蛋白,可促进红系干细胞增生和成熟,并促使网织红细胞从骨髓释放入血。对于多种原因的贫血有效,其最佳适应证为慢性肾衰竭引起的贫血。对骨髓造血功能低下、化疗以及艾滋病药物引起的贫血也有效。

红细胞生成素不良反应少,主要是与红细胞快速增加、血黏度增高有关的高血压、血凝增强等。用药期间应经常测定红细胞比容。需补充铁剂,因血红蛋白合成可出现铁相对不足。

28.6 促进白细胞增生药

非格司亭

非格司亭(filgrastim)为重组人粒细胞集落刺激因子,能刺激骨髓产生粒细胞,促进中性粒细胞成熟和释放,也能增强中性粒细胞的趋化和吞噬功能功能。本药起效迅速,静注5 min 即出现中性粒细胞减少,4 h 后开始上升,24 h 内达峰。

临床用于自体骨髓移植及肿瘤化疗、放疗后严重中性粒细胞缺乏症,增加循环血液中的中性粒细胞,可有效地降低粒细胞缺乏患者的感染率及死亡率。

大量久用可产生轻、中度骨痛,关节肌肉酸痛,皮下注射有局部反应,可自行消退。应定期监测血象。

沙格司亭

沙格司亭(sargramostim)为重组人粒细胞—巨噬细胞集落刺激因子。能刺激粒细胞、单核细胞、巨噬细胞和巨核细胞等多种细胞的集落形成和增殖,并增强粒细胞、嗜酸粒细胞、单核细胞和巨噬细胞的功能,提高机体抗肿瘤及抗感染的免疫力。

临床主要用于各种原因引起的白细胞或粒细胞减少症,如肿瘤化疗、放疗引起的骨髓抑制,也用于自身骨髓移植。对再生障碍性贫血和艾滋病药物治疗所致贫血也有效。

常见发热、骨痛、腹泻、皮疹等副作用,连续用药可逐渐减轻或消失。少数病人出现首剂现象,初次静脉滴注时表现为潮红、低血压、呕吐、呼吸急促等症状。

28.7 血容量扩充药

大量失血或失血浆(如大面积烧伤)可引起血容量减少,导致休克,需迅速补足血容量。除全血和血浆外,可用血浆代用品,即人工合成的血容量扩充药,如右旋糖酐、羟乙基淀粉。

右旋糖酐[基]

右旋糖酐(dextran)是高分子化合物,是葡萄糖的聚合物。临床使用中分子量右旋糖酐(平均分子量为 70 000)、低分子量右旋糖酐(平均分子量为 40 000)和小分子量右旋糖酐(平均分子量为 10 000),分别称为右旋糖酐 70、右旋糖酐 40、右旋糖酐 10。

【药理作用及机制】

1. 扩充血容量　静脉输注右旋糖酐可升高胶体渗透压,扩充血容量。中分子右旋糖酐作用持续时间长达 12 h,而小分子右旋糖酐仅维持 3 h。

2. 抗血栓　低分子和小分子右旋糖酐能够阻止红细胞、血小板及纤维蛋白聚合,降低血液黏滞性,从而改善微循环。

3. 渗透性利尿作用　低分子和小分子右旋糖酐迅速经肾小球滤过,且不被肾小管重吸收,有渗透性利尿作用。

【临床应用】　中分子右旋糖酐主要用于失血、创伤、烧伤等各种原因引起的低血容量性休克。低分子和小分子右旋糖酐可预防休克引起的 DIC 和急性尿闭,对休克伴少尿者尤为适用。也可防治心肌梗死、脑血栓形成和血管闭塞性脉管炎等。尚可预防肢体再植的术后血栓形成,改善血液循环,提高再植成功率。

【不良反应】　偶见过敏反应,表现为皮肤瘙痒、荨麻疹、哮喘发作,极少发生过敏性休克。过敏反应发生率与右旋糖酐的分子量大小有关,分子量越大,过敏反应发生率越高。大剂量连续应用可引起凝血障碍如鼻衄、齿龈出血、皮肤黏膜出血、血尿等。血小板减少症及出血性疾病禁用,心功能不全者慎用。

羟乙基淀粉[基]

羟乙基淀粉(hetastarch,HES),又称贺斯、706 代血浆,是由淀粉水解并经羟乙基化制得,其结构和糖原相似,胶体特征与人血蛋白相似,过敏发生率低,无血液制品的病毒感染的威胁,治疗费用较低,日益受到临床的欢迎。

HES 如数体内后,由血清 α 淀粉酶不断降解,平均分子量不断下降。羟乙基淀粉的生物效应主要取决于平均分子量和取代级(MS)。平均分子量关系到扩容的效果,取代级与在血液循环中停留时间有关。MS 即支链淀粉上羟乙基与糖基结合的比例,由于淀粉经羟基化后获得抗淀粉酶的能力而减慢降解速度,故 MS 决定了 HES 的半衰期。高取代级半衰期长,低取代级半衰期短。

目前常用的是羟乙基淀粉 130/0.4,属于中分子低取代级羟乙基淀粉。经静脉滴注后可较长时间停留与血液中,提高血浆胶体渗透压,血容量迅速增加。同时血液黏滞度下降,可延缓血栓的形成和发展。临床用于防治低血容量休克、血栓性疾病,以及体外循环的预充液、红细胞的保存液和预防急性肾衰。不良反应偶有过敏反应如荨麻疹、瘙痒等,亦可出现发热、寒战、呕吐、流感样症状。为防止过度血液稀释,剂量一般控制不超过 50 mL/kg。

万汶(Voluven)平均分子量 130 000,取代级 0.38～0.45,浓度 6%,初始扩容作用可持续 4h,血浆半衰期 3h,长期应用无蓄积危险,较为安全,可用于婴幼儿的容量替代治疗。

制 剂 与 用 法

〖1〗肝素钠(heparin sodium)　注射液:100 U、5 000 U、12 500 U。静脉注射:5 000~10 000 U/次,每 3 ~4 h 一次,每天总量为 25 000 U。静脉滴注:20 000~40 000 U/d,加入氯化钠溶液 1 000 mL 中持续滴注, 滴注前应先静脉注射 5 000 U 作为初次剂量。

〖2〗依诺肝素(enoxaparine)　注射剂:20 mg、40 mg。皮下注射:20~40 mg/次,1 次/d。用于血液透 析,1 mg/kg,动脉导管中注入。

〖3〗替地肝素(tedelparin)　注射剂:1000 U、2 500 U。皮下注射:2 500 U/d。

〖4〗双香豆素(dicoumarol)　片剂:50 mg。口服:100 mg/次,第一日 2~3 次,第二日 1~2 次,以后 50 ~100 mg/d。

〖5〗华法林钠(warfarin sodium,苄丙酮香豆素)　片剂:2.5 mg,5 mg。口服:第 1~3 d 为 3~4 mg(年 老体弱及糖尿病患者半量即可),三天后可给维持量一日 2.5~5 mg。

〖6〗醋硝香豆素(accnocoumarol,新抗凝)　片剂:4 mg。口服:第一日 8~24 mg,第二日起 4~8 mg 或 根据凝血酶原时间调整。

〖7〗枸橼酸钠(sodium citrate)　注射液:0.25 g。输血时防止凝血,每 100 mL 全血中加入 2.5% 枸橼酸 钠溶液 10 mL。

〖8〗链激酶(strcptokinase,SK)　粉针剂:10 万 U、15 万 U、20 万 U、30 万 U。初导剂量:将溶栓酶 50 万 U 溶于 100 mL 等渗盐水或 5% 溶液中,静滴 30 min 左右滴完。维持剂量:将溶栓酶 60 万 U 溶于 250~ 500 mL 的 5% 糖溶液中,加入氢化 25~50 mg 或地塞米松 1.25~2.5 mg,静滴 6 h,保持 10 万 U/h,4 次/d, 24 h 不间断,直至血栓溶解或病情不再发展为止。疗程根据病情而定。

〖9〗尿激酶(urokinnase)　粉针剂:10 万 U。急性脑血栓和脑栓塞及外周动静脉血栓,2 万~4 万 U/d, 分 1~2 次,溶于 20~40 mL 氯化钠注射液中静注;或溶于 5% 葡萄糖氯化钠注射液或低分子右旋糖酐注射 液 500 mL 静滴,疗程一般 7~10 d。急性心肌梗塞,50 万~150 万 U 溶于氯化钠注射液或 5% 葡萄糖注射 液 50~100 mL 中静滴,全量于 30~60 min 内输入;或 20 万~100 万 U 溶于氯化钠注射液或 5% 葡萄糖注 射液 20~60 mL 中冠脉内输注,按 1 万~2 万 U/min 速度输入。剂量可依患者体重,体质情况及溶栓效果 等情况作调整。

〖10〗组织型纤溶酶原激活剂(tissue plasminogen activator,t-PA)　粉针剂:50 mg。静脉注射:首剂 10 mg,以后每小时 50 mg,第二、三小时各 20 mg 静脉滴注。

〖11〗阿司匹林(aspirin,乙酰水杨酸)　片剂:75 mg。抑制血小板聚集,口服:50~100 mg/次,1 次/d。

〖12〗双嘧达莫(dipyrdamole,潘生丁)　片剂:25 mg。口服:25~50 mg/次,3 次/d。

〖13〗盐酸噻氯匹定(tidopidine hydrochloride)　片剂:250 mg。口服:200~500 mg/d,分 2~3 次。

〖14〗维生素 K_1(vitamin K_1)　注射剂:2 mg、10 mg。低凝血酶原血症,肌内或深部皮下注射:10 mg/次,1~2 次/d,24 h 内总量不超过 40 mg。预防新生儿出血,可于分娩前 12~24 h 给母亲肌注或缓慢静 注 2~5 mg。也可在新生儿出生后肌内或皮下注射 0.5~1 mg,8 h 后可重复。

〖15〗维生素 K_3(vitamin K_3)　片剂:2 mg。注射剂:2 mg、4 mg。口服:2~4 mg/次,3 次/d。止血:肌 内注射,4 mg/次,1~2 次/d。胆绞痛:肌注,每次 8~16 mg。

〖16〗维生素 K_4(vitamin K_4)　片剂:2 mg、4 mg。口服:2~4 mg/次,3 次/d。

〖17〗凝血酶(thrombin)　粉剂:200 U、500 U、1 000 U、10 000 U。局部止血:用灭菌氯化钠注射液溶解 成 50~200 U/mL 的溶液喷雾或用本品干粉喷洒于创面。消化道止血:用生理盐水或温开水(不超过 37℃) 溶解成 10~100 U/mL 的溶液,口服或局部灌注,也可根据出血部位及程度增减浓度、次数。

〖18〗氨甲苯酸（aminomethylbenzoic acid，止血芳酸）　片剂：0.25 g。注射液：0.1 g。口服：0.25～0.5 g/次，2～3 次/d，总量为 2 g/d。静脉滴注或注射：0.1～0.3 g/次，不超过 0.6 g/d。

〖19〗氨甲环酸（tranexomic acid，止血环酸）　片剂：0.25 g。注射液：0.1 g、0.25 g。口服：0.25～0.5 g/次，3～4 次/d。静注或滴注：0.25～0.5 g/次，3～4 次/d。

〖20〗鱼精蛋白（protamine）　注射剂：50 mg、100 mg。静注：抗肝素过量，用量与最后一次肝素使用量相当（1 mg 中和肝素 100 U），但每次用量不超过 50 mg，小儿每次不超过 25 mg。静滴：抗自发性出血，每日 5～8 mg/kg，分两次用，间隔 6 h，3 d 后改用半量。

〖21〗硫酸亚铁（ferrouc sulfate）　片剂：0.3 g。口服：成人 0.3 g/次，3 次/d，饭后服用。小儿 0.1～0.3 g/次，3 次/d。

〖22〗枸橼酸铁铵（ferric ammonium citrate）　糖浆剂：10％溶液。口服：0.5～2 g/次，3 次/d。

〖23〗右旋糖酐铁（iron dextran）　注射液：25 mg、50 mg。深部肌内注射：25～50 mg/次，1 次/d。

〖24〗富马酸铁（ferrous fumarate）　片剂：0.2 g、0.05 g。胶囊剂：0.2 g。口服：0.2～0.4 g/次，3 次/d。

〖25〗叶酸（folic acid）　片剂：0.4 mg、5 mg。注射剂：15 mg。巨幼红细胞性贫血，口服：5～10 mg/次，3 次/d。肌注：15～30 mg/次，1 次/d。妊娠期、哺乳期妇女预防用药，口服：0.4 mg/次，1 次/d。

〖26〗维生素 B_{12}（vitamin B_{12}）　注射液：0.05 mg、0.25 mg。肌内注射：0.05～0.2 mg/次，每日或隔日一次。治疗神经系统疾病时，用量可酌增。

〖27〗重组人红细胞生成素（epoetin-α）　注射剂：2 000 U、3 000 U、6 000 U、12 000 U。开始 75～100 U/kg，皮下或静脉注射，每周 3 次。2 周后视红细胞比容增减剂量。

〖28〗非格司亭（filgrastim）　冻干粉针剂：75 μg、150 μg、300 μg。皮下注射或静脉滴注：开始剂量每日 2～5 μg/kg，以 5％葡萄糖注射液稀释。根据中性粒细胞数升高的情况增减剂量或停止用药，用药期间宜定期检查血象。本品不能与癌症化疗同时应用，必须在化疗停止后 1～3 d 使用。

〖29〗沙格司亭（sargramostim）　冻干粉针剂：75 μg、150 μg、300 μg。溶解后，静注或皮下注射。剂量视具体病情而定，应调节剂量使白细胞计数维持在所期望的水平，通常为低于 10^9 个/L。骨髓增生异常综合征、再生障碍性贫血伴白细胞减少：3 μg/kg，皮下注射，1 次/d。癌症化疗所引起的白细胞减少症：5～10 μg/kg，皮下注射，1 次/d。在化疗停止 1 日后方可使用，持续 7～10 d。骨髓移植，5～10 μg/kg，静滴 4～6 h，1 次/d。

〖30〗右旋糖酐（dextran）　溶液剂：6％、10％、12％。视病情选用，静脉滴注。

〖31〗硫酸氢氯吡格雷（clopidogrel hydrogen shlfate）　片剂：25 mg、75 mg。口服：75mg/d。

〖32〗羟乙基淀粉 130/0.4（hetastarch）　氯化钠注射液：15 g/250 mL、30g/500 mL。静脉输注。

（王娟　杨解人）

第 29 章　组胺及抗组胺药

组胺为广泛存在于人体组织中的自身活性物质,是由组氨酸经特异性脱羧酶脱羧产生,存在于肥大细胞和嗜碱性粒细胞的颗粒中,以皮肤、支气管黏膜、肠黏膜和神经系统中含量较多。当机体受到理化刺激或发生过敏反应时,可引起这些细胞脱颗粒,导致组胺释放。组胺与靶细胞上特异性受体结合,产生强大的生物效应。组胺受体是一种 G-蛋白偶联受体,目前分为 H_1、H_2、H_3、H_4 四种亚型。

组胺受体激动药主要用于胃酸功能的检查。组胺受体阻断药临床应用广泛,其中 H_1 受体阻断药主要用于变态反应性疾病、晕动病、呕吐等,H_2 受体阻断药主要用于治疗消化性溃疡。

29.1　组　　胺

组胺

组胺(histamine)是体内自身活性物质,药用组胺制剂是人工合成品。

【体内过程】　该药口服无效,皮下或肌注吸收较快,在体内经脱氨及甲基化迅速代谢灭活,作用时间较短。

【药理作用及机制】　组胺可选择性激动靶细胞上的特异性组胺受体,使平滑肌痉挛,毛细血管扩张和通透性增加。对胃液分泌有高度选择作用,小剂量即可促使其分泌。各型受体的分布、效应及其阻断药见表 29-1。

表 29-1　组胺受体、效应及其阻断药

受体类型	所在组织	效　应	阻断药
H_1	回肠,支气管	收缩	苯海拉明
	血管	舒张	西替立嗪
	CNS	调节昼夜节律	氯雷他定
H_2	胃壁细胞	分泌增多	雷尼替丁
	血管	舒张	西米替丁
	窦房结	心率加快	
	T 细胞	抑制	
H_3	CNS 突触前自调受体	神经递质释放的反馈抑制	ciproxifan
			clobenpropit
			噻普酰胺
H_4	嗜碱性粒细胞,骨髓	介导趋化性	噻普酰胺

1. 心血管系统　小剂量组胺可扩张小动脉、毛细血管前括约肌及小静脉,血压短暂下降,导致反射性心率加快、头痛及皮肤潮红等;大剂量组胺可扩张微血管,增加毛细血管通透性,使血浆蛋白及体液进入组织间隙,导致局部水肿或全身血液浓缩,有效循环血容量减少,血压持久下降,严重时可导致虚脱。小剂量组胺皮下注射扩张毛细血管出现红斑(直径<1 cm),随后毛细血管通透性增加而在红斑位置形成丘疹,最后因轴索反应使小动脉舒张而出现红晕,即所谓"三联反应"。

2. 平滑肌　小剂量组胺通过激动支气管平滑肌 H_1 受体,引起强烈的支气管收缩,出现哮喘或呼吸困难。正常人支气管平滑肌对组胺不敏感,而支气管哮喘或其他肺部疾病的患者对其非常敏感,

3. 胃液分泌　直接兴奋胃壁细胞上的 H_2 受体,激活腺苷酸环化酶,使细胞内 cAMP 含量增加,通过激活壁细胞顶端的囊泡膜上 H^+-K^+-ATP 酶,使 H^+ 泵出,产生强大的胃酸分泌作用。另外,组胺也可增加胃蛋白酶的分泌。

【临床应用】

1. 胃分泌机能检查　在晨起空腹时,皮下注射 $0.25\sim0.5$ mg,化验胃液,如无胃酸分泌,即为真性胃酸缺乏症。恶性贫血和多数胃癌病人都有真性胃酸缺乏或过少症。

2. 麻风病的辅助诊断　用 1∶1 000 的磷酸组织胺皮内注射,观察反应,正常皮肤应出现完整的"三联反应"。麻风患者周围神经受损,会出现不完整的"三联反应",此法可用于麻风辅助诊断。

3. 其他　过敏性疾病的脱敏治疗。

【不良反应】　有头痛、皮肤潮红、心悸、体位性低血压等。支气管哮喘、心绞痛、溃疡病及胃肠出血患者禁用。

倍他司汀

倍他司汀(betahistine,抗眩啶)为 H_1 受体激动药,作用较组胺弱。具有扩张血管,增加内耳、肝、脾、脑动脉及冠状动脉血流量作用。可纠正内耳血管痉挛,减轻膜迷路积水。用于治疗内耳眩晕症、耳鸣、组胺性头痛,脑供血不足引起的眩晕、恶心、呕吐等。偶见恶心、头痛、心悸、溃疡病加重等不良反应。支气管哮喘、溃疡病及嗜铬细胞瘤患者慎用。

29.2　抗　组　胺　药

抗组胺药是通过竞争性阻断组胺受体,从而发挥抗组胺作用。根据其阻断的受体不同,可分为 H_1 和 H_2 阻断药。

一、H_1 受体阻断药

H_1 受体阻断药对 H_1 受体有较强的亲和力,能竞争性阻断 H_1 受体。目前供临床使用药物有三代。第一代药物对中枢活性强、受体特异性差,有明显的镇静和抗胆碱作用,常用于皮肤黏膜过敏性疾病;第二代以西替利嗪为代表药物,大多不易通过血脑屏障,无镇静作用;第三代药物为第二代的同分异构体。常用三代 H_1 受体阻断药的特点见表 29-2。

表 29-2 常用三代 H_1 受体阻断药的比较

药 物	半衰期(h)	镇静催眠	防晕止吐	适 应 证
第一代				
异丙嗪(promethazine)	16~19	+++	++	皮肤黏膜过敏、晕动病
苯海拉明(diphenhydramine)	2.4~9.3	++	+	皮肤黏膜过敏
氯马斯汀(clemastine)	21.3	++	—	过敏性鼻炎
氯苯那敏(chlorphenamine)	21~27	+/—	—	皮肤黏膜过敏
第二代				
西替利嗪(cetirizine)	8.3	+	—	皮肤黏膜过敏
氯雷他定(loratadine)	8	—	—	皮肤黏膜过敏
阿伐斯汀(acrivastine)	1.5	+/—	—	皮肤黏膜过敏
咪唑斯汀(mizolastine)	13	—	—	季节性过敏性鼻炎
第三代				
非索那定(fexofenadine	14.4	—	—	过敏性鼻炎,慢性特发性荨麻疹
左西替利嗪(levocetirizine)	6~10	—	—	慢性特发性荨麻疹

【体内过程】 H_1 受体阻断药口服或注射均易吸收,大部分在肝内代谢,代谢物从肾脏排出,仅极少部分以药物原形经肾排泄。口服后多数在 15~30 min 起效,1~2 h 作用达高峰,一般持续 6 h 左右。

【药理作用及机制】 H_1 受体阻断药能竞争性阻断效应器细胞膜上的 H_1 受体,拮抗组胺收缩胃、肠、气管、支气管平滑肌的作用。由于第一代 H_1 受体阻断药多数可通过血脑屏障,可产生镇静、嗜睡等中枢抑制作用,其中以异丙嗪、苯海拉明作用最强。第二代或第三代 H_1 受体阻断药不易通过血脑屏障,极少引起镇静等中枢抑制作用。有些 H_1 受体阻断药具有中枢抗胆碱作用,产生较强的防晕和镇吐作用。

【临床应用】 对组胺释放所引起的荨麻疹、花粉症、过敏性鼻炎等效果好,昆虫咬伤引起的皮肤瘙痒和水肿也有效。可预防晕动病及呕吐,应在乘车、船前 15~30 min 服用。

【不良反应】 第一代药物常见副作用有镇静、嗜睡、头晕、乏力等中枢抑制作用,服药期间应避免驾驶车船和高空作业。第二代药物多数无中枢抑制作用。H_1 受体阻断药还可引起口干、厌食、恶心等反应。

二、H_2 受体阻断药

本类药物对 H_2 受体具有高度选择性阻断作用,能拮抗组胺引起的胃酸分泌。目前主要用于治疗消化性溃疡及其他病理性胃酸分泌过多症。常用药有西咪替丁(cimetidine)、雷尼替丁[基](ranitidine)、法莫替丁[基](famotidine)、尼扎替丁(nizatidine)。H_2 受体阻断药的特点见表 29-3。

表 29-3 常用 H_2 受体阻断药的比较

药 物	半衰期(h)	对胃酸分泌抑制强度*	肝药酶抑制程度+
西咪替丁	2	1	10
法莫替丁	2.5~4	32	0
雷尼替丁	2~3	5	1
尼扎替丁	1~2	8	0

* 以西咪替丁抑制胃酸分泌强度为 1；+ 以雷尼替丁对肝药酶的抑制程度为 1

【体内过程】 口服吸收良好，1~3 h 后达到血药浓度峰值，与血浆蛋白结合率较低。小部分药物经肝脏代谢，大部分药物以原形经肾排出。

【药理作用及机制】 竞争性拮抗 H_2 受体，抑制组胺、五肽胃泌素及 M 胆碱受体激动剂引起的胃酸分泌，同时对基础胃酸及其他因素所引起的胃酸分泌也有明显抑制作用。用药后可使胃液量及氢离子浓度下降。其中法莫替丁抑制胃酸分泌作用最强，其次是尼扎替丁、雷尼替丁和西咪替丁。对十二指肠溃疡发挥疗效较快，对胃溃疡发挥疗效较慢。

【临床应用】 主要用于十二指肠溃疡和胃溃疡的治疗。可用于其他胃酸分泌过多的疾病如胃肠吻合口溃疡、反流性食管炎、佐林格—埃利森综合征等。

【不良反应】 以轻微的腹泻、眩晕、乏力、便秘、肌肉痛为主。长期服用大剂量西咪替丁可出现内分泌紊乱，引起男性阳痿、乳房发育等。

制剂与用法

〖1〗磷酸组胺(histamine phosphate) 注射剂：0.5 mg/mL、1 mg/mL、0.2 mg/5 mL。皮下注射：0.25~0.5 mg/次。脱敏：① 将注射液配成每毫升内含 0.1 mg、0.01 mg、0.001 mg、0.000 1 mg、0.000 01 mg 多种，先从每毫升含 0.0000 1 mg 开始皮下注射，每次 0.5~1 mL，以后每日增加 10 倍浓度，可达脱敏目的。② 将 1 mg/mL 的注射液稀释 10 倍成 0.1 mg/mL，先抽取 0.1 mL 皮下注射，以后每日增加 0.1 mL，直至 1 mL，也可脱敏。

〖2〗盐酸倍他司汀(betahistine hydrochloride) 片剂：4 mg。注射剂：2 mg、4 mg。口服：4~8 mg/次，3 次/d。肌内注射：2~4 mg/次，2 次/d。

〖3〗盐酸苯海拉明(diphenhydramine hydrochloride) 片剂：25 mg、50 mg。注射剂：20 mg。口服：25~50 mg/次，3 次/d。肌内注射：20 mg/次，1~2 次/d。

〖4〗盐酸异丙嗪(promethazine hydrochloride) 片剂：12.5 mg、25 mg。注射剂：25 mg、50 mg。口服：12.5~25 mg/次，2~3 次/d。肌内或静脉注射：25~50 mg/次。

〖5〗富马酸氯马斯汀(clemastine fumarate) 片剂：1.34 mg。口服：1.34~2.68 mg/次，2 次/d。

〖6〗马来酸氯苯那敏(chlorphenamine maleate) 片剂：4 mg。注射剂：10 mg/mL、20 mg/2 mL。口服：4 mg/次，3 次/d。皮下或肌内注射：5~20 mg/次。

〖7〗盐酸西替利嗪(cetirizine hydrochloride) 片剂：10 mg。口服：10~20 mg/次，1 次/d。

〖8〗阿伐斯汀(acrivastine) 胶囊：8 mg。口服：8 mg/次，2~3 次/d。

〖9〗咪唑斯汀(mizolastine) 片剂：10 mg。口服：10 mg/次，1 次/d。

〖10〗盐酸非索那定(fexofenadine hydrochloride)　片剂:60 mg。口服:60 mg/次,2 次/d。

〖11〗西咪替丁(cimetidine)　片剂:200 mg。口服:400 mg/次,3 次/d,饭后服,晚入睡前加服一次 400 mg,维持量 400~800 mg/d。

〖12〗盐酸雷尼替丁(ranitidine hydrochloride)　片剂:150 mg。注射剂:50 mg/2 mL、50 mg/5 mL。口服:150 mg/次,2 次/d,或 300 mg 晚饭后服,1 次/d。肌内或静脉注射:50 mg/次,每隔 6~8 h 一次。

〖13〗法莫替丁(famotidine)　片剂:20 mg。注射剂:20 mg/2 mL。口服:20 mg/次,2 次/d,或 40 mg 晚饭后服,1 次/d。静脉滴注:20 mg/次,2 次/d。

〖14〗尼扎替丁(nizatidine)　胶囊:150 mg。口服:150 mg/次,2 次/d,或 300 mg 晚饭后服,1 次/d。

(黄帧桧)

第 30 章　肾上腺皮质激素类药

肾上腺皮质激素类药物是肾上腺皮质所分泌激素的总称,属于甾体类化合物。肾上腺皮质由内向外依次分为球状带、束状带和网状带。其中,盐皮质激素(mineralocorticoids)由球状带分泌,包括醛固酮(aldosterone)和去氧皮质酮(desoxycorticosterone),主要影响水盐代谢;糖皮质激素(glucocorticoids)由束状带所分泌,有可的松(cortisone)和氢化可的松(hydrocortisone),主要影响糖、脂肪、蛋白质代谢;性激素(sex hormones)由网状带分泌。临床上所指的肾上腺皮质激素一般不包括性激素。常用的肾上腺皮质激素是指糖皮质激素。

30.1　糖皮质激素类药物

肾上腺皮质激素的基本结构为甾核。为了提高临床疗效,降低副作用,对该类化合物的结构进行了改造,合成了多种具有糖皮质激素活性的衍生物,临床所用的糖皮质激素类药物大多是人工合成或半合成品。常用的糖皮质激素类有氢化可的松[基]、泼尼松[基](强的松)、泼尼松龙、地塞米松[基]和倍他米松等。

【体内过程】　此类药物口服、注射均可吸收。口服吸收速度与各药的脂溶性和其在肠内浓度成正比。口服氢化可的松后,1～2 h血药浓度达高峰,作用维持 8～12 h,血浆蛋白结合率 90%,其中约 80%与皮质激素运载蛋白(cortico-steroid binding globulin,CBG)结合,10%与白蛋白结合,仅少部分游离型发挥生物效应。CBG 在肝中合成,肝肾功能不全者,CBG 含量减少,游离型糖皮质激素增多,作用增强。

糖皮质激素主要在肝脏代谢,先经加氧还原、羟化等反应转化成无活性产物,再与葡萄糖醛酸或硫酸结合,与少量原形物一起经肾排泄。可的松和泼尼松首先在肝内分别转化生成氢化可的松和泼尼松龙才有活性,故严重肝功能不全者只宜应用氢化可的松或泼尼松龙。糖皮质激素与苯巴比妥、苯妥英钠、利福平等肝药酶诱导剂合用时,后者可加速其转化,必要时须增加糖皮质激素的用量。

糖皮质激素的生物半衰期往往比其血浆半衰期长,如氢化可的松的血浆 $t_{1/2}$ 为 80～144 min,生物 $t_{1/2}$ 长达 2～8 h。肝肾功能不全者,$t_{1/2}$ 延长。甲状腺功能亢进时,肝灭活糖皮质激素加速,$t_{1/2}$ 缩短。常用糖皮质激素类药物见表 30-1。

表 30-1　常用糖皮质激素类药物的比较

分　类	药　物	抗炎作用（比值）	糖代谢（比值）	水盐代谢（比值）	血浆 $t_{1/2}$（h）	生物 $t_{1/2}$（h）	等效剂量（mg）
短效类	氢化可的松	1.0	1.0	1.0	1.5～2.0	8～12	20
	可的松	0.8	0.8	0.8	2.5～3.0	8～12	25
	泼尼松	4	3.5	0.3	3.6	12～36	5
	泼尼松龙	5	4.0	0.3	2.1～4.0	12～36	5
	甲泼尼松龙	5	5.0	0	>3.3	12～36	4
	甲基泼尼松	5	—	0	>3.3	12～36	4
中效类	曲安西龙	5	5.0	0	>3.3	12～36	4
	对氟米松	10		0	—	—	2
	氟泼尼松龙	15		0	—	—	1.5
长效类	倍他米松	25～40	30～35	0	>5.0	36～54	0.60
	地塞米松	30	30	0	>5.0	36～54	0.75

【药理作用及机制】　糖皮质激素作用广泛而复杂,随剂量不同其作用亦发生变化。生理情况下,体内分泌的糖皮质激素主要影响物质代谢过程。应激状态下,机体分泌大量糖皮质激素,通过允许作用等,使机体适应内外环境的剧烈变化。药理剂量的糖皮质激素除能影响物质代谢外,还具有抗炎、抗免疫、抗毒素、抗休克等药理作用。

1. 对物质代谢的影响

（1）糖代谢　糖皮质激素能增加肝糖原、肌糖原的含量,升高血糖。这与其能促进糖原异生、减慢葡萄糖分解、减少组织对葡萄糖的摄取和利用等有关。

（2）蛋白质代谢　糖皮质激素能促进蛋白质（如淋巴、皮肤等）的分解,使尿氮排泄增加,造成负氮平衡,大剂量用药还能抑制蛋白质的合成。长期应用糖皮质激素可引起肌肉消瘦、皮肤变薄、骨质疏松、淋巴组织萎缩、伤口愈合延迟。如需长期使用糖皮质激素,必须合用蛋白质同化类激素,并提高饮食中蛋白质的摄入量。

（3）脂肪代谢　糖皮质激素能促进脂肪分解,抑制脂肪合成。长期应用可增高血浆胆固醇含量,并激活四肢皮下脂酶,使四肢脂肪减少。并可使体内脂肪重新分布,面部、胸、背、臀部脂肪分布增多,出现"满月脸""水牛背"等向心性肥胖的特殊体型。

（4）水、电解质代谢　糖皮质激素有较弱的盐皮质激素样作用,能潴钠排钾。它能提高肾小球滤过率,拮抗抗利尿素的作用,使尿量增加。糖皮质激素能减少 Ca^{2+} 在胃肠的吸收和 Ca^{2+} 在肾小管的重吸收,长期应用可引起低血钙,导致骨质缺钙。

2. 抗炎作用　糖皮质激素对各种原因,如物理、化学、生物、免疫等因素引起的炎症以及各型炎症的不同阶段均有强大的抗炎作用。在炎症早期,能减轻渗出、水肿、毛细血管扩张、白细胞浸润及吞噬反应,从而改善红、肿、热、痛等症状;在炎症后期和慢性炎症,可抑制毛细血管和纤维母细胞增生,延缓肉芽组织生成,防止粘连和瘢痕,减轻后遗症。应当指出,炎症反应是机体的一种防御机能,炎症后期则是组织修复的重要过程。糖皮质激素在抑制炎症、减轻症状的同时,也有可能降低机体的防御和修复功能,可导致感染扩散,创口愈合延缓。

糖皮质激素抗炎作用机制:糖皮质激素通过细胞膜进入靶细胞,与胞浆内糖皮质激素受体(glucocorticiod receptor,GR)结合,形成的激素—受体复合物透过核膜进入细胞核内,与特异性 DNA 位点结合,引起某些特定基因的转录增加或减少,改变介质相关蛋白的水平,进而影响炎症细胞产生而发挥抗炎作用。

(1)抑制炎症介质的产生　糖皮质激素通过抑制磷脂酶 A_2,干扰花生四烯酸代谢,减少炎症介质前列腺素和白介素的生成;并且可抑制环氧化酶-2、诱导型 NO 合成酶等的表达,减少炎症介质 PGs、NO 的产生,抑制其致炎作用。

(2)抑制炎症相关细胞因子及黏附分子　糖皮质激素不仅能抑制细胞因子 IL-1、IL-2、IL-6、IL-8、TNF-α 等的产生,还能在转录水平上直接抑制黏附分子如 E-选择素及 ICAM-1(intercelluar adhesion molecule-1)的表达。

(3)诱导炎症细胞凋亡　糖皮质细胞通过 GR 介导基因转录变化,最终激活 caspase 和特异性核酸内切酶,诱导参与炎症反应的细胞凋亡,并且作用于炎症细胞凋亡的各期,产生抗炎作用。

(4)其他　糖皮质激素尚具有以下作用:诱导产生血管皮素,使毛细血管通透性降低;稳定肥大细胞膜和溶酶体膜,减少脱颗粒反应,防止溶酶体酶释放;炎症后期能抑制纤维母细胞 DNA 合成,减少结缔组织基质如胶原、黏多糖的合成。

3. 免疫抑制与抗过敏作用

(1)免疫抑制作用　糖皮质激素小剂量可抑制细胞免疫,大剂量可抑制体液免疫,并对免疫过程的多个环节均有抑制作用。其免疫抑制作用的具体机制是:① 抑制巨噬细胞对抗原的吞噬和处理;② 抑制 T 淋巴细胞增殖与分化,从而抑制细胞免疫;③ 大剂量时抑制 B 淋巴细胞增殖及转化为浆细胞的过程,减少抗体生成,从而抑制体液免疫;④ 使敏感动物的淋巴细胞破坏和解体,促进血管内的淋巴细胞移至血管外组织,引起循环中暂时性淋巴细胞减少;⑤ 糖皮质激素的抗炎作用也参与其抑制免疫反应,如抑制炎症因子 IL-2、IL-6、γ-干扰素(γ-IFN)的生成。

(2)抗过敏作用　糖皮质激素可抑制抗原-抗体反应所致的肥大细胞膜通透性增加,从而减少组胺、缓激肽、慢反应物质、5-羟色胺等致敏活性介质释放,抑制因过敏反应产生的病理性改变,减轻过敏症状。

4. 抗休克作用　大剂量糖皮质激素广泛用于治疗各种严重休克,特别是感染中毒性休克,其机制可能与下列因素有关:① 抗炎、免疫抑制作用。② 兴奋心脏,加强心肌收缩力,保障重要器官的血液供应。③ 降低血管对某些缩血管活性物质的敏感性,扩张痉挛血管,改善微循环。④ 稳定溶酶体膜,减少心肌抑制因子(myocardio-depressant factor,MDF)释放。⑤ 提高机体对大肠杆菌、痢疾杆菌、脑膜炎球菌等细菌内毒素的耐受力,但不能直接中和细菌内毒素,也不能对抗外毒素。

5. 其他作用

(1)退热作用　糖皮质激素具有迅速而良好的退热作用,可能是由于其能抑制体温调节中枢对致热原的反应,稳定溶酶体膜,减少内源性致热原的释放。

(2)对血液及造血系统的作用　糖皮质激素能刺激骨髓的造血功能,使红细胞和血红蛋白含量增加,大剂量可使血小板增多,并能提高纤维蛋白原含量,缩短凝血时间;能使中性粒细胞数目增加,但却抑制其游走、吞噬、消化及糖酵解等功能,减弱对炎症区的浸润与吞噬作用。还可减少血液中淋巴细胞、单核细胞、嗜酸性粒细胞、嗜碱性粒细胞等的数量。

(3)中枢兴奋作用 糖皮质激素可提高中枢的兴奋性,长期大量应用可出现欣快、激动、失眠等症状,甚至诱发精神失常。此外,还能降低大脑的电兴奋阈,促使癫痫样发作。大剂量可致儿童惊厥。

(4)消化系统 糖皮质激素能促进胃酸、胃蛋白酶分泌,增进食欲,促进消化,大剂量应用可诱发和加重溃疡。

(5)骨骼 长期大剂量应用糖皮质激素,可抑制成骨细胞活力,减少骨胶原合成,促进胶原和骨基质分解,使骨质形成发生障碍,因此可致骨质疏松。

(6)心血管系统 糖皮质激素能增强血管对其他活性物质的反应性。

【临床应用】

1. 替代疗法 用于急、慢性肾上腺皮质功能减退综合征(包括肾上腺危象)、腺垂体前叶功能减退以及肾上腺次全切术后。患者需终身服用生理剂量的糖皮质激素,必要时补充盐皮质激素。

2. 严重感染或炎症

(1)严重急性感染 主要用于中毒性感染或同时伴休克者。如中毒性菌痢、中毒性肺炎、流行性暴发型脑炎、重症伤寒、猩红热及败血症等,在应用足量有效抗菌药物治疗感染的同时,可以应用大剂量糖皮质激素作为辅助治疗,可减轻中毒反应,缓解症状,有利于争取时间,进行抢救。病毒性感染一般不用激素,因为目前缺乏有效的抗病毒药物,使用本品可降低机体的防御能力,可能加重感染。但当病毒性感染所致病变和症状严重威胁患者生命时,如重症肝炎、流行性腮腺炎、麻疹和乙型脑炎等,也可应用糖皮质激素起到缓解症状作用。

对于各种渗出性结核病,如结核性脑膜炎、胸膜炎、心包炎等,在早期应用抗结核药物的同时,短期适量使用糖皮激素治疗,可迅速退热,减少炎性渗出,消退积液,并减少愈合过程中发生的纤维组织增生和粘连,减少后遗症。

(2)防治某些炎症后遗症 对结核性脑膜炎、结核性胸膜炎、风湿性心瓣膜炎、损伤性关节炎、脑炎、心包炎及烧伤等重要脏器感染,早期应用糖皮质激素可减少粘连和瘢痕形成,防止发生后遗症。对某些眼部炎症如虹膜炎、角膜炎、视网膜炎、视神经炎等,应用糖皮质激素后可迅速消炎止痛,防止角膜浑浊和瘢痕粘连。

3. 自身免疫性疾病、过敏性疾病及器官移植排斥反应

(1)自身免疫性疾病 对风湿热、风湿性及类风湿性关节炎、风湿性心肌炎、全身性红斑狼疮、结节性动脉周围炎、肾病综合征和自身免疫性贫血等自身免疫性疾病,应用糖皮质激素可缓解症状,但停药后易复发,所以不宜单用,一般应采取综合疗法。

(2)过敏性疾病 对如荨麻疹、枯草热、血管神经性水肿、过敏性鼻炎、支气管哮喘、过敏性休克等过敏性疾病,主要应用抗组胺药和肾上腺素受体激动药等治疗。若疗效不佳,或病情严重时,可选用糖皮质激素作辅助治疗,能迅速缓解过敏症状,减轻组织损害。

(3)器官移植排斥反应 糖皮质激素可用于器官移植如心、肝、肾移植时的异体排斥反应。慢性排斥反应常以泼尼松与硫唑嘌呤联用,可提高疗效,减少两者用量。急性排斥反应,可用大剂量氢化可的松静脉滴注,待排斥反应控制后再逐渐减少剂量,改为口服。

4. 抗休克治疗 糖皮质激素可用于各种休克的治疗。治疗感染中毒性休克,在应用足量、有效抗菌药物的同时,可及早、短期、突击应用大剂量的糖皮质激素,症状控制后即可停药。治疗过敏性休克,首选肾上腺素,糖皮质激素为次选药物,可于病情严重或发展较快时选用。治疗低血容量性休克,在补充血容量后疗效不佳时,可考虑应用超大剂量的糖皮质激素。对心源性休克,须结合病因治疗。

5. 血液病　糖皮质激素可用于治疗急性淋巴性白血病、再生障碍性贫血、粒细胞减少症、血小板减少症、过敏性紫癜等,能有效控制症状,但停药后易复发。

6. 局部应用　治疗接触性皮炎、湿疹、肛门瘙痒、牛皮癣等疾病,可用氢化可的松、泼尼松或氟轻松等软膏、霜剂、洗剂等局部用药。治疗眼前部的炎症,如结膜炎、虹膜炎也可选用氢化可的松等药物局部应用。

【不良反应】

1. 长期大剂量用药的不良反应

(1) 医源性肾上腺皮质功能亢进　过量糖皮质激素可导致物质代谢和水盐代谢紊乱,表现为向心性肥胖、满月脸、水牛背、痤疮、多毛、浮肿、低血钾、高血压、糖尿病等,即柯兴氏综合征。一般停药后可自行消失。必要时可加用抗高血压药、抗糖尿病药等治疗,补充氯化钾,采取低盐、低糖、高蛋白饮食。应定期监测电解质含量。

(2) 诱发或加重感染　长期用药可降低自身防御机能,诱发感染或使潜在病灶扩散,特别对原有疾病已使抵抗力减弱的患者,如白血病、肾病综合征、肝硬化患者更易发生。故须严格掌握其适应证,并适当地与化学治疗药物合用。此外,长期用药可促使结核病灶扩散、恶化或急性发作。对疑有潜在的结核病者,应用本药前应先做结核菌素试验,排除潜在的结核病。

(3) 诱发或加重溃疡　糖皮质激素使胃酸、胃蛋白酶分泌增加,抑制胃黏液分泌,降低胃黏膜的抵抗力,诱发溃疡,同时因能抑制组织的修复能力,可使已有胃、十二指肠溃疡加重,甚至造成消化道出血或穿孔。可于餐时给药,或与牛奶同服;注意有无胃部疼痛、食欲缺乏、胃酸增高症状,定期做大便隐血实验。必要时调整用量或停药对症处理,也可在服用本药同时给予胃黏膜保护药加以预防。

(4) 心血管系统并发症　长期用药可因水钠潴留和血脂升高引起高血压、动脉粥样硬化。

(5) 骨质疏松、肌肉萎缩、伤口愈合迟缓等　与糖皮质激素促进蛋白质分解、抑制其合成、增加钙、磷排泄有关。糖皮质激素可引起骨质疏松,多见于儿童、绝经期妇女和老人;严重者可发生自发性骨折。应注意补充蛋白质、维生素 D 和钙盐。长期使用可引起骨坏死。糖皮质激素可抑制生长激素分泌和造成负氮平衡,影响儿童生长发育,故对小儿应定期监测生长和发育情况。应注意有无背痛、腰痛或其他部位骨痛,防止发生骨折或肱或股骨头缺血性坏死;有无延迟不愈的伤口、皮肤破损、炎症等,防治掩盖感染症状,一旦出现可用维生素 A 对抗。

(6) 糖尿病　长期使用可造成糖代谢紊乱,约 50% 患者出现糖耐量受损或类固醇性糖尿病。应定期检查血糖、尿糖或进行糖耐量实验。与降血糖药如胰岛素合用时,应适当调整后者剂量。

(7) 精神神经症状　可引起欣快、激动、不安、失眠、谵妄、定向力障碍、抑郁等症状,有癫痫或精神病史者禁用或慎用。用药期间应注意有无情感、情绪、行为、睡眠及精神状态的异常改变,特别是对原有精神病者应更加注意。

2. 停药反应

(1) 医源性肾上腺皮质功能不全　长期持续给药患者,若减量过快或突然停药,可引起肾上腺萎缩和皮质功能不全。这是由于长期大量使用激素反馈性抑制了下丘脑—垂体—肾上腺轴,使 ACTH 分泌减少,肾上腺皮质废用性萎缩,功能减退所致。少数患者特别是感染、创伤、手术等严重应激情况的患者,可发生肾上腺危象。防治方法:停药时须缓慢减量,不可骤然停药;停用糖皮质激素后连续应用 ACTH 一周左右;在停药 1 年内如遇应激情况,应及时给予足量的糖皮质激素。

（2）反跳现象 长期应用糖皮质激素者减量过快或突然停药,原有疾病症状复发或加重,可能是由于患者对激素产生了依赖性或症状尚未充分控制。此时,需加大剂量,重新治疗,待症状控制后,再缓慢减量至停药。

3. 其他 严重的精神病或癫痫、活动性消化性溃疡、新近胃肠吻合术、骨折、创伤修复期、角膜溃疡、肾上腺皮质功能亢进、严重的高血压、动脉粥样硬化、水肿、心肾功能不全、糖尿病、孕妇、抗菌药物不能控制的细菌或真菌感染等患者禁用或慎用。

【用法与疗程】

1. 大剂量冲击疗法 适用于抢救危重病例,如严重中毒性感染及各种休克。常用氢化可的松静脉滴注,首次剂量 0.2～0.3 g,一日量可达 1 g 以上,以后逐渐减量,疗程 3～5 d。

2. 常量长期疗法 适用于结缔组织病、肾病综合征、中心性视网膜炎、各种恶性淋巴瘤、淋巴细胞性白血病等。常用泼尼松口服,开始 10～20 mg/d,3 次/d,产生疗效后,逐渐减至最小维持量,持续数月。

糖皮质激素的分泌具有昼夜节律性,每日上午 8～10 时为全天分泌高峰,随后逐渐下降,至午夜零时达全天低谷,这是由于 ACTH 分泌的昼夜节律性引起。临床用药依据该节律进行,以减少对肾上腺皮质功能的影响。目前维持量有两种给法:① 每日晨给药法:即每日早晨 7～8 时一次给予全天剂量,宜用短效制剂,如可的松、氢化可的松等。② 隔日晨给药法:即每隔一日早晨 7～8 时给药,将两日总药量一次顿服,宜用中效制剂,如泼尼松,泼尼松龙等。

3. 小剂量替代疗法 适用于治疗急、慢性肾上腺皮质功能不全综合征(包括肾上腺危象、艾迪生病)、腺垂体前叶功能减退及肾上腺次全切除术后的病人。一般用维持量,口服可的松 12.5～25 mg/d 或氢化可的松 10～20 mg/d。

30.2　盐皮质激素类药物

盐皮质激素主要有醛固酮(aldosterone)和去氧皮质酮(desoxycortone)。

【体内过程】 醛固酮在肠内不易吸收,肌内注射后吸收良好,血浆蛋白结合率为 70%～80%。迅速在肝脏代谢失活,无蓄积作用。去氧皮质酮在肠内不易吸收,而且易被破坏,在体内代谢转化为孕二醇,从肾脏排泄。

【药理作用及机制】 盐皮质激素对维持机体正常的水盐代谢具有重要作用。主要作用于肾脏远曲小管,促进 Na^+、Cl^- 的重吸收和 K^+、H^+ 的排出,具有潴 Na^+、排 K^+ 的作用。在增加细胞外液容积及 Na^+ 浓度的同时,还可降低细胞外液 K^+ 浓度。其糖皮质激素样作用弱,仅为可的松的 1/3。

【临床应用】 与糖皮质激素类药物合用作为替代疗法,治疗慢性肾上腺皮质功能减退症,补充因皮质功能减退引起的盐皮质激素分泌不足,使水、电解质恢复平衡。

【不良反应】　长期大量应用可引起水、钠潴留、低血钾、高血压、心脏扩大等。

30.3　促皮质素及皮质激素抑制剂

一、促皮质素

促皮质素(corticotropin)即促肾上腺皮质激素(adrenocorticotropic hormone,ACTH),是一种由 39 个氨基酸组成的多肽,由腺垂体嗜碱细胞合成和分泌,并受下丘脑促皮质素释放激素(CRH)调控。促皮质素的生理活性主要依赖于前 24 个氨基酸残基,氨基酸残基 25~39 则主要与其免疫原性有关。人工合成的促皮质素仅有 24 个氨基酸残基,免疫原性明显降低,故过敏反应显著减少。药用 ACTH 多从家畜腺垂体中提取制得,可引起过敏反应。

【体内过程】　口服易被消化酶破坏,只能注射给药。血浆 $t_{1/2}$ 为 15 min。

【药理作用及机制】　促皮质素对维持肾上腺正常形态和功能具有重要作用。在肾上腺皮质功能完好的情况下,促皮质素可促进肾上腺皮质合成和分泌糖皮质激素,但作用缓慢,用药 2 h 后肾上腺皮质才开始分泌氢化可的松;作用强度亦有限,注射促皮质素后,每日氢化可的松的最高分泌量为 250 mg。促皮质素缺乏,将引起肾上腺皮质萎缩,分泌功能减退。

【临床应用】　主要用于长期应用糖皮质激素治疗后撤药,以促进肾上腺皮质功能的恢复,或用于诊断腺垂体前叶—肾上腺皮质功能。

【不良反应】　可引起皮肤色素沉着,并可产生发热、皮疹、血管神经性水肿等过敏反应,偶可发生过敏性休克。消化道反应少见。长期大剂量应用,可引起代谢紊乱、痤疮、多毛、负氮平衡、骨质疏松、儿童生长抑制、高血压、糖尿病、欣快感、失眠、头痛、精神异常等。结核病、高血压、糖尿病、血管硬化症、胃溃疡等患者及孕妇慎用。

二、皮质激素抑制剂

米托坦

米托坦(mitotane,双氯苯二氯乙烷)与杀虫剂滴滴涕(DDT)属同一类化合物。

【体内过程】　口服可以吸收,分布广泛。给药量的 25% 为水溶性代谢产物,由肾脏排泄;60% 以原形由粪便排泄。可蓄积于脂肪组织,停药后 6~9 周,在血浆中仍能检测到微量原型药物。

【药理作用及机制】　米托坦能选择性地作用于肾上腺皮质细胞,损伤肾上腺皮质正常细胞或瘤细胞,使肾上腺皮质束状带和网状带细胞萎缩、坏死,用药后血中肾上腺皮质类固醇及其代谢产物迅速减少。但对球状带不敏感,故不影响醛固酮的分泌。

【临床应用】　用于肾上腺皮质癌不宜手术切除者或切除后复发者及皮质癌术后作辅助治疗。

【不良反应】　可有厌食、恶心、腹痛、皮疹、嗜睡、乏力、中枢抑制、运动失调等反应,减少剂量后症状可消失。严重肾上腺功能不全时患者出现休克或严重的创伤,可给予糖皮质激素类药物。

美替拉酮

美替拉酮(metyrapone,甲吡酮)能抑制胆固醇合成皮质激素过程中的 11-β 羟化酶,抑制 11-β 羟化反应,使 11-去氧皮质酮不能转化为皮质酮,11-去氧皮质醇不能转化为氢化可的松,干扰体内糖皮质激素的合成。可反馈性促进 ACTH 分泌,导致 11-去氧皮质酮、11-去氧氢化可的松代偿性增加,故尿中 17-类固醇的排泄相应增加。

临床用于治疗肾上腺皮质肿瘤、产生 ACTH 的肿瘤所致肾上腺皮质功能亢进症以及皮质癌;还可用于垂体释放 ACTH 功能试验。

不良反应较少,可有眩晕、消化道反应等,也可引起高血压和低钾性碱中毒。较大剂量易诱发肾上腺皮质功能不全。

制剂与用法

〖1〗醋酸可的松(cortisone acetate)　片剂:5 mg、25 mg。注射剂,25 mg。口服:开始 75～300 mg/d,3～4 次/d,维持量 25～50 mg/d。肌内注射:25～125 mg/次,2～3 次/d。替代疗法:口服:12.5～37.5 mg/d,2 次/d;

〖2〗氢化可的松(hydrocortisone)　片剂:10 mg、20 mg。注射剂:10 mg/2 mL、25 mg/5 mL、50 mg/10 mL、100 mg/20 mL。软膏:0.5%～2.5%,外用。口服:开始 20～40 mg/次,3～4 次/d,维持量 20～40 mg/d。静脉滴注:100～200 mg/次或更多,1～2 次/d。临用时用等渗氯化钠注射液或 5% 葡萄糖注射液 500 mL 稀释。替代疗法:口服:10～15 mg/次,2 次/d。

〖3〗氢化可的松琥珀酸钠酯(hydrocortisone sodium succinate)　注射剂:50 mg/瓶。以注射用水 2 mL 溶解,肌内或静脉注射;如不透明,则不能用。135 mg 相当于氢化可的松 100 mg。

〖4〗醋酸泼尼松(prednisone acetate)　片剂:5 mg。口服:开始 5～15 mg/次,3～4 次/d,维持量 5～10 mg/d。

〖5〗泼尼松龙(prednisolone)　片剂:5 mg。注射剂:10 mg/2 mL。混悬液:125 mg/5 mL。口服:开始 5～10 mg/次,3～4 次/d,维持量 5 mg/d。静脉滴注:10～20 mg/次,溶于 5% 葡萄糖注射液 50～500 mL 中应用。局部注射或关节腔、滑膜腔内注射混悬液。

〖6〗甲泼尼松龙(methylprednisolone)　片剂:2 mg、4 mg。口服:开始 4～10 mg/次,4 次/d,维持量 4～8 mg/d。注射用其琥珀酸钠酯,53 mg 相当于甲泼尼龙 40 mg。

〖7〗地塞米松(dexamethasone)　片剂:0.5 mg、0.75 mg。注射剂:1 mg/mL、2 mg/mL、5 mg/mL。口服:开始 0.75～1.5 mg/次,3～4 次/d,维持量 0.5～0.75 mg/d。肌内注射或加入 5% 葡萄糖注射液 500 mL 静脉滴注:5～10 mg/次,1～2 次/d。

〖8〗曲安西龙(triamcinolone)　片剂:2 mg、4 mg、8 mg。注射剂:40 mg/mL、125 mg/5 mL、200 mg/5 mL。软膏、霜剂:0.1%,外用。口服:开始 8～40 mg/d,1～3 次/d,维持量 4～8 mg/d。肌内注射:40～80 mg/次,1 次/w。关节腔内或皮损部位注射:10～25 mg/次,2 次/w。

〖9〗倍他米松(betamethasone)　片剂:0.5 mg。口服:开始 1.5～2.0 mg/d,3～4 次/d,维持量,0.5～1 mg/d。

〖10〗醋酸氟轻松(fluocinolone acetonide acetate)　软膏、霜剂、洗剂:0.01%～0.025%,3～4 次/d,外用。

〖11〗氟氢可的松(fludrocortisone)　软膏:0.1%~0.25%,2~3 次/d,外用。

〖12〗促皮质素(corticotrophin,ACTH)　注射剂:25 U/支、50 U/支。5~25 U/次,1 次/d,溶于生理盐水于 8 h 内静脉滴注。肌内注射,25~50 U/次。

〖13〗米托坦(mitotan)　片剂:50 mg/片。口服:2~3 g/次,3 次/d,渐减至 1 g/次,3 次/d,维持数月。

〖14〗美替拉酮(metyrapone)　片剂:25 mg。口服:750 mg/次,6 次/d。

（熊莺　杨解人）

第31章　甲状腺激素及抗甲状腺药

甲状腺激素[基]（thyriod hormone）是由甲状腺合成与分泌的重要生理激素，它是维持机体正常代谢、促进生长发育和控制基础代谢所必需的激素，包括甲状腺素（thyroxine，T_4）和三碘甲状腺原氨酸（tri-iodothyronine，T_3）。正常人每日释放 T_4 与 T_3 量分别为 70～90 μg 及 15～30 μg，分泌过少过多均可致疾病。分泌过少，可引起甲状腺功能低下（hypothyroidism），需补充甲状腺激素；分泌过多则引起甲状腺功能亢进症（hyperthyroidism），可采用手术与放射疗法，也可用抗甲状腺药控制甲亢症状。

31.1　甲状腺激素

【甲状腺激素的合成、贮存、分泌与调节】

1. 合成、贮存与分泌　T_3、T_4 在体内的合成与贮存是在甲状腺球蛋白（TG）上进行，其过程如下：① 血液循环中的碘化物被甲状腺细胞的碘泵主动摄取。② 碘化物在过氧化物酶的作用下被氧化成活性碘或氧化碘中间产物（I^+）。活性碘与 TG 上的酪氨酸残基结合，生成一碘酪氨酸（MIT）和二碘酪氨酸（DIT）。③ 在过氧化物酶作用下，一分子 MIT 和一分子 DIT 偶联生成 T_3，二分子 DIT 偶联成 T_4。合成的 T_3、T_4 贮存于滤泡腔内的胶质中。④ 在蛋白水解酶作用下，TG 分解并释出 T_3、T_4 进入血液。

2. 甲状腺激素的调节　甲状腺激素的合成和释放受下丘脑—垂体系统和甲状腺自身的调节。下丘脑释放促甲状腺激素释放激素（thyrotropin-releasing hormone，TRH），作用于垂体，促进合成和分泌促甲状腺激素（thyroid-stimulating hormone，TSH），TSH 作用于甲状腺，促进甲状腺激素合成和释放。其作用主要有以下 3 方面：① 与甲状腺细胞膜上的特异性受体结合，通过激活腺苷酸环化酶，促进 cAMP 的生成，加快细胞分裂，使甲状腺体增大，血管增生，增强甲状腺合成激素的能力。② 促进碘摄取和酪氨酸碘化，增加甲状腺激素合成。③ 增强甲状腺蛋白水解酶活性，促进甲状腺球蛋白水解，促进 T_3、T_4 释放。若血液中游离 T_3、T_4 浓度增高，能反馈性抑制垂体 TSH 合成和分泌，维持甲状腺激素分泌的动态平衡。缺碘时甲状腺激素水平降低，反馈抑制作用减弱，TSH 分泌增多，引起甲状腺增生，导致单纯性甲状腺肿（图 31-1）。

【体内过程】　药用 T_3、T_4 口服易吸收，生物利用度分别为 50％～75％ 和 90％～95％。T_3 与血浆蛋白的亲和力低于 T_4，游离浓度为 T_4 的 10 倍，因此 T_3 起效快、作用强、消除快、作用时间短，$t_{1/2}$ 为 2 d，是甲状腺激素的主要作用形式。T_4 血浆蛋白结合率高，游离型少，作用慢而弱，但维持作用时间长，$t_{1/2}$ 为 5 d，是甲状腺激素的主要贮存形式。外周组织中 T_4 通过脱碘可以转化为 T_3。甲状腺激素主要在肝、肾线粒体内脱碘，与葡萄糖醛酸或硫酸结合后通过肾脏排出体外。甲状腺激素可通过胎盘与进入乳汁,妊娠和哺乳期妇女应慎用。

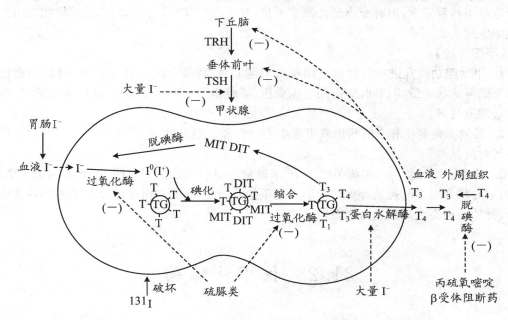

图 31-1　甲状腺激素的合成、贮存、分泌、调节与抗甲状腺药作用部位

【药理作用及机制】　血中游离的 T_3、T_4,可进入细胞核,与核内甲状腺激素受体结合,启动靶基因转录,促进 mRNA 形成,加速有关蛋白质及酶的合成,产生效应。此外,在细胞膜、线粒体、核蛋白体上也有甲状腺激素受体。甲状腺激素与此受体结合,可产生"非基因作用",影响转录后过程、能量代谢及膜转运功能,如增加葡萄糖、氨基酸摄入细胞,酶活性增强等。

1. 维持生长发育　甲状腺激素为人体正常生长发育所必需,尤其对神经系统的生长发育具有重要影响,若分泌不足或过量都可引起疾病。甲状腺激素分泌不足,可使儿童生长发育迟缓,智力低下,身材矮小,导致呆小病(克汀病),成人甲状腺功能不全可引起黏液性水肿。

2. 促进代谢与提高基础代谢率　甲状腺激素能促进物质氧化,增加氧耗,提高基础代谢率,使产热增多,甲状腺功能亢进时有畏热、多汗等症状。甲状腺激素还能促进葡萄糖吸收,促进糖原分解和糖原异生,但由于氧化增加,所以血糖升高并不明显。

3. 提高交感—肾上腺系统的敏感性　甲状腺激素可提高机体对儿茶酚胺类的敏感性,使心律加快、心肌收缩力加强、心排血量增加。甲状腺功能亢进时可出现神经过敏、情绪激动、急躁、失眠、震颤、心律加快、心输出量增加、血压增高等症状。

【临床应用】　甲状腺激素主要用于甲状腺功能低下的替代补充疗法。

1. 呆小病　此类患者功能减退始于胎儿期或新生儿期,若尽早诊治,发育仍可恢复正常。若治疗过晚,则智力持续低下,需终身治疗。

2. 黏液性水肿　一般服用甲状腺片,从小量开始,逐渐增大至足量。剂量不宜过大,以免增加心脏负担。垂体功能低下的病人宜先用皮质激素再给予甲状腺激素,以防发生急性肾上腺皮质功能不全。黏液性水肿昏迷者必须立即静注大量 L-T_4(左旋甲状腺素),以后每日给 50 μg,待患者苏醒后改为口服。

3. 单纯性甲状腺肿 应根据不同病因选用药物,因缺碘所致者应补碘,病因不详者可给予适量甲状腺激素,以补充内源性激素不足,并可抑制 TSH 过多分泌,缓解甲状腺组织代偿性增生肥大。

【不良反应】

1. 甲状腺功能亢进 长期过量用药可引起心悸、震颤、多汗、体重减轻、神经兴奋性升高和失眠等症状。给药期间,应定期监测血压、清晨体温及甲状腺功能,及时调整剂量,防止用药过快或过量。

2. 其他 在老年和心脏病患者可发生心绞痛和心肌梗塞,此时应立即停药并用 β 受体阻断药对抗。

3. 禁忌证 对急性二尖瓣关闭不全、未治愈的甲状腺功能减退症、肾上腺功能不全、糖尿病、冠心病及对本品过敏等患者禁用。老年患者、心绞痛或高血压以及其他循环系统疾病患者、肾功能损害或局部缺血患者慎用。

31.2 抗甲状腺药

抗甲状腺药是指能干扰或减少甲状腺激素合成与分泌,可用于治疗甲状腺功能亢进的药物。临床上常用的抗甲状腺药有硫脲类、碘和碘化物、放射性碘以及 β 受体阻断药四类。

一、硫脲类

硫脲类可分为两类:① 硫氧嘧啶类,包括甲硫氧嘧啶(methylthiouracil,MTU)、丙硫氧嘧啶[基](propylthiouracil,PTU);② 咪唑类,包括甲巯咪唑[基](thiamazole,他巴唑)、卡比马唑(carbimazole,甲亢平)。

【体内过程】 硫氧嘧啶类口服吸收迅速,约 2 h 血药浓度达到峰值,生物利用度约为 80%。血浆蛋白结合率约为 75%。本类药物可分布于全身组织,以甲状腺组织中药物浓聚较高,易透过胎盘屏障,可进入乳汁。主要在肝脏代谢,约占 60%,其余与葡萄糖醛酸结合后随尿液排出,丙硫氧嘧啶 $t_{1/2}$ 为 2 h。甲巯咪唑 $t_{1/2}$ 为 6～13 h,但在甲状腺组织中药物浓度可维持 16～24 h,其疗效与甲状腺内药浓有关。卡比马唑需在体内转化为甲巯咪唑后才产生药理作用,故显效较慢。

【药理作用及机制】 本类药物主要抑制甲状腺激素的合成,作用相同,而强度各异。咪唑类作用强于硫氧嘧啶类。

1. 抑制甲状腺激素合成 通过抑制过氧化物酶中介的酪氨酸碘化及耦联,从而抑制甲状腺激素的生物合成,药物本身则作为过氧化物酶的底物被碘化。本类药物不影响已合成的甲状腺激素释放,对已合成的激素也无拮抗作用,需待已合成的激素完全消耗后才能充分显效。用药后 2～3 周甲亢症状开始减轻,用药 1～3 个月基础代谢率才能逐渐恢复正常。

2. 抑制 T_4 转化为 T_3 丙硫氧嘧啶能抑制外周 T_4 转化为 T_3,迅速降低血清 T_3 水平。为重症甲亢、甲状腺危象患者首选药物。

3. 免疫抑制作用 目前认为,甲亢发病与自体免疫异常有关,硫脲类轻度抑制免疫球蛋白生成,使血循环中甲状腺刺激性免疫球蛋白(thyroid stimulating immunoglobulin,TSI)

下降,因此对甲亢患者除能控制高代谢症状外,对病因也有一定的治疗作用。

【临床应用】

1. 甲亢治疗　适用于轻症、不宜手术和放射性碘(^{131}I)治疗者,如儿童、青少年、手术后复发而不适于^{131}I治疗等病例。开始可给予大剂量,以求最大限度抑制甲状腺激素合成,给药$1\sim3$个月,当临床症状明显减轻,基础代谢率接近正常,T_3、T_4恢复正常水平,药量可递减,直至维持量,维持治疗$1\sim2$年。

2. 甲亢手术前准备　对适宜手术治疗的甲亢患者,术前应先用硫脲类药物,使甲状腺功能恢复或接近正常,以减少手术麻醉时及术后并发症,防止术后发生甲状腺危象。但用药使患者甲状腺激素水平下降,可反馈性促进垂体分泌 TSH,导致甲状腺组织代偿性充血、增生、变软,增加手术困难,所以应在手术前 2 周加服碘剂,以利手术进行及减少出血。

3. 甲状腺危象治疗　甲状腺危象患者可因高热、虚脱、心力衰竭、肺水肿、电解质平衡紊乱而死亡。除应用大剂量碘以及综合措施进行治疗外,还可应用大剂量硫脲类药物,如丙硫氧嘧啶,以减少甲状腺激素的合成。用药剂量一般约为治疗量的 2 倍,疗程不超过一周。

【不良反应】

1. 常见的不良反应　有瘙痒、药疹等过敏反应,多数不需停药即可消失。

2. 严重不良反应　有粒细胞缺乏症,甲巯咪唑可使凝血酶原时间延长,并使血清碱性磷酸酶、门冬氨酸氨基转移酶(AST)和丙氨酸氨基转移酶(ALT)增高,还可能引起血胆红素及血乳酸脱氢酶升高。一般出现在用药后的 $2\sim3$ 个月内,故用药期间应定期检查血象及肝功能。用药及甲亢本身都可能引起白细胞总数降低,应注意予以鉴别。

3. 本类药物长期应用　可使血清甲状腺激素水平显著下降,反馈性增加 TSH 分泌而引起腺体代偿性增生,腺体增大、充血,重者可产生压迫症状。

4. 其他　可见发热、关节与肌肉疼痛、淋巴结肿大。若出现严重皮疹或颈部淋巴结肿大,应停止用药。甲状腺癌、结节性甲状腺肿合并甲状腺功能亢进、孕妇、哺乳期妇女禁用。外周白细胞偏低与肝功能异常患者慎用。

二、碘及碘化物

碘化钾(potassium iodide)、碘酸钠(sodium iodate)、复方碘溶液(compound iodine solution,Lugol's solution,卢戈液)

【药理作用及机制】　碘和碘化物是治疗甲状腺疾病最古老的药物,它们对甲状腺的作用,随用药剂量不同而不同。

1. 小剂量碘参与甲状腺激素合成　碘是合成甲状腺激素的原料,缺碘时甲状腺激素合成减少,可反馈性促进 TSH 分泌,使甲状腺组织增生肥大。长期缺碘轻则引起单纯性甲状腺肿,重则导致甲状腺功能减退。

2. 大剂量碘具有抗甲状腺作用　大剂量碘主要抑制甲状腺激素释放而产生抗甲状腺作用。与抑制甲状腺蛋白水解酶,使 T_3、T_4 不能从甲状腺球蛋白解离、释放有关;同时,对过氧化物酶也有一定的抑制作用,抑制甲状腺激素的合成;此外,能抑制 TSH 对甲状腺组织的增生作用,用药后使腺体缩小、变硬、血管减少。应当指出大剂量碘抗甲状腺作用具有时间性,用药 $1\sim2$ d 后起效,$10\sim15$ d 达到最大效应,若继续用药,反使碘的摄取受抑制,导致细胞内碘离子浓度降低,即可失去了其抑制激素合成的作用,甲亢又可复发,故碘化物不能单独用于甲亢治疗。

【临床应用】

1. 防治单纯性甲状腺肿　在食盐中按($1/10^4$)～($1/10^5$)比例加入碘化钠或碘化钾，可有效地预防缺碘引起的单纯性甲状腺肿。单纯性甲状腺肿早期病例用碘化钾（$10\ mg/d$）或复方碘溶液（$0.1～0.5\ mL/d$）治疗，必要时合用甲状腺制剂以抑制甲状腺代偿性增生肥大。早期病例疗效较好，晚期病例疗效较差。若腺体太大或有压迫症状者，应考虑手术治疗。

2. 治疗甲状腺危象　将碘化物加入 10% 葡萄糖溶液中静脉滴注，作用快而强，$24\ h$ 即可发挥疗效。或服用复方碘溶液，在 2 周内逐渐停服，需同时服用硫脲类药物。

3. 甲亢术前准备　一般在术前 2 周给予复方碘溶液，使甲状腺组织退化、血管减少、腺体缩小变韧，利于手术进行和减少出血。

【不良反应】

1. 一般反应　有咽喉不适、口内金属味、呼吸道刺激等症状以及结膜炎、唾液腺肿大，停药后可恢复。

2. 过敏反应　多于用药后即刻或数小时内发生，表现为皮疹、发热、皮炎、血管神经性水肿，严重者喉头水肿、窒息。一般停药可消退，加服食盐和增加饮水量可促进碘排泄。

3. 慢性碘中毒　表现为口腔及咽喉部烧灼感、唾液分泌增加、鼻炎和眼结膜刺激症状。

4. 甲状腺功能紊乱　碘缺乏可引起甲状腺肿大或甲状腺功能减退，而碘摄入过多也可引起甲状腺肿大或甲状腺功能减退；长期大量应用还可诱发甲亢。

5. 禁忌证　对碘过敏患者及浸润者肺结核患者禁用。孕妇、哺乳妇、婴幼儿及肺结核、气管炎、肺水肿、肾功能不良、高血钾、口腔疾病患者慎用。

三、放射性碘

临床应用的放射性碘（radioiodine）是 ^{131}I，$t_{1/2}$ 为 $8\ d$。

【药理作用及机制】　甲状腺具高度摄碘能力，^{131}I 被其摄取，并在组织内产生射程约 $2\ mm$ 的 β 射线（占 99%），使辐射作用只限于甲状腺内，破坏甲状腺实质，使腺泡上皮破坏、萎缩、分泌减少；尚可抑制甲状腺内淋巴细胞的抗体生成。^{131}I 还产生 γ 射线（占 1%），可在体外测得，用作甲状腺摄碘功能测定。

【临床应用】

1. 甲状腺功能亢进治疗　适用于不宜手术或手术后复发及硫脲类无效或过敏者。一般用药一个月见效，3～4 个月甲状腺功能恢复正常。

2. 甲状腺功能检查　小剂量 ^{131}I 可用于检查甲状腺功能。甲亢患者摄碘率增高，峰值时间前移；反之，摄碘率降低，峰值时间后延。

【不良反应】

1. 早期不良反应　主要有恶心、呕吐、头晕、乏力；少数病人有皮疹和瘙痒，一般较轻，可自行消失；部分病人可出现一过性甲亢症状加重、放射性甲状腺炎甚至诱发危象、突眼恶化等。

2. 晚期并发症　主要是一过性甲状腺功能减低，为甲状腺激素合成分泌或生理效应不足所致。

3. 其他　提醒患者服药前一晚禁食，口服 ^{131}I 后 $2\ h$ 方可进食以及服药后 $48\ h$ 尽量多饮水。用药前后一月内禁用碘剂、溴剂、抗甲状腺药物。用药后半年内应逐月随访。

4. 禁忌证　^{131}I 不宜用于下列情况：① 妊娠、哺乳期妇女。② 年龄小于 20 岁的甲亢患者，尤其是女性患者。③ 严重心、肝、肾功能衰竭或活动性结核患者。④ 外周血白细胞小于 $3×10^9$/L 或中性粒细胞小于 $1.5×10^9$/L 者。⑤ TSH 依赖性甲亢。⑥ 甲亢危象。⑦ 甲状腺摄碘不能或摄碘功能低下者。

四、β 受体阻断药

常用药物有普萘洛尔、阿替洛尔、美托洛尔等。

【**药理作用及机制**】　甲亢患者有交感神经兴奋症状，而交感神经兴奋又可增加甲状腺激素分泌。本类药物通过阻断 β 受体而改善甲亢症状，减少激素分泌；还可抑制外周 T_4 脱碘转化为 T_3，起效较快，能迅速改善甲亢患者心律加快、心肌收缩力增强等交感神经兴奋的表现。

【**临床应用**】

1. 甲状腺功能亢进和甲状腺危象　作为辅助药用于控制症状，与硫脲类药物合用疗效显著。尤其适用于硫脲类、^{131}I 治疗疗效尚未显现前的辅助治疗。甲状腺危象时静脉注射本类药物，能帮助患者渡过危险期。

2. 甲状腺手术前准备　术前 1~2 周应用本类药物，可使腺体不增大、不变脆、不易撕裂、有利于手术。与硫脲类药物合用疗效迅速而显著。

【**不良反应**】　主要注意本类药的心血管系统和气管平滑肌等的不良反应，如甲亢伴有充血性心力衰竭禁用。详见第 10 章。

制 剂 与 用 法

〖1〗甲状腺（thyroid）　片剂：10 mg、40 mg、60 mg。口服：开始为 10~20 mg/d，逐渐增加，维持量一般为 40~120 mg/d，少数病人需 160 mg/d。婴儿及儿童替代量：1 岁以内 8~15 mg；1~2 岁 20~45 mg；2~7 岁 45~60 mg；7 岁以上 60~120 mg。开始剂量应为替代剂量的 1/3，逐渐加量。

〖2〗碘赛罗宁（liothyronine，三碘甲状腺原氨酸钠，sodium triiodothyronine）　片剂：20 μg。成人开始 10~20 μg/d，以后渐增至 80~100 μg/d，分 2~3 次服。儿童体重在 7 kg 以下者开始 2.5 μg/d，7 kg 以上者 5 μg/d，以后每隔一周增加 5 μg/d，维持量 15~20 μg/d，分 2~3 次服。

〖3〗左甲状腺素钠（Levothyroxine Sodium）　片剂：25 μg、50 μg、100 μg。注射剂：100 μg/mL、200 μg/2 mL、500 μg/5 mL。口服：甲状腺功能减退症，初始剂量 25~50 μg/次，1 次/d，每 2 周增加 25 μg，直至完全替代剂量 100~150 μg，维持剂量 75~125 μg/d。婴儿及儿童剂量，每日替代剂量为：6 个月以内 6~8 μg/kg，6~12 个月 6 μg/kg，1~5 岁 5 μg/kg，6~12 岁 4 μg/kg；开始时应用替代剂量的 (1/3)~(1/2)，以后每 2 周逐渐增量。黏液性水肿昏迷患者，静注：初始剂量 200~400 μg，以后 50~100 μg/d，直到病人清醒改为口服。

〖4〗甲状腺素钠（sodium thyroxine）　片剂：25 μg、50 μg、100 μg。注射剂：0.1 mg（本品 0.1 mg，相当于甲状腺片 60 mg）。口服：0.1~0.2 mg/d，静脉注射 0.3~0.5 mg/d。

〖5〗丙硫氧嘧啶（propylthiouracil）　片剂：50 mg。口服：300~600 mg/d，分 3~4 次；维持量 25~100 mg/d，分 1~2 次服。小儿开始剂量每日 4 mg/kg 分次口服，维持量酌减。

〖6〗甲硫氧嘧啶(methylthiouracil) 片剂:50 mg、100 mg。开始剂量150～400 mg,分次口服,一日最大量 600 mg。病情控制后逐渐减量,维持量50～150 mg/d。小儿开始剂量每日4 mg/kg,分次口服,维持量酌减。

〖7〗甲巯咪唑(thiamazole) 片剂:5 mg。开始剂量20～60 mg/d,分3次服,维持量5～10 mg/d,服药最短不能少于1年。

〖8〗卡比马唑(carbimazole) 片剂:5 mg。15～30 mg/d,分3次服。服用4～6周后如症状改善,改用维持量,2.5～5 mg/d,分次服。

〖9〗碘化钾(potassium iodide) 片剂:5 mg。治疗单纯性甲状腺肿开始宜小剂量,10 mg/d,20 d为一疗程,连用2疗程,疗程间隔30～40 d,1～2月后,剂量可渐增大至20～25 mg/d,总疗程3～6个月。

〖10〗复方碘溶液(卢戈液,Lugol's solution) 每1 000 mL含碘50 g、碘化钾100 g,治疗单纯性甲状腺肿:0.1～0.5 mL/次,1次/d,2周为一疗程,疗程间隔30～40 d。用于甲亢术前准备:3～10滴/次,3次/d,用水稀释后服用,约服2周。用于甲状腺危象:首次服2～4 mL,以后每1～2 mL/4 h。或3～5 mL加入10%葡萄糖液500 mL中静滴。

(丁伯平)

第32章 胰岛素及口服降血糖药

糖尿病(diabetes mellitus,DM)是一组由于胰岛素分泌缺陷或在靶组织的作用减低(胰岛素抵抗)或两者同时存在所引起的糖、脂肪、蛋白质代谢紊乱,并以长期高血糖为特征的代谢性疾病。糖尿病可分为两种类型:① I 型胰岛依赖型糖尿病(insulin-dependent diabetes mellitus,IDDM),为胰岛素分泌绝对不足所致,需外源性胰岛素治疗,口服降血糖药无效;② II 型非胰岛依赖型糖尿病(non-insulin-dependent diabetes mellitus,NIDDM),占糖尿病患者总数 90% 以上,与胰岛素相对缺乏有关。目前,糖尿病尚无法根治,临床治疗目标是将患者血糖控制在正常或接近正常水平,常用药物有胰岛素和口服降糖药。

32.1 胰 岛 素

胰岛素[基](insulin)为一酸性蛋白质,分子量 56 kD,由两条多肽链组成(α、β 链),α 链含 21 个氨基酸残基,β 链含 30 个氨基酸残基,其间由两个二硫链以共价相连。药用胰岛素一般多由猪、牛胰腺提取。结构有种属差异,可作为抗原引起过敏反应。目前可通过重组 DNA 技术人工合成胰岛素,还可将猪胰岛素 β 链第 30 位的丙氨酸用苏氨酸代替而获得人胰岛素。

【体内过程】 口服易被消化酶破坏,须注射用药,皮下注射吸收快,$t_{1/2}$ 为 9~10 min,作用可维持数小时。主要在肝、肾灭活消除,经谷胱甘肽转氨酶还原二硫键,再由蛋白水解酶水解成短肽或氨基酸,也可被肾胰岛素酶直接水解。为延长其作用时间,可与碱性蛋白质结合,使等电点提高到 7.3,接近体液 pH 值,再加入微量锌使之稳定,制成中、长效制剂,因均为混悬剂,可皮下及肌内注射,不可静注(表 32-1)。

表 32-1 常用胰岛素制剂比较

分 类	制剂名称	种 类	作用时间(h)			注射途径
			生 效	峰 值	持 续	
超短效	优泌乐(humalog)	人胰岛素	立即	1~2	4~6	皮下
短效	诺和灵®R(novolin R)	人胰岛素	0.5~1	1~3	4~8	皮下、静脉、肌肉
	正规胰岛素(regular insulin)	猪胰岛素				
中效	优泌林 N(humulin N)	人胰岛素	3~4	8~12	18~24	皮下
长效	鱼精蛋白锌胰岛素(PZI)	猪胰岛素	4~6	14~20	24~36	皮下

【药理作用及机制】 胰岛素属多肽类激素,分子较大,主要作用于细胞膜受体。胰岛素

受体是由两个 α-亚单位及两个 β-亚单位组成的大分子蛋白复合物。α-亚单位在胞外,含胰岛素结合部位。β-亚单位为跨膜蛋白,其胞内部分含酪氨酸蛋白激酶。胰岛素与 α-亚单位结合,移入胞内后激活 β-亚单位上酪氨酸蛋白激酶,继而催化受体蛋白自身及胞内其他蛋白的酪氨酸残基一系列磷酸化反应,从而发挥作用。胰岛素能增加葡萄糖的转运,加速葡萄糖氧化和酵解,促进糖原合成和贮存,抑制糖原分解和异生而降低血糖。同时增加脂肪酸转运,促进脂肪合成并抑制其分解,减少游离脂肪酸和酮体生成。增加氨基酸转运和蛋白质合成,抑制蛋白质分解。

【临床应用】 胰岛素是治疗 IDDM 最主要的药物,对胰岛素缺乏的各型糖尿病均有效。主要用于Ⅰ型糖尿病和Ⅱ型糖尿病经饮食控制或用口服降血糖药未能控制者;急性或严重并发症的糖尿病酮症酸中毒及非酮症高血糖高渗性昏迷;合并重度感染、消耗性疾病、高热、妊娠、创伤以及手术的各型糖尿病。另外将胰岛素、葡萄糖与氯化钾组成合剂(GIK),用来纠正细胞内缺钾。

【不良反应】

1. 低血糖反应 剂量过大,患者进食太少、体力活动过多可出现低血糖。表现为饥饿感、出汗、心跳加快、焦虑、震颤等症状,严重者引起昏迷、惊厥及休克,甚至脑损伤及死亡。

2. 过敏反应 以牛胰岛素制剂多见,猪胰岛素与人胰岛素较接近,过敏反应较少。一般反应轻微、短暂,如局部瘙痒、红斑,少数患者可出现荨麻疹、血管神经性水肿、紫癜等全身反应,极个别患者可发生过敏性休克。

3. 胰岛素抵抗

(1)急性抵抗 常因并发感染、创伤、手术、情绪激动等应激状态。血中抗胰岛素物质增多所致,或因酮症酸中毒,血中产生大量游离脂肪酸和酮体,妨碍了葡萄糖摄取和利用所致,可在短时间内增加胰岛素剂量。

(2)慢性抵抗 指每日需用药 200 U 以上而且无并发症者。可能与胰岛素向靶部位转运异常、受体数目减少、受体亲和力下降、靶细胞膜糖转运系统失常,妨碍胰岛素作用正常发挥有关。

4. 其他 注射部位可出现脂肪萎缩,女性多于男性。用药期间应定期检查尿糖、血糖、血压及观察对药物的反应性,并及时调整用量。

32.2　口服降血糖药

常用的口服降血糖药有双胍类、磺酰脲类、α-葡萄糖苷酶抑制剂剂、餐时血糖调节剂和胰岛素增敏剂等。

一、双胍类

常用药物有甲福明[基](metformin,二甲双胍)、苯乙福明(phenformine,苯乙双胍)。

【体内过程】 口服主要在小肠吸收,甲福明生物利用度 50%～60%,口服 2 h 血药浓度达峰值。本品浓集于肠壁,为血浆浓度的 10～100 倍,肝、肾和唾液药浓为血浆药浓的 2 倍以上,不与血浆蛋白结合,以原形随尿液排泄,$t_{1/2}$约1.5 h;苯乙福明$t_{1/2}$约3 h,1/3以原形随尿液排泄。

【药理作用及机制】 本品降血糖的作用确切可靠,其机制与促进周围组织细胞对葡萄糖的利用;抑制肝糖原异生,降低肝糖输出;抑制肠壁细胞摄取葡萄糖有关。本品不促进脂肪合成并有轻度降胆固醇作用,对正常人无明显降血糖作用。

【临床应用】 主要用于Ⅱ型糖尿病患者,对肥胖型患者可作为首选药,对胰岛素依赖型糖尿病可与胰岛素联合使用,对某些磺酰脲类无效的病例有效。

【不良反应】

1. 胃肠道反应 食欲不振、恶心、呕吐、厌食、腹泻、胃痛、口中金属味等,肠溶胶囊可减轻胃肠道不良反应。

2. 其他不良反应 有乏力、疲倦、体重减轻、头晕、皮疹。大剂量可阻断三羧酸循环,导致丙酮酸在细胞内堆积,引起乳酸性酸中毒。由于糖利用不足,脂肪代谢增加,故易出现酮尿,肝、肾功能障碍者更易发生。

3. 禁忌证 肝、肾功能不全者、充血性心力衰竭、糖尿病酮症酸中毒、糖尿病昏迷、急性发热感染者、外伤及重大手术、营养不良、孕妇及哺乳期妇女等禁用。老年患者、体质虚弱及有肾上腺或垂体功能不全者慎用。

二、磺酰脲类

常用的有甲苯磺丁脲(tolbutamid)、氯磺丙脲(chlorpropamide)、格列苯脲[基](glyburide, glibenclamide)、格列吡嗪[基](glipizide)、格列齐特(gliclazide)、格列美脲[基](glimepiride)和格列喹酮(gliquidone)等。

【体内过程】 本类药物在胃肠道吸收迅速、完全,血浆蛋白结合率很高。多数药物在肝内氧化成羟基化合物,并迅速从尿中排出。甲苯磺丁脲作用弱、口服3~5 h达峰值,$t_{1/2}$为5~8 h。氯磺丙脲口服2~6 h达峰值,持续作用24~48 h,但个体差异大,个别患者作用可达数周,80%~90%由肾排出,排泄慢;$t_{1/2}$为25~60 h。其他药物药代动力学见表32-2。

表32-2 磺酰脲类药物的药代动力学参数

药 名	达峰时间 (h)	持续时间 (h)	剂 量 (mg/d)	给药次数	肾排泄率	特 点
格列苯脲	2~6	10~24	1.25~15	1~3 (餐前)	50%	作用强而持久,肝肾功能不全、进食少、饮酒者易低血糖
格列齐特	2~6	24	40~320	1~3 (餐前)	60%~70%	作用缓和,生物$t_{1/2}$较长,低血糖少而轻,适用于高龄患者
格列吡嗪	1~2	6~12	5~30	2~3 (餐前)	65%~80%	作用快而短,有促胰岛素早期分泌作用,不易发生低血糖
格列吡嗪控释片	2~16	24	5~15	1 (早餐前)	65%~80%	作用较快而持久,不易发生低血糖

续表

药　名	达峰时间（h）	持续时间（h）	剂　量（mg/d）	给药次数	肾排泄率	特　点
格列喹酮	2～3	约12	15～180	2～3（餐前）	<5%	作用缓和,95%胃肠排出,可用于肾功不全者
格列美脲	2～8	24	1～8	1（早餐前）	0.5%～6%	作用缓和,低血糖发生少,肝脏完全氧化代谢,代谢物无降血糖活性

【药理作用及机制】

1. 降血糖作用　磺酰脲类对正常人和胰岛功能尚未完全丧失者均有降糖作用,对Ⅰ型糖尿病无效。磺酰脲类可作用于胰岛β细胞膜上的磺酰脲受体及与之相偶联的ATP敏感的钾通道[$I_{k(ATP)}$]和电压依赖性的钙通道。阻滞钾外流,使细胞膜去极化,增加钙通道开放,胞外钙内流,胞内游离钙浓度增加,触发胰岛素释放。长期用药且胰岛素已恢复情况下,仍具降血糖作用。这可能与药物抑制胰高血糖素分泌,提高靶细胞对胰岛素的敏感性有关。

2. 防治微血管病变　新型磺酰脲类,如格列齐特能减少血小板黏附与聚集,降低血栓素水平,增加内皮细胞纤维蛋白溶酶原活性,从而增加纤维蛋白降解能力,减慢微血管内皮细胞的纤维增生。

3. 抗利尿作用　氯磺丙脲能促进抗利尿素分泌,增强抗利尿素的作用。

【临床应用】　用于胰岛功能尚存的 NIDDM 饮食控制无效者。对胰岛素抵抗患者可刺激内源性胰岛素分泌,减少胰岛素用量。氯磺丙脲可用于中枢性尿崩症。

【不良反应】

1. 常见不良反应　有胃肠不适、恶心、腹痛、腹泻。大剂量氯磺丙脲可引起中枢神经系统症状,如精神错乱、嗜睡、眩晕、共济失调。少见贫血、白细胞与血小板减少、粒细胞缺乏、胆汁郁积性黄疸及肝损害,用药期间应定期检查肝功能和血象。偶见皮肤红斑或荨麻疹等过敏反应。

2. 低血糖反应　药物过量产生严重持久性低血糖,尤以氯磺丙脲为甚。老人及肝、肾功能不良者易发生,故此类患者不宜用氯磺丙脲。新型磺酰脲类较少引起低血糖。

3. 禁忌证　肝肾功能不全、白细胞减少、对磺胺过敏者、昏迷、外伤、重大手术、孕妇、糖尿病并发酸中毒、急性感染以及 IDDM 患者禁用。体质虚弱、高热、恶心和呕吐、甲状腺功能亢进、老年人应慎用。

三、α-葡萄糖苷酶抑制剂

新型口服降血糖药,临床常用药物有:阿卡波糖[基](acarbose)、伏格列波糖(voglibose)。

【体内过程】　阿卡波糖口服很少被吸收,原形生物利用度仅为 1‰～2‰,$t_{1/2}$ 为 3～9 h,主要在肠道降解或以原形方式随粪便排泄,长期服用未见积蓄。

【药理作用及机制】　其机制是在小肠上皮刷状缘与碳水化合物竞争水解碳水化合物的糖苷水解酶,从而减慢水解及产生葡萄糖的速度并延缓葡萄糖吸收。使血糖峰值降低,减缓餐后血糖升高。

【临床应用】 用于磺酰脲类或双胍类用药对餐后血糖控制不佳的患者,也可用于轻症患者。临床多联用其他降血糖药。

【不良反应】 主要有胃肠道反应,腹胀、胃胀、上腹部灼痛、腹泻或便秘。其他可见乏力、头痛、眩晕、皮肤瘙痒等症状。罕见黄疸合并肝功能损害。肠梗阻、结肠溃疡、造血系统功能障碍、孕妇、哺乳期妇女及肝肾功能异常者禁用。

四、餐时血糖调节剂

瑞格列奈

瑞格列奈(repaglinide)口服吸收迅速,服药 1 h 内血药浓度达峰值,血浆蛋白结合率 98% 以上。几乎全部代谢,代谢物无活性,$t_{1/2}$ 约为 1 h。主要自胆汁排泄,小部分代谢产物自尿排出。

本品与胰岛 β 细胞膜外依赖 ATP 的钾离子通道上的特异性受体结合,使钾通道关闭,β 细胞去极化,钙通道开放,钙离子内流,促进胰岛素分泌。用于饮食及运动不能有效控制血糖的 Ⅱ 型糖尿病患者。与二甲双胍联用,对控制血糖有协同作用。常见低血糖反应及胃肠道反应,用药初少数病人出现暂时性视觉异常,偶见瘙痒、发红、荨麻疹等过敏反应。

对本品过敏者、Ⅰ 型糖尿病患者、糖尿病酮症酸中毒或糖尿病昏迷患者、妊娠或哺乳妇女、12 岁以下儿童、严重肝肾功能障碍患者禁用。

五、胰岛素增敏剂

噻唑烷酮类衍生物(thiazolidinediones,TZD),是一类新型的口服胰岛素增敏药,包括曲格列酮(troglitazone)、罗格列酮(rosiglitazone)、吡格列酮(pioglitazone)、环格列酮(ciglitazone)、恩格列酮(englitazone)、达格列酮(darglitazone)和法格列酮(farglitazone)。临床上常用药是罗格列酮和吡格列酮。

【体内过程】 本类药物口服均易吸收。曲格列酮 t_{max} 为 2～3 h,与食物同服吸收较好,C_{max} 为 0.9～2.8 μg/mL,血浆蛋白结合率 99% 以上,$t_{1/2}$ 为 16～34 h,85% 由粪便排泄。罗格列酮生物利用度约为 99%;t_{max} 为 1 h,C_{max} 为 0.156～0.43 μg/mL,血浆蛋白结合率为 98%,$t_{1/2}$ 为 3～4 h,64% 由尿液、23% 由粪便排泄。吡格列酮 t_{max} 为 2.5～3 h,C_{max} 为 0.7～1.2 h,$t_{1/2}$ 为 3.3～4.9 h,50% 由尿液排泄。

【药理作用及作用机制】 本类药物改善胰岛素抵抗、降低血糖作用机制与其能竞争激活过氧化物酶增殖体活化受体 γ,调节胰岛素反应性基因转录有关。

1. 改善胰岛素抵抗,降低高血糖 早期使用本类药物,不仅能使血糖、糖化血红蛋白和血脂水平降低达标,且能保护改善胰岛 β 细胞功能延缓病情进展。其作用主要表现在:①增强骨骼肌、脂肪组织对葡萄糖的摄取并降低它们对胰岛素的抵抗。②降低肝糖原分解,改善胰岛细胞对胰岛素的分泌。③减轻胰岛素抵抗,改善 β 细胞功能。

2. 改善脂肪代谢 本类药可降低 Ⅱ 型糖尿病患者 TG,增加 TC 和 HDL-C 水平;吡格列酮尚可降低 LDL-C。

3. 降低心血管并发症 本类药物可抑制血小板聚集、炎症反应,并且抗动脉粥样硬化、降低血压及保护肾脏作用,提高患者生存质量,减少患者的致残率和致死率。

【临床应用】 本类药物主要用于经饮食和运动控制不佳或单用二甲双胍、磺酰脲类药物疗效不佳的Ⅱ型糖尿病患者。

【不良反应】　呈剂量依赖性增加体重、水肿,若用药过程中患者体重增加 4 kg 以上,应考虑减量或停药。曲格列酮曾引起致死性的肝损害,罗格列酮可增加上呼吸道感染发生率,吡格列酮可升高肌酸激酶。Ⅰ型糖尿病与糖尿病酮症酸中毒、3～4 级心力衰竭、活动性肝脏疾病、儿童、妊娠和哺乳期糖尿病患者禁用。1、2 级心力衰竭及水肿患者应慎用。

制剂与用法

〔1〕胰岛素(insulin,正规胰岛素 regular insulin)　注射剂:400 U/10 mL、800 U/10 mL。粉注射剂:50 U、100 U、400 U。剂量和给药次数按病情而定,通常 24 h 内所排尿糖每 2～4 g 者,给胰岛素 1 U,中型糖尿病人每日需给 5～10 U,重型者每日用量在 40 U 以上。一般饭前半小时皮下注射,3～4 次/d,必要时可作静脉注射或肌内注射。

〔2〕低精蛋白锌胰岛素(isophane insulin,NPH)　注射剂:400 U/10 mL、800 U/10 mL。剂量视病情而定,早饭前(或加晚饭前)30～60 min 给药,一般从小剂量开始,如每日用量超过 40 U 者,应分两次注射。

〔3〕珠蛋白锌胰岛素(globin zinc insulin)　注射剂:400 U/10 mL。剂量视病情而定,早饭前(或加晚饭前)30 min 给药,1～2 次/d,皮下注射。

〔4〕精蛋白锌胰岛素(protamine zinc insulin)　注射剂:400 U/10 mL。剂量视病情而定,早饭前 30～60 min 给药,1 次/d,皮下注射。

〔5〕Exubera(吸入型胰岛素,inhaled insulin)　1 mg、3 mg。视病情而定口腔吸入。

〔6〕罗格列酮(rosiglitazone)　片剂:2 mg、4 mg。口服:4～8 mg/d,1～2 次/d。

〔7〕吡格列酮(pioglitazone)　片剂:15 mg。口服:15～30 mg/d,1～2 次/d。

〔8〕甲苯磺丁脲(tolbutamide,D_{860},甲糖宁)　片剂:0.5 g。口服:第一天,1 g/次,3 次/d;第二天起 0.5 g/次,3 次/d,饭前服;待血糖正常或尿糖少于每日 5 g 时,改为维持量,0.5 g/次,2 次/d。

〔9〕氯磺丙脲(chlorpropamide,P-607)　片剂:0.1 g、0.2 g。口服:治糖尿病:0.1～0.3 g/次,1 次/d,待血糖降到正常时,剂量酌减至 0.1～0.2 g/d,早饭前一次服。治疗尿崩症:0.125～0.25 g/d。

〔10〕格列本脲(glibenclamide,HB-419)　片剂:2.5 mg。口服:开始每日早饭后服 2.5 mg,以后逐渐增量,但每日不得超过 15 mg,待增至每日 10 mg 时,应分早、晚二次服,至出现疗效后,逐渐减量至 2.5～5 mg/d。

〔11〕格列美脲(glimepiride)　片剂:1 mg、2 mg。口服:初始剂量为 1 mg,1 次/d,早餐含服最好,根据血糖监测结果,每 1～2 周按 1 mg、2 mg、3 mg、4 mg、6 mg 递增,个别患者最大剂量可用至 8 mg。

〔12〕格列喹酮(gliquidone,克罗龙)　片剂:30 mg。口服:60～120 mg/d,分 1～3 次服。当每日剂量不大于 60 mg 时,可早餐时一次服用。

〔13〕甲福明(metformin,二甲双胍,降糖片)　片剂:0.25 g。口服:0.25～0.5 g/次,3 次/d,饭后服。以后根据尿糖(或血糖)情况增减。每日最大剂量不超过 2.0 g,或遵医嘱。

〔14〕苯乙双胍(phenformine,苯乙福明)　片剂:25 mg、50 mg。口服:开始时一次 25 mg,2～3 次/d,饭前服。可逐渐增至一日 50～100 mg。如与胰岛素或磺脲类合用时,剂量应根据病情作适当调整。

〔15〕阿卡波糖(acarbose,拜唐苹)　片剂:50 mg。用餐前即刻整片吞服。一般推荐剂量为:起始剂量为每次 50 mg,3 次/d。以后逐渐增加至每次 0.1 g,3 次/d。个别情况下,可增至每次 0.2 g,3 次/d。

〔16〕伏格列波糖(voglibose,倍欣)　片剂:0.2 mg。口服:0.2 mg/次,3 次/d,餐前口服。疗效不明显

时,经充分观察可以将每次用量增至 0.3 mg。

〖17〗米格列醇(miglitol,奥恬苹)　片剂:50 mg。口服:初始剂量为 25 mg,每日正餐前服用,3 次/d,维持剂量:50 mg,3 次/d。最大剂量:100 mg,3 次/d。

〖18〗瑞格列奈(repaglinide)　片剂:0.5 mg。餐前 0~30 min 内服用本药。起始剂量为 0.5 mg,以后如需要可每周或每两周作调整。最大单次剂量为 4 mg,进餐时服用。但最大日剂量不应超过 16 mg。

（丁伯平）

第33章　抗菌药物概论

化学治疗(chemotherapy)是指针对病原微生物、寄生虫及肿瘤细胞所致疾病进行的药物治疗。用于化学治疗的药物统称化疗药物,包括抗病原微生物药、抗寄生虫药及抗恶性肿瘤药。在化疗药物中占重要地位的抗菌药物(antibacterial drugs)是抗微生物药物的一种,对各种细菌有显著的抑制或杀灭作用,临床用于感染性疾病的治疗。

在以抗菌药物防治细菌性感染症的过程中,应重视机体、病原体和药物三者相互关系,一方面要安全、合理地使用抗菌药物,充分发挥药物的抗菌作用,同时也应调动机体抗病能力以迅速战胜病原体;另一方面应尽力避免和减少药物对机体的不良反应及病原体耐药性的产生,达到最佳的化疗效果(图 33-1)。

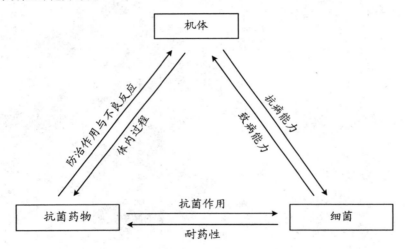

图 33-1　机体、细菌及抗菌药物相互关系

33.1　抗菌药常用术语

1. 抗菌药(antibacterial drugs)　指对细菌有显著抑制或杀灭作用的药物,包括抗生素和人工合成药物如喹诺酮类、磺胺类等。

2. 抗生素(antibiotics)　由某些细菌、真菌、放线菌等产生的,具有杀灭病原体作用和其他活性的物质。抗生素除了可由微生物培养液中提取外,也可用半合成或合成法生产。

3. 抗菌谱(antibacterial spectrum)　药物抑制或杀灭病原菌的范围。抗菌药物的抗菌谱是临床药物选用的基础。

4. 抑菌药（bacteriostatic drugs） 仅能抑制细菌生长繁殖而不能杀灭细菌的抗菌药物，如四环素类、红霉素类、林可霉素等。

5. 杀菌药（bactericidal drugs） 不仅能抑制细菌生长繁殖而且能杀灭病原菌的药物，如青霉素、头孢菌素、氨基糖苷类抗生素等。

6. 最低抑菌浓度（minimum inhibitory concentration，MIC） 在体外实验中，药物能抑制培养基内细菌生长的最低浓度，是评价抗菌药物抗菌活性的指标。

7. 最低杀菌浓度（minimum bactericidal concentration，MBC） 药物能够杀灭培养基内细菌或使细菌数减少 99.9% 的最低浓度，是评价抗菌药物抗菌活性的指标。

8. 化疗指数（chemotherapeutic index，CI） 是评价化学治疗药物有效性与安全性的指标，常以化疗药物的半数致死量 LD_{50} 与治疗感染动物的半数有效量 ED_{50} 之比表示。化疗指数越大，表明该药物的毒性越小，临床价值越高。但应指出，有些药物如青霉素类，化疗指数很大，对机毒性很低，但由于能引起过敏性休克等严重不良反应，所以仅用化疗指数不能全面反映药物的安全性。

9. 抗菌后效应（post antibiotic effect，PAE） 指抗菌药物与细菌短暂接触后，体内药物浓度降至最小抑菌浓度以下或完全消除后，对细菌生长仍具有持续抑制的效应。

10. 二重感染（superinfection） 又称重复感染，指长期使用广谱抗生素，使敏感菌群受到抑制，而不敏感菌株大量繁殖，产生新的感染。临床上以继发性真菌感染较为常见，如白色念球菌感染性鹅口疮、肠炎等。此外，耐药菌感染也较为常见，如难辨梭状芽孢杆菌引起的假膜性肠炎。二重感染对患者危害往往大于原有的疾病，给临床治疗带来很大困难。合理使用抗菌药物是防止二重感染的根本措施。

33.2　抗菌药物的作用机制

抗菌药物主要通过干扰病原菌的生化代谢过程，影响其结构与功能，使其生长繁殖受抑制，从而达到抗菌的目的（图 33-2）。

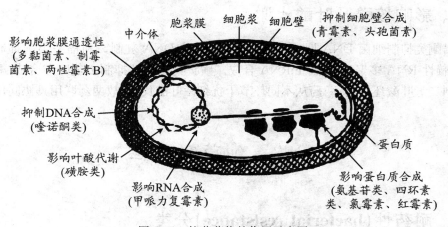

图 33-2　抗菌药物的作用示意图

一、干扰细菌细胞壁的合成

与哺乳动物不同,细菌的细胞外层有坚韧而厚实的细胞壁,可维持细菌细胞外形完整并能适应多样的环境变化,抵抗菌体内强大的渗透压。细胞壁主要成分为肽聚糖(peptidogly-can),又称黏肽(mucopeptide)。肽聚糖构成网状分子包围并保护菌体。青霉素类、头孢菌素类等药物可通过与青霉素结合蛋白(penicillin binding proteins,PBPs)结合,抑制转肽酶活性,从而抑制肽聚糖的合成,使新生细胞壁缺损,由于菌体内部渗透压高,水分不断进入菌体内,引起菌体膨胀破裂死亡,从而起到抑制或杀菌作用。G^+ 菌细胞壁厚,黏肽含量高(50%~80%),体内渗透压高,故对青霉素等抗生素敏感;而 G^- 性菌细胞壁薄,且黏肽较少(1%~10%),体内渗透压低,因此对此类抗生素不敏感。

二、改变胞浆膜的通透性

两性霉素 B、多黏菌素等抗生素可以使细菌胞浆膜通透性增加或使膜功能受损,导致菌体的氨基酸、蛋白质及离子等物质外漏、死亡而发挥抑制或杀灭细菌的作用。

三、抑制蛋白质的合成

细菌蛋白质在胞浆内通过核糖体循环合成。许多抗菌药物可以分别作用于蛋白质合成的不同阶段,抑制细菌的蛋白质合成,发挥抗菌作用。

1. 作用于起始阶段 氨基苷类抗生素可阻止细菌核糖体 30s 亚基和 70s 亚基合成始动复合物形成,而抑制细菌蛋白质合成。

2. 作用于肽链延伸阶段 四环素类与细菌核糖体 30s 亚基结合,阻止氨基酰 tRNA 与 30s 亚基的 A 位结合,阻碍了肽链形成,而发挥抑菌作用。氯霉素和林可霉素可抑制肽酰基转移酶,大环内酯类则抑制移位酶,而发挥抗菌作用。

3. 作用于终止阶段 氨基苷类抗生素阻止终止因子与 A 位结合,使合成的肽链不能从核糖体释放出来,使核糖体循环受阻,发挥杀菌作用。

四、影响核酸及叶酸代谢

喹诺酮类抑制细菌 DNA 回旋酶,从而抑制细菌 DNA 复制。利福平类则抑制细菌的 DNA 依赖性 RNA 多聚酶,阻碍 mRNA 合成。磺胺类竞争性抑制二氢喋酸合成酶,甲氧苄啶则抑制二氢叶酸还原酶,两药从不同环节干扰细菌叶酸代谢,故两药联用具协同作用。

33.3 细菌耐药性

一、耐药性(bacterial resistance)分类

可分为固有耐药性和获得耐药性,前者由细菌染色体基因决定,如肠道 G^- 杆菌对青霉

素耐药及铜绿假单胞菌对氨苄西林耐药均属此类耐药;后者多由质粒介导,也可由染色体介导,当微生物接触抗生素后,通过改变自身的代谢途径,从而避免被药物抑制或杀灭,如金黄色葡萄球菌可产生 β-内酰胺酶从而对青霉素类及头孢菌素类产生耐药性。细菌的获得性耐药可由质粒将基因转移至染色体垂直相传,成为固有耐药性;也可因不再接触抗生素而自行消失。

二、耐药机制

细菌在抗菌药物的影响下,可以通过下述途径中的一种或多种产生耐药性。

1. 产生灭活酶　细菌可以通过产生灭活酶类使抗菌药物灭活、失效。灭活酶可以由质粒或染色体基因表达,是最重要的耐药机制之一。常见的细菌灭活酶有 β-内酰胺酶,氨基苷类钝化酶如乙酰化酶、腺苷化酶及磷酸化酶等,氯霉素乙酰转移酶,大环内酯酶及林可霉素核苷转移酶等。

2. 改变药物作用靶位　细菌改变了抗菌药物作用的靶点,使药物不能与靶部位结合而失效。例如,肺炎链球菌可以改变细胞内膜上的青霉素结合部位的靶蛋白,使药物不能与之结合从而对青霉素高度耐药。又如,甲氧西林耐药的金黄色葡萄球菌(MRSA)可产生新的青霉素结合蛋白,使青霉素不能与之结合而失效。肠球菌对 β-内酰胺类抗生素耐药则是增加青霉素结合蛋白的数量,又能产生 β-内酰胺酶灭活药物,形成多重耐药机制。

3. 改变膜通透性　细菌通过改变细胞膜上通道蛋白的性质和数量,使膜的通透性降低,使药物不能进入菌体内发挥作用。例如,铜绿假单胞菌与抗生素反复接触后,菌株发生突变,引起 Omp F 通道蛋白丢失,导致多种广谱抗生素进入菌体的量减少而产生多重耐药性。

4. 干扰主动外排系统　某些细菌的细胞上存在泵系统,可将体内药物泵出体外,称主动外排系统(active efflux system)。外排系统对不同的药物有一定选择性。药物作用可以使外排系统启动增强,从而使多种药物外排增加,产生多重耐药性。

5. 增加代谢物　金黄色葡萄球在磺胺类药物作用下,生成对氨基苯甲酸(PABA)的能力增强,PABA 含量可增高 20~100 倍,高浓度 PABA 在与磺胺竞争二氢喋酸合成酶时占优势,从而对磺胺产生耐药性。

三、多重耐药的产生与对策

多重耐药(multi-drug resistance,MDR)是指细菌对多种抗菌药物产生耐药性。多重耐药菌(multi-drug resistance organism,MDRO)主要是指对三类或三类以上抗菌药物同时产生耐药性的细菌。多重耐药菌感染已成为危害人类健康的大敌,也是近年抗感染研究和监控的重点。临床常见的多重耐药菌见表 33-1。

表 33-1　常见难治性多重耐药菌

细　　菌	缩　　写	敏感药物
甲氧西林耐药金黄色葡萄球菌	MRSA	万古霉素、利奈唑胺
甲氧西林耐药凝固酶阴性葡萄球菌	MRCNS	头孢菌素类、红霉素类
万古霉素耐药金黄色葡萄球菌	VRSA	亚胺培南、阿米卡星＋优立新

续表

细 菌	缩 写	敏感药物
万古霉素耐药肠球菌	VRE	头孢曲松、庆大霉素
青霉素耐药肺炎球菌	PRSP	亚胺培南、四代头孢菌素
三代头孢菌素耐药肺炎球菌	CPSP	阿莫西林、大剂量青霉素 G
喹诺酮耐药大肠埃希菌	QREC	三代头孢菌素、氟喹诺酮类

四、控制细菌耐药性措施

细菌耐药性的产生,主要与反复接触抗菌药物有关。因此,减少抗菌药物使用频率,是减少和避免细菌产生耐药性的根本措施。加强抗菌药物管理,合理用药,避免滥用,是临床抗感染治疗中必须始终遵循的基本原则。

为进一步加强抗菌药物的管理,减少细菌耐药性产生,我国规定自 2004 年 7 月起,抗菌药物购买和使用必须凭医师处方。卫生部于 2011 年 1 月制定了《多重耐药菌感染预防和控制技术指南(试行)》,就加强多重耐药菌医院感染管理;强化预防与控制措施;合理使用抗菌药物;建立和完善对多重耐药菌的监测等方面做出了详尽规定。

33.4 抗菌药物合理应用

抗菌药物的广泛应用,从根本上改变了细菌感染性疾病对人类的威胁,挽救了大量患者的生命。但与此同时,由于抗菌药物不合理用药乃至滥用,引发了日益严重的医疗、社会问题,如抗菌药物的毒性及严重不良反应、细菌耐药性快速增长、条件致病菌感染增多等等。因此,正确合理地应用抗菌药物,是提高临床药物疗效,降低不良反应以及减少、延缓细菌耐药的关键。

一、抗菌药物用药基本原则

1. 根据病原菌用药 正确的临床诊断和细菌学诊断,是抗菌药合理用药的基础。临床用药时,应尽早从患者感染部位、体液中培养分离出致病菌,通过药敏试验,有针对性地选用对症的药物。对重症患者或无法进行药敏试验者,应根据临床诊断,预测可能的致病菌种,选择适当药物进行经验性治疗用药。

2. 根据适应证用药 不同的细菌对药物的敏感性不同,每种抗菌药物都有其特定的抗菌谱和适应证。临床用药严格按药物适应证和抗菌谱选择药物,是合理用药的首要原则。

3. 根据药动学特点用药 药物必须在血液及靶组织中达到一定浓度并维持一定的时间,才能有效地杀灭细菌。因此,应根据药物的药动学特点,确定用药的品种、途径、剂量、间隔及疗程。如治疗细菌性脑膜炎时,应选用易于通过血脑屏障的强效药物氯霉素、青霉素等;治疗泌尿系统感染,宜选用以原形由尿中排泄的药物氨基苷类、喹诺酮类;治疗金葡菌引起的骨髓炎,宜选用骨组织中分布多的克林霉素。

4. 根据患者病情用药 用药时,应根据患者的年龄、性别、病理生理状态,并发症及经济承受能力等各种因素,合理选用药物,制订最佳用药方案。如婴幼儿,尤其新生儿机体发育不成熟,酶系功能偏低,血浆蛋白结合力弱,肾滤过率低,对氨基苷类等药物应慎用。又如老年人肾功能减退,许多药物的血药浓度升高,$t_{1/2}$ 延长,药剂量应当降低。孕妇、哺乳期妇女应禁用有致畸作用及可能影响胎儿、乳儿生长发育的药物。肝肾功能障碍者,药物体内消除减慢,$t_{1/2}$ 延长,易产生蓄积性毒性,用药种类、剂量、间隔均应酌情加以调整。对上述特殊人群,在使用治疗窗狭窄抗菌药物时,尤应谨慎,必要时可进行治疗药物监测。

5. 严格控制不必要的用药 对下述病例,如:原因不明的发热、病毒感染者,应尽量避免盲目使用抗菌药物。除专供局部用药制剂外,尽量避免局部使用抗菌药,以防止细菌产生耐药性和诱发患者产生变态反应。

二、抗菌药物的预防用药

目前,抗菌药物不合理预防用药,已成为抗菌药滥用的重要原因之一,所以对抗菌药物的预防性用药,应严格控制,除非有明确的指征,一般不用。

1. 预防用药的指征 ① 风湿性或先天性心脏病患者进行外科手术前,可用青霉素 G 或氨苄西林预防感染性心内膜炎。② 风湿热患者可用青霉素杀灭咽部溶血性链球菌,以防复发。③ 各种创伤及闭塞性脉管炎患者行下肢术时,可用青霉素预防气性坏疽。④ 外科手术预防用药,应根据手术部位及预防目的合理选用抗菌药,如结肠手术前可用甲硝唑加庆大霉素控制感染。⑤ 免疫功能低下者在接触流脑、结核等传染病患者时,可用相应的药物预防接触感染。⑥ 新生儿用抗生素滴眼以防止发生眼炎。

2. 预防用药的注意事项 ① 预防用药的目的在于有针对性地防止 1~2 种细菌引起感染,切忌无目的地联用多种药物试图预防多种细菌感染。② 除少数疾病如风湿热外,预防用药疗程不宜过长,长时间预防用药会引起患者菌群失调,加重细菌耐药性。③ 预防用药应尽量选用毒、副作用小的杀菌剂,给药剂量一般采用常规治疗量。

三、抗菌药物的联合用药

1. 联合用药的目的 发挥药物的协同作用,提高治疗效果。对多种细菌混合感染或尚未做出细菌学诊断的病例,联合用药以扩大抗菌范围。可减少单一药物的剂量以减少不良反应。并能延缓或减少耐药菌株的出现。

2. 联合用药的指征 临床上对于下列情况之一者可考虑联合用药,如病原菌未明的重症感染患者;单一药物无法控制的重症感染或混合感染患者,如感染性内膜炎、败血症及肠穿孔后腹膜炎等;需长期用药治疗而细菌有可能产生耐药性患者,如结核病、慢性骨髓炎等;感染部位药物分布少,药物难以渗入靶组织的病例,如结核性脑膜炎。

3. 联合用药的结果 体内、体外试验均证实,抗菌药联用可分别产生增强(协同)、相加、无关及拮抗四种效应。据统计,其中联用产生增强作用的仅占 25%,尚有 5%~10% 能产生拮抗作用,其余大多数联用仅产生相加或无关效应。可见多药联用并不一定会提高疗效,反而造成不必要的浪费。

抗菌药依其作用性质,大致可以分为 4 类:Ⅰ 类为繁殖期杀菌药,如青霉素类、头孢菌类等;Ⅱ 类为静止期杀菌药,如氨基苷类、多黏菌素等;Ⅲ 类为速效抑菌药,如大环内酯类、四环素、氯霉素类;Ⅳ类为慢效抑菌药,如磺胺类。

一般而言,Ⅰ、Ⅱ类联用常可获得增强作用,如青霉素与链霉素联用治疗肠球菌心内膜炎,是利用青霉素破坏了细菌胞壁的完整性,有利于氨基苷类进入细胞而发挥作用。Ⅰ、Ⅲ类联用可能产生拮抗作用,如青霉素与四环素联用,由于后者可抑制细菌蛋白质的合成,使细菌处于静止状态,不利于青霉素充分发挥其繁殖期杀菌作用。Ⅰ、Ⅳ类联用可能出现无关作用,但有时也可能产生相加作用,如青霉素与磺胺嘧啶联用治疗流脑,疗效明显提高。Ⅱ、Ⅳ类联用可以提高疗效,如链霉素与磺胺类联用可提高治疗鼠疫的疗效。Ⅲ、Ⅳ类联用可获得相加作用。

应当指出,以上资料主要来自体外试验结果,与临床实际不一定完全吻合,仅供联合用药时参考。临床上对多数细菌感染病例,常规选用一种抗菌药物进行治疗,必要时联用两种抗菌药,联用方式一般是采取广谱抗菌药加用一种窄谱抗菌药。合理的联用确能获得更满意的疗效,但不恰当的联用有可能增加不良反应发生率,加重细菌耐药性,更不是联用品种越多越好,一般联用抗菌药限于两种,不超过三种联用。

四、抗菌药物的监测与临床应用管理

临床上,为提高药物疗效,降低不良反应,对某些治疗窗狭窄、毒副作用大的抗菌药,应实施治疗药物监测(therapeutic drug monitoring,TDM),分析患者的药动学特征,制订个性化用药方案。

对下述情况有必要进行 TDM:① 较长时间应用治疗窗狭窄药物,如氨基苷类、万古霉素等药物者;② 肝肾功能障碍及透析患者;③ 特殊人群如老年人、婴幼儿、新生儿用药者;④ 超常规剂量用药或药物中毒者。

加强临床应用管理是防止抗菌药物滥用的重要措施。为进一步加强抗菌药物临床应用管理,我国于 2009 年颁布《抗菌药物临床应用管理办法》,要求严格控制Ⅰ类切口手术预防用药,加强围手术期抗菌药物预防性应用的管理;严格控制氟喹诺酮类药物临床应用;严格执行抗菌药物分级管理制度;加强临床微生物检测与细菌耐药监测,建立抗菌药物临床应用预警机制。

(宋建国　黄正明　许金红)

第34章 β-内酰胺类抗生素

β-内酰胺类抗生素是临床最常用的抗菌药物,因其化学结构中均具有 β-内酰胺环而得名。最为常用的是青霉素类和头孢菌素类,近年来还有一类非典型的 β-内酰胺类抗生素在临床使用,如碳青霉烯类(carbapenems)、头霉素类(cephamycins)、氧头孢烯类(oxacephems)及单环 β-内酰胺类(monobactam)。它们的共同作用机制是抑制细菌细胞壁的肽聚糖合成,共同特点是除了对革兰阳性菌、革兰阴性菌有作用外,还对部分厌氧菌有抗菌作用,具有抗菌活性强、毒性低、适应证广及临床疗效好等优点。

34.1 青 霉 素 类

青霉素类(penicillins)药物是目前临床上最重要的一类抗生素。按青霉素的来源不同,可分为天然青霉素和半合成青霉素两大类。后者又按照他们的抗菌谱、对青霉素酶的稳定性以及是否可以口服(耐酸)等特性,再分为下列类型:① 口服耐酸青霉素,如青霉素 V(penicillin V, phenoxymethylpenicillin);② 耐青霉素酶青霉素,如甲氧西林(methicillin)、苯唑西林(oxacillin)、氯唑西林(cloxacillin)、双氯西林(dicloxacillin);③ 广谱青霉素,如氨苄西林(ampicillin)、阿莫西林(amoxicillin);④ 抗铜绿假单胞菌青霉素,如羧苄西林(carbenicillin)、哌拉西林(piperacillin);⑤ 抗革兰阴性杆菌青霉素,如美西林(mecillinam)、替莫西林(temocillin)。

一、天然青霉素类

青霉素 G[基](penicillin G, 苄青霉素, benzylpenicillin)由青霉菌培养液中获得,具有作用强、产量高、价格低廉等特性,目前仍是治疗敏感菌的首选药物。主要用其钠盐,本药的晶粉在室温下稳定,易溶于水,其水溶液稳定性差,室温中放置24h后大部分降解失效,同时可生成具有抗原性的降解产物,故需即配即用。

【体内过程】 青霉素 G 不耐酸,不耐青霉素酶,口服易被胃酸及消化酶破坏,吸收少且不规则,故不宜口服。通常肌内注射,吸收迅速且完全。注射后达峰时间为 0.5~1.0 h。该药因脂溶性低而难以进入细胞内,主要分布于细胞外液。广泛分布于全身各部位,肝、胆、肾、肠道、精液、关节液及淋巴液中有大量分布,房水和脑脊液中含量较低,但炎症时药物较易进入,可达到有效浓度。青霉素 G 几乎全部以原形迅速经尿排泄,约 10% 经肾小球滤过排出,90% 经肾小管分泌排出,$t_{1/2}$ 为 0.5~1.0 h。

【抗菌作用及机制】 青霉素 G 的抗菌作用强,在细菌繁殖期低浓度抑菌,较高浓度即可杀菌。研究提示青霉素结合蛋白(PBPs)是青霉素等 β-内酰胺类抗生素的作用靶位。由于青霉素与 PBPs 的紧密结合,使前者对细菌细胞壁合成的早期阶段发生抑制作用。本药对下列细菌有高度抗菌活性:① 大多数 G$^+$ 球菌,如溶血性链球菌、肺炎球菌、草绿色链球菌、不耐药的金黄色葡萄球菌和表皮葡萄球菌等;② G$^+$ 杆菌,如白喉棒状杆菌、炭疽芽孢杆菌、产气荚膜梭菌、破伤风梭菌、败血梭状芽孢杆菌、乳酸杆菌、肉毒杆菌等;③ G$^-$ 球菌,如脑膜炎奈瑟菌、不耐药的淋病奈瑟菌、卡他莫拉菌等;④ 螺旋体、放线杆菌,如梅毒螺旋体、钩端螺旋体、回归热螺旋体、牛放线杆菌等。

【临床应用】

1. 链球菌感染　溶血性链球菌引起的咽炎、扁桃体炎、猩红热、蜂窝织炎、化脓性关节炎、败血症等;草绿色链球菌引起的心内膜炎;肺炎链球菌引起的大叶肺炎、中耳炎等均以青霉素 G 作为首选药。

2. 脑膜炎奈瑟菌引起的脑膜炎　虽然青霉素在正常生理状态下很难通过血脑屏障,但脑膜炎时,血脑屏障对青霉素的通透性增加,大剂量的青霉素 G 治疗有效。

3. 螺旋体感染　梅毒、钩端螺体病、螺旋体引起的回归热,一般除症状较轻者外,均应大剂量静脉滴注青霉素 G。

4. 革兰阳性杆菌感染　与相应抗毒素合用治疗破伤风、白喉、炭疽病。

【不良反应】　本品毒性较低,主要不良反应为过敏反应。

1. 变态反应　较常见,总发生率为 0.7%～10%。用药后可发生严重的过敏反应,如过敏性休克和血清病型反应,其他过敏反应尚有溶血性贫血、白细胞减少、药疹、接触性皮炎、哮喘发作等。

为防止变态反应的发生,应详细询问病史、用药史、用药过敏史及家族过敏史;初次使用、用药间隔三天以上或换批号者必须进行青霉素皮肤过敏试验,反应阳性者禁用;皮试时,必须做好抢救准备,因为少数患者在青霉素皮试时也可能出现过敏性休克;一旦休克发生应立即皮下注射肾上腺素 0.5～1.0 mg,严重者须用肾上腺皮质激素和抗组胺药,同时采用其他急救措施以防过敏性休克引起死亡。

2. 赫氏反应(Herxheimer reaction)　青霉素治疗梅毒或钩端螺旋体病时可有症状加剧现象,现为全身不适、寒战、高热、咽痛、肌痛、心跳加快等现象称赫氏反应。此反应可能与螺旋体抗原与相应的抗体形成免疫复合物的结果,或与螺旋体释放非内毒素致热源有关。

3. 其他反应　较少见。鞘内注射超过 20 000 U 或静脉大量滴注可因脑髓液浓度过高引起青霉素脑病(表现为肌肉阵挛、抽搐、昏迷等)。此反应多见于婴儿、老年人和肾功能不全患者。有报道大剂量用药后偶尔可引起一过性精神病发作,但发生机制尚不明确。

二、半合成青霉素类

(一)耐酸青霉素类

代表药物为青霉素 V(penicillin V)。抗菌谱与青霉素 G 相同,但抗菌作用不及青霉素 G 强。由于青霉素 V 耐酸,能口服给药是其主要优点。临床主要用于革兰阳性球菌引起的轻度感染,如链球菌引起的咽炎、扁桃体炎、丹毒、猩红热等,肺炎链球菌所致的鼻窦炎、中耳炎及敏感菌所致的软组织感染,也可用于风湿热的预防。由于口服吸收个体差异大且给药剂量有限,不宜用于严重感染。偶见变态反应,还有轻微的胃肠道反应如恶心、呕吐、腹泻等。

（二）耐酶青霉素类

代表药物有甲氧西林（methicillin）、苯唑西林[基]（oxacillin）、氯唑西林（cloxacillin）、双氯西林（dicloxacillin）等。通过改变其化学结构上的侧链基团，保护了其 β-内酰胺环免受 β-内酰胺酶破坏。本类药物对产青霉素酶的耐药金葡菌具有强大杀菌作用，对链球菌属有抗菌作用，但不及青霉素 G；对革兰阴性菌无效。除甲氧西林对酸不稳定外，其余均耐酸，故可口服和注射。

主要用于耐青霉素的葡萄球菌所致的败血症、心内膜炎、肺炎、骨髓炎、肝脓肿、皮肤软组织感染等。不良反应为变态反应，口服时也有轻微胃肠道症状。

（三）广谱青霉素类

本类药物的共同特点是耐酸、可口服，对 G+ 和 G− 都有杀菌作用，疗效与青霉素 G 相当，但因不耐酶而对耐药金黄色葡萄球菌感染无效。包括氨苄西林、阿莫西林及匹氨西林。

1. 氨苄西林[基]（ampicillin） 药物吸收后在体内分布广泛，蛋白结合率为 20%～25%，健康成人半衰期约为 1.5 h。对溶血性链球菌、肺炎链球菌和不产青霉素酶葡萄球菌具有较强的抗菌活性。用于治疗敏感菌所致的呼吸道感染、肠胃道感染、泌尿道感染、软组织感染、脑膜炎、败血症、心内膜炎等。

2. 阿莫西林[基]（amoxicillin，羟氨苄西林） 为对位羟基氨苄西林，口服后迅速吸收，75%～90%可经胃肠道吸收，t_{peak} 为 2 h。$t_{1/2}$ 为 1～1.3 h。抗菌谱与抗菌活性与氨苄西林相似，但对肺炎双球菌、肠球菌、沙门菌属、幽门螺旋杆菌的杀菌作用比氨苄西林强。主要用于敏感菌所致的呼吸道、泌尿道、胆道感染和伤寒治疗。也可以与克拉霉素、兰索拉唑合用治疗胃、十二指肠幽门螺旋菌感染。

（四）抗铜绿假单胞菌广谱青霉素类

该类药物皆为广谱抗生素，特别是对铜绿假单胞菌有强大作用。共同特点为不耐酸不能口服，不耐酶，不能口服。主要用于治疗铜绿假单胞菌、大肠埃希菌及其他肠杆菌科细菌所致的感染。

1. 羧苄西林（carbenicillin） 抗菌谱与氨苄西林相似，对 G− 杆菌作用强，常用于治疗烧伤继发铜绿假单胞菌感染。不能口服，需注射给药，剂量过大会致使电解质紊乱、神经系统毒性及出血。单用时细菌易产生耐药性，常与庆大霉素联合应用，有协同作用，但不能混合静脉注射。

2. 替卡西林（ticarcillin，羟噻吩青霉素） 口服不吸收，肌注给药生物利用度为 86%。体内分布广，胆汁浓度高，半衰期约为 1.3 h。适用于治疗敏感菌所致的下呼吸道感染、骨和骨关节感染、皮肤及软骨组织感染、尿路感染及败血症。与氨基糖苷类、喹诺酮类等药联用，对铜绿假单胞菌有协同作用。

3. 呋苄西林（furbenicillin） 口服不易吸收，需肌内注射。抗铜绿假单胞菌作用较羧苄西林强 10 倍以上，对流感嗜血杆菌、奇异变形杆菌、伤寒沙门菌和部分大肠埃希菌等革兰阴性杆菌也有良好的抗菌作用。主要用于治疗铜绿假单胞菌、大肠埃希菌、奇异变形杆菌等敏感菌所致的败血症、尿路感染、肺部感染、皮肤软组织感染等。

5. 哌拉西林[基]**(piperacillin,氧哌嗪青霉素)**　该药采用肌内注射和静脉注射给药,血浆蛋白结合率17%～22%,脑中浓度高,半衰期约为1.0 h。具有毒性低、抗菌谱广和抗菌作用强的优点,对厌氧菌均有一定作用。与氨基糖苷类合用对铜绿假单胞菌和某些脆弱拟杆菌及肠杆菌科细菌有协同作用。不良反应较少,主要会出现皮疹、皮肤瘙痒等反应。

(五)抗革兰阴性杆菌的青霉素类

本类药物为窄谱抗生素。对革兰阴性杆菌敏感、作用强,其与PBPs结合使细菌变成圆形,不能维持正常形态,致细菌繁殖抑制,而杀灭细菌。主要包括美西林和替莫西林。

34.2　头孢菌素类

头孢菌素(cephalosporins)是从头孢菌素 C 的产生菌(cephalosporium acremonium)中发现的,随后在真菌培养液中分离而得。现在临床使用的头孢菌素是在头孢菌素母核 7-氨基头孢烷酸(7-amino-cephalosporanic acid,7-ACA)上接不同侧链而构成的半合成抗生素。头孢菌素与青霉素类抗生素在抗菌机制上相同,即主要与 PBP-1 和 PBP-3 结合,在化学结构上也有相同之处,即都有一个 β-内酰胺环。与青霉素比较,其特点是对 β-内酰胺酶的稳定性高于青霉素,抗菌谱较青霉素广、抗菌作用强、变态反应少、毒性小。根据头孢菌素的抗菌谱、对 β-内酰胺酶的稳定性及抗革兰阴性杆菌活性的不同,以及对肾脏毒性和临床应用的差异,目前可将头孢菌素类分为四代(表 34-1)。

表 34-1　头孢菌素类药物分类及常用药物

分　类	常　用　药　物
第一代	头孢噻吩(cefalothin)、头孢氨苄[基](cefalexin)、头孢唑啉[基](cefazolin)、头孢拉定(cefradine)、头孢匹林(cefapirin)、头孢硫脒(cefathiamidine)等
第二代	头孢克洛(cefaclor)、头孢呋辛[基](cefuroxime)、头孢孟多(cefamandole)、头孢尼西(cefonicid)、头孢替安(cefotiam)、头孢西丁(ceftazidime)等
第三代	头孢噻肟(cefotaxime)、头孢唑肟(ceftizoxime)、头孢曲松[基](ceftriaxone)、头孢哌酮(cefoperazone)、头孢他啶(ceftazidime)、头孢甲肟(cefmenoxime)、头孢克肟(cefixime)、头孢特仑酯(cefteram pivoxil)、头孢他美酯(cefetamet pivoxil)、头孢地尼(cefdinir)等
第四代	头孢唑喃(cefuzonam)、头孢吡肟(cefepime)、头孢匹罗(cefpirome)等

【体内过程】　头孢菌素类耐酸,口服吸收后,能渗入各种组织中,在滑囊液、心包积液中均有较高浓度。第三代头孢菌素多能透入眼部房水、前列腺和胆汁中,头孢呋辛、头孢曲松、头孢他啶等可透过血—脑屏障,在脑脊液中达到有效浓度。大多数头孢菌素血浆半衰期较短(0.5～2.0 h),但头孢曲松的半衰期可达 8 h。

【抗菌作用及机制】　孢菌素类为杀菌药,抗菌原理与青霉素类相同,能与细菌细胞膜上的 PBPs 结合,阻碍黏肽形成而抑制细胞壁合成。细菌对头孢菌素可产生耐药性,并与青霉素类有部分交叉耐药。

【临床应用】

1. 第一代头孢菌素 对 G$^+$ 菌抗菌作用较第二、三代头孢菌素强,但对 G$^-$ 菌的作用差。可被细菌产生的 β-内酰胺酶所破坏。对肾脏有一定的毒性。主要用于敏感菌所致呼吸道和尿路感染、皮肤及软组织感染。

2. 第二代头孢菌素 对 G$^+$ 菌作用略逊于第一代头孢菌素,对 G$^-$ 菌有明显作用,对厌氧菌有一定作用,但对铜绿假单胞菌无效,对多种 β-内酰胺酶比较稳定。对肾脏的毒性较第一代有所降低。常用药物有头孢呋辛和头孢孟多等,可用于治疗敏感菌所致肺炎、胆道感染、菌血症、尿路感染和其他组织器官感染等。

3. 第三代头孢菌素 对 G$^+$ 菌作用远不及于第一、二代头孢菌素,对 G$^-$ 菌包括肠杆菌类、铜绿假单胞菌及厌氧菌有较强的作用。对多种 β-内酰胺酶有较高的稳定性,对肾脏基本无毒性。可用于危及生命的败血症、脑膜炎、肺炎、骨髓炎及尿路严重感染的治疗,能有效控制严重的铜绿假单胞菌感染。

4. 第四代头孢菌素 对 G$^+$ 菌、G$^-$ 菌作用均有高效,对 β-内酰胺酶高度稳定,可用于治疗对第三代头孢菌素耐药的细菌感染。

【不良反应】 孢菌素类不良反应较少。较常见的过敏反应,多为皮疹、荨麻疹等,过敏性休克罕见,但与青霉素类有交叉过敏现象,青霉素过敏者有 5%~10% 对头孢菌素类发生过敏。口服给药可发生胃肠道反应,静脉给药可发生静脉炎。

第一代头孢菌素类大剂量使用时可损害近曲小管细胞,而出现肾脏毒性;第二代较之减轻。第三、四代偶见二重感染。头孢孟多、头孢哌酮可引起低凝血酶原症或血小板减少而导致出血。此外,应用头孢菌素类药物期间或停药 3d 内应忌酒及含乙醇类饮料,以免发生"醉酒样"反应(头痛、面红、头昏、恶心、呕吐、腹痛等)。

34.3 其他 β-内酰胺类抗生素

本类包括碳青霉烯类、头霉素类、氧头孢烯类、单环 β-内酰胺类和 β-内酰胺酶抑制剂。

一、碳青霉烯类

碳青霉烯类(carbopenems)抗生素的化学结构与青霉素类相似。其抗菌谱最广,抗菌活性强,对铜绿假单胞菌外膜的透过性大,最低抑菌浓度与最低杀菌浓度相近。临床主要用于 G$^+$ 和 G$^-$ 需氧菌和厌氧菌,以及 MRSA 所致的各种严重感染。

1. 亚胺培南(imipenem) 为广谱抗生素,对 PBPs 亲和力强,对 β-内酰胺酶稳定。对金葡菌、表皮葡萄球菌和链球菌均敏感,对 G$^-$ 杆菌抗菌谱很广,几乎对所有肠道杆菌和 G$^-$ 球菌都具有活性,对厌氧菌也有很好效果。本品经肾脱氢肽酶 1(DHP-1)大量降解,可引起肾毒性,常与脱氢酶抑制剂西司他丁合用,以减少毒性反应。

2. 帕尼培南(panipenem) 与亚胺培南相同,对 G$^+$ 和 G$^-$ 菌及需氧菌、厌氧菌有很强的抗菌作用。对 β-内酰胺酶稳定,有抑酶作用。帕尼培南与倍他米隆合用,倍他米隆可抑制帕尼培南向皮质转移而减少后者在肾组织中积蓄,从而降低帕尼培南的肾毒性。

3. 美罗培南(meropenem) 抗菌谱、抗菌活性均与亚胺培南相似,并有抗生素后效应,美罗培南对肾脱氢酶稳定,因此不需要配伍脱氢肽酶抑制剂。

二、头霉素类

氧头孢烯类(oxacephalosporins)代表药物为拉氧头孢(latamoxef)、氧氟头孢(flomoxef)等。其化学结构主要是 7-ACA 上的 S 被 O 取代。该类药物具有与第三代头孢菌素相似的抗菌谱广和抗菌作用强的特点,对 β-内酰胺酶极稳定。脑脊液中含量高,在痰液中浓度高,血药浓度维持较久,半衰期为 2.3～2.8 h。临床主要用于治疗尿路、呼吸道、妇科、胆道感染及脑膜炎、败血症。不良反应以皮疹为多见,偶见凝血酶原减少或血小板功能障碍而致出血。

三、氧头孢烯类

氧头孢烯类(oxacephalosporins)化学结构主要是 7-ACA 上的 S 被 O 取代。代表药为拉氧头孢(latamoxef),具有与第三代头孢菌素相似的抗菌谱广和抗菌作用强的特点。对 β-内酰胺酶极稳定。脑脊液中含量高,在痰液中浓度高。血药浓度维持较久,$t_{1/2}$ 为 2.3～2.8 h。临床主要用于治疗尿路、呼吸道、妇科、胆道感染及脑膜炎、败血症。不良反应以皮疹最为多见,偶见凝血酶原减少或血小板功能障碍而致出血。本类药物还有氧氟头孢(flomoxef)。

四、单环 β-内酰胺类

该类代表药物有氨曲南(aztreonam)、卡芦莫南(carumonam)等。氨曲南对需氧 G^- 菌有较强的抗菌作用,对 G^+ 菌和厌氧菌作用差。口服不易吸收,肌内注射吸收较好。分布广泛,可透过炎性血脑屏障,半衰期约为 1.7 h,主要经肾排泄。临床用于大肠埃希菌、沙门菌属、克雷伯菌和铜绿假单胞菌等所致的下呼吸道、尿路、软组织感染及脑膜炎、败血症的治疗。不良反应少而轻,主要为皮疹。

五、β-内酰胺酶抑制剂

本类药物在结构上与 β-内酰胺类抗生素相似,本身仅有很弱的抗菌作用,但与 β-内酰胺类抗生素联合应用可增强抗菌作用。他们是许多细菌的 β-内酰胺酶抑制药,可保护 β-内酰胺类抗生素免受 β-内酰胺酶的水解。常用 β-内酰胺酶抑制剂有以下三类:

1. 克拉维酸(clavulanic acid,棒酸)　为氧青霉烷类广谱 β-内酰胺酶抑制剂,与酶发生牢固的结合,使酶失活。与 β-内酰胺酶类抗生素合用时,抗菌作用明显增强。临床使用奥格门汀(augmentin),为克拉维酸钾与阿莫西林的配伍制剂,为一线口服抗感染药;替门汀(timentin)为克拉维酸钾与替卡西林钠的配伍制剂,临床主要用于金葡菌、肠球菌所致的感染。

2. 舒巴坦(sulbactam,青霉烷砜)　为半合成的 β-内酰胺酶抑制剂,对金葡菌和 G^- 杆菌产生的 β-内酰胺酶有很强且不可逆的抑制作用,抗菌作用略强于克拉维酸,但需要与其他 β-内酰胺类抗生素合用,有明显抗菌协同作用。优立新(unasyn)为舒巴坦和氨苄西林(1∶2)的混合物,可供肌内或静脉注射。舒巴哌酮(sulperazone)为舒巴坦和头孢哌酮(1∶1)的混合物,可供静脉注射。

3. 他唑巴坦(tazobactam,三唑巴坦)　为舒巴坦衍生物,抑酶作用强于克拉维酸和舒巴坦,与哌拉西林合用的注射剂为他巴星(tazocin)。

制剂与用法

〖1〗青霉素钾盐或钠盐(penicillin potassium,penicillin sodium,苄青霉素钾或钠)　临用前配成溶液,一般 40～80 万单位/次,肌内注射,普通感染 2 次/d,严重感染 4 次/d,必要时每日总量可再增大。严重感染时可用作静脉滴注,但钾盐忌静脉推注,滴注时亦要计算含钾量(每 60 万单位青霉素钾盐含钾离子39 mg),并注意滴注速度,以防血钾过高。用量较大或病人肾功能不全时,则应改用钠盐滴注。

〖2〗普鲁卡因青霉素(procaine penicillin)　40 万单位/次,1 次/d,肌内注射,可产生速效及长效作用。

〖3〗苄星青霉素(benzathine benzylpenicillin)　成人每月 1～2 次,60 万～120 万 U/次,儿童每月一次,肌内注射。

〖4〗苯唑西林钠(oxacillin sodium,新青霉素Ⅱ)　成人 0.5～1.0 g/次,4～6 次/d,儿童每日 50～100 mg/kg,分 4～6 次用。宜在饭前 1 h 或饭后 2 h 服用,以免食物干扰吸收。肌内注射剂量同口服,静脉滴注,成人 4.0～6.0 g/d,儿童 50～100 mg/kg。

〖5〗氯唑西林钠(cloxacillin sodium)　成人 250～500 mg/次,2～4 次/d;儿童每日 30～60 mg/kg,分 2～4次口服。肌内注射剂量同口服。

〖6〗双氯西林(dicloxacillin)　成人 1.0～3.0 g/d,儿童每日 30～50 mg/kg,分 4 次服用。

〖7〗氟氯西林(flucloxacillin)　成人 0.125～0.25 g/次,每日 4 次或 0.5～1.0 g,每日 3 次口服。

〖8〗氨苄西林(ampicillin)　成人 0.25～1.0 g/次,4 次/d;儿童每日 20～80 mg/kg,分 4 次服。肌内注射剂量同口服。静脉注射或静脉滴注,成人 2～6 g/d,儿童每日 50～150 mg/kg。

〖9〗阿莫西林(amoxycillin)　成人 0.3～0.6 g/次,每日 3～4 次口服,儿童 10 岁以下,病情轻者 0.15 g/次,3 次/d,口服。

〖10〗匹氨西林(pivampicillin)　轻、中度感染,成人 1.5～2.0 g/d,严重感染 3～4 g/d,儿童每日 40～80 mg/kg,3～4 次分服。

〖11〗羧苄西林(carbenicillin)　肌内注射,成人 4 g/d,儿童每日 100 mg/kg,分 4 次。静脉注射或静脉滴注用于绿脓杆菌感染,成人 10～20 g/d,儿童每日 100～400 mg/kg。

〖12〗呋苄西林(furbenicillin)　成人 4.0～8.0 g/d,儿童每日 50～150 mg/kg,分 4 次静脉注射或静脉滴注。

〖13〗磺苄西林(sulbenicillin)　成人 2.0～4.0 g/d,严重者可用 8～13 g/d,分次肌内注射、静脉注射或静脉滴注,儿童每日 40～160 mg/kg。

〖14〗替卡西林(ticarcillin)　肌内注射或静脉注射,剂量同羧苄青霉素或磺苄青霉素。

〖15〗哌拉西林(piperacillin)　成人 4.0～8.0 g/d,儿童每日 100～150 mg/kg;静脉注射,成人 8.0～16.0 g/d,儿童每日 100～300 mg/kg,皆分 4 次注射。

〖16〗阿洛西林钠(azlocillin sodium)　静脉滴注:3.0～4.0 g/次,4 次/d。

〖17〗美洛西林钠(mezlocillin sodium)　静脉滴注:1.0～4.0 g/次,4 次/d。

〖18〗美西林(mecillinam)　成人 1.6～2.4 g/d,儿童每日 30～50 mg/kg,分 4 次静脉或肌内注射。

〖19〗头孢噻吩钠(cephalothin sodium,头孢菌素Ⅰ)　成人 0.5 g/次,4 次/d,肌内注射;严重感染时每日 2～4 g,静脉推注或静脉滴注。

〖20〗头孢噻啶(cephaloridine)　成人 0.5～1.0 g/次,2～3 次/d,肌内注射,每日量不超过 4.0 g。

〖21〗头孢氨苄(cephalexin)　成人 1.0～4.0 g/d,分 3～4 次服。

〖22〗头孢唑啉(cefazolin) 成人 500 mg/次,2～4 次/d,肌内注射或静脉注射,病情严重或耐药菌株,剂量可增大为 3～5 g/d。儿童每日剂量为 20～100 mg/d。

〖23〗头孢硫脒(cefathiamicline) 肌内注射或静脉滴注:0.5～2.0 g/次,2～4 次/d。

〖24〗头孢拉定(cefradine) 成人 1.0～4.0 g/d,分 4 次服,对重症者可静脉注射,每日不超 8.0 g,儿童每日 50～100 mg/kg,分 4 次服。

〖25〗头孢羟氨苄(cefadroxil) 成人 2.0 g/d,分两次服;儿童每日 30～60 mg/kg,分 2～3 次服。

〖26〗头孢孟多(cefamandole) 成人 2～4 g/d,儿童每日 50～100 mg/kg,分 3～4 次肌内注射。静脉注射成人 8～12 g/d,儿童每日 100～200 mg/kg,分 2～4 次。

〖27〗头孢呋辛(cefuroxime) 肌内注射,成人 2～2.5 g/d,儿童每日 30～60 mg/kg,分 3～4 次。静脉注射,成人 4.5～6 g/d,儿童每日 50～100 mg/kg,分 2～4 次。

〖28〗头孢甲肟(cefmenoxime) 肌内注射或静脉滴注:0.5～2 g/次,2 次/d。

〖29〗头孢克洛(cefaclor) 成人 2～4 g/d,分 4 次口服。

〖30〗头孢噻肟(cefotaxime) 肌内注射,成人 2～6 g/d,儿童每日 50～100 mg/kg,分 3～4 次;静脉注射,成人 2～8 g/d^{-1},儿童每日 50～150 mg/kg,分 2～4 次。

〖31〗头孢唑肟(ceftizoxime) 静脉滴注:0.5～1.5 g/次,2～3 次/d。

〖32〗头孢米诺(cefminox) 静脉滴注:1～1.5 g/次,3～4 次/d。

〖33〗头孢曲松(ceftriaxone) 肌内注射,1 g/d,溶于利多卡因注射液 3.5 mL 中,深部注入。静脉滴注,成人 0.5～2 g/d,一次溶于生理盐水或 5％葡萄糖液中,30 min 滴完。

〖34〗头孢他定(ceftazidime) 成人 1.5～6 g/d,儿童每日 50～100 mg/kg,分 3 次静脉注射,快速静脉滴注或肌内注射,后者一般溶于 1％利多卡因 0.5 mL,深部注入。

〖35〗头孢吡肟(cefepime) 肌内注射或静脉滴注:1～2 g/次,2 次/d。

〖36〗头孢哌酮(cefoperazone) 成人 2～4 g/d,儿童每日 50～150 mg/kg,分 2～3 次静脉滴注,推注或肌内注射。

〖37〗头孢西丁(cefoxitin) 成人 3～8 g/d,分 3～4 次,儿童每日 45～120 mg/kg,分 4～6 次静脉滴注,也可肌内注射。

〖38〗拉氧头孢(latamoxef) 成人 1～2 g/d,分两次静脉注射,静脉滴注或肌内注射,重症者 4 g/d 或更高剂量。儿童每日 40～80 mg/kg,严重者可增至 150 mg/kg,分 2～4 次注射。

〖39〗亚胺培南(imipenem) 成人 1～2 g/d,分 4 次静脉注射,应与去氢肽酶抑制剂合用,如泰宁。

〖40〗氨曲南(aztreonam) 成人 1.5～6 g/d,分 3 次,肌内注射,静脉注射或静脉滴注(药物加入 100 mL 生理盐水中,于 30 min 内滴完)。

〖41〗美罗培南(meropenem) 静脉滴注或肌内注射:0.5～1 g/次,3～4 次/d。

(洪宗元 何寿芸)

第35章 大环内酯类、林可霉素类及多肽类抗生素

35.1 大环内酯类抗生素

大环内酯类(macrolides)抗生素是由链霉菌产生的一类弱碱性抗生素,具有14～16碳内酯环共同化学结构,分成天然和半合成红霉素两类。20世纪50年代发现第一代药物如红霉素主要治疗呼吸道、皮肤软组织等感染,但因其不耐酸、口服吸收少、抗菌谱窄、不良反应大、耐药性等问题,在一定程度上限制了该药物的临床应用。20世纪70年代开发的第二代半合成大环内酯类抗菌药物,包括罗红霉素、克拉霉素和阿奇霉素等,在药效学、药动学特性及药物不良反应等方面均有所改进。其抗菌活性增强,对胃酸的稳定性增加,生物利用度高,血药浓度和组织浓度增高,且生物半衰期延长,具有良好的抗生素后效应(post-antibiotic effect,PAE),每日给药剂量及给药次数减少,胃肠道反应也明显减轻,现已广泛用做治疗呼吸系统感染的药物。近年来,由于对本类药物的过度应用,造成了耐药菌株的日益增多,药物之间亦存在较密切的交叉耐药性,促使第三代大环内酯类(酮内酯类抗菌药物)抗生素的开发,代表药物有泰利霉素和喹红霉素。

红霉素[基]

红霉素(erythromycin)是由链霉菌产生的一种碱性抗生素,在中性、弱碱性溶液中稳定,在酸性(pH<5)溶液中易分解。其游离碱供口服用,乳糖酸盐供注射用。此外,尚有其琥珀酸乙酯(琥乙红霉素)、丙酸酯的十二烷基硫酸盐(依托红霉素)供药用。

【体内过程】 口服不耐酸,口服吸收率为18%～45%,口服250 mg后2～3 h,血药峰浓度为0.3～0.7 μg/mL,静脉给药可获较高的血药浓度。血浆蛋白结合律为73%,表观分布容积(V_d)约为0.72 L/kg。体内分布较广,胆汁中浓度可为血清浓度的30倍,可透过胎盘进入胎儿,但难以通过正常的血脑屏障,炎症可促进药物的组织渗透。主要在肝脏代谢。血浆$t_{1/2}$为1.4～2 h(正常人),无尿者$t_{1/2}$可延长至为4.8～6 h。

【抗菌作用及机制】 霉素抗菌谱与青霉素近似,对革兰阳性菌如葡萄球菌、化脓性链球菌、草绿色链球菌、肺炎链球菌、粪链球菌、梭状芽孢杆菌、白喉杆菌、痤疮丙酸杆菌、李斯特菌等有较强的抑制作用。对淋球菌、螺旋杆菌、百日咳杆菌、布氏杆菌、军团菌、以及流感嗜血杆菌、拟杆菌(口咽部菌株)也有相当的抑制作用。此外,对支原体、放线菌、螺旋体、立克次体、衣原体、奴卡菌、少数分枝杆菌和阿米巴原虫有抑制作用。金黄色葡萄球菌对本品易耐药。

红霉素通过不可逆地与细菌细胞核蛋白体的50S亚基结合,从而阻碍细菌蛋白质合成。

【临床应用】 主要应用于链球菌引起的扁桃体炎、猩红热、白喉及带菌者、淋病、李斯特

菌病、肺炎链球菌所致下呼吸道感染(以上适用于不耐青霉素的患者)。对军团菌肺炎和支原体肺炎,本品可作为首选药应用。尚可应用于流感杆菌引起的上呼吸道感染、金黄色葡萄球菌所致皮肤和软组织感染以及梅毒、肠道阿米巴病等。

【不良反应】

(1) 胃肠道反应多见,表现为腹泻、恶心、呕吐、中上腹痛、口舌疼痛、胃纳减退等,其发生率与剂量大小有关,许多病人不能耐受而停药。

(2) 本品有潜在肝毒性,长期及大剂量服用可发生肝损害和胆汁瘀积,患者可有乏力、转氨酶升高、肝肿大、发热,偶见黄疸等,尤其是酯化红霉素较易引起,一般于停药后数日可自行恢复。

(3) 大剂量($\geqslant 4$ g/d)应用,尤其肝、肾功能异常或老年患者,可引起听力减退,主要与血药浓度过高(>12 mg/L)有关,停药后大多可恢复。

(4) 个别病人可有皮疹、药物热、嗜酸性粒细胞增多等过敏反应,发生率为 $0.5\% \sim 1\%$。

(5) 其他:偶有室性心律失常、QT 间期延长、口腔或阴道念珠菌感染。

【药物相互作用】

(1) 与氯霉素和林可酰胺类有拮抗作用,不宜合用。

(2) 本品为抑菌剂,可干扰青霉素的杀菌效能,故当需要快速杀菌作用如治疗脑膜炎时,两者不宜合用。

(3) 可抑制阿司咪唑、特非那定、西沙必利等药物的代谢,诱发尖端扭转性心律失常。

(4) 本品可干扰茶碱的代谢,使茶碱血药浓度升高,毒性增加。

(5) 本品可阻挠性激素类的肠肝循环,与口服避孕药联用可使之降效。

【注意事项】

(1) 溶血性链球菌感染用本品治疗时,至少需持续 10 d,以防止急性风湿热的发生。

(2) 肾功能减退患者一般无需减少剂量。

(3) 用药期间应定期监测肝功能,肝病患者和严重肾功能损害者红霉素剂量应适当减少。

(4) 与其他大环内酯类存在交叉过敏性和交叉耐药性。

(5) 可通过胎盘屏障进入胎儿循环,孕妇使用时应权衡利弊。

(6) 可通过乳汁分泌,哺乳期妇女应用时应暂停哺乳。

(7) 静脉滴注易引起静脉炎,故滴注速度宜缓慢。

(8) 红霉素在酸性溶液中易被破坏降效,一般不应与低 pH 的葡萄糖输液配伍。在 5% $\sim 10\%$ 葡萄糖输液 500 mL 中,添加维生素 C 注射液或 5% 碳酸氢钠注射液 0.5 mL 使 pH 升高到 5 以上,再加红霉素乳糖酸盐,则有助于稳定。

罗 红 霉 素

罗红霉素(roxithromycin)为半合成 14 元环大环内酯类抗生素,血药浓度和细胞内浓度均较其他药物高。本品主要用于敏感菌引起的呼吸道感染、五官科感染、泌尿道感染(淋球菌感染除外)、皮肤软组织感染以及支原体肺炎、沙眼衣原体感染和军团病。严重酒精性肝硬化患者药物半衰期可延长至正常水平 2 倍以上,如确需使用,则一日 1 次,一次 150 mg。严重肾功能不全患者给药时间延长 1 倍(一次 150 mg,一日 1 次)。进食后服药会减少药物吸收,与牛奶同服可增加吸收。服用本品后可影响驾驶和机械操作能力。不良反应发生率约为 4.1%,常见的不良反应为腹痛、腹泻、呕吐等胃肠道反应,偶见皮疹、头晕、头痛等。

克拉霉素

克拉霉素（clarithromycin，甲红霉素）为半合成的 14 元环大环内酯类抗生素。主要特点是抗菌活性强于红霉素，对酸稳定，口服吸收迅速完全，且不受进食影响，但首过消除明显，生物利用度仅有 50％，分布广泛且组织中浓度明显高于血药浓度，在扁桃体内的浓度为血清浓度的 1 倍，肺内浓度为血清浓度的 5 倍。不良反应发生率和对细胞色素 P450 影响均较红霉素为低，其肝脏代谢产物 14-羟基克拉霉素仍具有抗菌活性。抗菌谱与红霉素近似，对流感嗜血杆菌有较强的作用，其代谢产物对该菌的作用为母体药物 2 倍。主要用于敏感菌所引起的呼吸道、泌尿生殖系统及皮肤软组织感染的治疗，与其他药物联合可用于鸟分枝杆菌和幽门螺杆菌感染的治疗。本品可空腹口服，也可与食物或牛奶同服，与食物同服不影响其吸收。肝功能损害、中度肾功能损害患者慎用，肾功能严重损害（肌酐清除率 < 30 mL/min）者须调整剂量。主要不良反应为味觉改变、腹痛、腹泻、恶心、呕吐等胃肠道反应，偶可发生皮疹、皮肤瘙痒和 Stevens-Johnson 综合征及头痛、转氨酶短暂升高、艰难梭状芽孢杆菌引起的抗生素相关性肠炎等。6 个月以下儿童的疗效和安全性尚未确定。孕妇、哺乳期妇女禁用，严重肝功能损害者、水电解质紊乱者、服用特非那丁者及某些心脏病（心律失常、心动过缓、QT 间期延长、缺血性心脏病、充血性心力衰竭）患者禁用。本品可使地高辛、茶碱、口服抗凝血药、麦角胺或二氢麦角碱、三唑仑等药物血药浓度增加，对卡马西平、环孢素、苯妥英等也有类似的阻滞代谢而使作用增强。利托那韦、氟康唑可抑制本品的代谢，使血药浓度增加。

阿奇霉素[基]

阿奇霉素（azithromycin）为半合成的 15 元大环内酯类抗生素，其游离碱供口服，乳糖酸盐供注射。本品口服吸收快、组织分布广、血浆蛋白结合率低，细胞内药物浓度较同期血药浓度高 10～100 倍，主要集中分布在中性粒细胞、巨噬细胞、肺、痰液、皮下组织、胆汁和前列腺等，口服生物利用度约为 40％，$t_{1/2}$ 长达 35～48 h，为大环内酯类中最长者，每日仅需给药一次。该药不在肝脏内代谢，主要以活性形式聚集和分泌在胆汁中，部分药物可经肝肠循环被重吸收，大部分以原形随粪便排出体外，少部分经尿液排泄。抗菌谱较红霉素广，对革兰阴性菌抗菌作用较红霉素强，对某些细菌表现为快速杀菌作用。此外，本品对弓形体、梅毒螺旋体也有良好的杀灭作用。主要用于敏感菌所致的中耳炎、鼻窦炎、咽炎、扁桃体炎、支气管炎、肺炎等呼吸道感染、皮肤和软组织感染、泌尿生殖道感染等。本品总不良反应发生率约为 12％，不良反应轻，绝大多数患者能耐受，主要为轻中度胃肠道反应及局部炎症反应，偶可引起头痛、嗜睡等神经系统症状和过敏样反应，实验室检查可见转氨酶、肌酐、乳酸脱氢酶、胆红素及碱性磷酸酶升高，白细胞、中性粒细胞及血小板计数减少等。轻度肾功能不全患者（肌酐清除率 > 40 mL/min）应用本品不需调整剂量，但严重肾功能不全患者慎用本品。肝功能不全者应慎用，严重肝病患者不应使用。用药期间可能出现抗生素相关性肠炎。进食可影响该药的吸收，口服用药需在饭前 1 h 或餐后 2 h 服用。孕妇及哺乳期妇女慎用。注射剂不宜肌内注射，静脉滴注时间不得少于 60 min，滴注液浓度不得高于 2.0 mg/mL，浓度为 1.0 mg/mL 者，滴注时间 3 h；浓度为 2.0 mg/mL 者，滴注时间 1 h。

泰利霉素和喹红霉素

泰利霉素和喹红霉素属于酮环内酯类抗生素，其作用机制同红霉素。泰利霉素对肺炎链球菌、流感杆菌、黏膜炎莫拉菌等具有强抗菌活性，对副流感、衣原体、支原体、军团菌等也具有较高活性。药物口服吸收后 1 h 达峰浓度,进食不影响吸收,生物利用度 57%,血浆蛋白结合率 66%～89%,有较好的组织渗透性,特别在白细胞、呼吸道组织及上皮组织中有较高的浓度。口服剂量 70% 在肝脏中被 CYP 3A4 代谢,13% 以原形从尿液中排泄,3% 以原形从粪便中排泄,代谢产物有 37% 从肝脏排泄。$t_{1/2}$ 为 7.2～10.6 h。主要用于治疗呼吸道感染,包括社区获得性肺炎、慢性支气管炎急性发作、急性上颌窦炎、扁桃体炎、咽炎等。常见的不良反应为腹泻、恶心、呕吐和头晕,曾有发生严重肝毒性的报告。重症肌无力者及肝功能不全者禁用,肌酐清除率<30 mL/min 者,剂量减半。肝药酶 CYP 3A4 抑制剂,如酮康唑、伊曲康唑、利托那韦、西咪替丁、辛伐他汀等可使本品血药浓度明显升高。

喹红霉素抗菌范围同泰利霉素,但抗菌活性更强。本品口服后生物利用度不受进食影响,体内分布广泛,在肺组织中浓度最高,在除大脑外大多数组织中浓度高于血药浓度。主要在肝脏、肺代谢,消除迅速,$t_{1/2}$ 为 3.6～6.7 h。

35.2　林可霉素类抗生素

林可霉素(lincomycin,洁霉素)是由链霉菌产生的一种林可酰胺类碱性抗生素,克林霉素(clindamycin,氯林可霉素,氯洁霉素)是林可霉素分子中第 7 位的羟基以氯原子取代的半合成品。两药具有相同的抗菌谱和抗菌机制,但由于克林霉素的口服吸收、抗菌活性、毒性和临床疗效均优于林可霉素,故临床常用。

【体内过程】　林可霉素口服吸收差,生物利用度为 20%～35%,且易受食物影响。克林霉素口服吸收好,生物利用度为 87%,受食物影响小。两药血浆蛋白结合率可高达 90% 以上,能广泛分布到全身组织和体液并达到有效治疗浓度,其中骨组织、骨髓中浓度高,胆汁、乳汁中药物浓度也较高,能透过胎盘屏障,不能透过正常血脑屏障,但炎症时脑组织可达有效治疗浓度。两者在肝脏经氧化代谢为无活性的产物或经胆汁排入肠道或经肾脏排泄,仅有 10% 以原形药物经尿液排出体外。林可霉素 $t_{1/2}$ 为 4～5.4 h,克林霉素 $t_{1/2}$ 为 2.5～3 h,停药后克林霉素在肠道中的抑菌作用一般可持续 5 d,对敏感菌可持续 2 周。

【药菌作用及机制】　两药抗菌谱与红霉素类似,克林霉素的抗菌活性比林可霉素强 4～8 倍,对各类厌氧菌有强大抗菌作用,对需氧革兰阳性菌有显著活性,对部分需氧革兰阴性球菌、人型支原体和沙眼衣原体也有抑制作用,但肠球菌、革兰阴性杆菌、耐甲氧西林金黄色葡萄球菌(MRSA)、肺炎支原体对本类药物不敏感。抗菌作用机制与大环内酯类相同,能不可逆性结合到细菌核糖体 50S 亚基上,抑制细菌蛋白质合成。易与革兰阳性菌的核糖体形成复合物,难与革兰阴性杆菌的核糖体结合,故对革兰阴性菌几乎无作用。

【临床应用】　主要用于治疗厌氧菌,包括脆弱拟杆菌、产气荚膜梭菌、放线杆菌等引起的口腔、腹腔和妇科感染。治疗需氧革兰阳性球菌引起的呼吸道、骨及软组织、胆道感染和败血症、心内膜炎等。对金黄色葡萄球菌引起的骨髓炎为首选药。

【不良反应】

(1)胃肠道反应:表现为恶心、呕吐、腹泻,口服给药较注射给药多见。林可霉素腹泻发生率 10%～15%,克林霉素为 4%。长期用药也可引起二重感染、假膜性肠炎。

(2)过敏样反应:如皮疹、荨麻疹、剥脱性皮炎、多形性红斑及白细胞减少、血小板减少等,克林霉素可引起过敏性休克、寒战、高热等全身性损害,亦可出现喉水肿、呼吸困难等呼吸系统损害。

（3）泌尿系统损害:克林霉素可引起血尿、急性肾功能损害,占严重病例的 15.9%。

（4）尚有耳鸣、听力下降、眩晕、氨基转移酶升高、抽搐等不良反应。

【注意事项】

（1）林可霉素不可静脉注射,静脉滴注时,应溶于 100 mL 以上液体中,滴注时间不少于 1 h。克林霉素可采用深部肌内注射,一次用量不超过 600 mg,并经常更换注射部位。静脉滴注前应先将药物稀释,600 mg 药物应溶于 100 mL 以上液体,滴注时间不少于 20 min,1 小时内输注的药量不应超过 1 200 mg。

（2）肝功能不全者、妊娠期妇女、哺乳期妇女、胃肠疾病、哮喘及过敏体质者慎用,1 月龄以下新生儿及深部真菌感染者禁用。

（3）因不能透过血脑屏障,故不用于脑膜炎。

（4）本类药物与红霉素、氯霉素有拮抗作用,不可联合使用。

（5）避免与其他神经肌肉阻滞药联用,可引起骨骼肌无力、呼吸抑制或麻痹。

（6）不宜与抗蠕动止泻药联用,可导致肠内毒素排出延迟,增加引起假膜性肠炎的危险。

（7）用药期间应密切注意大便次数,如出现排便次数增多,应注意假膜性肠炎的可能,应立即停药,必要时可用去甲万古霉素治疗。老年人出现肠道菌群失调的几率更高,须特别注意。

（8）长期用药应定期检查血象和肝功能。

35.3　多肽类抗生素

多肽类抗生素分子中含有肽链结构,包括糖肽类、多黏菌素类和杆菌肽类,其抗菌谱窄,抗菌作用强,属杀菌药,并具有不同程度的肾毒性,主要适用于对其敏感的多重耐药菌所致的重症感染。

一、糖肽类

糖肽类由链霉菌或放线菌所产生,其结构为线性多肽。目前临床应用的该类药物有万古霉素（vancomycin）、去甲万古霉素（norvancomycin）和替考拉宁（teicoplanin）。万古霉素是由东方链霉菌培养液中产生的一种无定形糖肽类抗生素,因能够杀灭 MRSA 和耐甲氧西林表皮葡萄球菌（MRSE）而得到广泛应用。去甲万古霉素是我国从诺卡菌属培养液中分离获得,化学性质同万古霉素,作用略强于万古霉素。替考拉宁是从辐动菌属培养液中分离获得,其脂溶性较万古霉素高 50～100 倍,对肠球菌抗菌活性强于万古霉素,且不良反应也较万古霉素少而小。

随着糖肽类抗生素的广泛应用,尤其不合理使用,耐药的金黄色葡萄球菌和肠球菌日趋增多,尤其是耐万古霉素肠球菌（VRE）引起的感染成为临床治疗中棘手问题。对糖肽类抗生素高度耐药的 MRSA、MRSE 及肠球菌感染,目前可选用噁唑酮类化学合成的抗菌药利奈唑胺。

【体内过程】 口服难吸收,绝大部分经粪便排泄,肌内注射可引起强烈局部疼痛和组织坏死,只能静脉给药。万古霉素血浆蛋白结合率约55%,替考拉宁血浆蛋白结合率为90%~95%。可分布到各组织和体液,可透过胎盘,但不易透过正常人血脑屏障和血眼屏障,但在脑膜炎患者万古霉素和去甲万古霉素可渗入脑脊液达到有效治疗浓度。药物经肝脏代谢,90%以上由肾排泄,少量可经过胆汁和乳汁排泄。万古霉素和去甲万古霉素的 $t_{1/2}$ 为6~8 h,严重肾功能不全者可延长至8~10天,替考拉宁 $t_{1/2}$ 可长达70~100 h。

【抗菌作用及机制】 本类药对化脓性链球菌、肺炎链球菌、金黄色葡萄球菌、表皮葡萄球菌等革兰阳性菌有强大杀菌作用,尤其是 MRSA 和 MRSE。厌氧链球菌、难辨梭状芽孢杆菌、炭疽杆菌、放线菌、白喉杆菌、淋球菌对本品也甚敏感。绿色链球菌、牛链球菌、粪链球菌等也有一定敏感性。革兰阴性杆菌、分枝杆菌、拟杆菌、立克次体、衣原体、真菌等对本品不敏感。替考拉宁对金黄色葡萄球菌的抗菌活性与万古霉素相似,而对其他凝固酶阴性葡萄球菌尤其是溶血性葡萄球菌的抗菌作用较万古霉素差,对肠球菌的抗菌活性强于万古霉素,对 Van B 型万古霉素耐药肠球菌也有较强的抗菌活性,Van C 型万古霉素耐药肠球菌对万古霉素低度耐药,但对替考拉宁敏感。

抗菌作用机制是通过作用于细菌细胞壁,与细胞壁黏肽合成中的 D-丙氨酰-D-丙氨酸形成复合物,抑制细胞壁的合成,造成细胞壁缺陷而杀灭细菌,尤其是对正在分裂增殖的细菌呈现快速杀菌作用。由于此类抗生素具有独特的化学结构和抗菌作用机制,故与其他抗菌药物无交叉耐药现象。

【临床应用】 仅用于严重革兰阳性菌感染,特别是 MRSA、MRSE 和耐氨苄西林肠球菌属所致感染,如败血症、心内膜炎、肺炎、骨髓炎、结肠炎等。万古霉素或去甲万古霉素口服可用于对甲硝唑无效的假膜性肠炎或多重耐药葡萄球菌小肠结肠炎。防治血液透析患者发生的葡萄球菌属所致的动、静脉血分流感染。此外,万古霉素亦可作为 MRSA 发生率较高的医疗机构中心脏瓣膜修补术的预防用药。

【不良反应】 万古霉素和去甲万古霉素毒性较大,替考拉宁较小。

(1) 大剂量长期应用可出现较严重的耳毒性及肾毒性,表现耳鸣、听力减退,甚至耳聋,并可损伤肾小管,引起蛋白尿和管型尿、少尿、血尿、氮质血症,甚至肾功能衰竭,治疗期间应定期检查听力,并监测肾功能和血药浓度,对老年患者或肾功能减退患者应依据患者肾功能和血药浓度调整给药剂量或给药间期。

(2) 万古霉素和去甲万古霉素输入速度过快、剂量过大可出现皮肤潮红、红斑、荨麻疹、心动过速和低血压等特征性症状,称为"红人综合征",尤以躯干上部为甚,替考拉宁较少发生。用药前使用抗组胺药可使症状减轻或避免症状出现。此外,每次剂量应至少加入 200 mL 溶液中缓慢静脉滴注,滴注时间至少在 1 h 以上。替考拉宁每次静脉滴注时间应不少于 30 min。

(3) 口服时可引起恶心、呕吐、金属异味感和眩晕,万古霉素对组织有高度刺激性,肌内注射或静脉注射外漏后可引起局部疼痛和血栓性静脉炎。

(4) 偶有药物热、皮疹、瘙痒等变态反应,白细胞减少、中性粒细胞减少和血小板减少,肝功能一过性障碍等。

【注意事项】

(1) 万古霉素可穿过胎盘屏障,引起胎儿第 8 对颅神经损害,妊娠期妇女要充分权衡利弊后慎用。

（2）万古霉素可通过乳汁排泄，哺乳期妇女应用本品治疗时应暂停授乳。

（3）万古霉素血药浓度峰值不应超过 $20\sim40\ \mu g/mL$，谷浓度不应超过 $10\ \mu g/mL$，血药浓度高于 $60\ \mu g/mL$ 为中毒浓度。

（4）氨基糖苷类、两性霉素 B、阿司匹林、杆菌肽、布美他尼、顺铂、环孢素、依他尼酸、多黏菌素类药物与本类药物联用或先后使用，可增加耳毒性及（或）肾毒性的潜在可能。

（5）考来烯胺可使万古霉素和去甲万古霉素失活。

（6）替考拉宁与万古霉素（去甲万古霉素）存在交叉过敏性，因此对万古霉素过敏者替考拉宁应慎用。

（7）治疗葡萄球菌性心内膜炎，疗程应不少于 4 周。

（8）万古霉素与碱性溶液有配伍禁忌，遇重金属可发生沉淀。

（9）配制好的替考拉宁溶液应在 $4℃$ 条件下保存，但不得超过 24 h。

二、多黏菌素类

多黏菌素类（polymyxins）是从多黏芽孢杆菌培养液中分离获得的一组多肽类抗生素，含有多黏菌素 A、B、C、D、E、M 几种成分，临床仅用多黏菌素 B（polymyxin B）、多黏菌素 E（polymyxin E，黏菌素）和多黏菌素 M（polymyxin M），多为硫酸盐制剂。

【体内过程】 口服不吸收，肌内注射 2 h 达峰浓度，因分子质量较大，穿透力差，故脑脊液、胸腔、关节腔和感染灶内浓度低。本类药物代谢慢，主要经肾脏排泄，尿排泄率可达60%，给药后 12 h 内仅有 0.1%经尿液排出，随后逐渐增加，故连续给药会导致药物在体内蓄积。$t_{1/2}$ 大约为 6 h，儿童较短，为 $1.6\sim2.7$ h。

【抗菌作用及机制】 多黏菌素类为窄谱慢效杀菌药，对繁殖期和静止期细菌均有杀菌作用，作用于细菌胞浆膜，使细菌细胞内重要物质外漏而造成细胞死亡。此类药物只对革兰阴性杆菌如大肠埃希菌、肠杆菌属、克雷伯杆菌属及铜绿假单胞菌具有强大抗菌活性，对志贺菌属、沙门菌属、真杆菌属、流感嗜血杆菌、百日咳杆菌及除脆弱拟杆菌外的其他杆菌也较敏感，与利福平、磺胺类和 TMP 联用具有协同抗菌作用，与两性霉素 B、四环素类药物联用可增强其抗菌作用，其中多黏菌素 B 的抗菌活性稍高于多黏菌素 E。细菌对多黏菌素不易产生耐药性，一旦出现则有交叉耐药。

【临床应用】 主要用于铜绿假单胞菌及其他假单胞菌引起的创面、尿路及眼、耳、气管等部位感染，还可用于大肠埃希菌、肺炎杆菌等革兰阴性杆菌引起的全身感染，如脑膜炎、败血症。鞘内注射可用于铜绿假单胞菌脑膜炎。口服用于肠道术前准备和消化道感染。局部用于敏感菌引起的眼、耳、皮肤及黏膜感染及烧伤后铜绿假单孢菌感染。

【不良反应】 本品不良反应多见，常规剂量时即可出现明显不良反应，不良反应总发生率可高达 25%，多黏菌素 B 较多黏菌素 E 更明显，主要是肾毒性和神经毒性，肾毒性多发生在用药后 4 天，主要表现为蛋白尿、血尿、管型尿、氮质血症，严重时出现急性肾小管坏死及肾衰竭。神经毒性与剂量有关，轻者出现头昏，面部麻木和周围神经炎，重者出现意识混乱、昏迷、共济失调、可逆性神经肌肉麻痹等，停药后可消失，新斯的明抢救无效，只能人工呼吸，钙剂可能有效。胃肠道反应包括恶心、呕吐、食欲不振、腹泻等。多黏菌素 B 鞘内注射可引起明显脑膜刺激征，严重者发生下肢瘫痪、大小便失禁、抽搐等，现已少用。此外可引起瘙痒、皮疹、药物热等变态反应及局部疼痛、静脉炎等，偶可引起粒细胞减少和肝毒性，吸入给药可引起哮喘。

三、杆菌肽类

杆菌肽(bacitracin)是从枯草杆菌培养液中分离获得,为含噻唑环的多肽类抗生素混合物,主要成分为杆菌肽 A。杆菌肽属于慢性杀菌药,通过选择性地抑制细菌细胞壁合成过程中的脱磷酸化,阻碍细胞壁合成,同时对细菌胞浆膜也有损伤作用。本品对革兰阳性菌有强大的抗菌作用,对耐 β-内酰胺的细菌也有作用,对革兰阴性杆菌无作用。临床可用于耐青霉素金葡菌所致的各种感染,但因全身用药肾毒性严重,故目前仅限于局部使用,其锌盐制剂可增加抗菌作用。细菌对其耐药性产生缓慢,与其他抗生素无交叉耐药性发生。

制剂与用法

〖1〗红霉素(erythromycin)　口服:0.25~0.5 g/次,3~4 次/d。栓剂直肠给药:0.1 g/次,2 次/d,用送药器将药栓塞入肛门 2cm 深处为宜,儿童按体重 20~30mg/(kg·d)。

〖2〗乳糖酸红霉素(erythromycin lactobionate)　静脉滴注:0.25~0.5 g/次,3~4 次/d,儿童按体重 20~30mg/(kg·d),分 2~3 次,以 5%葡萄糖注射液稀释后缓慢静滴。

〖3〗罗红霉素(roxithromycin)　口服:0.15 g/次,2 次/d 或 0.3 g/次,1 次/d,儿童按体重 5~10 mg/(kg·d),分 2 次服用。

〖4〗地红霉素(dirithromycin)口服:0.5g/次,1 次/d。

〖5〗乙酰螺旋霉素(acetyl spiramycin)　口服:0.2~0.3 g/次,4 次/d,首次加倍,儿童按体重 20~30 mg/(kg·d),分 4 次服用。

〖6〗克拉霉素(clarithromycin)　口服:0.25~0.5 g/次,2 次/d。。

〖7〗阿奇霉素(azithromycin)　口服:0.5 g/次,1 次/d。

〖8〗门冬氨酸阿奇霉素(azithromycin aspartate),乳糖酸阿奇霉素(azithromycin lactobionate)　静脉滴注:0.5 g/次,1 次/d。

〖9〗盐酸林可霉素(lincomycin hydrochloride)　口服:0.25~0.5 g(活性)/次,空腹服用,3~4 次/d;儿童按体重 30~50 mg(活性)/(kg·d),分 3~4 次服用。肌内注射:0.6 g(活性)/次,2~3 次/d;儿童按体重 10~20 mg(活性)/(kg·d),分 2~3 次给药。静脉滴注:0.6 g(活性)/次,溶于 100~200 mL 输液内,滴注 1~2 h,每 8~12 h 一次。

〖10〗盐酸克林霉素(clindamycin hydrochloride)　口服:0.15~0.3 g/次,3~4 次/d。儿童按体重 10~20 mg/(kg·d),分 3~4 次服用。

〖11〗磷酸克林霉素(clindamycin phosphate)　肌内注射或静脉滴注:0.15~0.3 g/次,3~4 次/d,超过 0.6 g 要静脉滴注,溶于 100 mL 以上液体中,滴注时间不少于 20 min。

〖12〗盐酸棕榈酸酯克林霉素(clindamycin palmitate hydrochloride)　供儿童用。口服:8~12 mg/(kg·d),分 3~4 次服用。

〖13〗克林霉素磷酸酯(clindamycin phosphate)　静脉滴注:0.6~2.7 g/d,分 2~4 次给药。儿童按体重 15~40 mg/(kg·d),分 2~4 次给药。

〖14〗盐酸万古霉素(vancomycin hydrochloride)　口服:0.5 g/次,4 次/d,疗程 5~7 d。静脉滴注:0.5~1 g/次,每克至少加注射用液体 200 mL,1 h 以上缓慢滴入,疗程 2 周。

〖15〗盐酸去甲万古霉素(norvancomycin hydrochloride)　口服:0.4 g/次,4 次/d,疗程 5~7 d。静脉滴

注:0.4～0.5 g/次,每克至少加注射用液体 200 mL,1 h 以上缓慢滴入,疗程 2 周。

〖16〗替考拉宁(teicoplanin)　口服:0.1～0.5 g/次,2～4 次/d,疗程 10 d。肌内注射或静脉滴注:首剂 6～12 mg/(kg·次),以后 3～6 mg/(kg·次),2 次/d,滴注时间不少于 30 mim。

〖17〗硫酸多黏菌素 B(polymyxin B sulfate)　口服:25～50 mg/次,3～4 次/d。肌内注射或静脉滴注:25 万～50 万 U/次,2 次/d,疗程不超过 7～14 d。鞘内注射:每次 1 万 U。局部用药:配成 0.1%～1%的溶液。

〖18〗硫酸多黏菌素 E(polymyxin E sulfate)　口服:50 万～100 万 U/次,饭前服,3 次/d。肌内注射或静脉滴注:50 万～100 万 U/次,2 次/d,疗程不超过 7 d。外用:生理盐水溶液,浓度为 1 万～5 万 U/mL。

(刘俊　栾家杰)

第 36 章　氨基糖苷类抗生素

氨基糖苷类(aminoglycosides)是由微生物产生或经半合成制取的一类氨基糖(或中性糖)与氨基环醇以苷键相结合的易溶于水的碱性抗生素,主要包括两大类:一类为天然来源,由链霉菌和小单孢菌产生,如链霉素(streptomycin)、新霉素(neomycin)、庆大霉素(gentamicin)、卡那霉素(kanamycin)、妥布霉素(tobramycin)、小诺米星(micronomicin,小诺霉素,沙加霉素)、西索米星(sisomicin,西梭霉素)等;另一类为半合成品,如阿米卡星(amikacin,丁胺卡那霉素)、奈替米星(netilmicin,乙基西梭霉素)、异帕米星(isepamicin)、依替米星(etilmicin)、地贝卡星(dibekacin)、阿贝米星(arbekacin)等。

氨基糖苷类抗生素由于结构上的相似,所以在抗菌谱、抗菌机制、体内过程及不良反应等方面具有某些共同特点。

一、氨基糖苷类的共同特点

氨基糖苷类抗生素为有机碱,制剂为硫酸盐,除链霉素水溶液性质不稳定外,其他药物水溶液性质均较稳定。与β-内酰胺类联用时不能混合于同一容器,否则易使氨基糖苷类失活。其共同优点为:

(1) 抗菌谱广,抗革兰阴性杆菌活性比β-内酰胺类强,多数品种对铜绿假单胞菌有良好抗菌作用,但对厌氧菌无抗菌活性。

(2) 浓度依赖型抗生素,其杀菌速率和杀菌时间与浓度呈正相关。

(3) PAE 长,且持续时间与浓度呈正相关。

(4) 具有初次接触效应,即细菌首次接触氨基糖苷类时,能被迅速杀死。

(5) 在碱性环境中抗菌活性增强,但同时毒性也相应增加。

(6) 胃肠道吸收差,用于治疗全身性感染时必须注射给药。

(7) 具有不同程度的耳毒性和肾毒性。

(8) 细菌对不同品种之间有部分或完全交叉耐药。

(9) 治疗急性感染通常疗程不宜超过 7～14 d。

【体内过程】　氨基糖苷类的极性和解离度均较大,口服很难吸收。肌内注射吸收迅速而完全,30～90 min 达到峰浓度,除链霉素外,血浆蛋白结合低(0～25%),多数在 10% 以下,主要分布在细胞外液,在分泌液及组织液中的浓度低,而在肾皮质及内耳内、外淋巴中有高浓度聚集,且在内耳淋巴液中浓度下降缓慢,可透过胎盘屏障并聚集在胎儿血浆和羊水,但不能渗入机体细胞内,也不能透过血—脑屏障,甚至脑膜发炎时也难在脑脊液达到有效浓度。氨基糖苷类在体内不代谢,几乎全部以原形经肾小球滤过,除奈替米星外,也都不在肾小管重吸收,迅速排泄到尿液中,血浆 $t_{1/2}$ 为 2～3 h。

【抗菌作用及机制】　氨基糖苷类为速效杀菌剂,对静止期细菌的杀灭作用较强,为静止期杀菌剂。其抗菌谱基本相同,对各种需氧革兰阴性杆菌包括大肠埃希菌、变形杆菌属、克雷伯菌属、肠杆科菌属、志贺菌属和枸橼酸杆菌属具有强大抗菌活性。对沙雷菌属、沙门菌属、产碱杆菌属、不动杆菌属和嗜血杆菌属也有一定抗菌作用。对淋病奈瑟菌、脑膜炎奈瑟菌等革兰阴性球菌作用较差。对 MRSA 和 MRSE 也有较好抗菌活性。对革兰阳性细菌作用有限,肺炎链球菌、化脓性链球菌对氨基苷类高度耐药,对肠球菌和厌氧菌不敏感,尽管单用无活性,但链霉素或庆大霉素若与青霉素或万古霉素等合用则对链球菌、肠球菌敏感株有效,多数金黄色葡萄球菌和表皮葡萄球菌在体外虽对庆大霉素和妥布霉素敏感,但很容易出现耐药性,不应用于治疗葡萄球菌感染。此外,链霉素、卡那霉素还对结核分枝杆菌和其他分枝杆菌属有良好疗效。

氨基糖苷类的抗菌作用机制主要是与细菌核糖体结合,从而干扰细菌蛋白质的合成,还能破坏细菌胞浆膜的完整性,其抑制细菌蛋白质合成的作用环节包括:

（1）氨基苷类与细菌核糖体 30S 亚基结合以及在 mRNA 起始密码子上,通过固定 30～50S 核糖体复合物而抑制 mRNA 与核糖体结合,干扰蛋白质合成的起始阶段。

（2）随核糖体复合物解开,翻译过早终止,产生无意义的肽链。

（3）形成错误的氨基酸,导致无功能蛋白质的产生。这些异常蛋白质可能插入并结合进入细胞膜,发生通透性改变,加速氨基苷类转运及摄入量,使细胞内的钾离子、腺嘌呤、核苷酸等重要物质外漏,导致细菌迅速死亡。

【临床应用】　主要用于敏感需氧革兰阴性杆菌所致的全身感染,如脑膜炎、呼吸道、泌尿道、皮肤软组织、胃肠道、烧伤、创伤及骨关节感染等。卡那霉素、庆大霉素、妥布霉素、阿米卡星和奈替卡星对上述感染的疗效并无显著差异,但对于败血症、脑膜炎等严重感染,需联合应用其他抗革兰阴性杆菌的抗菌药物,如广谱半合成青霉素、第三代头孢菌素及氟喹诺酮类等。利用该类药物口服不吸收的特点,可以治疗消化道感染、肠道术前准备、肝性脑病用药,如新霉素。制成外用软膏或眼膏或冲洗液治疗局部感染。此外,链霉素、卡那霉素可作为结核治疗药物。

【不良反应】　所有氨基糖苷类均具有不同程度的耳毒性和肾毒性,尤其在儿童和老人更易引起。毒性产生与服药剂量和疗程有关,也随药物不同而异,甚至在停药后,也可出现不可逆的毒性反应。

1. 耳毒性　包括耳蜗神经和前庭神经损伤。耳蜗神经损害表现为耳鸣、听力减退和永久性耳聋,可发生于停药数周之后,其发生率依次为新霉素＞卡那霉素＞阿米卡星＞西索米星＞庆大霉素＞妥布霉素＞奈替米星＞链霉素。一旦听力丧失,即便是停药也不能恢复。前庭神经损害表现为眩晕、恶心、呕吐、眼球震颤、视力减退和共济失调等,其发生率依次为新霉素＞卡那霉素＞链霉素＞西索米星＞阿米卡星≥庆大霉素≥妥布霉素＞奈替米星。氨基糖苷类抗生素耳毒性直接与其在内耳淋巴液中较高药物浓度有关,由于药物在内耳蓄积,可损伤内耳柯蒂器内、外毛细胞的能量产生和利用,引起细胞膜上 Na^+—K^+—ATP 酶功能障碍,不同程度地使毛细胞发生退行性和永久性损害。因此,氨基糖苷类抗生素治疗期间应定期频繁做听力仪器检查,避免与耳毒性药物合用,如万古霉素、强效利尿药、镇吐药、卡铂、顺铂、甘露醇等合用。由于耳毒性还能影响子宫内胎儿,故妊娠期妇女应慎用。

2. 肾毒性　氨基糖苷类是诱发药源性肾功能衰竭的最常见因素。该类药物主要经肾脏排泄,尿液中药物浓度较高,且易在肾蓄积,主要损害近端肾小管,轻则引起肾小管肿胀,重则产生急性坏死。通常表现为蛋白尿、管型尿、血尿,严重者可致无尿、氮质血症和肾衰竭。氨基糖苷类的肾毒性取决于药物在肾皮质中的聚积量和对肾小管的损伤能力,其发生率依次为新霉素＞卡那霉素＞庆大霉素＞妥布霉素＞阿米卡星＞奈替米星＞链霉素。用药期间应定期进行肾功能检查,如出现管型尿、蛋白尿、血尿素氮、肌酐升高,尿量每 8 h 少于 240 mL 等应立即停药。避免联用肾毒性药物,如两性霉素 B、杆菌肽、强效利尿药(如呋塞米、依他尼酸等)、顺铂、第一代头孢菌素类、多黏菌素、万古霉素等。肾功能减退者应慎用或调整给药方案。

3. 神经肌肉阻断作用 与给药剂量和给药途径有关,最常见于大剂量腹膜内或胸膜内给药或静脉滴注速度过快,也偶见于肌内注射后。可引起心肌抑制、血压下降,严重者可发生肌肉麻痹导致肢体瘫痪和呼吸衰竭。以链霉素和卡那霉素较多发生,患者原有肌无力症或接受过肌肉松弛药者更易发生。可能发生的机制为氨基糖苷类药物与突触前膜钙结合部位结合,阻止神经末梢释放乙酰胆碱,造成神经肌肉接头处传递阻断而出现上述症状。此毒性反应临床上常被误诊为过敏性休克,抢救时应立即静脉注射新斯的明和钙剂。临床用药时应避免与肌肉松弛药、全麻药等合用。血钙过低、重症肌无力患者禁用或慎用该类药物。

4. 其他 血象变化、肝酶增高、面部及四肢麻木、周围神经炎、视力模糊等。口服可引起脂肪性腹泻。菌群失调和二重感染也有发生。过敏反应如皮疹,血管神经性水肿、药物热、剥脱性皮炎,也可引起过敏性休克,尤其是链霉素,其发生率仅次于青霉素,应引起警惕。接触性皮炎是局部应用新霉素最常见的反应。

【耐药性】细菌对本类抗生素可产生不同程度的耐药性,其机制有:

(1) 由耐药细菌产生的一系列钝化酶(包括磷酸化梅、腺苷化酶和乙酰化酶)能通过磷酰化,腺苷酰化或乙酰化氨基糖苷类结构中的羟基或氨基而使抗生素失活。一种药物能被一种或多种酶所钝化,而几种药物也能被同一种酶所钝化。因此,在不同的氨基糖苷类抗生素间存在不完全的交叉耐药。

(2) 由于细菌膜通透性的改变或细胞转运异常,导致药物不能进入菌体内使菌体内药物浓度下降而产生耐药。

(3) 细菌核糖体结构发生改变,特异性影响链霉素与之结合,从而对链霉素产生耐药,但不影响其他氨基糖苷类的结合。

二、常用氨基糖苷类药物

链 霉 素

链霉素(streptomycin)是 1944 年从链霉菌培养液中分离获得并用于临床的第一个氨基糖苷类药物,也是第一个用于治疗结核病的药物,临床常用其硫酸盐。链霉素口服吸收极少,肌内注射吸收快,30～45 min 达峰浓度,血浆蛋白结合率为 35％,是氨基糖苷类中最高的。可渗入胸腔和腹腔积液、结核性脓腔和干酪化脓腔,并达到有效浓度,透过胎盘进入羊水和胎儿循环,但不易透过血脑屏障。注射后 24 h 内,有 30％～90％经过肾小球滤过以原形自尿液中排出体外。本品半衰期随年龄而延长,青年人 $t_{1/2}$ 为 2～3 h,40 岁以上者可延长至 9 h 或更高,无尿者的 $t_{1/2}$ 为 50～100 h。

庆 大 霉 素[基]

庆大霉素(gentamicin)是从小单孢菌培养液中分离获得的。由于价廉,疗效可靠,广泛用于治疗许多严重的革兰阴性杆菌感染,为氨基糖苷类中的首选药。近年来,由于本品的广泛应用,耐耐药菌株逐渐增多,铜绿假单胞菌、克雷伯杆菌、沙雷杆菌和吲哚阳性变形杆菌对本品耐药率甚高。

庆大霉素口服吸收少,肌内注射吸收迅速而完全,约 1 h 达峰浓度。本品注射后 24 h 内有 $40\%\sim65\%$ 药物以原形自尿液中排泄,$t_{1/2}$ 为 $1.8\sim2.5$ h。在肾皮质中积聚的药物可比血浆浓度高出数倍,停药 20 d 后仍能在尿中检测到本品。临床主要用于治疗革兰阴性杆菌引起的败血症、骨髓炎、肺炎、腹腔感染、脑膜炎等。可与羧苄西林等广谱青霉素或头孢菌素联用,以治疗铜绿假单孢菌感染和其他未明原因的革兰阴性杆菌的混合治疗。口服作肠道术前准备与治疗肠道感染。还可局部用于皮肤、黏膜表面感染和眼、耳、鼻部感染。

本品血药峰浓度超过 12 μg/mL,谷浓度超过 2 μg/mL 以上时可出现毒性反应,对于肾功能不全者或长期用药者应进行血药浓度监测。本品一日量宜分为 $2\sim3$ 次给药,以维持有效血药浓度,并减轻毒性反应,不要把一日量集中在 1 次给予。有抑制呼吸作用,不可静脉注射。可减少扎西他滨的肾脏排泄,与双磷酸盐类药物合用可引起严重的低钙血症。

卡那霉素

卡那霉素(kanamycin)是从链霉菌培养液中分离获得,有 A、B、C 三种成分,以 A 组成分常用。口服吸收极差,肌内注射易吸收,达峰时间约 1 h,在胸腔和腹腔积液中分布浓度较高。主要经肾脏排泄,$t_{1/2}$ 为 $2\sim3$ h。对多数常见革兰阴性菌和结核杆菌有效,曾被广泛用于各种肠道革兰阴性感染,但因不良反应较大,抗菌谱较窄,现已被庆大霉素、妥布霉素等取代。目前仅与其他抗结核病药物合用治疗结核病。

妥布霉素

是从链霉菌培养液中分离获得,也可由卡那霉素 B 脱氧获得。药代动力学性质与庆大霉素相似,口服难吸收,肌内注射吸收迅速,$0.5\sim1$ h 达到峰浓度,可渗入胸腔、腹腔、滑膜腔并达到有效治疗浓度。24 h 内有 93% 以原形自尿液中排出,$t_{1/2}$ 为 $2\sim3$ h。其对肺炎克雷伯菌、肠杆菌属、变形杆菌属的抑菌或杀菌作用分别较庆大霉素强 4 倍和 2 倍,对抗铜绿假单胞菌作用较庆大霉素强 $2\sim5$ 倍,且对耐药庆大霉素菌株仍有效,对其他革兰阴性杆菌的抗菌活性不如庆大霉素,适合治疗铜绿假单胞菌所致的各种感染,通常与能抗铜绿假单胞菌的青霉素类、头孢菌素类或氨曲南合用治疗铜绿假单胞菌引起的各种感染。一般认为本品血药峰浓度超过 12 μg/mL 和谷浓度超过 2 μg/mL 时易出现毒性反应。不良反应较庆大霉素轻。

阿米卡星[基]

阿米卡星(amikacin,丁胺卡那霉素)为卡那霉素的半合成衍生物,是抗菌谱最广的氨基糖苷类抗生素,对革兰阴性杆菌和金黄色葡萄球菌均具有较强的抗菌活性,但作用较庆大霉素弱。肌内注射后约 1 h 达到峰浓度,血浆蛋白结合率低于 3.5%,主要分布于细胞外液,不易透过血脑屏障。给药后 24 h 内有 $94\%\sim98\%$ 的药物以原形经尿液排出,$t_{1/2}$ 为 $1.8\sim2.5$ h,肾功能不全者排泄量显著减少。其突出优点是对肠道革兰阴性杆菌和铜绿假单胞菌所产生的多种氨基糖苷类灭活酶稳定,对庆大霉素、妥布霉素耐药的革兰阴性杆菌感染和大多数需氧革兰阴性杆菌感染仍能有效控制,并对结核分歧杆菌有效。此外,该药与 β—内酰胺类联合使用可获得协同作用,对于铜绿假单胞菌感染,常需与抗假单胞菌青霉素如哌拉西林联合应用。其耳毒性较庆大霉素强,肾毒性则弱于庆大霉素。本品可干扰正常菌群,长期应用可导致非敏感菌过度生长。

小诺米星

小诺米星（micronomicin）为小单孢菌发酵液中分离而得。抗菌作用与庆大霉素相似，对细菌产生的乙酰转移酶稳定，该酶能使庆大霉素、妥布霉素、阿米卡星钝化灭活，而小诺米星对其稳定，仍有抗菌活性。动物实验结果显示，小诺米星的耳、肾毒性仅为庆大霉素的1/4。

西索米星

西索米星（sisomicin，西梭霉素）为小单胞菌所产生的一种氨基糖苷类抗生素，其药动学特点和抗菌谱与庆大霉素相似，主要用于大肠埃希菌、痢疾杆菌、克雷伯杆菌等革兰阴性菌引起的局部或全身感染。因其无显著优点，且毒性为庆大霉素的2倍，现临床已少用。血药峰浓度超过 $10~\mu g/mL$，谷浓度超过 $2~\mu g/mL$ 时即有毒害，对肾功能不全患者或较长疗程用药则应进行药物监测。

奈替米星

奈替米星（netilmicin，乙基西梭霉素）是西索米星的半合成抗生素，肌内注射吸收快而完全。抗菌谱与庆大霉素相似，对氨基苷乙酰转移酶稳定。对产生该酶而使卡那霉素、庆大霉素、妥布霉素、西索米星等耐药的菌株，本品可敏感。临床主要用于治疗各种敏感菌引起的严重感染或与β-内酰胺类联合用于儿童或成人粒细胞减少伴发热患者及病因未明发热患者的治疗。耳毒性较轻，偶可引起头痛、视力模糊、恶心、呕吐、皮疹、瘙痒及血清转氨酶增高等。

依替米星

依替米星（etilmicin）为我国首创的半合成氨基糖苷类抗生素，具有广谱抗菌性质，对于一些常见的革兰阳性和阴性菌，其抗菌作用与奈替米星相当，对一些耐庆大霉素的病原菌仍有较强作用。主要用于敏感菌所引起的呼吸道、泌尿生殖系统、腹腔、皮肤软组织等部位感染以及败血症等。与其他氨基糖苷类抗生素相同，具有耳毒性、肾毒性和神经肌肉阻滞的潜在毒性，使用时应注意。

异帕米星

异帕米星（isepamicin）为卡那霉素 B 的半合成衍生物。抗菌作用与阿米卡星相似，为广谱抗生素。对多种钝化酶稳定，尤其适用于对其他氨基糖苷类（包括对阿米卡星）耐药的严重革兰阴性杆菌（包括铜绿假单胞菌）和葡萄球菌感染。每日只需用药一次，对肾脏毒性小，较为安全。

新霉素

新霉素（neomycin）为广谱抗生素，口服很少吸收。新霉素不能注射给药，因会引起严重的肾、耳毒性。目前仅用于肠道感染、肠道消毒或肝性脑病者、创面涂抹、气溶吸入或滴眼等，以治疗敏感菌引起的各种皮肤、黏膜和眼部感染。

大观霉素

大观霉素（spectinomycin，壮观霉素）由链霉菌所产生的一种氨基环醇类抗生素，其对淋病奈瑟菌（淋球菌）有很强的抗菌活性，肌内注射 $2.0~g$，$1~h$ 达峰浓度（$100~\mu g/mL$），$t_{1/2}$ 约 $2.5~h$，肾功能不全者可延长至 $10\sim30~h$。药物主要经尿液排泄。主要用于对第一线药物如青霉素、四环素等耐药的淋病，或对 β-内酰胺类、喹诺酮类不能耐受或过敏患者。不得静脉给药。无明显的耳毒性,可见注射部位疼痛、荨麻疹、眩晕、恶心、发热、寒战、失眠等,偶见血清转氨酶、尿素氮、肌酐等升高。与强效利尿剂、头孢菌素类、右旋糖酐联用可加重肾损害作用。与碳酸锂合用,可发生碳酸锂毒性作用。

制剂与用法

〖1〗硫酸链霉素(streptomycin sulfate)　肌内注射:1.0 g/次,1 次/d。

〖2〗硫酸庆大霉素(gentamicin sulfate)　口服:80～160 mg/次,3～4 次/d。肌内注射或静脉滴注:80 mg/次,2～3 次/d。外用:0.5%软膏;0.5%滴眼液。

〖3〗硫酸卡那霉素(kanamycin sulfate)　口服:每小时 1.0 g,连服 4 次。肌内注射:0.5 g/次,1～2 次/d。

〖4〗硫酸妥布霉素(tobramycin sulfate)　肌内注射或静脉滴注:80 mg/次,2～3 次/d,疗程不超过 10 d。

〖5〗硫酸阿米卡星(amikacin sulfate)　肌内注射或静脉滴注:0.5 g/次,2～3 次/d,疗程不超过 10 d。肾功能不全者首次剂量 7.5 mg/kg,以后则调整剂量使血药峰浓度为 25 μg/mL,谷浓度 5～8 μg/mL。

〖6〗硫酸奈替米星(netilmicin sulfate)　肌内注射或静脉滴注:每次 4～6 mg/kg,1 次/d。

〖7〗硫酸依替米星(etilmicin sulfate)　静脉滴注:0.1～0.15 g/次,2 次/d,稀释于 100 mL 的氯化钠注射液或 5%葡萄糖注射液 1 h 滴完,疗程 5～10 d。

〖8〗硫酸小诺米星(micronomicin sulfate)　口服:80 mg/次,3 次/d。肌内注射:60～80 mg/次,必要时可用至 120 mg,2～3 次/d。静脉滴注:60 mg/次,2 次/d,加入氯化钠注射液 100 mL 中恒速滴注,于 1 h 内滴完。

〖9〗硫酸西索米星(sisomicin sulfate)　肌内注射:全身性感染用每日 3 mg/kg,分 3 次;尿道感染可按每日 2 mg/kg,分 2 次,疗程均不超过 7～10 d。

〖10〗硫酸异帕米星(isepamicin sulfate)　肌内注射或静脉滴注:200 mg/次,1～2 次/d。静脉滴注速度控制 0.5～1 h 滴完。

〖11〗硫酸新霉素(neomycin sulfate)　口服:0.25～0.5 g/次,4 次/d;儿童按体重每日 25～50 mg/kg,分 4 次。外用:0.5%软膏;0.5%滴眼液。

〖12〗盐酸大观霉素(spectinomycin hydrochloride)　深部肌内注射:2 g/次,1～2 次/d,临用前,每 2 g 加入 0.9%苯甲醇注射液 3.2 mL,振摇,使成混悬液后给药。

(刘俊　栾家杰)

第37章 氯霉素类及四环素类抗生素

氯霉素类(chloramphenicols)及四环素类(tetracyclines)抗生素抗菌谱广,不仅对革兰阳性菌和阴性菌具有快速抑菌作用,同时对立克次体、支原体和衣原体也有较强的抑制作用。两类药物的抗菌谱广,均属广谱抗生素。

37.1 氯霉素类

氯霉素

氯霉素(chloramphenicol)最初由委内瑞拉链丝菌产生,因分子中含有氯故称氯霉素。目前,临床使用人工合成的左旋体。

【体内过程】 口服后在肠道上段吸收,2 h左右血药浓度达到峰值,一次口服1.0 g,有效血药浓度可维持6~8 h。氯霉素广泛分布于各组织和体液中,脑脊液中的浓度较其他抗生素高。肌肉注射吸收较慢,血药浓度低,仅为口服同剂量的50%~70%,但维持时间较长。

【抗菌作用及机制】 氯霉素属广谱抗菌药,对革兰阳性、阴性细菌均有抑制作用,且对后者作用较强。对伤寒杆菌、流感杆菌、副流感杆菌和百日咳杆菌的作用比其他抗生素强,对立克次体感染和斑疹伤寒亦有效。其抗菌作用机制是与核蛋白体50S亚基结合,抑制肽酰转移酶,从而抑制蛋白质合成。

【临床应用】 氯霉素可用于各种敏感菌感染,因对造血系统可能产生严重的毒性,一般不作为首选药物使用,须严格掌握适应证。

1. 耐药菌诱发的严重感染 作为备选药物,选用的前提是患者使用氯霉素的利大于弊,例如无法使用青霉素类药物的脑膜炎患者、对多种药物耐药的流感嗜血杆菌感染。

2. 伤寒 一般不作为首选药,而多选用氟喹诺酮类或第三代头孢菌素,后两者具有速效、低毒、复发少和愈后不带菌等特点。因氯霉素成本低廉,部分国家和地区仍用于治疗伤寒。

3. 立克次体感染 患严重立克次体感染(斑疹伤寒、Q热和恙虫病等)的8岁以下儿童、孕妇或对四环素类药物过敏者可选用。

4. 其他 与其他抗菌药联合使用,治疗腹腔或盆腔的厌氧菌感染。眼科局部用药,可用于治疗敏感菌引起的眼内感染、全眼球感染、沙眼和结膜炎。

【不良反应】

主要不良反应是抑制骨髓造血功能。症状表现:可逆性各类血细胞减少,首先表现为粒细胞下降,与剂量和疗程有关,一旦发现,应立即停药,可以恢复;不可逆再生障碍性贫血较为少见,此反应属变态反应,与剂量和疗程无关。一旦发生,死亡率高。少数患者服药后可出现皮疹和血管神经性水肿等过敏反应,大多较轻。新生儿与早产儿用药剂量过大可引起灰婴综合征,表现为循环衰竭、呼吸困难、进行性血压下降、皮肤苍白和发绀。多见于治疗的第 2 至第 9 天,死亡率可高达 40%。

甲砜霉素

甲砜霉素(Thiamphenicol),也称甲砜氯霉素,属氯霉素类抗生素。抗菌谱和抗菌作用与氯霉素相仿,具有广谱抗菌作用。体内抗菌活性较高,但对沙门菌属、大肠埃希菌和肺炎杆菌的作用较氯霉素差,与氯霉素间呈完全交叉耐药。

【体内过程】　口服吸收迅速而完全,血药浓度于 2 h 左右达到峰值。分布广泛,肝、胆、肾、脾、肺中药物浓度较高,胆汁中药物浓度可为血药浓度的数十倍。血浆蛋白结合率为 10%~20%,大多以原型经肾排泄,少量经胆汁排泄。半衰期约为 1.5 h。

【抗菌作用与机制】　抗菌作用与氯霉素相仿。抗菌机制为可逆性与细菌核糖体 50S 亚基结合,使肽链延长受阻,从而阻止蛋白质的合成。

【临床应用】　主要用于敏感菌引起的呼吸道感染,伤寒、泌尿系统、胆道、肠道感染,亦可用于慢性支气管炎等肺部继发性细菌感染。

【不良反应】　可发生腹痛、腹泻、恶心、呕吐等消化道反应,发生率在 10% 以下。可引起造血系统毒性反应,主要表现为可逆性红细胞生成抑制,白细胞和血小板减少,再生障碍性贫血少见。偶有皮疹等过敏反应。早产儿及新生儿尚未发现有灰婴综合征者。

37.2　四 环 素 类

四环素类(tetracyclines)抗生素具有共同的基本母核(氢化骈四苯),仅取代基有所不同,可与酸或碱结合成盐,在碱性溶液中易降解,在酸性溶液中较稳定,临床常用其盐酸盐。四环素类按其来源可分为天然品和半合成品两类。天然品有金霉素(chlortetracycline)、土霉素(tetracycline)、四环素(tetracycline)和地美环素(demeclocycline)等。半合成品有美他环素(metacycline)、多西环素(doxycycline)和米诺环素(minocycline)等。

【体内过程】　口服易吸收,但不完全。四环素吸收较土霉素好,多西环素、米诺环素吸收最高。食物中的二价、三价金属离子可与四环素类形成络合物而影响其吸收。四环素类药物在体内分布广泛,主要集中分布在肝、脾、肾、皮肤、牙齿和骨髓等钙化组织和钙含量高的肿瘤,易于透过胎盘屏障,在胎儿的骨骼和牙齿中蓄积。

【抗菌作用与机制】　环素类药物的抗菌活性为:米诺环素>多西环素>美他环素>地美环素>四环素>土霉素。其抗菌谱包括革兰阴性菌、革兰阳性需氧和厌氧菌、立克次体、支原体、衣原体、螺旋体及某些原虫等,对伤寒、副伤寒、铜绿假单胞菌、结核分枝菌、真菌和病毒无效。近年来,由于耐药菌株日益增多以及不良反应比较突出,此类药物较少作为首选。

四环素类属快速抑菌药,在高浓度时有杀菌作用。其抗菌机制主要是与核糖体 30S 亚基的 A 位特异性结合,阻止氨基酰 tRNA 进入 A 位,阻碍肽链延长和蛋白质的合成。此类药物亦可使细菌细胞膜通透性改变,导致胞内重要成分外漏,从而抑制细菌 DNA 的复制。

【临床应用】

1. 立克次体感染 包括斑疹伤寒、鼠型斑疹伤寒、再燃性斑疹伤寒、洛矶山斑疹热、立克次体痘、恙虫病等和柯克斯立克次体引起的非典型肺炎等,四环素类可为首选药。

2. 衣原体感染 肺炎衣原体引起的肺炎,沙眼衣原体引起的非特异性尿道炎、子宫颈炎、性病淋巴肉芽肿、包涵体结膜炎和沙眼等,首选多西环素,疗程在 3 周以上为宜。

3. 支原体感染 对肺炎支原体性非典型性肺炎、溶脲脲原体性非特异性尿道炎,首选多西环素。

4. 螺旋体感染 是现今治疗莱姆病和回归热最有效的药物,疗程一般为 10 d,首选多西环素。

5. 细菌性感染 对肉芽肿黯杆菌引起的腹股沟肉芽肿、霍乱弧菌引起的霍乱和布鲁菌引起的布鲁氏病等均首选四环素类。

【不良反应】

1. 胃肠道反应 口服后可直接刺激胃肠道引起上腹不适、恶心、呕吐、腹胀、腹泻等,尤以土霉素多见,与食物同时服用可以减轻。

2. 二重感染 正常人的口腔、鼻咽、肠道等都有微生物寄生,菌群间维持相对平衡的共生状态。长期服用广谱抗生素,敏感菌受到抑制,而不敏感菌则大量繁殖,引起新的感染,称为二重感染或菌群交替症。多见于老幼和体质较弱、抵抗力低的患者。

3. 对骨骼和牙齿生长的影响 四环素类能与新形成的骨、牙中所沉积的钙结合,引起牙釉质变黄和发育不全,还可抑制婴儿骨骼发育。孕妇、哺乳期妇女及 8 岁以下儿童禁用四环素类药物。

4. 其他 长期大剂量使用四环素类药物可致严重肝损伤或加重原有的肾损伤。偶见过敏反应,且有交叉过敏反应。

四 环 素 与 土 霉 素

四环素(tetracycline)和土霉素(terramycin)口服易吸收,但吸收不完全。四环素较土霉素吸收好,2～4 h 血药浓度达峰值,$t_{1/2}$ 约为 8.5 h,土霉素血药浓度较低,$t_{1/2}$ 约为 9.6 h。

四环素对立克次体感染和斑疹伤寒、恙虫病以及支原体引起的肺炎有良好效果。土霉素主要用于肠道感染,但疗效不够理想,且副作用较多,临床现已基本不用。四环素的不良反应主要为胃肠道刺激症状,长期服用易发生二重感染,以白色念珠菌性口腔感染和假膜性肠炎多见,后者可威胁生命。

多 西 环 素

多西环素(doxycycline,强力霉素)是土霉素的脱氧物,口服吸收迅速且完全,不易受食物影响。大部分药物随胆汁进入肠腔排泄,少量经肾脏排泄,由于显著的肝肠循环,$t_{1/2}$ 长达 20 h,可维持有效血药浓度 24 h 以上,属长效半合成四环素类。

抗菌谱与四环素相同,抗菌活性比四环素强 2～10 倍;抗菌作用具有速效、强效、长效的特点。临床适应证同四环素,特别适用于肾外感染伴肾衰竭者以及胆道系统感染的患者。由于其分布广泛,也用于酒糟鼻、痤疮、前列腺炎和呼吸道感染如慢性气管炎、肺炎。

常见不良反应有胃肠道刺激症状,除恶心、呕吐、腹泻外,尚有舌炎、口腔炎和肛门炎,应饭后服用。静脉注射时,可能出现舌麻木及口腔异味感。易致光敏反应。其他不良反应少于四环素。

米 诺 环 素

米诺环素(minocycline,二甲胺四环素)是长效、高效的半合成四环素,抗菌作用为四环素类中最强。对四环素耐药的金葡菌、链球菌和大肠杆菌对本品仍敏感。口服吸收迅速，吸收率接近 100%，抗酸药或重金属离子可影响其吸收。药物的脂溶性高于多西环素，组织穿透力强，分布广泛，在脑脊液的浓度高于其他四环素类。

抗菌谱与四环素相近。对四环素或青霉素类耐药的 A 群链球菌、B 群链球菌、金葡菌和大肠埃希菌，对米诺环素仍敏感。主要用于治疗酒糟鼻、痤疮以及沙眼衣原体所致的性传播疾病。

除四环素类共有的不良反应外，米诺环素引起恶心、呕吐、眩晕、运动失调等前庭反应症状。首次服药后可迅速出现，女性多于男性，停药 24～48 h 可消失。用药期间不宜从事高空作业、驾驶和机械操作。

制剂与用法

〔1〕氯霉素（chloramphenicol）　口服 1.5 g/次，4 次/d。肌注、静注或静滴 0.5 g 或 1 g，每 12 h 一次。

〔2〕琥珀氯霉素钠（chloramphenicol sodium succinate）　注射剂：0.69 g（相当于氯霉素 0.5 g），成人 1～2 g/d，分 2～4 次肌注或静滴；儿童每日 25～50 mg/kg，分两次静滴。

〔3〕甲砜霉素（thiamphenicol）　肠溶片：口服 0.25～0.5 g/次，3～4 次/d。胶囊剂：口服 1.0 g/d，分 4 次服用。

〔4〕盐酸四环素（tetracycline hydrochloride）　口服 0.25～0.5 g/次，3～4 次/d。

〔5〕盐酸土霉素（oxytetracycline hydrochloride）　口服 0.5 g/次，3～4 次/d。8 岁以下小儿每日 30～40 mg/kg，分 3～4 次服用。

〔6〕多西环素（doxycycline）　成人首剂 0.2 g，以后 0.1～0.2 g/次，1 次/d。儿童首剂 4 mg/kg，以后每日 2～4 mg/kg，1 次/d。

〔7〕米诺环素（minocycline）　首剂 0.2 g，以后 0.1 g/次，2 次/d。

〔8〕美他环素（methacycline，甲烯土霉素）　胶囊剂：0.15 g，0.3 g。片剂：0.1 g。成人 0.6～0.9 g/d，儿童每日 10～15 mg/kg，分 3～4 次服，以饭前 1 h 或饭后 2 h 为宜。

（马张庆）

第38章 人工合成抗菌药

38.1 喹诺酮类抗菌药

一、概述

喹诺酮类(quinolones)抗菌药是化学合成的一类药物,能选择性抑制细菌 DNA 回旋酶。1962 年人工合成并用于临床的萘啶酸(nalidixic acid)是第一个喹诺酮类药物,因其口服吸收差、疗效差、耐药性发展迅速,现已少用,仅用于泌尿道和肠道感染。1973 年合成的吡哌酸(pipemidic acid)口服少量吸收,抗菌活性比萘啶酸强,不良反应较萘啶酸少,可用于敏感菌所致的尿路感染与肠道感染。20 世纪 80 年代又相继合成一系列含氟的喹诺酮类药物,称为氟喹诺酮类(fluoroquinolones),如诺氟沙星、氧氟沙星、环丙沙星等,该类药物具有抗菌谱广、口服有效、生物利用度高、副作用较少、耐药性未大量产生等优点,发展迅速,目前已广泛应用于临床治疗。

【体内过程】 氟喹诺酮类药物口服吸收良好,生物利用度受食物影响,应避免与含 Fe^{2+}、Mg^{2+}、Ca^{2+} 的食物和药物同服;血浆蛋白结合率低,血浆 $t_{1/2}$ 相对较长;组织穿透性好,大多数药物在组织和体液中分布广泛,其中环丙沙星、氧氟沙星、培氟沙星等在骨组织、前列腺液、脑脊液等部位均可达到治疗浓度;大多数药物以原形经肾排泄,尿药浓度高,培氟沙星经肝脏代谢并通过胆汁排泄。

【药理作用及机制】 氟喹诺酮类属广谱杀菌药,尤其对革兰阴性杆菌,包括铜绿假单胞菌在内有强大的杀菌作用,对金葡菌及产酶金葡菌也有良好抗菌作用。某些品种对结核杆菌、衣原体、支原体及厌氧菌也有作用。

本类药物分别通过选择性抑制革兰阳性细菌的 DNA 回旋酶(即拓扑异构酶Ⅱ,topoisomerase Ⅱ)及革兰阴性细菌的拓扑异构酶Ⅳ(topoisomerase Ⅳ),干扰 DNA 超螺旋结构的解旋,阻碍细菌 DNA 的复制,使细菌的双股 DNA 形成超螺旋发生障碍,导致细菌死亡而呈杀菌作用。

哺乳动物的细胞内也含有生物活性与细菌 DNA 回旋酶相似的酶,称拓扑异构酶Ⅱ。氟喹诺酮类药物对人体细胞拓扑异构酶Ⅱ影响较小。

【耐药性】 随着临床氟喹诺酮类药物的广泛应用,病原菌对本类药物耐药性迅速增长,本类药物间存在交叉耐药。常见耐药菌为大肠杆菌、葡萄球菌、肺炎链球菌、淋病奈瑟球菌和伤寒沙门菌。研究证实,耐药机制主要是基因突变,如细菌 DNA 回旋酶的 A 亚单位多肽编码基因突变,使药物对其亲和力降低;细菌通道蛋白的改变或缺失,细胞膜通透性降低;药物主动排出机制增强,使菌体内药物浓度降低。因本类药物结构和作用机制不同,故与其他抗生素之间无交叉耐药性。

【临床应用】　主用于敏感病原菌,如金黄色葡萄球菌、铜绿假单胞菌、肠道革兰阴性杆菌、弯曲菌属和淋病奈氏菌等所致的泌尿生殖道感染、前列腺感染、淋病、呼吸道感染、胃肠道感染及骨、关节、软组织感染。

【不良反应】　良反应少,耐受良好。

1. 胃肠道反应　较常见,患者可耐受。表现为恶心、呕吐、食欲减退、皮疹、头痛、眩晕、腹泻等症状。

2. 中枢神经系统反应　表现为失眠、头痛、眩晕等,严重可出现复视、抽搐、癫痫及精神异常等症状。停药后可自行消退。

3. 光敏反应　少数患者服药后,可出现皮肤瘙痒、皮疹、血管神经性水肿及光感性皮炎等。严重者出现皮肤糜烂和脱落。偶见过敏性休克。

4. 软骨损伤　对幼年动物可致软骨组织损害,引起关节病。在儿童中可引起关节痛及肿胀,故不宜应用于骨骼系统未发育完全的儿童和妊娠期妇女。药物还可分泌于乳汁,哺乳妇女应用时应停止哺乳。

5. 其他　可见肝毒性、心脏毒性、过敏反应等。少数患者可出现肌无力、肌肉疼痛及关节痛等。对用药时间较长者,需定期检测肝肾功能和血象。

二、常用喹诺酮类药物

根据上市时间先后及抗菌性能的不同,可将喹诺酮类药物分为四代。第一代萘啶酸抗菌谱窄,副作用多,仅对大多数肠杆菌科细菌具有抗菌作用。第二代吡哌酸对革兰阴性杆菌作用比第一代强,尚有较弱的抗铜绿假单胞菌作用,但对革兰阳性菌作用较差,现已很少应用。第三代氟喹诺酮类诺氟沙星、氧氟沙星、环丙沙星等,为临床常用药物。抗菌谱广,抗菌活性强,对一些革兰阴性菌抗菌作用进一步增强,对葡萄球菌等革兰阳性菌也有抗菌作用。第四代喹诺酮类除了保持第三代氟喹诺酮类优点外,抗菌谱进一步扩大到衣原体、支原体、军团菌等病原体,对革兰阳性菌和厌氧菌的活性作用显著强于第三代药物,且多数产品半衰期延长,不良反应减少,但价格较贵。下面重点介绍第三代氟喹诺酮类药物。

诺氟沙星

诺氟沙星(norfloxacin),又名氟哌酸,为第一个氟喹诺酮类药。生物利用度 35％～45％,食物并不影响口服吸收率,但可能会延迟达峰时间,同服抗酸药能降低其生物利用度。血浆蛋白结合率为 14％,体内分布广,组织浓度高,血浆 $t_{1/2}$ 为 3～4 h,吸收后约 30％以原形经肾排泄。

该药抗菌谱广,抗菌作用强,对革兰阳性和阴性菌包括铜绿假单胞菌均有良好的抗菌活性,作用明显优于吡哌酸。因临床试验发现大多数厌氧菌对其耐药,故目前主要用于泌尿道、胃肠道感染。

氧氟沙星

氧氟沙星(ofloxacin),又名氟嗪酸。口服吸收快而完全,血药浓度高而持久,$t_{1/2}$ 约为 5～7 h,药物体内分布广,尤其以痰、胆汁中浓度较高。主要通过肾脏排泄,48 h 尿药浓度仍可达到对敏感菌的杀菌水平。

本品抗菌活性强,对革兰阳性菌包括甲氧西林耐药金葡菌(MRSA)和革兰阴性菌包括铜绿假单胞菌均有较强作用；对肺炎支原体、奈瑟菌、厌氧菌及结核杆菌也有一定活性。实验研究发现，对感染小鼠的保护效果明显强于诺氟沙星、依诺沙星。不良反应少而轻微。

左氧氟沙星

左氧氟沙星（levlfloxacin）为氧氟沙星的左旋异构体。因左氧氟沙星中除去了抗菌作用很弱的右旋体，因此其抗菌活性明显高于氧氟沙星，且不良反应更少。

口服吸收完全，吸收率约达 100%，$t_{1/2}$ 为 5～7 h。体内分布广，且可渗入吞噬细胞内，胞内可达有效药物浓度。主要经肾排泄，尿药浓度较高。本品可用于敏感菌所致的呼吸道、泌尿道、腹腔、盆腔、皮肤及软组织、耳鼻咽喉及口腔感染、外科手术感染的预防。剂量仅为氧氟沙星的 1/2，不良反应少而轻微，发生率比氧氟沙星更低。

环丙沙星

环丙沙星（ciprofloxacin），又名环丙氟哌酸，口服生物利用度为 38%～60%，血药浓度较低，临床多采用静脉滴注给药。药物吸收后体内分布广泛。$t_{1/2}$ 为 3～5 h，50% 药物以原形经肾排泄。

抗菌谱广，体外抗菌活性为目前在临床应用喹诺酮类中最强，对耐药铜绿假单胞菌、MRSA、产青霉素酶淋球菌、产酶流感杆菌等均较诺氟沙星强。对肺炎军团菌及弯曲菌也有效。本品对某些耐氨基甙类、第三代头孢菌素等的革兰阴性和阳性菌仍然有效。

依诺沙星

依诺沙星（enoxacin），又名氟啶酸，口服吸收好，不受食物影响，血药及组织中浓度比诺氟沙星高，50%～65% 经肾排泄，$t_{1/2}$ 为 3.3～5.8 h。

抗菌谱和抗菌活性与诺氟沙星相似，对金黄色葡萄球菌的作用较诺氟沙星稍强，但抗铜绿假单胞菌作用不如诺氟沙星，对厌氧菌作用较差。本品有较强的酶抑制作用，可抑制茶碱、西沙必利、阿司米唑等药物代谢，使药物血药浓度升高，致严重不良反应。不宜与咖啡因和茶碱类药物同时应用。仅用于治疗淋病、泌尿道感染、肺部感染等。不良反应以消化道反应为主，偶见中枢神经系统毒性反应。

培氟沙星

培氟沙星（pefloxacin），又名甲氟哌酸，口服吸收好，生物利用度为 90%～100%。血药浓度高而持久，$t_{1/2}$ 可达 10 h 以上。体内分布广，可通过炎症脑膜进入脑脊液。主要在肝中代谢。

抗菌谱与诺氟沙星相似，抗菌活性略逊于诺氟沙星，对军团菌及葡萄球菌包括 MRSA 等均有效，对铜绿假单胞菌的作用不及环丙沙星。

氟罗沙星

氟罗沙星（fleroxacin），又名多氟沙星，口服吸收好，生物利用度可达 99%。口服同剂量（400mg）的血药浓度比环丙沙星高 2～3 倍，$t_{1/2}$ 约 9 h。体内分布广，主要经肾排泄。

抗菌谱广，体外抗菌活性略逊于环丙沙星，但其体内抗菌活性强于现有其他各喹诺酮类药。

洛美沙星

洛美沙星（lomefloxacin），口服吸收好，生物利用度为 85%，血药浓度高而持久，$t_{1/2}$ 约 7 h，体内分布广，主要经肾排泄。

抗菌谱广,体外抗菌活性与诺氟沙星、氧氟沙星、氟罗沙星相似,比环丙沙星弱;体内抗菌活性较诺氟沙星、氧氟沙星强,但不及氟罗沙星。临床可用于泌尿生殖器官、皮肤和软组织、呼吸道、眼科感染等治疗,还适用于衣原体感染及结核病的治疗。有报道,本品具有光毒性和光敏性。

近年来研制出的第四代喹诺酮类药,如加替沙星、莫西沙星、吉米沙星等,在第三代的基础上,抗菌谱进一步扩大,对部分厌氧菌、革兰阳性菌和铜绿假单孢菌的抗菌活性明显提高,半衰期延长,并具有明显抗菌后效应,不良反应更小,但价格较贵。

38.2　磺胺类药物

磺胺类药物(sulfonamides)为最早人工合成的对位氨基苯磺酸胺类抗菌药,曾广泛应用于临床。近年来,由于磺胺类药物不良反应较多,易耐药,抗菌活性不高等缺点,加上其他高效、低毒抗生素的不断问世,该类药物应用逐渐减少。但由于磺胺药物对某些感染性疾病(如流脑、鼠疫)具有疗效良好、性质稳定、使用方便、价格低廉等优点,因此在抗感染治疗中仍占有一定地位,尤其是该类药与甲氧苄啶(磺胺增效剂)合用,可使抗菌谱增大,疗效明显增强。

根据吸收难易程度和临床应用,通常将磺胺类药物分为以下三类:

1. 口服易吸收类　用于全身感染疾病的治疗,根据 $t_{1/2}$ 长短可将药物分为以下 3 类:

(1) 短效:$t_{1/2}$ 小于 10 h,如磺胺异噁唑(sulfafurazole,SIZ),短效类每日用药次数多,不良反应较多,现已少用。

(2) 中效:$t_{1/2}$ 为 10~24 h,如磺胺嘧啶(sulfadiazine,SD)和磺胺甲噁唑(sulfamethoxazole,SMZ),中效类抗菌活性强,血中或其他体液中药物浓度高,临床最为常用。

(3) 长效:$t_{1/2}$ 大于 24 h,如磺胺多辛(sulfadoxine,SDM)和磺胺间氧嘧啶(sulfamonomethoxine,SMM)。长效类磺胺药抗菌活性弱,血药浓度低,且过敏反应多见,目前已淘汰不用。

2. 口服难吸收类　主要用于肠道感染的治疗,如柳氮磺胺吡啶(sulfasalazine,SASP)。

3. 外用类　如磺胺米隆(sulfamylon,SML)、磺胺嘧啶银(sulfadiazine silver,SD-Ag)和磺胺醋酰钠 (sulfacetamide sodium,SA-Na)。

【体内过程】　肠道易吸收的磺胺药,可广泛分布于全身体液及组织中,在尿液中可达到较高抑菌浓度。大多数药物在肝脏代谢为无活性的乙酰化物。主要以原形、乙酰化物或葡糖醛酸结合物形式从肾脏排泄。少量从乳汁、胆汁及粪便排出。原形药物及乙酰化物在酸性环境中易形成结晶析出。

【抗菌作用及机制】　磺胺药是广谱抑菌药,对大多数革兰阳性菌和阴性菌均有抑制作用,对溶血性链球菌、脑膜炎奈瑟菌、志贺菌属较为敏感;对葡萄球菌、肺炎链球菌、大肠埃希菌、鼠疫杆菌、伤寒沙门菌及衣原体、放线菌、弓形虫等也有效;对立克次体、支原体、螺旋体无效。磺胺米隆和磺胺嘧啶银对铜绿假单孢菌有效。

磺胺类药物通过干扰细菌的叶酸代谢而抑制其生长繁殖。本类药物的化学结构与对氨基苯甲酸(PABA)相似,可与 PABA 竞争二氢叶酸合成酶,阻止细菌二氢叶酸的合成,从而影响核酸的生成,抑制细菌的生长繁殖。由于人和哺乳动物体内不能合成叶酸,需要从食物中获取,吸收后的叶酸在二氢叶酸还原酶的作用下生成四氢叶酸。故磺胺类药物对人和哺乳动物体细胞的叶酸代谢无影响。

【耐药性】 细菌对磺胺类药物易产生耐药,特别是在用药量不足或疗程过长时更易发生,且各种磺胺类药物之间存在交叉耐药性。耐药性机制是细菌通过基因突变或质粒介导产生,主要包括通过自身合成过量的 PABA 对抗磺胺药作用;改变代谢途径而直接利用外源性叶酸;产生对磺胺药低亲和性二氢叶酸合成酶;降低对磺胺药的通透性。与甲氧苄啶(TMP)合用可延缓耐药性的发生。

【临床应用】 磺胺类药物可用于治疗各种敏感菌引起的感染。

1. 全身性感染 可选用口服易吸收的磺胺药,如磺胺嘧啶(SD)或磺胺甲恶唑(SMZ),用于治疗流行性脑脊髓膜炎、中耳炎、泌尿道感染、伤寒等。还可与甲氧苄啶(TMP)合用,产生明显的协同抗菌作用,用于治疗复杂性泌尿系统感染、呼吸道感染、肠道感染。

2. 肠道感染 可选用口服不吸收的磺胺药,如柳氮磺胺吡啶(SASP),本品可在肠道内保持较高浓度,并分解成磺胺吡啶和5—氨基水杨酸盐,前者具有抗菌作用,后者具有抗炎和免疫抑制作用,可用于节段性回肠炎或溃疡性结肠炎的治疗。可选用肽磺胺噻唑(PST),本品在肠道内可释放出磺胺噻唑而呈现抗菌作用,用于细菌性疾病和肠炎的治疗。

3. 局部感染 可选用磺胺米隆(SML)或磺胺嘧啶银(SD—Ag)乳膏,能有效抑制革兰阴性或阳性菌,如铜绿假单孢菌、金黄色葡萄球菌等引起的局部感染,临床多用于烧伤和创伤感染的治疗。可选用磺胺醋酰钠(SA-Na),穿透力强,用于治疗眼科感染性疾病,如沙眼、角膜炎、结膜炎等。

【不良反应】

1. 泌尿系统损害 磺胺药及其乙酰化代谢物在酸性环境中易结晶而析出,可引起结晶尿、血尿或尿闭,导致肾损害。为减轻肾毒性,使用磺胺类药物期间应适当增加饮水量,每日不少于 2 000 mL,并同服等量碳酸氢钠以碱化尿液。每日尿量不少于 1 200 mL。服药超过一周者,应定期检查尿常规,监测肝肾功能。

2. 过敏反应 常见发热、皮疹、荨麻疹等,偶见多形性和红斑剥脱性皮炎。本类药物之间存在交叉过敏反应,有过敏史者禁用。

3. 胃肠道反应 口服可引起恶心、呕吐、食欲减退或缺乏,餐后服可减轻反应。

4. 血液系统反应 长期用药可抑制骨髓造血功能。对葡萄糖-6-磷酸脱氢酶缺乏者可致溶血性贫血。偶见粒细胞减少、血小板减少甚至再生障碍性贫血,发生率极低但可致死,用药期间应定期检查血常规。

5. 其他反应 胆红素脑病,主要发生在新生儿,由于磺胺类药物能从血浆蛋白结合点上取代胆红素,导致游离的胆红素进入中枢神经系统所致。少数患者出现头痛、头晕、乏力、失眠等症状,从事高空作业者或驾驶人员慎用。肝肾功能不全、新生儿、早产儿、孕妇、有遗传缺陷者禁用。

38.3　其他合成抗菌药

甲氧苄啶

甲氧苄啶(trimethoprim,TMP),又名磺胺增效剂,抗菌谱与磺胺药相似,但抗菌作用较强,对多种革兰阳性和阴性细菌均有效。最低抑菌浓度常低于 10 mg/L。单用易产生细菌耐药性。临床常与其他抗菌药物联合应用,可增强四环素、庆大霉素等抗生素的抗菌作用。

其抗菌作用机制是抑制细菌二氢叶酸还原酶,阻止二氢叶酸还原成四氢叶酸,从而抑制细菌核酸的生成。因此,TMP 与磺胺类合用,可双重阻断细菌的叶酸代谢过程,抑制细菌DNA 的复制和转录,使抗菌作用增强数倍至数十倍,甚至出现杀菌作用,并且可减少耐药菌株的产生。TMP 常与 SMZ 或 SD 组成复方制剂。

复方磺胺甲恶唑

复方磺胺甲恶唑(co-trimoxazole,SMZco),又名复方新诺明,由磺胺甲恶唑和甲氧苄啶按 5：1 的比例组成,为临床最常用的磺胺复方制剂。两药联用抗菌谱更广,抗菌效果明显增强,耐药菌株显著减少。对磺胺药耐药的细菌,如大肠埃希菌、伤寒沙门菌及志贺菌等仍对复方磺胺甲恶唑敏感。临床主要用于治疗呼吸道感染、尿路感染、肠道感染、脑膜炎、败血症等,以及流脑的预防用药。对伤寒、副伤寒疗效不低于氨苄西林。

38.4　硝基呋喃类和硝基咪唑类

呋喃妥因

呋喃妥因(nitrofurantoin),又名呋喃坦啶(furadantin),为硝基呋喃类药物,其口服吸收迅速而完全。约 50％药物以原形迅速自肾排出。血浆 $t_{1/2}$ 约 20 min。血药浓度较低,不适用于全身感染性疾病的治疗。但其在尿中浓度高,一般剂量下可达 50～250 mg/L 以上,尤其是在酸性尿液中其抗菌活性显著增强。主要用于敏感菌所致的急性肾炎、肾盂肾炎、膀胱炎、前列腺炎、尿道炎等泌尿道感染。不良反应主要有恶心、呕吐、皮咳、药热等,剂量过大或肾功能不全者可引起周围神经炎。长期服药者可发生间质性肺炎和肺纤维化,葡萄糖-6-磷酸脱氢酶缺乏者可发生溶血性贫血。偶见过敏反应。

呋喃唑酮

呋喃唑酮(furazolidone),又名痢特灵,为硝基呋喃类药物。口服吸收少,肠道内浓度高。本品对沙门菌属、志贺菌属、大肠杆菌、肠杆菌属、金葡菌、霍乱弧菌和弯曲菌属等均有抗菌作用。主要用于肠炎、菌痢、霍乱等肠道感染。国内也曾试治幽门螺杆菌所致的胃窦炎和胃溃疡病。不良反应与呋喃妥因相似。

甲硝唑

甲硝唑(metronidazole),又名灭滴灵,为硝基咪唑类药物,目前广泛应用于敏感厌氧菌所致腹腔、盆腔、口腔感染以及幽门螺杆菌所致消化性溃疡等。与破伤风抗毒素(TXT)合用可用于治疗破伤风。临床常用于治疗厌氧菌、阴道滴虫、阿米巴原虫感染。不良反应较轻，常见有恶心、呕吐、腹痛、腹泻等消化道症状；偶见头痛、眩晕、感觉异常、肢体麻木、共济失调等神经系统症状；少数患者可出现白细胞暂时性减少、口腔金属味等。停药后可自行恢复。

替硝唑

替硝唑(tinidazole)，为硝基咪唑类药物，其抗厌氧菌及原虫的活性均比甲硝唑强，口服血药浓度较高，维持时间长，$t_{1/2}$ 为 12～14 h，临床应用及不良反应同甲硝唑，是目前治疗阿米巴肝脓肿的首选药。

制剂与用法

〖1〗诺氟沙星(norfloxacin)　胶囊剂：0.1 g。注射剂：0.2 g/100 mL。口服：0.1～0.2 g/次，3～4 次/d。静脉滴注：0.2～0.4 g/次，2 次/d。

〖2〗氧氟沙星(ofloxacin)　片剂：0.1 g。口服：0.1～0.3 g/次，2～3 次/d。注射剂：0.4 g/100 mL。静脉滴注：0.4 g/次，2 次/d。

〖3〗左氧氟沙星(levlfloxacin)　片剂：0.1 g。口服：0.1 g/次，2～3 次/d。

〖4〗环丙沙星(ciprofloxacin)　片剂：0.25 g、0.5 g。注射剂：0.1 g/50 mL、0.2 g/100 mL。口服：0.25 g/次，2 次/d。静脉滴注：0.1～0.2 g/次，2 次/d。

〖5〗氟罗沙星(fleroxacin)　胶囊剂：0.25 g、0.4 g。口服：0.4 g/次，1 次/d。

〖6〗洛美沙星(lomefloxacin)　片剂：400 mg。注射剂：100 mg/2 mL、200 mg/ 100 mL。口服：400 mg/次，1 次/d。静脉滴注：200 mg/次，2 次/d。

〖7〗磺胺异恶唑(sulfafurazole)　片剂：0.5 g。口服：1.0 g/次，4 次/d，首剂加倍。

〖8〗磺胺嘧啶(sulfadiazine)　片剂：0.5 g。注射液：0.4 g/2 mL、1.0 g/5 mL。口服：1.0 g/次，2 次/d，首剂加倍，同服等量碳酸氢钠。流脑：1.0 g/次，4 次/d。静脉注射：1～1.5 g/次，稀释成 5%溶液缓慢静注，3 次/d。

〖9〗磺胺甲恶唑(sulfamethoxazole)　片剂：0.5 g。口服：1.0 g/次，2 次/d，首剂加倍。长期大量服用时，应同服等量碳酸氢钠。

〖10〗柳氮磺胺吡啶(sulfasalazine)　片剂：0.25 g。口服：2～4 g/d，分 3～4 次，逐渐增量至 4～6 g/d。好转后减量为 1.5 g/d，直至症状消失。灌肠给药：每日 2 g 配成 20～50 mL 生理盐水混悬液。

〖11〗磺胺米隆(sulfamylon)　软膏：5%～10%。涂敷创面或 5%～10%溶液湿敷创面。

〖12〗磺胺嘧啶银(sulfadiazine silver)　软膏：1%。乳膏：1%。涂敷创面。

〖13〗磺胺醋酰钠(sulfacetamide sodium)　水溶液：10%～30%。滴眼。

〖14〗复方新诺明(SIZ＋TMP)　片剂：每片含 SMZ 0.4 g，TMP 0.08 g。口服：1～3 片/次，2 次/d。

〖15〗呋喃妥因(nitrofurantoin)　片剂：0.05 g、0.1 g。口服：0.05～0.1 g/次，3～4 次/d。

〖16〗呋喃唑酮(furazolidone)　片剂：0.1 g。口服：0.1 g/次，3～4 次/d。

〖17〗甲硝唑(metronidazole)　片剂：0.2 g。注射剂：50 mg/10 mL、100 mg/ 20 mL、500 mg/ 100 mL。口服：0.2～0.4 g/次，3 次/d。静脉滴注：500 mg/次，2～3 次/d。

〖18〗替硝唑(tinidazole)　片剂：0.5 g。注射剂：400 mg/200 mL、800 mg/ 400 mL。口服：1～2 g/次，3 次/d。静脉滴注：1.6 g/d，分 1～2 次给药。

（韩军）

第 39 章 抗真菌药及抗病毒药

39.1 抗 真 菌 药

真菌感染分为浅部真菌感染和深部真菌感染两类。浅部真菌感染由各种癣菌引起,主要侵犯毛发、指(趾)甲、皮肤、口腔等,发病率高。深部真菌感染由白色念珠菌和新型隐球菌引起,主要侵犯内脏器官和深部组织,发病率低,但病死率高。

抗真菌药物具有抑制或杀灭真菌生长繁殖的作用。根据其化学结构不同分为抗生素类抗真菌药物、唑类抗真菌药物、嘧啶类抗真菌药物和丙烯类抗真菌药物下图为各类药物抗真菌作用机制如图 39-1 所示。

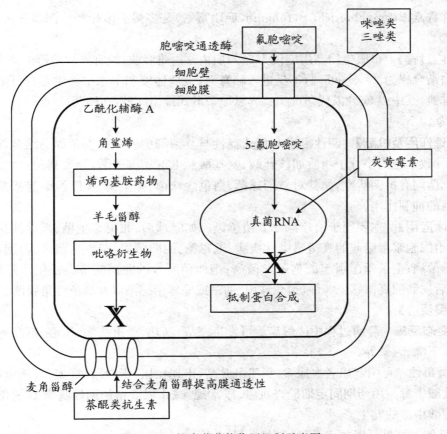

图 39-1 抗真菌药物作用机制示意图

一、抗生素类抗真菌药

制 霉 素[基]

制霉素(nystatin,nilstart,fungicidin)为多烯类抗真菌药。其混悬剂室温下不稳定,应新鲜配制。

【体内过程】 口服难吸收,几乎全部保留在胃肠道,最后全部由大便排泄。

【药理作用及机制】 广谱抗真菌药。制霉素与真菌细胞膜上的特异甾醇相结合,导致原生质膜破坏,通透性改变,以致重要的细胞内容物外漏而死亡,从而杀灭真菌。对念珠菌最敏感,对毛发癣菌、表皮癣菌、球孢子菌、组织胞浆菌和小孢子菌也有抗菌活性。由于细菌原生质膜上不含甾醇,故对细菌无效。

【临床应用】 主要用于治疗皮肤、黏膜念珠菌病,也适用于口腔,阴道,眼,耳等念珠菌感染,如真菌性甲沟等,阴道炎,口腔炎(鹅口疮)等。

【不良反应】 口服大剂量易引起恶心、呕吐、腹痛、腹泻等消化道症状,减量或停药后可迅速消失。毒性大不能肌内注射和静脉给药。局部应用后可引起过敏性接触性皮炎,孕妇及哺乳期妇女慎用。

两 性 霉 素 B

两性霉素B(amphotericin B,fungilin,庐山霉素)是多烯类治疗严重深部真菌感染的首选药。

【体内过程】 口服生物利用度仅为5%,肌内注射难吸收,故宜静脉给药。体内分布广,血浆蛋白结合率为90%~95%,不易进入脑脊液、玻璃体液和羊水中。主要在肝脏中代谢,经肾脏排泄,其中以95%以代谢产物、5%以原型形式排出体外,在停药数周后仍可在尿中检出。$t_{1/2}$为24 h。

【药理作用及机制】 两性霉素B可选择性与真菌细胞膜中的麦角固醇结合,损伤膜的通透性,导致细胞内小分子物质如核苷酸、氨基酸和电解质等外漏,导致真菌死亡。几乎对所有的真菌均有抗菌活性,尤其对新隐球菌、白色念珠菌、芽生菌、荚膜组织胞浆菌、孢子丝菌有较强的抑制作用。

【临床应用】 主要用于治疗深部真菌感染。如隐球菌、北美芽生菌、播散性念珠菌、球孢子菌、组织胞浆菌引起的真菌感染性疾病;毛霉菌、酒曲菌属、犁头霉菌属、内胞霉属等所致的毛霉菌病;孢子丝菌引起的孢子丝菌病;烟曲菌所致的曲菌病等。外用治疗着色真菌病、灼烧后皮肤的真菌感染、呼吸道念珠菌、曲菌或隐球菌感染以及真菌性角膜溃疡等。

【不良反应】

1. 变态反应 静滴过程中或静滴后可发生寒战、高热、严重头痛、恶心、呕吐等,甚至可出现血压下降、眩晕等。

2. 肾毒性 可引起患者血尿素氮、肌酐升高,出现血尿、蛋白尿、管型尿,严重者可出现肾小管性酸中毒。用药期间定期检查血象、尿常规,碱化尿液增加两性霉素B的排泄,以减少肾小管酸中毒的发生。

3. 其他 可见低钾血症、巨幼红细胞性贫血、血小板减少等症。静滴过快时可引起心室颤动或心脏骤停。注射部位可发生血栓性静脉炎。偶有过敏性休克、皮疹等发生。

灰黄霉素

灰黄霉素(griseofulvin)属非多烯类抗生素。

【体内过程】　口服吸收差,高脂饮食可增加其吸收。吸收后体内分布广泛,在皮肤、毛发、指(趾)甲、脂肪组织及肝脏组织中含量较高。主要经肝脏代谢,肾脏排泄,代谢物以去甲基化代谢产物为主,$t_{1/2}$为 24 h。由于其不易透过皮肤角质层,所以外用无效。

【药理作用及机制】　灰黄霉素吸收后能渗入并沉积在皮肤、毛发、指(趾)甲的角蛋白前体中,干扰真菌有丝分裂,抑制真菌 DNA 合成。能抑制或杀灭各种皮肤癣菌如表皮癣菌属、小芽孢菌属和毛菌属等。对生长旺盛的真菌有杀灭作用,对静止状态的真菌有抑菌作用,但对细菌和深部真菌如念珠菌属、组织胞浆菌属、放线菌属、孢子丝菌属、芽生菌属、球孢子菌属、奴卡菌属及隐球菌属等无效。

【临床应用】　主要用于各种癣菌所致的感染,如头癣、体癣、股癣、足癣和甲癣。其中对头癣疗效较好,对甲癣疗效较差。由于对静止期的真菌仅有抑制作用,彻底根除真菌有赖于角质的新生和受感染的角质层的脱落,所以治疗常需数周至数月。

【不良反应】　常见恶心、呕吐、腹痛、腹泻及食欲减退等。可出现皮疹、红斑、血管神经性水肿、持续性荨麻疹等过敏反应。部分患者可见暂时性白细胞减少、粒细胞减少,头痛、嗜睡、抑郁、失眠、精神错乱等。对青霉素过敏者用该药需要严密观察,出现上述症状应立即停药。

二、咪唑类抗真菌药

氟康唑[基]

氟康唑(fluconazle)为三唑类广谱抗真菌药。

【体内过程】　口服吸收良好,生物利用度为 95%,体内分布广泛,血浆蛋白结合率11%,可存在于各个组织细胞及体液中。对正常,尤其是炎症下的血脑屏障有强大的穿透力,脑脊液中药物浓度高达血药浓度的 50%~60%。主要以原型形式经肾脏排泄,肾功能不良可延长药物排泄。$t_{1/2}$为 35 h。

【药理作用及机制】　氟康唑能抑制真菌细胞膜麦角甾醇合成酶,使麦角甾醇合成受阻,从而破坏真菌细胞壁的完整性,抑制其生长繁殖。对白色念珠菌、大小孢子菌、新型隐球菌、表皮癣菌及荚膜组织胞浆菌等有强大的抗菌活性。

【临床应用】　主要用于阴道念珠菌病,鹅口疮,萎缩性口腔念珠菌病,真菌性脑膜炎、肺部真菌感染、腹部感染、泌尿道感染及皮肤真菌感菌等。此外还可治疗灰指甲。

【不良反应】　常见胃肠道反应表现为恶心、腹痛、腹泻及胀气等。偶见皮疹、剥脱性皮炎甚至发生过敏性休克等症。可引发轻度一过性转氨酶升高,严重者见肝脏损伤。对咪唑类药物有过敏史者或对本药有过敏者禁用。孕妇不宜应用。

伏立康唑

伏立康唑(voriconazole)为吡咯类广谱抗真菌药。

【体内过程】　口服吸收迅速而完全,给药后 1~2 h 达血药峰浓度。血浆蛋白结合率约为 58%,生物利用度约为 96%。伏立康唑在组织中广泛分布,可透过血脑屏障进入脑脊液中。主要通过肝脏代谢,仅有少于 2%的药物以原形经尿排出。

【药理作用及机制】　伏立康唑能抑制真菌中由细胞色素 P450 介导的 14α-甾醇去甲基

化,从而抑制麦角甾醇的生物合成。对念珠菌属,包括耐氟康唑的克柔念珠菌,光滑念珠菌和白念珠菌耐药株均具有抗菌作用。

【临床应用】 主要治疗对氟康唑耐药的念珠菌引起的严重侵袭性感染、由足放线病菌属和镰刀菌属引起的严重感染以及侵袭性曲霉病有效。伏立康唑对免疫缺陷患者的真菌感染治疗效果尤为突出。

【不良反应】

1. 视觉障碍 较为常见,表现为视觉改变、视觉增强、视力模糊、色觉改变和畏光等,可能与高剂量有关。对视觉的影响在用药早期即可发生,并持续存在于整个用药期间。

2. 皮肤反应 常见皮疹、严重出现中毒性表皮融解坏死和多形红斑。长期用药可出现光敏反应,用药间避免强光直射。

3. 其他 可见肝毒性、肾毒性、心律失常,偶见肾上腺皮质功能不全、尿崩症、甲状腺功能亢进、甲状腺功能降低等。伏立康唑有致癌、致突变作用,孕妇禁用。

酮康唑

酮康唑(ketoconazole)属吡咯类抗真菌药。

【体内过程】 口服吸收完全,生物利用度约为75%。体内分布广泛,血清蛋白结合率为90%,在关节液、唾液、胆汁、尿液、乳汁、腱、皮肤软组织等含量较高,不易透过血脑屏障,但可透过胎盘屏障。$t_{1/2}$为6.5～9 h。酮康唑主要在肝脏代谢,经胆汁和肾脏排泄,其中有2%～4%以原形自尿中排出。

【药理作用及机制】 酮康唑选择性干扰真菌的细胞色素P450的活性,从而抑制真菌细胞膜上麦角固醇的生物合成,抑制真菌生长。对皮肤真菌、念珠菌属、糠秕孢子菌属、酵母菌属、隐球菌属等有抑菌和杀菌作用。

【临床应用】 主要用于全身真菌感染,如念珠菌病、球孢子菌病、组织胞浆菌病、芽生菌病。也可用于真菌和酵母菌引起的皮肤、毛发和指(趾)的感染如皮真菌病、甲癣、念珠菌性甲周炎、花斑癣、头皮糠疹癣性毛囊炎及慢性皮肤黏膜念珠菌病等。局部应用可治疗慢性、复发性阴道念珠菌病。此外酮康唑还可用于预防治疗因免疫机能降低而引发的真菌感染性疾病。

【不良反应】 胃肠道反应较为常见患者表现为恶心、呕吐、腹痛、腹泻等。部分患者有血清氨基转移酶(AST、ALT)升高的表现,严重者表现为暴发性肝坏死等肝毒性表现。偶见血浆睾酮浓度的暂时减少,少数男性患者可出现可逆性男性乳房发育及精液缺乏。此外尚可发生药疹、瘙痒、头晕、头痛、嗜睡、畏光、感觉异常、白细胞和血小板减少症、贫血、脱发等症。

咪康唑

咪康唑(miconazole)为咪唑类广谱抗真菌药。

【体内过程】 口服生物利用度低,静脉注射给药不良反应较多,皮肤和黏膜不易吸收。

【药理作用及机制】 咪康唑能干扰真菌的细胞色素P450的活性,从而抑制真菌细胞膜上麦角固醇的生物合成,使真菌细胞膜合成缺损,真菌内物质外漏导致真菌死亡。

【临床应用】 可用于治疗新型隐球菌,念珠菌和孢子菌所致的真菌感染。对皮炎芽生菌和组织胞浆菌高度敏感,对曲霉菌作用较差。另外,咪康唑对金葡菌、链球菌及炭疽芽孢杆菌等也有抗菌作用。由于全身给药不良反应较多,现常采用外用制剂。外用治疗皮肤、指甲及阴道等部位的真菌感染。

【不良反应】　口服给药胃肠道反应较常见患者表现恶心、呕吐、腹泻和食欲下降等。部分患者可出现皮疹、皮肤瘙痒、畏寒、发热等过敏反应。偶见转氨酶升高,甚至急性肝坏死等肝毒性表现。静脉给药可引发血栓性静脉炎,静滴过快导致心律失常。

伊曲康唑

伊曲康唑(itraconazole)为三唑类广谱抗真菌药。

【体内过程】　口服后 3~4 h 后血药浓度达峰值,血浆蛋白结合率为 99.8%。体内分布广泛,在皮肤、肺、肾脏、肝脏、骨骼、胃、脾脏和肌肉中的浓度比血浆浓度高 2~3 倍。肝脏代谢,大部分经肠道排泄,少部分经肾排泄。$t_{1/2}$ 为 1~1.5 d。

【药理作用及机制】　伊曲康唑可抑制真菌细胞膜的麦角甾醇的合成,对浅表真菌和深部真菌均有抗菌作用。对皮肤癣菌如毛癣菌属、小孢子菌属、絮状表皮癣菌、新生隐球菌、糠秕孢子菌属、念珠菌属、曲霉菌属、组织胞浆菌属、申克孢子丝菌、着色真菌属、枝孢霉属、皮炎芽生菌以及各种其他酵母菌感染有效。

【临床应用】　主要应用治疗阴道念珠菌病、花斑癣、皮肤真菌病、真菌性角膜炎还可治疗口腔念珠菌病和甲真菌病。此外可治疗深部真菌感染如系统性曲霉病及念珠菌病、隐球菌病、组织胞浆菌病、孢子丝菌病、组织胞浆菌病、孢子丝菌病、巴西副球孢子菌病、芽生菌病和其他各种少见的系统性或热带真菌病。

【不良反应】　常见恶心、呕吐、腹痛、腹泻及食欲缺乏等胃肠道反应。部分患者有皮疹、瘙痒、药热等过敏反应。此外,患者可出现四肢水肿、充血性心力衰竭、肺水肿、周围神经炎、肝转氨酶升高、胆红素血症、低钾血症、上呼吸道感染、中性粒细胞缺乏等症状。孕妇禁用。

克霉唑

克霉唑(clotrimazole)为广谱抗真菌药,对白色念珠菌敏感。外用吸收少,口腔给药在唾液中药物浓度可抑制大部分白色念珠菌的生长,作用持续 3h,血药浓度低。药物主要经粪便排泄。克霉唑能抑制真菌细胞膜上麦角固醇的生物合成,使真菌细胞膜合成缺损,真菌内物质外漏导致真菌死亡。对浅表真菌及某些深部真菌均有抗菌作用。

临床主要供外用,治疗皮肤霉菌病,如手足癣、体癣、耳道、阴道霉菌病等。外用有 1%~3% 栓剂,用于治疗念珠菌性外阴阴道炎。片剂含服治疗口咽部念珠菌病,能预防免疫缺陷者口咽部念珠菌病。口服常见的不良反应有胃肠道反应、肝功异常及白细胞减少等,现已少用。外用无严重不良反应,偶见局部炎症。

联苯卞唑

联苯卞唑(bifonazole)为咪唑类广谱抗真菌药。起效迅速,吸收较差。皮肤吸收率极低,在组织中贮留少。一般用药 10~30 min 药物在胞浆中即可达有效浓度。48 h 药物在体内可维持自身的活性,后遗效应可持续 100~120 h。联苯卞唑不仅抑制 24-甲烯二氢羊毛固醇转化为脱甲基固醇,也抑制羟甲基戊二酰辅酶 A 转化为甲羟戊酸,使之不能形成麦角固醇和角鲨烯,从而影响真菌麦角固醇的合成。联苯卞唑对皮肤癣菌、酵母菌、丝状菌和双相真菌有较强的抗菌活性。此外,对糠秕马拉色菌和革兰阳性球菌亦有效。

临床主要用于治疗皮肤霉菌病,如手足癣、体癣、耳道真菌感染性疾病等。主要不良反应为接触性皮炎、一过性轻度皮肤变红、烧灼感、瘙痒感、脱皮及龟裂。

三、嘧啶类抗真菌药

氟胞嘧啶

氟胞嘧啶（flucytosine）为人工合成的广谱抗真菌药。

【体内过程】 口服吸收完全。在 $2\sim4$ h 内血药浓度达峰值，血浆蛋白结合率为 $2\%\sim4\%$。体内分布广泛，可进入关节腔、体液和脑脊液中，脑脊液中药物浓度是血药浓度的 5 倍。主要以原形经肾排出体外，$t_{1/2}$ 为 $2.5\sim6$ h。

【药理作用及机制】 氟胞嘧啶通过胞嘧啶透性酶作用进入真菌细胞内，脱去氨基形成 5-氟尿嘧啶，与尿苷-5-磷酸焦磷酸化酶作用转变为 5-氟尿嘧啶脱氧核苷，阻断尿嘧啶脱氧核苷转变为胸腺嘧啶核苷，影响真菌核酸合成。低浓度时抑菌，高浓度时杀菌，对隐球菌属、念珠菌属有较高的抗真菌活性，对芽生菌属，分枝芽孢菌属、着色真菌属、曲菌属也有抗菌活性。

【临床应用】 主要用于白色念珠菌及新生隐球菌等导致的深部真菌感染。单用易产生耐药效果差。与两性霉素 B 合用，可增加疗效。

【不良反应】 胃肠道症状较常见患者表现恶心、腹泻等。部分患者有肝损害症状，轻者表现肝转氨酶升高，重者甚至出现肝肿大和肝坏死。应定期检查肝脏功能，必要时停药。也可出现骨髓抑制现象，表现为白细胞及血小板减少。部分患者出现皮疹等过敏反应，偶见头痛、眩晕、幻觉等神经系统症状及肾脏损害。应定期检查肝肾功能，肝肾功能损害、骨髓抑制病人及孕妇慎用。

四、丙烯类抗真菌药

特比萘芬

特比萘芬（terbinafine）为丙烯胺类药物。口服可用于治疗深部真菌感染，外用治疗浅部真菌感染。

【体内过程】 口服吸收快而完全，血浆蛋白结合率为 99%，血药浓度达峰时间为 2 h。外用能迅速经真皮弥散，聚集于亲脂性的角质层。也能经皮脂腺排泄，在毛囊和富含皮脂的部位浓度较高。主要经肝脏代谢，肾脏排泄，$t_{1/2}$ 为 17 h。

【药理作用及机制】 特比萘芬能特异地干扰真菌固醇生物合成的早期步骤，抑制真菌细胞膜上的角鲨烯环氧化酶，导致真菌麦角固醇缺乏，角鲨烯在细胞内的积聚，致使真菌细胞死亡。对皮肤、毛发和指（趾）甲的致病性真菌，如毛癣菌、小孢子菌、絮状表皮癣菌以及念珠菌属和糠秕癣菌属的酵母菌均有抗菌活性。

【临床应用】 用于治疗白色假丝酵母引起的皮肤酵母菌感染。也可用于由皮真菌引起的皮肤、指甲、毛发真菌感染。

【不良反应】 特比萘芬的耐受性较好，胃肠道反应常为轻中度，表现胀满感，食欲降低，消化不良，恶心，轻微腹痛，腹泻等。部分患者可有轻微的皮疹、荨麻疹等过敏反应。偶见关节痛、肌痛、味觉紊乱、味觉丧失，常在停药后数周内可以恢复。罕见肝胆功能不良、Steven-Johnson 综合征、中毒性表皮坏死、中性粒细胞减少症、粒细胞缺乏症、血小板减少症、脱发等。

39.2　抗　病　毒　药

　　病毒是细胞内寄生的依赖宿主细胞代谢系统进行生殖复制的微生物。包括 DNA 和 RNA 病毒。病毒吸附并穿入宿主细胞壁,进入宿主细胞内的病毒进行脱壳,然后利用宿主细胞内的代谢系统进行复制,按病毒基因组提供的遗传信息进行病毒的核酸和蛋白质的生物合成,经过重新装配成熟从细胞中释放出来如图 39-2 所示。

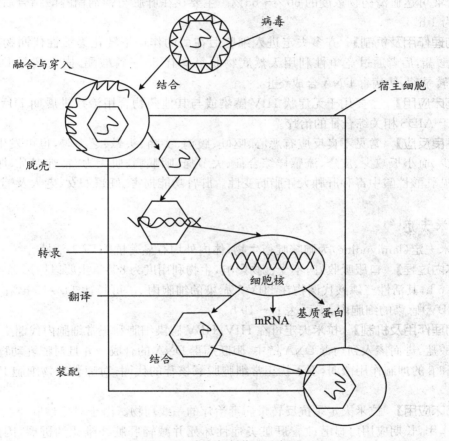

图 39-2　病毒复制装配示意图

　　抗病毒药通过抑制 DNA、RNA 病毒的复制而发挥抗病毒作用。由于病毒的严格胞内寄生特性及病毒复制时依赖宿主细胞的特性,使其在复制过程中易产生错误翻译形成变异,因此理想的抗病毒药物研发相对缓慢。目前临床上常用的抗病毒药主要是影响病毒复制过程中的逆转录酶,影响病毒装配成熟过程中的蛋白酶,防止病毒核酸复制、抑制病毒核酸脱壳、抑制病毒蛋白质多肽链合成等过程的药物。

39.2.1 抗艾滋病(acquired immune deficiency syndrome，AIDS)药

一、核苷类人类免疫缺陷病毒(human immunodeficiency virus，HIV)逆转录酶抑制药

齐多夫定[基]

齐多夫定(zidovudine)为脱氧胸苷衍生物，是第一个上市的抗 HIV 药。

【体内过程】 口服吸收迅速，生物利用度为 52%～75%，可分布到大多数组织和体液中，脑脊液可达血清药物浓度的 60%～65%。主要在在肝脏与葡萄糖醛酸结合后经肾脏排泄，$t_{1/2}$ 为 1 h。

【药理作用及机制】 齐多夫定进入细胞后在酶的作用下转化为活性代谢物齐多夫定 5′-三磷酸酯，后者通过竞争性利用天然底物脱氧胸苷 5′-三磷酸酯，嵌入病毒 DNA，抑制 HIV 逆转录酶，使病毒 DNA 合成终止。

【临床应用】 主要用于无症状 HIV 感染或与其他药物合用治疗进展期 HIV 感染者，也可用于 AIDS 相关综合征的治疗。

【不良反应】 常见不良反应有恶心、呕吐、腹泻、头痛、头晕、乏力等，也可发生贫血、白细胞减少、血小板减少、皮疹、流感样综合征、关节痛、咽喉痛、肌无力、精神混乱、尿频、尿急等。罕见乳酸性酸中毒和肝肿大伴脂肪变性。肝肾功能损害、妊娠妇女、老人及哺乳期妇女禁用。

拉米夫定[基]

拉米夫定(lamivudine)为胞嘧啶衍生物，体内外均有显著抗 HIV-1 活性。

【体内过程】 口服吸收好，不受食物影响，生物利用度为 80%，主要以原形经肾脏排泄。$t_{1/2}$ 为 2.5 h，其活性三磷酸代谢物在 HIV-1 感染的细胞内 $t_{1/2}$ 可长达 11～16 h，在乙型肝炎病毒(HBV)感染的细胞内 $t_{1/2}$ 可达 17～19 h。

【药理作用及机制】 拉米夫定可在 HIV、HBV 感染细胞和正常细胞内代谢生成拉米夫定三磷酸盐，进而掺入到病毒 DNA 链中，阻断病毒 DNA 的合成。并且对哺乳动物 DNA 聚合酶 α 和 β 的抑制作用微弱，不干扰正常细胞脱氧核苷的代谢，对哺乳动物细胞 DNA 合成无影响。

【临床应用】 拉米夫定是抗反转录病毒治疗的一线药物。由于对乙型肝炎病毒有较强的抑制作用，长期应用可显著改善肝脏炎症性坏死并减轻肝脏纤维化的进展，因此可用于 HBV 感染的慢性乙型肝炎及肝移植前后的治疗。

【不良反应】 特异质患者首次治疗可引起严重过敏反应，表现为皮肤瘙痒、荨麻疹、喉部发紧、有阻塞感、咽食及呼吸不畅、舌体麻木、活动不灵、言语含混，不及时抢救可危及生命，部分可出现频繁的关节和消化道自发性出血，停药两周后才恢复正常。少数可见脂肪异常分布、脂肪代谢紊乱。妊娠期妇女、婴幼儿禁用。

去羟肌苷[基]

去羟肌苷(didanosine)为脱氧腺苷衍生物，是人工合成的核苷类药物。

【体内过程】 口服生物利用度为 30%～40%，食物可影响药物的吸收。可透过血脑屏障，脑脊液浓度为血清药物浓度的 20%。主要经肾脏排泄，血浆 $t_{1/2}$ 为 0.6～1.5 h，细胞内

$t_{1/2}$ 可长达 12～24 h。

【药理作用及机制】　去羟肌苷被细胞激酶磷酸化后可形成有活性的代谢物 5′-三磷酸双脱氧腺苷，5′-三磷酸双脱氧腺苷抑制 HIV 逆转录酶，与自然底物三磷酸脱氧腺苷竞争，掺入至病毒 DNA，终止 DNA 链的延长。

【临床应用】　主要用于成人或 6 个月以上儿童对齐多夫定不能耐受或已耐药者的 HIV 感染者。常作为高效反转录病毒疗法药物之一，用于治疗 I 型 HIV 感染。

【不良反应】

1. 胰腺炎　治疗剂量下即可发生较常见，主要表现为上腹部剧痛，伴有发热、恶心、呕吐，血清和尿淀粉酶活力升高。一旦确诊胰腺炎，应立即停止使用。

2. 代谢性酸中毒　单独使用核苷类药物或者联合用药，会产生乳酸性酸中毒和脂肪变性重度肝肿大，甚至会引起死亡。

3. 视神经炎　可发生视网膜改变和视神经炎。应注意口腔、眼、鼻及外阴等黏膜卫生及护理，尤其注意防止眼睑粘连及继发感染并且定期接受视网膜检查。

4. 其他　患者可有脱发、过敏反应、无力、疼痛、寒战和发烧等全身性反应表现。部分患者可有厌食、消化不良和腹胀等消化系统发生。偶见贫血、白细胞缺乏、血小板缺乏、涎腺炎、腮腺肿大、口干和眼干等。部分患者有关节痛和肌肉病变改变。

司他夫定[基]

司他夫定（stavudine）为人工合成的脱氧胸苷衍生物。口服生物利用度为 80%，不受食物影响。脑脊液浓度约为血清药物浓度的 55%。主要经肾脏消除，血浆 $t_{1/2}$ 为 1.2 h，细胞内 $t_{1/2}$ 为 3.5 h。对体外人类细胞中人类免疫缺陷病毒 HIV-1 和 HIV-2 的复制有抑制作用。

主要用于 HIV 感染，也可用于不能耐受齐多夫定或齐多夫定治疗效果差的患者。主要为外周神经炎，发生率与剂量相关。每日剂量 2.0 mg/kg，发生率为 31%。部分患者可出现头痛、寒战、发热、腹泻及皮疹等症。

扎西他滨

扎西他滨（zalcitabine）为脱氧胞苷衍生物，为核苷类逆转录酶抑制剂。口服生物利用度大于 80%，食物与抗酸药可降低扎西他滨的吸收。可透过血脑屏障，脑脊液浓度约为血清药物浓度的 20%，主要经肾脏排泄，血浆 $t_{1/2}$ 为 2h 左右，肾功能不全者半衰期延长。扎西他滨能阻止病毒 DNA 合成，抑制 HIV 复制。常与齐多夫定和蛋白酶抑制剂合用于 AIDS 和 AIDS 相关综合征的治疗。常见不良反应有恶心、呕吐、腹部不适、外周神经炎、胰腺炎、口腔溃疡、头痛、皮疹等。

二、非核苷类 HIV 逆转录酶抑制药

奈韦拉平[基]

奈韦拉平（nevirapine，伟乐司）为非核苷类逆转录酶抑制剂。

【体内过程】　口服生物利用度＞90%，主要经肝脏代谢，肾脏排泄，$t_{1/2}$ 为 4 h。

【药理作用及机制】　奈韦拉平与 HIV-1 的逆转录酶直接连接并且通过使此酶的催化端破裂来阻断 HIV 病毒 RNA 依赖、DNA 依赖的 DNA 聚合酶活性，抑制病毒的复制。奈韦拉平不与底物或三磷酸核苷产生竞争，对 HIV-2 病毒的逆转录酶及真核细胞 DNA 聚合酶（如人类 DNA 聚合酶 α、β、γ 或 δ）无抑制作用。

【临床应用】 常与其他抗逆转录病毒药物合用治疗 HIV-1 感染。还可预防分娩过程中 HIV-1 的母婴传播。

【不良反应】 除皮疹和肝功能异常常见外,部分患者有恶心、疲劳、发热、头痛、嗜睡、呕吐、腹泻、腹痛和肌痛发生。与口服避孕药合用可降低避孕药物血药浓度。与美沙酮合用可降低美沙酮血药浓度,导致戒断综合征出现。

地拉韦啶

地拉韦啶(delavidine)为非核苷类 HIV 逆转录酶抑制药。能阻止病毒复制过程中 RNA 向 DNA 的逆转录过程,抑制 HIV-1 病毒复制。临床常与其他逆转录病毒药联用于治疗 HIV 感染的 AIDS 病人。常见不良反应可见头痛、疲乏等,可引起脂肪重新分布出现向心性肥胖、库欣综合征样外貌和乳房增大等。也可出现斑丘疹、瘙痒、多形红斑等过敏反应症状。与安泼那韦合用可使其血药浓度降低。与沙奎那韦合用可使沙奎那韦血药浓度升高,肝毒性增强。

恩曲他滨

恩曲他滨(emtrcitabine)为非核苷反转录酶抑制药。口服不受食物影响。恩曲他滨能抑制 HIV-1 病毒 DNA 合成,干扰其复制,同时通过改变酶的底物三磷酸脱氧胞苷的活性抑制反转录酶活性。临床常与其他反转录病毒药物联合应用治疗 HIV-1 的感染。主要不良反应头痛、眩晕、失眠、多梦、神经衰弱。部分患者可有感觉异常、外周神经病变等表现。尚可见恶心、呕吐、腹痛、腹泻、消化不良、过敏性皮炎\荨麻疹、关节痛、肌肉痛等。恩曲他滨可诱发乙肝病毒活动,忌用于乙肝患者治疗。

依法韦仑

依法韦仑(efavirenz)为非核苷反转录酶抑制药。抑制 HIV-1 病毒复制过程中的 RNA 向 DNA 的转录。临床适用于 HIV-1 感染,不单独使用可与其他药物一起组成复合剂。常见不良反应有失眠症、混淆、错乱、记忆力丧失、情绪消沉等。也可引起皮疹、恶心、晕眩、头痛等。有致畸作用,孕妇禁用。

三、HIV 蛋白酶抑制药

茚地那韦[基]

茚地那韦(indinavir,佳息患)为 HIV 蛋白酶竞争性抑制剂。

【体内过程】 口服后吸收迅速,生物利用度为 65%。在体内分布广泛,可透过血脑屏障也可进入乳汁。主要经肝代谢,85% 由粪便中排出,15% 由尿液中排出,$t_{1/2}$ 为 1.8 h。

【药理作用及机制】 能抑制 HIV-1 和 HIV-2 蛋白酶,对 HIV-1 的选择性是 HIV-2 的 10 倍。与蛋白酶竞争性的结合到活性部位,这种竞争性结合阻碍了病毒颗粒成熟过程中病毒前体多蛋白的裂解过程,由此产生的不成熟病毒颗粒不具有感染性,无法建立新一轮感染。对其他真核生物蛋白酶(包括人肾素,组织蛋白酶 D,弹性蛋白酶和 Xa 因子)无明显抑制作用。

【临床应用】 常与核苷类逆转录酶抑制剂联用治疗 HIV-1 感染的晚期或进展性免疫缺陷患者。

【不良反应】 常见有疲乏、头痛、眩晕、恶心、呕吐、腹痛、腹泻、味觉异常,少见血尿、结晶尿、肌痛、高胆红素血症、溶血性贫血等。严重肝疾病患者、妊娠妇女禁用。

利托那韦

利托那韦(ritonavir)为 HIV-1 和 HIV-2 天冬氨酸蛋白酶抑制剂,口服有效。可阻断天冬氨酸蛋白酶,使 HIV 颗粒保持在未成熟的状态,减慢 HIV 在细胞中的蔓延而延迟疾病的发展。单独使用或与逆转录病毒核苷类药物合用治疗晚期或非进行性的 HIV 感染患者。

常见的不良反应有恶心、呕吐、腹泻、虚弱、腹痛、厌食、味觉异常、感觉异常。部分患者有头痛、血管扩张表现。轻、中度肝病病人和腹泻病人慎用。

安泼那韦

安泼那韦(amprenavir)为磺酰胺衍生物,能与 HIV 天冬氨酸蛋白酶激活位点结合,抑制其活性。临床主要与其他逆转录病毒药物合用治疗 HIV-1 感染。常见不良反应有皮疹、口腔周围感觉异常、抑郁、情感障碍、食欲缺乏、恶心、呕吐、腹泻、味觉障碍等。

39.2.2　抗疱疹病毒药

阿昔洛韦[基]

阿昔洛韦(acyclovir)为人工合成的嘌呤类抗 DNA 病毒药。

【体内过程】　阿昔洛韦口服生物利用度较低,静滴后血药浓度可显著增高。血浆蛋白结合率低,易透过生物膜,脑脊液和眼球房水中浓度可达血浆药物浓度的(1/3)~(1/2)。经肝脏代谢,肾脏排出,$t_{1/2}$ 约 2.5 h。

【药理作用及机制】　阿昔洛韦进入病毒感染的细胞后,在病毒腺苷酸激酶的催化下,转化为三磷酸无环鸟苷,抑制病毒 DNA 多聚酶,阻滞病毒 DNA 合成。主要抑制疱疹病毒,其中对单纯疱疹病毒Ⅰ型及Ⅱ型作用最强,对带状疱疹病毒作用较差。对 EB 病毒也有抑制作用,高浓度时抑制可巨细胞病毒。

【临床应用】　主要用于单纯疱疹病毒所致感染,可用于初发或复发性皮肤、黏膜、外生殖器感染及免疫缺陷患者发生的 HSV 感染。本品为治疗 HSV 脑炎的首选药物,其降低死亡率优于阿糖腺苷。也可用于带状疱疹病毒、EB 病毒感染或免疫缺陷患者并发水痘、带状疱疹等。

【不良反应】　常见不良反应为胃肠功能紊乱、头痛和斑疹等。偶致脑病,发生率约1%,高剂量静注可引发神经系统功能障碍。本药溶解度低,易于在肾小管析出结晶,导致急性肾小管坏死。为避免药物结晶沉积于肾小管导致急性坏死,应嘱咐病人用药后增加饮水,以加速药物排泄。偶见关节疼痛、恶心、眩晕、痤疮及及肝功能损害等。肾功能不全者、小儿及哺乳期妇女慎用。

伐昔洛韦

伐昔洛韦(valacyclovir)为阿昔洛韦二异戊酰胺酯。

【体内过程】　口服生物利用度为阿昔洛韦的 3~5 倍。体内分布广泛,其中胃、小肠、肾、肝、淋巴结和皮肤组织中浓度最高,脑组织中的浓度最低。伐昔洛韦在体内全部转化为阿昔洛韦,代谢物主要从尿中排除,血药浓度是口服阿昔洛韦的 5 倍。

【药理作用及机制】　伐昔洛韦为阿昔洛韦的前体药,药物在体内被磷酸化成活化型无环鸟苷三磷酸酯,与脱氧核苷竞争病毒胸腺嘧啶激酶或细胞激酶,与脱氧鸟嘌呤三磷酸酯竞争病毒 DNA 多聚酶,从而抑制了病毒 DNA 合成。

【临床应用】 用于治疗水痘带状疱疹及Ⅰ型、Ⅱ型单纯疱疹病毒感染,包括初发和复发的生殖器疱疹病毒感染。

【不良反应】 偶有头晕、头痛、关节痛、恶心、呕吐、腹泻、胃部不适、食欲减退、白细胞下降、蛋白尿及尿素氮轻度升高、皮肤瘙痒等,长期给药偶见痤疮、失眠、月经紊乱。

更昔洛韦

更昔洛韦(ganciclovir)对 HSV 和 VZV 抑制作用与阿昔洛韦相似。

【体内过程】 静脉给药吸收良好,主要经肾脏排泄,其中 95% 以上经肾小球滤过排出。$t_{1/2}$ 为 3～10 h。

【药理作用及机制】 更昔洛韦能竞争性抑制脱氧鸟苷的三价磷酸盐与 DNA 聚合酶结合和丙氧鸟苷的三价硝酸盐与病毒 DNA 的结合,最终导致 DNA 复制终止。

【临床应用】 用于预防及治疗免疫功能缺陷病人的巨细胞病毒感染,如艾滋病患者、化疗的肿瘤患者、器官移植病人等。

【不良反应】 常见白细胞及血小板减少,少见贫血,发热,皮疹,肝功能异常,浮肿,心律失常。部分患者有思维异常,共济失调等。巨细胞病毒感染性视网膜炎的艾滋病患者可出现视网膜剥离。

膦甲酸钠

膦甲酸钠(foscarnet sodium)为焦磷酸衍生物。

【体内过程】 口服吸收差,必须静脉给药,主要浓集于骨和软骨组织中,其中脑脊液内药物浓度约为同时期血药浓度的 43%。主要经肾脏排泄,通过肾小球过滤和肾小管分泌有80%～87%自尿排出,$t_{1/2}$ 为 3.3～6.8 h。

【药理作用及机制】 膦甲酸钠可以非竞争性地阻断病毒 DNA 多聚酶的磷酸盐结合部位,防止焦磷酸盐从三膦酸去氧核苷中分离,延长病毒 DNA 链复制时间。膦甲酸钠可抑制所有疱疹病毒的复制,包括单纯疱疹(HSV-1 和 HSV-2 型)、带状疱疹、EB 病毒、人疱疹病毒和巨细胞病毒。也可非竞争性抑制 HIV 的逆转录酶和乙型肝炎病毒 DNA 多聚酶。

【临床应用】 主要用于免疫缺陷者发生的巨细胞病毒性视网膜炎的治疗。也用于对阿昔洛韦耐药的免疫缺陷者的皮肤黏膜单纯疱疹病毒感染或带状疱疹病毒感染。

【不良反应】 常见贫血、粒细胞减少、血小板减少等,也可引起急性肾小管坏死、肾源性尿崩症、结晶尿等。部分患者可见头痛、震颤、易激惹、幻觉、抽搐、恶心、呕吐、食欲减退、腹痛、发热、肝功能异常及静脉炎等。少数患者可见 ECG 异常、高血压或低血压、室性心律失常等。

碘 苷

碘苷(idoxuridine,疱疹净)为嘧啶类抗病毒药,能与胸腺嘧啶核苷竞争性抑制磷酸化酶,特别是 DNA 聚合酶,抑制病毒 DNA 中胸腺嘧啶核苷的合成,或代替胸腺嘧啶核苷渗入病毒 DNA 中,产生有缺陷的 DNA,病毒停止复制。

临床主要用于单纯疱疹性角膜炎、牛痘病毒性角膜炎和带状疱疹病毒感染的治疗。全身应用毒性大,仅作为局部用药。主要不良反应为畏光、局部充血、水肿、痒或疼痛等,也可发生眼睑水肿。长期滴眼,可引起接触性皮炎、点状角膜病变、滤泡性结膜炎、泪点闭塞等。碘苷不能与硼酸特别是硫柳汞合用,因后者可使碘苷失效及对患者眼部毒性增强。

曲氟尿苷

曲氟尿苷(trifluridine)为卤代嘧啶类核苷。可非竞争性抑制 HIV 的逆转录酶和乙型肝炎病毒 DNA 多聚酶,干扰病毒 DNA 的合成。对单纯疱疹(HSV-1 和 HSV-2 型)作用最强,对腺病毒、巨细胞病毒、牛痘病毒、带状疱疹病毒也有一定作用。曲氟尿苷的骨髓抑制作用限制了其全身应用,临床仅用于局部治疗。适用于单纯疱疹性角膜炎、结膜炎及其他疱疹性眼病。疗效与阿糖腺苷相似。全身毒性大,常见骨髓抑制。局部滴眼时可引起浅表眼部刺激和出血。

39.2.3　抗流感病毒药

金刚烷胺[基]

金刚烷胺(amantadine)能特异性抑制 A 型流感病毒,大剂量可抑制 B 型流感病毒、风疹病毒和其他流感病毒。

【体内过程】　在胃肠道吸收迅速完全,口服后 2~4 h 血药浓度达峰值。可通过胎盘及血脑屏障。主要以原形经肾脏排泄。在酸性尿中排泄率可迅速增加。

【药理作用及机制】　能阻止甲型流感病毒病毒脱颗粒及穿入宿主细胞,对已经穿入细胞内的病毒能阻止病毒初期复制。

【临床应用】　用于预防或治疗亚洲甲型流感病毒所引起的呼吸道感染。与灭活的甲型流感病毒疫苗合用时可促使机体产生预防性抗体。

【不良反应】　常见视网膜网状青斑,发生率约 90%。部分患者可见排尿困难,以老年人多见。长期用药可见足部或下肢肿胀、呼吸短促、体重迅速增加等。

利巴韦林[基]

利巴韦林(ribavirin)为人工合成的鸟苷类抗病毒药。

【体内过程】　口服吸收迅速。经磷酸化生成活性代谢产物利巴韦林单磷酸发挥作用。主要经肾脏排泄,少量随粪便排出体外,$t_{1/2}$ 约 24 h。

【药理作用及机制】　对呼吸道合胞病毒(RSV)具有选性的抑制作用。利巴韦林的体内代谢产物可竞争性抑制鸟嘌呤核苷和黄嘌呤核苷复制,发挥抗病毒作用。

【临床应用】　主要用于呼吸道合胞病毒性肺炎、甲型或乙型流感和副流感病毒感染、流行性出血热、单纯疱疹、麻疹、腮腺炎、水痘、带状疱疹等。

【不良反应】　常见有溶血、贫血、乏力、白细胞减少等,多为可逆性,停药后可消失。口服利巴韦林后可引起血胆红素增高,大剂量可致血红蛋白下降。偶见疲倦、头痛、失眠等,大剂量应用可出现皮疹、腹泻甚至胃肠道出血。

奥司他韦

奥司他韦(oseltamivir,达非)是目前公认的抗禽流感、甲型 H1N1 病毒最有效的药物之一。口服吸收迅速,不受进食影响。体内分布广泛,在肺、支气管、鼻黏膜、中耳和气管中均有分布。主要经肝脏和肠壁酯酶代谢转化为活性代谢产物奥司他韦羧酸盐,经肾脏排出。奥司他韦的活性代谢产物奥司他韦羧酸盐是选择性的流感病毒神经氨酸酶抑制剂,能够抑制甲型和乙型流感病毒,能阻断新形成的病毒颗粒从被感染细胞中释放和感染性人体,从而减少了甲型或乙型流感病毒的播散。临床用于 1 岁以上儿童和成人甲、乙型流感治疗。

扎那米韦

扎那米韦(zanamivir,乐感清),是神经氨酸酶抑制剂。吸入给药,经肾排出,可透过胎盘屏障。肾脏功能影响药物的半衰期,$t_{1/2}$为 2.5～18.5 h 不等。扎那米韦主要通过抑制流感病毒的神经氨酸酶,从而改变了流感病毒在感染细胞内的聚集和释放。临床适用于成年患者和 12 岁以上的青少年患者,治疗由 A 型和 B 型流感病毒引起的流感。不良反应发生率低,可见头痛、腹泻、恶心、呕吐、眩晕等。哺乳妇女与孕妇应慎重。

39.2.4 抗肝炎病毒药

干扰素

干扰素(interferon)是一种由单核细胞和淋巴细胞产生的细胞因子。根据干扰素蛋白质的氨基酸结构、抗原性和细胞来源,可将其分为:IFN-α、IFN-β、IFN-γ。在同种细胞具有广谱的抗病毒作用。

【药理作用及机制】 干扰素具有广谱抗病毒活性,但不能直接抑制或杀灭病毒,而是通过细胞表面受体作用使细胞产生抗病毒蛋白,从而抑制病毒的复制。此外,干扰物具有影响细胞生长、分化、调节免疫功能等多种生物活性。

【临床应用】 干扰素能抑制几乎所有病毒引起的感染,如水痘、肝炎、狂犬病等。此外,干扰素对乳腺癌、骨髓癌、淋巴癌等癌症和某些白血病也有一定疗效。

【不良反应】 多在注射后 2～4 h 出现感冒样综合征,表现为发热、寒战、乏力、肝区痛、背痛和消化系统症状。部分患者可出现骨髓抑制、白细胞及血小板减少等症,尚有失眠、焦虑、甲状腺炎、血小板减少性紫癜、溶血性贫血等,停药可减轻。未能控制的癫痫、酗酒者、吸毒者、失代偿期肝硬化、妊娠期患者、有精神病史的乙肝患者,不建议使用干扰素治疗。

阿德福韦酯

阿德福韦酯(adefovir)为单磷酸腺苷类似物。

【体内过程】 口服易吸收,进入体内迅速转化为阿德福韦,生物利用度约为 59%。在体内分布广泛,其中肾脏、肝脏和肠道等组织药物浓度较高。主要经肾小球滤过和肾小管分泌排泄,$t_{1/2}$为 7～9 h。

【药理作用及机制】 阿德福韦在细胞激酶的作用下磷酸化为活性代谢产物阿德福韦二磷酸盐,后者既可抑制 HBV DNA 多聚酶,也可以掺入病毒 DNA 引起 DNA 链延长终止。还可诱导内源性 α 干扰素,增加自然杀伤细胞(NK)的活力和刺激机体的免疫反应。此外对乙肝病毒、HIV 及疱疹病毒也有抑制作用。

【临床应用】 主要用于 HBV 复制处于活动期的成人慢性乙型肝炎,也可用于经拉米夫定治疗无效者,包括接受肝移植患者、代偿或失代偿期肝病患者或同时感染人免疫缺陷病毒的慢性乙肝患者。

【不良反应】 常见头痛、发热、恶心、呕吐、腹痛、腹泻等,也可出现瘙痒、皮疹、咳嗽、咽炎等过敏反应。突然停药可致肝炎加重。停止阿德福韦酯治疗的患者,应定期监测肝功能至少数月,必要时应恢复乙型肝炎的治疗。部分患者可发生乳酸性酸中毒及伴肝脏脂肪变性性肝肿大。

制剂与用法

〖1〗制霉素（nystatin）　片剂：50 万 U。栓剂：20 万 U。口服：成人 200 万～400 万 U/d，分 4 次；儿童 5 万～10 万 U/次，3～4 次/d。

〖2〗两性霉素 B（amphotericin B）　注射剂：5 mg、25 mg、50 mg。霜剂：3％。软膏：3％。静脉滴注：成人按体重首次 0.02～0.1 mg/kg。

〖3〗灰黄霉素（griseofulvin）　片剂：0.1 g、0.25 g。甲癣和足癣：成人口服 500 mg/次，1 次/12 h；头癣、体癣或股癣：250 mg/次，1 次/12 h，或 500 mg/次，1 次/d。

〖4〗氟康唑（fluconazle）：　片剂：50 mg、100 mg、200 mg。注射剂：200 mg、400 mg。念珠菌病及皮肤真菌病：50～100 mg/次，1 次/d。阴道念珠菌病：150 mg/次，1 次/d。隐球菌脑膜炎：常用剂量为首日 400 mg，随后 200～400 mg/d。

〖5〗伏立康唑（voriconazole）　冻干粉剂：200 mg/瓶。片剂：100 mg。静脉滴注：成人首次负荷剂量，1 次/12 h，每次 6 mg/kg；维持量 2 次/d，每次 4 mg/kg。口服：首次负荷剂量 400 mg/次，1 次/12 h；维持量 2 次/d，200 mg/次。

〖6〗酮康唑（ketoconazole）　片剂：200 mg。乳膏、霜剂、复方洗剂、混悬剂。真菌性口腔炎：200 mg，1 次/d，疗程 10 d。皮肤、毛发真菌病、全身白色念珠菌病：200 mg，1 次/d，疗程 1～2 个月。

〖7〗咪康唑（miconazole）　注射液：每支 200 mg（20 mL）。软膏剂：2％。阴道栓剂：每粒 100 mg。局部用药：膀胱灌注：一次 200 mg，24 次/d，将注射液稀释用。窦道灌注：200 mg，2 次/d，直接用注射液（不稀释）。气管滴入：100 mg/次，4～8 次/d，可将注射液用 3 倍量的等渗盐水稀释后滴入或喷雾吸入。阴道插入：每晚用栓剂 1 粒，插入阴道深处，一般连用 10 d。

〖8〗伊曲康唑（itraconazole）　胶囊：100 mg/粒。曲霉病、念珠菌病：成人口服剂量 200 mg，1 次/d，疗程 2～5 个月。侵袭性或播散性感染者：增加剂量至 200 mg，2 次/d。非脑膜部位的隐球菌病、隐球菌性脑膜炎：200 mg，1 次/d，疗程 2 月～1 年。

〖9〗克霉唑（clotrimazole）　口含片：10 mg。阴道片：500 mg。外用或阴道给药：1 粒/次，每晚一次，疗程 7 d。

〖10〗联苯卞唑（bifonazole）　乳膏：10 g。外用每日一次，涂敷患处，2 周为一疗程。

〖11〗氟胞嘧啶（flucytosine）　片剂：0.5 g。注射剂：250 mL（2.5 g）。口服：每日 100～150 mg/kg，体重超过 50 kg 的儿童，按成人剂量服用，体重不足 50 kg 的儿童，每日剂量按 1.5～4.5 g/m² 计算。口服时，分 4 次服用。静滴时，分 2～3 次，成人 2.5 g/次，用生理盐水稀释成 1％溶液，20～40 min 滴完。

〖12〗特比萘芬（terbinafine）　片剂：125 mg、250 mg。乳霜：1％。口服：成人剂量 250 mg，1 次/d。足癣推荐疗程为 2～6 周；体癣、股癣 2～4 周；皮肤念珠菌病 2～4 周；头癣 4 周；甲真菌病疗程为 6～12 周。

〖13〗齐多夫定（zidovudine）　片剂：0.1 g、0.3 g。口服：成人剂量 500～600 mg/d，分 2～3 次给药。新生儿 2 mg/kg，4 次/d。

〖14〗拉米夫定（lamivudine）　片剂：100 mg。口服：成人每次 0.1 g，1 次/d。儿童慢性乙肝 3 mg/kg，1 次/d。

〖15〗去羟肌苷（didanosine）　片剂：25 mg、50 mg、100 mg、150 mg、200 mg。应在餐前至少 30 min 给药，或在用餐 2 h 以后，空腹服用。儿童 120 mg/kg，2 次/d。

〖16〗司他夫定（stavudine）　胶囊：25 mg、40 mg。口服：成人 40 mg，2 次/d。3 个月龄以上、体重低于 30 kg 的儿童推荐剂量每公斤体重 1 mg（bid），体重超过 30 kg 儿童推荐成人剂量，肾损害者相应减少剂量。

〖17〗扎西他滨（zalcitabine）　胶囊：150 mg。成人 0.75 mg/次，3 次/d。肾功能不全时调整剂量。静脉缓慢给药时无明显不适,但快速给药时可以出现不适、呼吸困难。用药期间不能饮酒,否则可以产生恶心、呕吐、发热等症状。

〖18〗奈韦拉平(Nevirapine) 胶囊:200 mg。成人 200 mg/次,1 次/d。连续 14 d,之后改为 200 mg/次,2 次/d。儿童患者:2 个月至 8 岁(不含 8 岁)的儿童患者推荐口服剂量是用药最初 14 d 内 1 次/d,每次 4 mg/kg;之后改为一天两次,每次 7 mg/kg。8 岁及以上的儿童患者 14 d 内,1 次/d,每次 4 mg/kg;之后改为 2 次/d,每次 4 mg/kg。每天用量应不超过 400 mg。

〖19〗地拉韦啶(delavidine) 片剂:100 mg、200 mg。口服:成人 400 mg/次,3 次/d。

〖20〗恩曲他滨(emtrcitabine) 胶囊:200 mg。口服成人 200 mg,1 次/d。

〖21〗依法韦仑(efavirenz) 胶囊:50 mg、100 mg、200 mg。片剂:300 mg、600 mg。口服:成人 600 mg/d,需空腹在睡前服用。

〖22〗茚地那韦(indinavir) 胶囊:400 mg。口服:成人 800 mg,3 次/d。

〖23〗利托那韦(ritonavir) 胶囊:100 mg。口服液:80 mg/mL。口服:成人 600 mg,2 次/d。

〖24〗安泼那韦(amprenavir) 胶囊:50 mg、150 mg。注射剂:15 mg。口服:成人 1 200 mg,2 次/d。4～16 岁的儿童、体重不足 50 kg:口服 20 mg/kg,2 次/d。

〖25〗阿昔洛韦(acyclovir) 片剂:0.1 g。胶囊剂:0.2 g、0.4 g。滴眼液:8 mg。口服:成人 0.2 g/次,5 次/d,疗程 5～10 d。

〖26〗伐昔洛韦(valacyclovir) 片剂:150 mg。口服:成人 0.3 g,2 次/d,饭前空腹服用。疗程 7～10 d。

〖27〗更昔洛韦(ganciclovir) 粉针剂:0.25 g。巨细胞病毒感染预防和诱导期剂量为:每次 5 mg/kg,2 次/d,静脉缓慢注射(1 h),维持期:每日 6 mg/kg,每周 5 d 或每日 5 mg/kg,每周 7 d,静脉注射。

〖28〗膦甲酸钠(foscarnet sodium) 注射剂:100 mL(2.4 g)、250 mL(6 g)。巨细胞病毒性视网膜炎:诱导期:60 mg/kg,1 次/8 h,输液泵滴注 1 h 以上,连续 14～21 d。维持期:90 mg/kg,1 次/d。用输液泵滴注 2 h 以上。

〖29〗碘苷(idoxuridine) 滴眼液:1%。滴于结膜囊内,1 次/(1～2)h,1～2 滴/次。

〖30〗曲氟尿苷(trifluridine) 眼膏:1%。滴眼液:1%。1%溶液,每隔 2 h 滴眼一次,连续 1 周或 1%眼膏 5 次/d,连续 3 周。

〖31〗金刚烷胺(amantadine) 胶囊:100 mg。口服:成人 200 mg/次,1 次/d。小儿:1～9 岁,每 8 h 按体重 1.5～3 mg/kg,每日最大量勿超过 150 mg;9～12 岁,每 12 h 口服 100 mg.

〖32〗利巴韦林(ribavirin) 片剂:100 mg。注射剂:150 mg(5 mL)、300 mg(10 mL)。滴眼剂:8 mg/8 mL。滴鼻液:50 mg/10 mL。口服:成人 100～200 mg/次,3 次/d。肌肉注射:成人每日 10～15 mg/kg,分两次或静脉滴注。

〖33〗奥司他韦(oseltamivir) 片剂:75 mg。口服:75 mg/次,2 次/d,共 5 d。儿童体重小于 15 kg 的 30 mg/次,2 次/d;15～23 kg 的 45 mg/次,2 次/d;23～40 kg 的 60 mg/次,2 次/d;40 kg 以上的 75 mg/次,2 次/d。流感的预防:口服剂量为 75 mg,1 次/d,至少 7 d。

〖34〗扎那米韦(zanamivir) 片剂:5 mg。经口吸入给药,可用于成年患者和 12 岁以上的青少年患者,2 次/d,间隔约 12 h。10 mg/次,分两次吸入,或者一次 5 mg,连用 5 d。剂量间隔 12 h。

〖35〗干扰素(interferon) 粉剂:300 万 U、500 万 U。慢性乙型肝炎:肌肉注射或皮下注射为 300 万～500 万 U/次,1 次/d,3～6 个月为一个疗程。慢性丙型肝炎:300 万～500 万 U/次,1 次/d 或隔日注射一次,3～6 个月为一个疗程。尖锐湿疣:每次 100 万～300 万 U/次,每周隔日注射 3 次,1～2 个月为一个疗程。

〖36〗阿德福韦酯(adefovir) 胶囊:10mg。成人口服 10 mg/次,1 次/d,肾功能减退者用量酌减。

(王宏婷 杨解人)

第40章 抗结核病及抗麻风病药

40.1 抗 结 核 药

结核病是由结核杆菌感染引起的慢性传染病。可能侵入人体全身各种器官,肺脏受累最为多见。抗结核病的化学治疗药物能够抑制结核杆菌生长、控制疾病的发展。目前临床上用于抗结核病的药物种类很多,通常把疗效高、不良反应少、病人较易耐受的药物称为一线抗结核药,包括异烟肼、利福平、乙胺丁醇、链霉素、吡嗪酰胺等;将毒性大、疗效差,主要用于对一线抗结核药产生耐药性或用于与其他抗结核药配伍使用的称为二线抗结核药,包括对氨基水杨酸、氨硫脲、卡那霉素、乙硫异烟胺、卷曲霉素等。

一、线抗结核药物

异烟肼[基]

异烟肼(isoniazid,雷米封)是异烟酸的酰肼。因其杀菌力强、不良反应少、口服价格低廉等特点,是临床上常用的抗结核药物。

【体内过程】 口服或注射吸收快而完全,1~2 h 血药浓度达峰值,广泛分布于全身体液和组织,包括脑脊液和胸水中。药物穿透力强,可渗入关节腔,胸、腹水以及纤维化或干酪化的结核病灶中,也易透入细胞内作用于已被吞噬的结核杆菌。异烟肼主要在肝内代谢,由乙酰化酶乙酰化为乙酰异烟肼和异烟酸等,这些代谢产物与少量原形药最后从肾排出。由于乙酰化酶的表现型与人种有明显关系,异烟肼的代谢分为快、慢两种代谢型。前者尿中乙酰化异烟肼较多,后者尿中的游离异烟肼较多。在白种人快代谢型占20%~30%,慢代谢型中占50%~60%;在中国人中快代谢型约占49.3%,慢代谢型约占25.6%。

【药理作用及机制】 异烟肼能抑制结核杆菌独有的分枝菌酸酶的合成,使细菌丧失耐酸性、疏水性和增殖力,最终导致结核分枝杆菌死亡。因此异烟肼对结核分枝杆菌有高度选择性,抗菌作用强,具有低浓度抑菌,高浓度杀菌作用。异烟肼对细胞内外的结核杆菌具有同等的杀灭作用,对静止期的结核杆菌,提高药物浓度或延长接触时间也可有杀菌作用。异烟肼单用易产生耐药性,联合用药可延缓耐药性产生,并增强疗效。异烟肼与其他抗结核药无交叉耐药性。

【临床应用】 异烟肼为治疗结核病的首选药物,适用于各种类型的结核病,如肺、淋巴、骨、肾、肠等结核以及结核性脑膜炎、胸膜炎、腹膜炎等。为了预防和延缓耐药性的产生,应将异烟肼与其他一线抗结核药联合应用。静脉滴注大剂量异烟肼可治疗急性粟粒性肺结核。

【不良反应】

1. 胃肠道反应 治疗量的异烟肼不良反应少,毒性小,可有轻度胃肠道反应,如食欲不振、恶心、呕吐、腹痛及便秘等。

2. 周围神经炎 较大剂量常见周围神经炎,初期表现四肢末梢感觉异常,多为两侧对称性改变,进而出现指趾末端麻木针刺感、烧灼感、手脚疼痛、四肢无力和关节软弱。

3. 神经毒性 患者表现头痛、失眠、疲倦、记忆力减退、精神兴奋、易怒、欣快感、反射亢进、幻觉、抽搐、排尿困难、昏迷等。慢乙酰化者较易发生。

4. 肝毒性 剂量异烟肼可损害肝脏,引起转氨酶暂时性升高,严重者可造成肝细胞性黄疸。快乙酰化、35 岁以上的嗜酒者较易发生。

5. 过敏反应 开始用药后的 3～7 周可出现皮疹及瘙痒症状。服药期间患者如进食红葡萄酒、奶酪、海鱼等富含酪胺类食物可发生头痛、恶心、皮肤潮红、心动过速、瘙痒、喉头水肿等类似组胺中毒的过敏反应症状。慢乙酰化者较易发生,一旦出现立即停药。

6. 血液系统症状 患者表现贫血、白细胞减少、嗜酸细胞增多。慢乙酰化者较易发生,一旦出现立即停药。

7. 其他 偶见内分泌失调、男子女性化乳房,女性泌乳、月经失调、阳痿、库欣综合征、视物模糊、视力减退等。饮酒和与利福平合用可增加对肝脏的毒性。有癫痫、嗜酒、精神病史者慎用。

利福平[基]

利福平(rifampicin)是利福霉素的人工半合成品,为橘红色结晶粉末。

【体内过程】 口服吸收完全,用药后 1～2 h 血药浓度达峰值。体内分布广泛易渗入机体组织、体液、脑脊液中,口服常用剂量有效浓度可维持 6 h。主要经肝脏代谢,除药物原形外,其代谢物也具有抗菌活性。利福平大部分经胆汁排泄,约 1/3 药物由尿排泄,尿中药物浓度可达治疗水平。$t_{1/2}$ 为 1.5～5 h,利福平有酶促作用,反复用药可增强药物代谢,$t_{1/2}$ 可缩短为 2 h。服药后尿、唾液、汗液等排泄物均可显橘红色。

【药理作用及机制】 利福平抗菌谱广,能特异性与细菌依赖于 DNA 的 RNA 多聚酶结合,阻碍细菌的 mRNA 的合成。对结核杆菌和麻风杆菌均有明显的杀菌作用。此外,对多种 G^+ 和 G^- 如金黄色葡萄球菌、脑膜炎奈瑟菌、表皮链球菌、肺炎军团菌、大肠埃希菌、变形杆菌、流感嗜血杆菌等也有一定的抗菌作用。对某些病毒、衣原体也有效。利福平抗菌强度与其浓度有关,低浓度抑菌、高浓度杀菌。利福平单独使用易产生耐药性,这与细菌的 RNA 多聚酶基因突变有关。

【临床应用】 利福平与其他抗结核药物合用可治疗肺结核和其他各种类型结核病。与异烟肼合用治疗初发患者,与乙胺丁醇及吡嗪酰胺合用对复发患者产生良好的治疗效果。此外,可用于麻风病,耐红霉素的军团菌肺炎,耐酶青霉素或万古霉素的表皮链球菌、金黄色葡萄球菌引起的骨髓炎,心内膜炎以及脑膜炎球菌或肺炎嗜血杆菌引起的咽部带菌症等感染性疾病。局部用药可治疗沙眼、敏感菌引起的急性结膜炎和病毒性角膜炎。

【不良反应】

1. 胃肠道反应 常见恶心、呕吐、腹痛、腹泻,如出现胃肠道刺激症状,则可在饭后服用。

2. 肝脏毒性 长期大量应用利福平可出现血清氨基转移酶升高、肝肿大、肝功能减退等症状,严重时伴黄疸、胆道梗阻导致死亡。慢性肝病患者、酒精中毒患者、老年患者、使用异烟肼者肝脏毒性发生率明显增加。用药期间禁止饮酒,定期检查肝功能。

3. 流感综合征 大剂量间隔使用可引起发热、寒战、头痛、肌肉酸痛等类似感冒的症状。发生频率与剂量大小、间隔时间有明显关系。一旦出现,应立即停药,可合用地塞米松、阿司匹林或吲哚美辛以减轻流感症状。

4. 其他 偶见过敏反应如皮疹、药热。偶见神经系统反应如头痛、嗜睡、肢体麻木、视力模糊等。此外,尚有白细胞减少、血小板减少、嗜酸细胞增多、肝功能受损、脱发、蛋白尿、血尿、心律失常、低血钙等症状。肝功能严重不全、胆道阻塞者和 3 个月以内的孕妇禁用。

乙 胺 丁 醇[基]

乙胺丁醇(ethambutol)是人工半合成的乙二胺的衍生物品。

【体内过程】 口服吸收快,用药后 2～4 h 血药浓度达峰,蛋白结合约 40%。体内分布广泛易渗入机体组织、体液,脑脊液中浓度低。乙胺丁醇大部分以原形经肾脏排泄,少部分在肝脏内转化为醛及二羧酸衍生物由尿中排出,对肾脏有毒性。

【药理作用及机制】 乙胺丁醇与二价金属阳离子 Mg^{2+} 等络合,阻止菌体内亚精胺与 Mg^{2+} 结合,干扰细菌 RNA 的合成,抑制结合杆菌的生长。乙胺丁醇对繁殖期结核杆菌有较强的抑制作用,对其他细菌无效。乙胺丁醇单独使用易产生耐药性而降低疗效。

【临床应用】 用于各型肺结核和其他结核病。与异烟肼和利福平合用可治疗结核病初期患者,与利福平和卷曲霉素合用治疗复发患者。乙胺丁醇特别适用于经链霉素和异烟肼治疗无效的病人。

【不良反应】

1. 胃肠道反应 较常见,患者表现恶心、呕吐、腹泻等。

2. 视神经炎 连续大剂量使用可产生球后视神经炎,表现为视敏度降低、辨色力受损、视力减退、视野缩小、出现暗点等,停药后可缓慢恢复,也有不能恢复者。用药期间定期检查视力。

3. 周围神经炎 少数患者有触觉减弱、四肢麻木感、针刺感、烧灼痛等症状。轻者停药数日症状可消失,重者需要用维生素 B_6、维生素 B_1 进行治疗。

4. 其他 可引起发热、皮疹等过敏反应,严重时出现剥脱性皮炎、过敏性休克。偶见肝功能损害、下肢麻木、关节炎、粒细胞减少、高尿酸血症等。肾功能不良者减量慎用。

链 霉 素[基]

链霉素(streptomycin)是第一个有效的抗结核病药物。在体内仅有抑菌作用,疗效不及异烟肼和利福平。因其不易渗入细胞纤维化及干酪样病灶,所以穿透力较弱疗效较差。链霉素口服吸收少,肌内注射吸收快,有效的抑制细菌生长的浓度可以维持 12 h,年龄较大的患者可能时间更长些。主要经肾脏排泄,90% 可经肾小球滤过而排出体外。$t_{1/2}$ 为 5～6 h。易渗入胸腔、腹腔、结核性脓腔和干酪化脓腔,也可通过胎盘进入胎儿的羊水中。因羊水中药物浓度较高,故不能用于孕妇。

链霉素不能通过血脑屏障,故治疗结核性脑膜炎疗效最差。链霉素与结核杆菌菌体核糖核酸蛋白质结合,干扰结核杆菌蛋白质合成,抑制结核杆菌生长。链霉素在体内穿透力较弱仅能抑制结核杆菌生长无杀菌作用,所以单独使用疗效较差,常与其他抗结核药物合用治疗结核病。不良反应见氨基糖苷类药物。

吡 嗪 酰 胺[基]

吡嗪酰胺(pyrazinamide,PZA)又称异烟酰胺,是结构类似烟酰胺的抗结核药物。口服易吸收,体内分布广泛,其中细胞内和脑脊液中浓度较高。吡嗪酰胺主要经肝脏水解为吡嗪酸,吡嗪酸羟化成为 5-羟吡嗪酸,经肾脏排出体外,少部分原形药通过肾小球滤过由尿排出,$t_{1/2}$ 为 6 h。吡嗪酰胺在酸性环境中抗菌活性较强,可进入细胞杀灭结核杆菌。

临床用于治疗各型肺结核和其他结核病。单独使用易产生耐药性,与异烟肼和利福平合用具有协同作用。常见不良反应有食欲不振、恶心、呕吐等;长期大剂量应用可发生中毒性肝炎。部分患者可表现关节酸痛、肿胀、强直活动受限的痛风症状。偶见发热、皮疹、光敏反应等过敏反应。与异烟肼和利福平合用有协同作用。肝功能不良者及 3 岁以下小儿禁用。

二、二线抗结核药

对氨基水杨酸钠[基]

对氨基水杨酸钠(sodium para-aminosalicylate)为二线抗结核药物。

【体内过程】 口服易吸收,可分布于全身组织和体液(脑脊液除外)。主要在肝脏中代谢,约有 50% 药物在肝内转化成乙酰化物。经肾脏排泄,80% 代谢物及原形药物由尿排出,$t_{1/2}$ 为 0.5~1.5 h。

【药理作用及机制】 对氨基水杨酸钠能竞争抑制二氢喋酸合酶,阻止二氢叶酸的合成,使细菌蛋白质合成受阻,抑制结核杆菌的繁殖,仅对细胞外的结核杆菌有抑菌作用。抗菌谱窄,疗效较一线抗结核药差。

【临床应用】 对氨基水杨酸钠很少单独应用,常配合异烟肼、链霉素等应用,以增强疗效并避免细菌产生耐药性。也可用于甲状腺功能亢进症,对于甲亢合并结核患者较适用。

【不良反应】 常见恶心、呕吐、腹泻、腹痛,严重可导致胃溃疡发生。部分患者可见皮疹、剥脱性皮炎、关节酸痛、哮喘、过敏性肺炎等,严重者可出现高热、剥脱性皮炎。偶见白细胞减少、血小板减少、甲状腺功能降低、月经失调、皮肤干燥以及传染性单核细胞增多样综合征。

卷曲霉素

卷曲霉素(capreomycin)为多肽类抗结核抗生素。胃肠道不易吸收,须注射用药。体内分布广泛,在尿中浓度较高,可穿过胎盘,但不能渗透进入脑脊液。主要经肾小球滤过以原形排出,少量可经胆汁排出。肾功能损害患者血清中可有卷曲霉素积蓄半衰期延长,$t_{1/2}$ 为 3~6 h。卷曲霉素抑制结核分枝杆菌生长,作用较卡那霉素强。单用卷曲霉素易产生耐药性,需与异烟肼、对氨基水杨酸钠及乙胺丁醇等合用疗效较好。

临床适用于结核分枝杆菌所致的肺结核病以及经一线抗结核药治疗失败者,或由于毒性作用或细菌耐药性产生不耐受的患者。常见不良反应为耳毒性、肾毒性,此外,可见呼吸困难、嗜睡、极度软弱无力、心律失常、精神改变、肌痛或肌痉挛等神经肌肉阻滞症状。与氨基糖苷类、两性霉素 B、万古霉素、杆菌肽类、顺铂、布美他尼、依他尼酸合用,可增加产生耳毒性、肾毒性和神经肌肉阻滞作用。听力减退、重症肌无力或帕金森病、肾功能减退者、孕妇和老人慎用。

乙硫异烟胺

乙硫异烟胺(ethionamide)为异烟酸的衍生物。口服易吸收,体内分布广,可渗入全身体液,包括脑脊液中,可渗出浸润干酪样病灶周围。对结核杆菌有抑菌作用,抗菌活性为异烟肼的十分之一。单独使用易产生耐药,目前与其他抗结核药物合用,治疗结核结核病。

主要不良反应为恶心、呕吐、腹痛、腹泻、厌食、胃部不适等症状,多于服药 2～3 周后发生。少数患者有糙皮病症状、精神抑郁、视力紊乱和头痛、末梢神经炎、经期紊乱、男子乳房女性化、脱发、关节痛、皮疹、痤疮等。部分病人出现氨基转移酶升高和黄疸,用药期间应定期监测肝功能。

三、其他抗结核病药

利福定

利福定(rifandin)为人工合成利福霉素衍生物。口服吸收良好,2～4 h 血药浓度达峰。体内分布广,以肝脏和胆汁中为最高,其余依次为肾、肺、心、脾,在脑组织中含量甚微。抗菌谱与利福平相似,对结核杆菌、麻风杆菌有良好的抗菌活性,其抗菌作用比利福平强 3 倍。此外,对金黄色葡萄球菌有良好作用,对部分大肠杆菌、沙眼衣原体也有一定抗菌活性。

临床主要用于肺结核和其他结核病、麻风病、化脓性皮肤病、结膜炎、沙眼等。利福定对胃肠道刺激轻微,偶有恶心、呕吐、腹泻等。偶见白细胞增加以及 AST、ALT 升高。此外可引起男子乳房女性化以及尿液黄染。肝、肾功能不良者及孕妇应慎用。

利福喷丁

利福喷丁(rifapentine)为人工合成利福霉素衍生物。口服易吸收,体内分布广泛,肺、肝、肾脏中分布较多,骨组织和脑组织中也有相当浓度。主要在肠道代谢,以原形及代谢物形式自粪便排出,$t_{1/2}$ 为 18 h。抗菌谱性质与利福平相同,对结核杆菌、麻风杆菌、金黄色葡萄球菌、某些病毒、衣原体均有抑制作用。利福喷丁抗结核杆菌的作用比利福平强 2～10 倍。

主要用于肺结核及其他结核病、麻风病、化脓性皮肤病、结膜炎、沙眼等治疗。不良反应为头昏、失眠、皮疹及胃肠道反应,上述反应较利福平轻。尚有白细胞或血小板减少、转氨酶升高、肝功能异常等症,一旦发现应及时停药。肝功能不良及孕妇禁用。

司帕沙星

司帕沙星(sparfloxacin)为第三代氟喹诺酮类抗生素,被认为是一类有发展前景的新型抗结核药。口服易吸收,肝肠循环明显。体内 50％随粪便排出,25％肝脏代谢失活,$t_{1/2}$ 为 16 h。司帕沙星能抑制细菌 DNA 回旋酶。抗菌谱广,对 G^+、G^-、厌氧菌、支原体、衣原体、分枝杆菌均有较强的杀菌作用。

临床主要用于敏感菌引起的各种感染。对需氧菌和厌氧菌均有效,对支原体和军团菌、衣原体也有效。主要不良反应为光敏反应,其他见喹诺酮类药物。

四、结核病的治疗原则

结核病的是治疗应遵循以下三个原则:

1. 早期治疗　过去从未接受过抗结核治疗的病人,在确诊后立即进行治疗。因结核病早期,病变部位的肺泡壁充血,血液供应良好,有利于药物渗透进入病灶。同时早期病变部位的结核杆菌正处于生长繁殖的旺盛期,易受到各种抗结核药物的攻击,故早期治疗能最大限度地发挥药物的作用。

2. 联合用药　指两种及两种以上的抗结核药物同时应用,可增加抗菌作用,延缓或减少结核杆菌耐药性的产生。由于抗结核药物的作用机制不同,如链霉素、卡那霉素、卷曲霉素抑制结核菌的蛋白质合成,利福平、利福定作用于菌体细胞核,阻碍 DNA 的合成;异烟肼和环丝胺酸抑制细胞壁的合成;对氨基水杨酸钠干扰结核杆菌的代谢。因此,将作用于不同部位药物联结应用,增强抑制和消灭结核杆菌疗效,减少用量,减轻毒性反应和耐药性发生。

3. 适宜剂量、规律治疗　采用适宜剂量达到既能发挥有效抗菌作用,又不发生或少发生副作用。剂量过小,影响疗效又易导致耐药的产生,剂量过大易发生毒副作用。目前主张将异烟肼、利福平、吡嗪酰胺、乙胺丁醇等药物每日量一次顿服方式给予,提高疗效,减少副作用,用药方便,有利于病人坚持规律服药。

40.2　抗麻风病药

麻风病是由麻风分枝杆菌引起的慢性传染性疾病,其病变主要损害皮肤、黏膜和周围神经。麻风病大多数是结核样型麻风病,若能早期治疗,病情消退快,可完全恢复健康;少数病人属瘤型麻风病,对药物反应较差,难治愈。抗麻风病的主要药物有氨苯砜、利福平、氯法齐明、沙利度胺等。

氨苯砜[基]

氨苯砜(dapsone,DDS)为目前治疗麻风病的首选药物。

【体内过程】　口服吸收缓慢但很完全,4~8 h 血药浓度达高峰。体内分布广泛,存在于全身组织和体液中,其中肝脏和肾脏浓度较高,其次为皮肤和肌肉。氨苯砜主要由肝脏代谢,其乙酰化物形式经胆汁排泄,也可经尿排出,$t_{1/2}$ 为 10~50 h。

【药理作用及机制】　氨苯砜的抗菌机制不明,由于其可被 PABA 拮抗,因此有人认为其抗菌机制可能与磺胺相同,对麻风杆菌繁殖有强大的抑菌作用,抗菌谱与磺胺类药物相似。

【临床应用】　主要用于治疗各型麻风,对各型麻风均有较好的疗效。氨苯砜单用易产生耐药性,与利福平联合使用可延缓耐药性的产生。

【不良反应】　常见恶心、呕吐、头痛、头晕、心动过速等。可见白细胞减少、粒细胞缺乏、贫血等。葡萄糖-6-磷酸脱氢酶缺乏者,可致高铁血红蛋白血症,严重者致溶血性贫血。偶尔引起"麻风样反应",常于用药后 1~4 周发生,特征是发热、不适、剥脱性皮炎、肝坏死并发黄疸、淋巴结肿大、贫血、高铁血红蛋白血症等。剂量过大可出现中毒性精神病、周围神经炎等。

氯法齐明

氯法齐明(clofazimine)为一种吩嗪染料。麻风患者口服吸收率个体差异较大。口服吸收,主要沉积于脂肪组织和网状内皮系统的细胞内,也可被全身的巨噬细胞摄取,分布至肠系膜淋巴结、肾上腺、皮下脂肪、肝、胆、胆汁、脾、小肠、肌肉、骨和皮肤中。大部分经胆汁排泄,随粪便排出,少数经尿排出,也可由痰、皮脂、汗液、乳汁排泄。

氯法齐明能与麻风杆菌的 DNA 结合,抑制菌体蛋白合成而起抑菌作用。临床用于麻风病的治疗,在控制红斑结节性麻风反应时,氯法齐明兼具抗炎作用。较常见的不良反应有胃肠道反应,皮肤色素减退,皮肤干、粗或鳞屑。尚有视力减退、肝炎或黄疸等。

制剂与用法

〖1〗异烟肼(isoniazid)　片剂:每片 0.05 g、0.1 g、0.3 g。注射液:0.1 g(2 mL)。口服:成人 0.1～0.3 g/次,0.2～0.6 g/d。急性粟粒性肺结核或结核性脑膜炎:0.2～0.3 g/次,3 次/d。静注或静滴:对较重度浸润结核,肺外活动结核等,0.3～0.6 g/次,加 5%葡萄糖注射液或等渗氯化钠注射液 20～40 mL,缓慢推注。或加入输液 250～500 mL 中静滴。

〖2〗利福平(rifampicin)　胶囊:0.15 g、0.3 g、0.45 g、0.6 g。混悬液:20 mg/mL。肺结核及其他结核病:成人口服,0.45～0.6 g/次,1 次/d。于早饭前服。疗程半年左右;1～12 岁儿童剂量为 10 mg/kg/次,2 次/d;新生儿每次 5 mg/kg,2 次/d。其他感染:0.6～1 g/d,分 2～3 次给予,饭前 1 h 服用。沙眼及结膜炎:用 0.1%滴眼剂,4～6 次/d。

〖3〗乙胺丁醇(ethambutol)　片剂:0.25 g。成人口服剂量 0.25 g/次,0.5～0.75 g/d。也可开始时日服 25 mg/kg,分 2～3 次给予;服药至第 8 周后减量为每日 15 mg/kg,分为两次服用。

〖4〗链霉素(streptomycin)　注射剂:0.75 g(75 万 U)、1 g(100 万 U)、2 g(200 万 U)、5 g(500 万 U)。成人 750 mg/d,一般不宜超过 1 周。

〖5〗吡嗪酰胺(pyrazinamide)　片剂:0.25 g、0.5 g。口服:每日 15～30 mg/kg 顿服,或 50～70 mg/kg 每周 2～3 次。

〖6〗对氨基水杨酸钠(sodium para-aminosalicylate)　片剂:0.5 g。注射液:2 g、4 g、6 g。口服:2～3 g/次,8～12 g/d,饭后服。小儿每日 200～300 mg/kg,分 4 次服。静滴:4～12 g/d(先从小剂量开始),以等渗氯化钠注射液或 5%葡萄糖液溶解后,配成 3%～4%浓度滴注。小儿每日 200～300 mg/kg。

〖7〗乙硫异烟胺(ethionamide)　肠溶片:0.1 g。口服剂量 0.5～0.8 g/d,一次服用或分次服,必要时也可从小剂量 0.3 g/d 开始。

〖8〗卷曲霉素(capreomycin)　注射剂:0.5 g/瓶、1 g/瓶。成人肌注:0.75～1 g/d,一次或分两次用。用药 2～4 周后,1 g/次,2～3 次/w,持续 6～12 个月。

〖9〗利福定(rifandin)　胶囊:75 mg、150 mg。滴眼液:0.05%。口服:150～200 mg/d,早晨空腹一次服用。儿童 3～4 mg/kg,一次服用。治疗肺结核病的疗程为 0.5～1 年。眼部感染采取局部用药。

〖10〗利福喷丁(rifapentine)　胶囊:0.1 g、0.15 g、0.2 g、0.3 g。口服:600 mg/次,每周只用一次。必要时,2 次/w。

〖11〗司帕沙星(sparfloxacin)　胶囊:0.1 g。口服:100～400 mg,1 次/d。

〖12〗氨苯砜(dapsone)　片剂:50 mg、100 mg。口服:成人剂量,50～100 mg/次,1 次/d,与其他一种或几种抗麻风药合用。伴红斑结节麻风反应的各型麻风有神经损害或皮肤溃疡者:100～300 mg/d,控制后逐渐递减至 100 mg/d。

〖13〗氯法齐明(clofazimine)　胶丸:50 mg。口服:开始 12.5～25 g/d,以后逐渐加量到 100 mg/d。由于本品有蓄积作用,故每服药 6 d 后停药 1 d,每服 10 周停药 2 周。必要时,可与利福平 600 mg/d 联合应用。儿童剂量:每日 1.4 mg/kg。

(王宏婷　杨解人)

第41章 抗 疟 药

疟疾是由疟原虫寄生于人体引起的疾病。正常人可经疟蚊叮咬或输入带疟原虫者的血液而感染,按蚊是疟疾的主要传播媒介。疟疾夏秋季节发病较多,在热带及亚热带地区一年四季都可以发病容易流行。不同的疟原虫可分别引起间日疟、三日疟、恶性疟及卵形疟。疟疾的主要表现为周期性规律发作,全身发冷、发热、多汗,长期多次发作后,可引起贫血和脾肿大。抗疟药主要通过以下三个方面发挥抗疟作用:① 杀灭红内期的疟原虫以控制发作;② 杀灭红外期的疟原虫以防止复发;③ 杀灭配子体以防止传播。

41.1 疟原虫的生活史及抗疟药作用环节

疟疾是由疟原虫引起的疾病,需要有人和雌性按蚊两个宿主。疟原虫在人体内先后寄生于肝细胞和红细胞内,进行裂体增殖。在红细胞内,除进行裂体增殖外,尚可形成配子体,开始有性生殖的初期发育。在按蚊体内,完成配子生殖,继以孢子增殖过程见图41-1。

一、在人体内的发育阶段及药物作用环节

1. 红细胞外期(exo-erythrocytic cycle,简称红外期) 感染疟原虫的雌性按蚊刺吸人血时,子孢子随唾液进入人体,随血流侵入肝细胞,摄取肝细胞内营养进行发育并裂体增殖,形成红外期裂殖体。此期为疟疾潜伏期,一般 10～14 d,无临床症状。间日疟原虫和卵形疟原虫子孢子进入肝脏后,部分子孢子可进入休眠期,称休眠子。伯氨喹对休眠子有较强的杀灭作用。

2. 红细胞内期(erythrocytic cycle,简称红内期) 红外期的裂殖子从肝细胞释放出来,一部分裂殖子被巨噬细胞吞噬,其余部分侵入红细胞,开始红细胞内期的发育。裂殖子侵入红细胞的过程包括以下步骤:① 裂殖子通过特异部位识别和附着于红细胞膜表面受体;② 红细胞膜在环绕裂殖子处凹入形成纳虫空泡;③ 裂殖子入侵完成后纳虫空泡密封。侵入的裂殖子先形成环状体,摄取营养生长发育,分裂增殖,经滋养体、未成熟裂殖体,最后形成含有一定数量裂殖子的成熟裂殖体。红细胞破裂后,裂殖子释出,一部分裂殖子被巨噬细胞消灭;其余部分裂殖子再侵入其他正常红细胞,重复其红内期的裂体增殖过程,引起临床症状反复发作。抗疟药中氯喹、奎宁、甲氟喹、青蒿素等,能杀灭红细胞内期裂殖体,可以控制疟疾症状。

二、疟原虫在按蚊体内的发育

疟原虫经几代红内期裂体增殖后,部分裂殖子侵入红细胞后不再进行裂体增殖而发育

成雌、雄配子体。当雌性按蚊刺吸病人血液时,在红细胞内发育的雌、雄配子体进入按蚊体内继续发育。在蚊胃内,雌、雄配子体发育成雌、雄配子。雄配子钻进雌配子体内,受精形成合子。合子能动变长,成为动合子。动合子穿过胃壁,在胃弹性纤维膜下形成圆球形的卵囊。卵囊长大,囊内的核和胞质反复分裂进行孢子增殖,生成成千上万的子孢子。子孢子随卵囊破裂释出或由囊壁上的微孔逸出,随血淋巴集中于按蚊的唾腺,当按蚊再吸血时,子孢子即可随唾液进入人体,又开始在人体内的发育。由于配子体是疟疾流行、传播的根源,因此应用杀灭配子体或抑制配子体在按蚊体内发育的药物伯氨喹可防止疟疾传播。乙胺嘧啶对红细胞外期的子孢子有较强的杀灭作用。

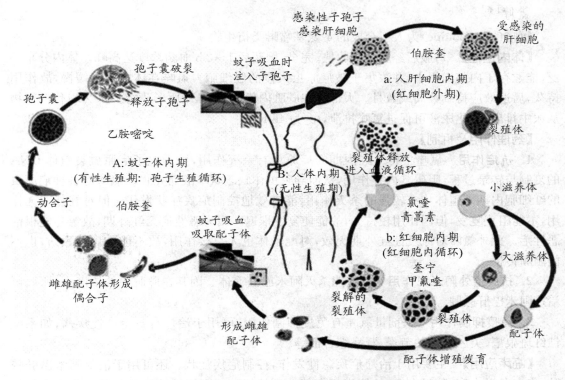

图 41-1　疟原虫的生活史及各种抗疟药的作用部位示意图

三、抗疟药的分类

1. 主要用于控制症状的药物　能杀灭红细胞内期裂殖体,发挥控制症状发作和症状抑制性预防作用,代表药物为氯喹、奎宁、甲氟喹、青蒿素等。

2. 主要用于控制远期复发和传播的药物　能杀灭肝脏中休眠子,控制疟疾的远期复发;并能杀灭各种疟原虫的配子体,控制疟疾传播,代表药物有伯氨喹。

3. 主要用于病因性预防的药物　能杀灭红细胞外期的子孢子,发挥预防作用,代表药物为乙胺嘧啶。

41.2 常见的抗疟药

一、主要用于控制症状的药物

氯喹[基]

氯喹(chloroquine)为人工合成的 4-氨基喹啉类衍生物。

【体内过程】 口服后经肠道吸收快、完全,服药后 1~2 h 血药浓度达高峰。体内分布广泛,能贮存于内脏组织中,并浓集于被疟原虫入侵的红细胞。氯喹在体内消除缓慢,故作用持久,后遗效应持续数周或数月。大部分在肝脏内代谢,70%以原形药物及 30%以代谢产物从尿中排出,酸化尿液可促进氯喹排泄,$t_{1/2}$ 为 48 h。

【药理作用及机制】

1. 抗疟作用 氯喹主要对红内期的疟原虫有杀灭作用,可干扰了疟原虫裂殖体 DNA 的复制与转录过程,阻碍其内吞作用,从而导致虫体缺乏氨基酸而死亡。氯喹对各种疟原虫的红细胞内期裂殖体均有较强的杀灭作用,能有效地控制疟疾症状发作。但对红外期无作用,不能阻止复发,但因作用较持久,故能使复发推迟。因为恶性疟无红外期,故氯喹能根治恶性疟。此外氯喹对原发性红外期无效,对配子体也无直接作用,故不能作病因预防,也不能阻断传播。

2. 抗肠道外阿米巴作用 氯喹能杀灭阿米巴滋养体。因其在肝脏中的浓度高,所以可治疗阿米巴肝脓肿。

3. 免疫抑制作用 大剂量氯喹有免疫抑制作用,可用于治疗自身免疫性疾病,如系统性红斑狼疮、类风湿性关节炎、肾病综合征等。

【临床应用】 主要用于治疗疟疾急性发作,控制疟疾症状。还可用于治疗阿米巴肝脓肿、华支睾吸虫病、肺吸虫病、结缔组织病等。另外氯喹还可用于治疗自身免疫性疾病如日晒红斑症、系统性红斑狼疮、类风湿性关节炎、肾病综合征等。

【不良反应】 可有食欲减退、恶心呕吐、腹泻等反应。患者久服可出现典型的不可逆的视网膜改变,如小动脉狭窄,斑点状损害,视神经苍白,视神经萎缩以及不均匀色素沉着甚至严重可导致失明等症状。故应定期进行眼科检查。部分患者可出现皮肤瘙痒、紫癜、脱毛、毛发变白、湿疹、剥脱性皮炎、头昏、头痛、耳鸣、眩晕、倦怠、睡眠障碍、精神错乱等。偶见心律失常、休克、阿—斯综合征。静脉滴注过快可引起的心脏骤停。

青蒿素[基]

青蒿素(artemisinin)是从中药青蒿中提取的有过氧基团的倍半萜内酯药物。是我国工作者根据"青蒿截疟"的记载发掘出来的新型抗疟药。

【体内过程】 青蒿素口服后由肠道迅速吸收,分布于组织内,以肠、肝、肾中的含量较多,可透过血脑屏障进入脑组织。在红细胞内的浓度低于血浆中的浓度。主要从肾及肠道排出,24 h 可排出体内总量的 84%,$t_{1/2}$ 为 4 h。

【药理作用及机制】 青蒿素在血红素或 Fe^{2+} 的催化下形成自由基破坏红内期疟原虫的超微结构,阻断疟原虫营养摄取的最早阶段,使疟原虫较快出现氨基酸合成障碍,迅速形成自噬泡而死亡。对各种疟原虫红细胞内期裂殖体有快速的杀灭作用,48 h 内疟原虫基本从血中消失,但对红细胞外期疟原虫无效。由于青蒿素代谢与排泄均较快,有效血药浓度维持时间短,不利于彻底杀灭疟原虫,故复发率较高。

【临床应用】 对各类疟疾有效,尤其是用于耐氯喹的恶性疟。此外,还可用于间日疟、恶性疟的症状控制,也可用以治疗凶险型恶性疟,如脑型、黄疸型等。青蒿素还可用于系统性红斑狼疮、盘状红斑狼疮的治疗。

【不良反应】

1. 一般反应 青蒿素毒性低,使用安全,一般无明显不良反应。少数患者出现一过性转氨酶升高、轻度皮疹、食欲减退、恶心呕吐、腹泻等胃肠道反应,但不严重可自行恢复。

2. 局部反应 水混悬剂对注射部位有轻度刺激,肌注较浅时,可引起局部疼痛和硬块,故宜深部肌注,并注意更换注射部位。

3. 特殊反应 治疗系统性红斑狼疮与盘状红斑狼疮初期可出现病情加重,全身有蚁走感。继续治疗半个月可逐渐减轻,一个月左右一般上述症状可改善。因此,治疗前应将不良反应告知病人,以免病人在治疗初期出现上述反应而中断治疗。

奎宁

奎宁(quinine)为从金鸡纳树皮中提取的一种生物碱,是喹啉类衍生物。

【体内过程】 口服后吸收迅速、完全。吸收后广泛分布于全身组织,以肝脏浓度最高,肺、肾、脾次之,骨骼肌和神经组织中最少。主要在肝中被氧化分解迅速失效,其代谢物及少量原形药经肾排出,服药后 15 min 即出现于尿中,24 h 后几乎全部排出,故无蓄积性,$t_{1/2}$ 为 11 h。

【药理作用及机制】 奎宁能与疟原虫的 DNA 结合形成复合物,从而抑制 DNA 的复制和 RNA 的转录,进而抑制原虫的蛋白合成,但作用较氯喹为弱。能降低疟原虫氧耗量,抑制疟原虫内的磷酸化酶而干扰其糖代谢,导致被寄生红细胞早熟破裂,从而阻止裂殖体成熟。此外,奎宁还可引起疟色素凝集,导致细胞死亡。长疗程服用奎宁可根治恶性疾,但对恶性疟的配子体无直接作用,故不能中断传播。奎宁有心脏抑制的作用,可延长不应期,减慢房室传导减弱其收缩力。对妊娠子宫有微弱的兴奋作用。

【临床应用】 主要用于治疗恶性疟和耐氯喹恶性疟,也可用于间日疟的预防与治疗。

【不良反应】

1. 金鸡纳反应 每日用量超过 1 g 或连用较久,有耳鸣、头痛、恶心、呕吐,视力听力减退等症状表现,严重者产生暂时性耳聋,停药后常可恢复。

2. 视神经损害 短时间大剂量应用奎宁,可直接损害神经组织并收缩视网膜血管,出现视野缩小、复视、弱视等。故应定期进行眼科检查。

3. 特异质反应 少数特异质者可出现白细胞减少、急性溶血、血管神经性水肿等症。故用药前应详细询问病人病史,一旦出现应立即停药。

4. 其他 长期应用患者可见 QRS 增宽、ST 段延长、T 波改变等心电图改变。还可引起皮疹、瘙痒等,局部敷奎宁可发生接触性皮炎和光敏反应。奎宁有催产作用,可通过胎盘,引起胎儿听力损害及中枢神经系统、四肢的先天缺损。

蒿甲醚[基]

蒿甲醚（artemether）是青蒿素的脂溶性衍生物。肌内注射后吸收快且完全。在体内分布广泛，以脑组织最多，肝、肾次之。主要通过肠道排泄，其次为尿排泄。因溶解度较大，常被制成蒿甲醇油针剂供肌内注射。蒿甲醚为高效、速效的疟原虫红细胞内期杀灭药物。对红细胞内期裂殖体有强大的杀灭作用。此外，对血吸虫感染也有效。

临床主要用于抗氯喹的恶性疟及凶险型疟疾的治疗，对恶性疟的疗效较佳，效果确切，显效迅速，近期疗效可达 100%。用药后 2 d 内多数病人血中疟原虫转阴并退烧。治疗疟疾复发率为 8%，较青蒿素低；与伯氨喹合用可进一步降低复发率。个别患者可有门冬氨酸氨基转移酶、丙氨酸氨基转移酶轻度升高，网织红细胞一过性减少等不良反应。苯巴比妥可诱导蒿甲醚的脱醚甲基，使其代谢增快。

青蒿琥酯[基]

青蒿琥酯（artesunate）来源于植物黄花蒿的叶，是青蒿素的水溶性衍生物。可经口、静脉、肌肉、直肠等多种途径给药。静脉注射后血药浓度很快下降。体内分布广泛，以肠、肝、肾较高。主要在肝脏代谢转化，仅有少量原形药由尿、粪便排泄，$t_{1/2}$ 为 30 min。青蒿琥酯对疟原虫有较强的杀灭作用，能迅速控制疟疾发作。临床适用于脑型疟及各种危重疟疾的抢救。治疗间日疟、恶性疟原虫转阴时间快于氯喹。可出现外周网织细胞一过性降低不良反应。

双氢青蒿素[基]

双氢青蒿素（dihydroartemisinin）为青蒿素、蒿甲醚、青蒿琥酯的有效代谢产物。因治疗率接近 100%，复发率较低仅为 2%，近年来发展较快。口服吸收良好，起效迅速。口服双氢青蒿素 1h 左右血药浓度达峰值。体内分布广泛，排泄和代谢较迅速。双氢青蒿素为青蒿素的衍生物对疟原虫红内期有强大且快速的杀灭作用，能迅速控制临床发作及症状。临床应用同青蒿素。使用过量，可出现皮疹、外周网织细胞一过性降低。与氯喹合用可增加其抗疟作用。

甲氟喹

甲氟喹（mefloquine）是由奎宁改变结构而获得的 4-喹啉-甲醇衍生物。口服易于吸收。在体内代谢较慢，主要经肾脏及肠道排出，$t_{1/2}$ 约为 30 d。甲氟喹为高效的红细胞内期疟原虫杀灭药物。能与高铁血红素形成络合物，升高疟原虫体内酸性小胞内的 pH，发挥长效抑制疟原虫的作用。

主要用于敏感的急性恶性疟原虫、间日疟原虫引起的疟疾感染。亦可用于对耐氯喹疟原虫的治疗。由于甲氟喹起效较慢，常与乙胺嘧啶合用可增强疗效、延缓耐药性的发生，用于控制症状。主要不良反应可为恶心、头晕、发热、头痛、精神病样改变、幻觉、意识错乱等。重复大剂量用药，对视网膜和听觉有损害。可导致肝脏转氨酶升高，红细胞比容下降、白细胞和血小板减少等症。与氯喹、奎宁合用可增加癫痫病人发作的频率，有癫痫病史患者忌用。

咯萘啶

咯萘啶（malatidine）是我国研制的一种抗疟药。口服和肌注吸收迅速，体内分布广，在肝中浓度最高。主要经肾脏和肠道排泄，$t_{1/2}$ 为 2～3 d。咯萘啶对各种疟原虫的红细胞内期裂殖体均有杀灭作用,对耐氯喹的恶性疟原虫也有较强的作用。

临床适用于治疗各种疟疾包括脑型疟和凶险疟疾的危重患者,也可用于治疗间日疟。口服后少数病人可现头昏、恶心、心悸、轻度腹痛、胃部不适等症。肌注后局部注射部位有疼痛感,个别患者出现红肿、硬结。建议不断更换注射部位,适当采用热敷以减轻局部应用引发的不良反应。咯萘啶与周效磺胺,乙胺嘧啶或伯氨喹合用可增强疗效,延缓抗药性的产生,防止复燃。严重心、肝、肾病患者慎用。

二、主要用于控制复发和传播的药物

伯氨喹[基]

伯氨喹(primaquine)是人工合成的 8-氨基喹啉类衍生物,为阻止复发、中断传播的有效药物。

【体内过程】 口服后吸收迅速,2~3 h 达血药浓度峰值。体内代谢较快,主要经肾脏排泄 1% 为原形,其余为伯氨喹的代谢产物。

【药理作用及机制】 伯氨喹的代谢产物具有氧化作用,可干扰疟原虫红外期三磷酸吡啶核苷酸的还原过程,影响疟原虫的能量代谢和呼吸而导致疟原虫死亡。可杀灭间日疟、三日疟、恶性疟和卵形疟组织期的虫株,也可杀灭红外期配子体,对恶性疟作用最强,但对红内期疟原虫作用较弱。

【临床应用】 用于根治间日疟、控制疟疾传播以及恶性疟。对各种疟原虫的配子体有较强的杀灭作用。

【不良反应】 治疗剂量下不良反应较少,可引起剂量依赖性的胃肠道反应恶心、呕吐、腹痛等症状,停药后可自行恢复。红细胞缺乏葡萄糖 6-磷酸脱氢酶缺乏患者可发生急性溶血性贫血和高铁血红蛋白血症。孕妇忌用,肝、肾、血液系统疾及糖尿病患者慎用。

三、主要用于病因性预防的药物

乙胺嘧啶

乙胺嘧啶(pyrimethamine)目前用于疟疾病因性预防的首选药物。

【体内过程】 口服吸收缓慢但很完全。4~6 h 血药浓度达峰值。体内分布广泛,主要存在于肾、肺、肝、脾等脏器,可透过胎盘。体内消除缓慢,服药一次有效血药浓度可维持约两周。主要以原形和代谢物形式经尿排出体外,部分药物可经乳汁分泌,$t_{1/2}$ 为 80~95 h。

【药理作用及机制】 乙胺嘧啶可抑制疟原虫的二氢叶酸还原酶,因而干扰疟原虫的叶酸正常代谢,对恶性疟及间日疟原虫红细胞前期有效,常用作病因性预防药。此外,也能抑制疟原虫在蚊体内的发育,故可阻断传播。

【临床应用】 用于预防疟疾和休止期抗复发治疗。一般不单独使用,常与磺胺类药或砜类药合用阻断疟原虫的传播。

【不良反应】 误服超剂量药物,乙胺嘧啶可引起急性中毒。特别是小儿误服,可引起惊厥、抽搐,甚至死亡。大剂量长期应用会出现叶酸缺乏,表现为味觉的改变或丧失、口腔溃疡、吞咽困难、恶心、呕吐、腹痛、腹泻、巨细胞性贫血、白细胞减少症等。如出现上述症状应及早停药,停药后可自行恢复,或应用甲酰四氢叶酸改善骨髓功能。

磺胺类与砜类

磺胺类与砜类能与对氨基苯甲酸竞争二氢喋酸合成酶,抑制二氢喋酸合成酶的活性,从而阻止疟原虫二氢叶酸的合成。主要用于耐氯喹的恶性疟,单用疗效差,仅抑制红细胞内期疟原虫,对红细胞外期疟原虫无效。与乙胺嘧啶或甲氧苄啶等二氢叶酸还原酶抑制剂合用,可增强疗效。常用药物有磺胺多辛和氨苯砜。

四、抗疟药物的合理应用

1. 抗疟药的选择　抗疟药应根据不同症状选用合适的药物,见表41-1。

表 41-1　抗疟药的选择示意图

药　物	作 用 机 制	适 应 证
氯喹	杀灭红细胞内期裂殖体	控制症状
青蒿素类盐酸奎宁	抑制杀灭红细胞内期裂殖体	脑型疟
青蒿素类、奎宁、甲氟喹	抑制杀灭红细胞内期裂殖体	耐氯喹的恶性疟
乙胺嘧啶和伯氨喹合用	抑制杀灭红细胞外期配子体	休止期
乙胺嘧啶	抑制红细胞外期配子体	预防用药

2. 联合用药　现有的抗疟药没有一种对疟原虫的生活史的各个环节都有杀灭作用,因此应联合用药,抗疟药的联合应用如图41-2所示。

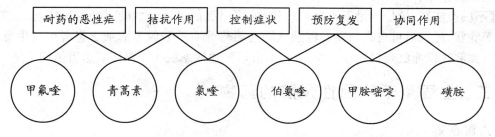

图 41-2　抗疟药联合用药示意图

制剂与用法

〖1〗氯喹(chloroquine)　片剂:含磷酸氯喹0.075 g、0.25 g。注射液:盐基80 mg/2 mL、155 mg/2 mL。控制疟疾发作:首剂1 g,第二、三日各服0.5 g。如与伯氨喹合用,只需第一日服本品1 g。小儿首次16 mg/kg,6～8 h后及第2～3 d各服8 mg/kg。肌内注射,1次/d,每次2～3 mg/kg,静脉滴注:每次2～3 mg/kg。用于疟疾症状抑制性预防:1次/w,0.5 g/次。小儿每周8 mg/kg。抗阿米巴肝脓肿:第一、二日,2～3次/d,0.5 g/次,以后0.5 g/d,连用2～3周。

〖2〗青蒿素(artemisinin)　片剂:50 mg、100 mg。栓剂:400 mg、600 mg。注射液:150 mg/mL、300 mg/2 mL。口服:首次服1 g,间隔6～8 h再服0.5 g,第二、三日各服0.5 g。3 d为1疗程。深部肌注:首次200 mg,间隔6～8 h后再肌注100 mg,第二、三日各肌注100 mg,总量500 mg。小儿15 mg/kg,按上述方法

3 d 内注完。

〖3〗奎宁(quinine) 硫酸奎宁:0.3 g。重硫酸奎宁:0.12 g。二盐酸奎宁注射液:0.25 g(1 mL)、0.5 g(1 mL)、0.25 g(10 mL)。复方奎宁注射液:每支 2 mL,含盐酸奎宁 0.136 g、咖啡因 0.034 g、乌拉坦 0.028 g。成人常用量,治疗耐氯喹虫株引起的恶性疟:采用硫酸奎宁,1.8 g/d,分次服用,疗程 14 d。控制症状:口服重硫酸奎宁,第一日 0.48 g/次,第二日 0.36 g/次,3 次/d,连服 7 d。

〖4〗蒿甲醚(artemether) 胶囊:40 mg/粒。注射液:80 mg/mL。口服:首剂 160 mg,第二日起 1 次/d,80 mg/次,连服 5~7 d。肌内注射:首剂 160 mg,第二日起 1 次/d,80 mg/次,连用 5 d。小儿常用量肌内注射:首剂按体重 3.2 mg/kg;第 2~5 d,每次按体重 1.6 mg/kg,1 次/d。

〖5〗青蒿琥酯(artesunate) 片剂:50 mg。注射剂:60 mg。口服:首剂 100 mg,第二日起 2 次/d,50 mg/次,连服 5 d。静脉注射:临用前加入所附的 5%碳酸氢钠注射液 0.6 mL,振摇 2 min,待完全溶解后,加 5%葡萄糖注射液或葡萄糖氯化钠注射液 5.4 mL 稀释,使每 1 mL 溶液含青蒿琥酯 10 mg,缓慢静注。

〖6〗双氢青蒿素(dihydroartemisinin) 片剂:20 mg。口服:1 次/d,3 片/次,首剂量加倍;儿童量按年龄递减,连用 5~7 d。

〖7〗甲氟喹(mefloquine) 片剂:0.25 g、0.5 g。口服:1.0~1.5 g,顿服。预防用药:每月 1.0 g 顿服。

〖8〗咯萘啶(malatidine) 肠溶片:100 mg 碱基。注射液:80 mg 碱基(2 mL)。口服:0.3 g/次,第一日两次,第二、三日各服一次。小儿总剂量为 24 mg/kg,分 3 次服。静滴:每次 3~6 mg/kg,加入 5%葡萄糖液 200~500 mL 中,于 2~3 h 滴毕,共给药两次,间隔 4~6 h。臀部肌注每次 2~3 mg/kg,共给两次,间隔 4~6 h。以上剂量均以碱基计。

〖9〗伯氨喹(primaquine) 磷酸伯氨喹片剂:13.2 mg。根治间日疟:口服 26.4 mg/d,连服 14 d;或口服 39.6 mg/d,连服 8 d。控制疟疾传播:配合氯喹等治恶性疟时,口服 26.4 mg/d,连服 3 d。

〖10〗乙胺嘧啶(pyrimethamine) 片剂:6.25 mg。病因性预防:口服每周 25 mg/次;或 50 mg/次,2 周服一次。防复发治疗:口服每日 50 mg/次,连服 2 d。

(王宏婷 杨解人)

第 42 章　抗阿米巴病药及抗滴虫药

42.1　抗阿米巴病药

阿米巴病是由溶组织内阿米巴原虫所引起。溶组织内阿米巴存在包囊和滋养体两个发育时期。包囊是其传播的根源,人体经消化道感染阿米巴包囊,在肠腔内脱囊并迅速分裂成小滋养体,寄居在回盲部,与细菌共生。在宿主环境不适时,滋养体转变为包囊,随粪便排出体外,形成重要的传染源。滋养体为致病因子,小滋养体侵入肠壁组织,发育成大滋养体,破坏肠壁黏膜和黏膜下层组织,引起肠阿米巴病。滋养体也可随肠壁血液或淋巴迁移至肠外组织(肝、肺、脑等),引起肠外阿米巴病。肠内感染可表现为急、慢性阿米巴痢疾,肠外感染则以阿米巴肝脓肿常见。现在抗阿米巴病的药物主要作用于滋养体,多对包囊无直接作用。

甲硝唑[基]

甲硝唑(metronidazole,灭滴灵)为人工合成的 5-硝基咪唑类化合物。同类药物有替硝唑(tinidazole)、尼莫唑(nimorazole)和奥硝唑(ornidazole)等,药理作用与甲硝唑相似,但血药浓度达峰值时间与作用维持时间不同。

【体内过程】　口服吸收迅速,血药浓度达峰时间为 $1\sim3$ h,生物利用度约 95% 以上,血浆蛋白结合率为 20%。分布广,渗入全身组织和体液,可进入阴道分泌物、精液、唾液和乳汁,也可通过胎盘和血脑屏障,脑脊液中药物可达有效浓度。有效血药浓度可维持 12 h,$t_{1/2}$ 为 $8\sim10$ h。主要在肝脏代谢,代谢物与原形药主要经肾脏排泄,亦可经乳汁排泄。

【药理作用及机制】　甲硝唑的作用机制未明,可能由于甲硝唑的甲基被还原后生成细胞毒性还原物,作用于细胞中大分子物质(DNA、蛋白质或膜结构),抑制 DNA 合成,促进 DNA 降解,从而干扰病原体的生长、繁殖,最终导致细胞死亡。

1. 抗阿巴米作用　对肠内、肠外阿米巴滋养体有强大杀灭作用,治疗重症急性阿米巴痢疾与肠外阿米巴感染效果显著,对轻症阿米巴痢疾也有效。甲硝唑对无症状排包囊者疗效差,可能是肠道药物浓度较低之故。

2. 抗滴虫作用　为治疗阴道毛滴虫感染的首选药,口服剂量即可杀死精液及尿液中阴道毛滴虫,但不影响阴道内正常菌群的生长,对感染阴道毛滴虫的男女患者均有较高的治愈率。

3. 抗厌氧菌作用　用于革兰阳性或革兰阴性厌氧球菌和杆菌引起的产后盆腔炎、败血症和骨髓炎等治疗,也可与抗菌药合用防止妇科手术、胃肠外科手术时厌氧菌感染。

4. 抗贾第鞭毛虫作用　治疗贾第鞭毛虫病,治愈率达 90%。

【临床应用】　用于治疗肠道和肠外阿米巴病,如阿米巴肝脓肿、胸膜阿米巴病等。还可用于治疗阴道滴虫病、贾第鞭毛虫病等。目前还广泛用于厌氧菌感染的治疗。

【不良反应】

1. 胃肠道反应　可见恶心、呕吐、厌食、腹痛、腹泻、便秘、口干、味觉改变等。为本品的主要不良反应,可于餐时或餐后给药,以减轻胃肠道反应。如反应严重,应减量或停药。

2. 过敏反应　偶见皮疹、荨麻疹、红斑、瘙痒等。静脉滴注时,罕见过敏性休克,如出现休克症状,应立即停药,并及时给予肾上腺素、异丙嗪及地塞米松等治疗。

3. 大剂量和长疗程使用时　可出现头痛、眩晕、嗜睡、失眠、共济失调、精神错乱和肢体感觉异常等神经系统症状,一旦出现,应立即停药。

4. 少数病人　可发生暂时性和可逆性粒细胞减少,故治疗中和治疗后,应检查血象,特别是白细胞分类。

5. 其他　哺乳期妇女、妊娠 3 个月内孕妇、活动性中枢神经系统疾病、有硝基咪唑过敏史及血液病患者禁用。妊娠 3 个月以上孕妇及念珠菌感染、肝病、酒精中毒者慎用。

依米丁和去氢依米丁

依米丁(emetine,吐根碱)为茜草科吐根属植物提取的异喹啉生物碱,去氢依米丁(dehydroemetine)为其衍生物,药理作用相似,毒性略低。口服引起强烈恶心、呕吐,只能深部肌注。药物主要分布于肝、肾、脾和肺,以肝脏内浓度最高。经肾脏缓慢排泄,停药 1～2 月后仍可在尿中检出,连续用药可引起蓄积中毒。其作用机制可能为抑制肽酰基 tRNA 的移位,抑制肽链的延伸,阻碍蛋白质合成,从而干扰滋养体的分裂与繁殖。

两种药物对溶组织内阿米巴滋养体有直接杀灭作用,治疗急性阿米巴痢疾与阿米巴肝囊肿,能迅速控制临床症状。因毒性大,仅限于甲硝唑治疗无效或禁用者。对肠腔内阿米巴滋养体无效,不适用于症状轻微的慢性阿米巴痢疾及无症状的阿米巴包囊携带者。

本品的不良反应多,毒性大,其中主要不良反应为心脏毒性,常表现为心前区疼痛、心动过速、低血压、心律失常,甚至心力衰竭;心电图改变表现为 T 波低平或倒置,Q—T 间期延长。故注射前后 2 h,应让病人卧床休息,并注意检查心脏与血压的变化。用药后病人如有心电图变化,应立即停药,否则可致急性心肌炎而导致死亡。孕妇、儿童和患有心、肝、肾疾病者禁用。其他易引起心律异常的药物可加重本品的心脏毒性,用药时须注意。

二氯尼特

二氯尼特(diloxanide)为二氯乙酰胺类衍生物,通常用其康酸酯(diloxanide furoate),为目前最有效的杀包囊药。口服吸收迅速,1 h 血药浓度达高峰,分布全身。对无症状或轻微症状的排包囊者有良好疗效。单用对急性阿米巴痢疾疗效差,用甲硝唑控制症状后,再用本药可肃清肠腔内包囊,可有效防止复发。对肠外阿米巴病无效。不良反应轻,偶有恶心、呕吐和皮疹等,如出现上述不良反应,一般对症处理,无需停药。大剂量时无致畸作用,但可致流产,故孕妇禁用。

巴龙霉素

巴龙霉素(paromomycin)为氨基糖苷类抗生素,口服吸收少,肠道浓度高。巴龙霉素抑制蛋白质合成,直接杀灭阿米巴滋养体;间接抑制肠内阿米巴共生菌,影响阿米巴生存与繁殖。临床用于治疗急性阿米巴痢疾。

氯喹

氯喹(chloroquine)为抗疟药,对阿米巴滋养体亦有杀灭作用。口服吸收迅速完全,肝脏中药物浓度远高于血浆药物浓度,而肠壁的分布量很少。对肠内阿米巴病无效,用于治疗肠外阿米巴病,仅用于甲硝唑无效的阿米巴肝囊肿,应与肠内抗阿米巴病药合用,以防复发。

42.2 抗 滴 虫 药

抗滴虫药用于治疗阴道毛滴虫所引起的阴道炎、尿道炎和前列腺炎。目前认为甲硝唑是治疗滴虫病最有效的药物,并且简便、经济、安全,适合集体治疗。也可口服其他同类药物如替硝唑、尼莫唑、奥硝唑等。

阴道毛滴虫也可寄生于男性尿道,应夫妇同时治疗,以保证疗效。治疗过程中必须注意个人卫生,每日洗换内裤,消毒洗具。

制剂与用法

〖1〗甲硝唑(metronidazole,灭滴灵) 片剂:0.2 g/片;注射剂:50 mg/10 mL、100 mg/20 mL、500 mg/100 mL。口服,阿米巴痢疾:0.5 g/次,2 次/d,疗程 5~7 d,或 2 g 顿服,疗程 3~5 d;肠外阿米巴病:2 g 顿服,疗程 7~10 d;阴道滴虫病和男性尿道滴虫感染:0.25 g/次,3 次/d,共 7 d 或 2 g 顿服;贾第鞭毛虫病:0.25 g/次,3 次/d,共 5~7 d,或 2 g/d,连服 3 d。静脉注射,厌氧菌感染:7.5 mg/kg,每 6 h 一次,首剂加倍,共 7~10 d。

〖2〗去氢依米丁(dehydroemetine,去氢吐根碱) 注射剂:0.03 g/1 mL、0.06 g/1 mL。成人:每天 1~1.5 mg/kg,极量 90 mg,深部肌肉注射,连用 5 d;儿童也按上述方法按体重计算剂量,每 12 h 各给半量。重复疗程时,宜间隔 30 d。

〖3〗二氯尼特糠酸酯(diloxanide,安特酰胺) 片剂:0.25 g/片、0.5 g/片。成人:0.5 g/次,3 次/d,共 10 d。儿童:每日 20 mg/kg,3 次/d,共 10 d。

（李先伟）

第43章 抗血吸虫病药和抗丝虫病药

43.1 抗血吸虫病药

血吸虫有日本血吸虫、曼氏血吸虫、埃及血吸虫等。我国流行的血吸虫病主要是日本血吸虫所致,疫区分布于长江流域和长江以南 13 个省、直辖市、自治区。血吸虫病严重危害人类健康,药物治疗是消灭该病的重要措施之一。抗血吸虫病药能杀灭血吸虫,使患者恢复健康;另一方面,通过杀灭血吸虫成虫,杜绝虫卵的产生,消除传染源。

吡喹酮[基]

吡喹酮(praziquantel,环吡异喹酮)是人工合成的吡嗪异喹啉衍生物。

【体内过程】 口服吸收迅速,1~3 h 血药浓度达峰值。首过消除明显,生物利用度低。80%与血浆蛋白结合,主要分布于肝、脾等组织,可通过血脑屏障,但脑脊液中浓度低,为血浆浓度的 15%~20%。$t_{1/2}$ 为 0.8~1.5 h,血中代谢物浓度高于原药 100 余倍。在严重肝脏疾病(包括晚期血吸虫病)患者 $t_{1/2}$ 明显延长,可达 4~6 h,主要经肝代谢,从肾排泄。

【药理作用及机制】 吡喹酮对日本、埃及、曼氏血吸虫单一感染或混合感染均有良好疗效,本药对血吸虫成虫有迅速而强效的杀灭作用,对幼虫也有作用,但较弱。对其他吸虫如华支睾吸虫、姜片吸虫、肺吸虫有显著杀灭作用,对各种绦虫感染和其幼虫引起的囊虫病、包虫病也都有不同程度的疗效。

吡喹酮能增加虫体表膜对 Ca^{2+} 的通透性,促进 Ca^{2+} 的跨膜内流,干扰虫体内 Ca^{2+} 平衡。当吡喹酮达到有效浓度时,可提高肌活动,引起虫体痉挛性麻痹,失去吸附能力,导致虫体脱离宿主组织,血吸虫从肠系膜静脉迅速移至肝脏。在较高治疗浓度时,可引起虫体表膜损伤,暴露隐藏的抗原,在宿主防御机制参与下,导致虫体破坏、死亡。其损伤虫体表膜也可引起一系列生化变化,如谷胱甘肽-S-转移酶、碱性磷酸酶活性降低,抑制葡萄糖的摄取、转运等。吡喹酮的作用具有高度选择性,对哺乳动物细胞膜则无上述作用。

【临床应用】 治疗各型血吸虫病,适用于慢性、急性、晚期及有合并症的血吸虫病患者。也可用于肝脏华支睾吸虫病、肝脑囊虫病、肠吸虫病(如姜片虫病、异性吸虫病、横川后殖吸虫病等)、肺吸虫病及绦虫病等。

【不良反应】

1. 常见的副作用 有头昏、头痛、恶心、腹痛、腹泻、乏力、四肢酸痛等,一般程度较轻,持续时间较短,不影响治疗,不需处理。

2. 其他 少数病例出现心悸、胸闷等症状,心电图显示 T 波改变和期外收缩,偶见室上性心动过速、心房纤颤。如果出现,立即停药。尚可出现一过性转氨酶升高。故治疗中和治疗后,应检查肝肾功能。偶可诱发精神失常、眩晕、嗜睡等,故治疗期间和停药后 24 h 内避免驾车和高空作业。

3. 禁忌证　动物实验表明大剂量时可使大鼠流产率增高,故孕妇禁用。严重心、肝、肾病者及有精神病史者慎用。

43.2　抗丝虫病药

我国流行的丝虫病由班氏丝虫和马来丝虫引起的,病原体寄生于淋巴系统,早期表现为淋巴管炎和淋巴结炎,晚期出现淋巴管阻塞症状。乙胺嗪为 20 世纪 40 年代发现的有效抗丝虫病药,兼有杀微丝蚴和成虫的作用,为目前最常用药物。20 世纪 70 年代我国研究的呋喃嘧酮(furapyrimidone),其治疗班氏丝虫病的疗效优于乙胺嗪,治疗马来丝虫病的疗效与乙胺嗪相似,不良反应有变态反应,大剂量引起肝脏毒性。20 世纪 90 年代伊维菌素用于治疗人盘尾丝虫病,对班氏丝虫病也有一定疗效。

乙胺嗪

乙胺嗪(diethylcarbamazine)又名海群生,其枸橼酸盐为白色结晶性粉末,极易溶于水。

【体内过程】　口服吸收迅速,1~2 h 血药浓度达峰值,$t_{1/2}$ 为 8 h。均匀分布各组织,大部分在体内氧化失活,30 h 内大部分原形药及代谢物经肾脏排泄。反复给药无蓄积性,酸化尿液促进其排泄,而碱化尿液则减慢排泄,增高其血浆浓度与延长半衰期,因此在肾功能不全或碱化尿液时需要降低用量。

【药理作用及机制】　乙胺嗪对班氏丝虫和马来丝虫的成虫和微丝蚴均有杀灭作用。在体外,乙胺嗪对两种丝虫的微丝蚴和成虫并无直接杀灭作用,表明其杀虫作用依赖于宿主防御机制参与。乙胺嗪具有哌嗪样超极化作用,使微丝蚴弛缓性麻痹而脱离寄生部位,迅速"肝移",并易被网状内皮系统捕获。乙胺嗪也可破坏微丝蚴表膜的完整性,暴露抗原,易遭宿主防御机制的破坏。

【临床应用】　治疗马来丝虫病的疗效优于班氏丝虫病。因本药对成虫作用弱,必须数年内反复用药才能治愈。

【不良反应】　药物本身引起的不良反应轻微,常见厌食、恶心、呕吐、头痛、乏力等,一般无需处理,通常在几天内均可消失。但因成虫和微丝蚴死亡释出大量异体蛋白引起的变态反应明显,表现为皮疹、淋巴结肿大、血管神经性水肿、畏寒、发热、哮喘、肌关节酸痛、心律加快以及胃肠功能紊乱等,反应轻微者可不必处理,严重时对症处理,如用地塞米松、复方乙酰水杨酸片及抗过敏药等可缓解症状。

伊维菌素

伊维菌素(ivermectin)口服易吸收,4 h 血药浓度达峰值,表现分布容积约 47 L,血浆蛋白结合率达 93%,$t_{1/2}$ 为 57 h。伊维菌素抗丝虫机制可能通过增强或直接激活谷氨酸门控 Cl^- 通道,促进 Cl^- 进入肌细胞,引起虫体肌松弛型麻痹。

本品具有抗多种寄生虫作用。盘尾丝虫病患者应用本品后,皮肤和眼组织内微丝蚴快速而显著减少。班氏丝虫病患者给予本品后,血中微丝蚴快速转阴。与乙胺嗪比,本药疗效高,起效快,但对成虫无作用。主要用于盘尾丝虫病。对类圆虫、蛔虫、鞭虫及蛲虫感染也有很好的疗效,但对钩虫病疗效差。主要不良反应为微丝蚴死亡所致,表现为瘙痒、淋巴结肿大、疼痛等,对症处理,一般无需停药。偶见心动过速、低血压、虚脱、眩晕、头痛、肌痛、关节痛、腹泻、水肿等,一旦出现,立即停药,对症处理。

制剂与用法

〔1〕吡喹酮(praziquantel)　片剂:0.2 g/片。血吸虫病,每次 10 mg/kg,3 次/d,连服两天或每次 20 mg/kg,3 次/d,服 1 d;驱猪肉、牛肉绦虫,20 mg/kg,清晨顿服,1 h 后服硫酸镁导泻;驱短膜壳绦虫,25 mg/kg,顿服。

〔2〕乙胺嗪(diethylcarbamazine)　片剂:50 mg/片、100 mg/片。①短程疗法:适用于体质较好的马来丝虫病患者,成人 1.5 g 于晚上一次顿服或 0.75 g,2 次/d,连服 2 d。该疗法反应较大。②中程疗法:用于血中微丝蚴较多和重度感染及班氏丝虫病。0.3 g,2 次/d,疗程 7 d。③间歇疗法:成人每次 0.5 g,每周一次,连服 7 周。此法阴转率较高,疗效可靠,副作用小。

(李先伟)

第 44 章　抗肠蠕虫病药

肠道蠕虫分为肠道线虫和绦虫两大类,肠道线虫包括蛔虫、蛲虫、钩虫和鞭虫等。在我国肠蠕虫病以肠道线虫感染最为普遍。抗肠蠕虫病药(anti-helminhiasis drugs)是驱除或杀灭肠道蠕虫类药物。近几年来,高效、低毒、广谱抗肠蠕虫药不断问世,使多数肠蠕虫病得到有效治疗和控制。

甲苯达唑[基]

【体内过程】　口服吸收少.加之首过消除明显,生物利用度为22%。血浆蛋白结合率约95%,大部分在肝脏代谢生成极性强的羟基及氨基代谢物,通过胆汁由粪便排泄。未吸收部分在24～48 h内以原形从粪便排泄。

【药理作用和临床应用】　甲苯达唑是苯并咪唑类衍生物。为广谱驱肠虫药,对蛔虫、钩虫、蛲虫、鞭虫和绦虫等肠道蠕虫均有效。甲苯达唑影响虫体多种生化代谢途径,与虫体微管蛋白结合抑制微管聚集,从而抑制分泌颗粒转运和其他亚细胞器运动。本药对寄生虫的微管蛋白的亲和力远高于哺乳动物,是其对虫体具有选择性毒性的原因。抑制虫体线粒体延胡索酸还原酶的活性,抑制葡萄糖的转运,并使氧化磷酸化脱偶联,减少ATP生成,抑制虫体生存及繁殖而死亡。甲苯达唑能杀灭蛔虫、钩虫、鞭虫、蛲虫的成虫和幼虫,还能杀灭蛔虫和鞭虫的虫卵。用于治疗上述肠蠕虫单独感染或混合感染。

【不良反应】　不良反应少,驱虫后由于大量虫体排出可引起短暂的腹痛和腹泻。大剂量偶见转氨酶升高、粒细胞减少、血尿、脱发等。动物实验有胚胎毒性和致畸作用,孕妇禁用。肝、肾功能不全者禁用。2岁以下儿童不宜使用。

阿苯达唑[基]

阿苯达唑(albendazole,丙硫咪唑)为甲苯达唑的同类物,是高效、低毒的广谱驱肠虫药。能杀灭多种肠道线虫、绦虫和吸虫的成虫及虫卵,用于多种线虫混合感染,疗效优于甲苯达唑。该药也可用于治疗棘球蚴病(包虫病)与囊虫病,对肝片吸虫病及肺吸虫病也有良好疗效。阿苯达唑抗虫机制同甲苯达唑。本药短期治疗胃肠道蠕虫病不良反应较少,偶有腹痛、腹泻、恶心、头痛、头晕等。少数患者可出现血清转氨酶升高,停药后可恢复正常,严重肝功能不全者慎用。动物实验有胚胎毒性和致畸作用,孕妇禁用。

哌嗪

哌嗪(piperazine)为常用驱蛔虫药,临床常用其枸橼酸盐,称驱蛔灵。对蛔虫、蛲虫具有较强的驱虫作用,对钩虫、鞭虫作用不明显。体外实验证明,哌嗪能阻断乙酰胆碱对蛔虫肌肉的兴奋作用。本药能改变虫体肌细胞膜对离子的通透性,引起膜超极化,导致虫体弛缓性麻痹,虫体随粪便排出体外;也能抑制琥珀酸合成,干扰虫体糖代谢,使肌收缩的能量供应受阻。对虫体无刺激性,可减少虫体游走移行,主要用于驱除肠道蛔虫,治疗蛔虫所致的不完全性肠梗阻和早期胆道蛔虫。对蛲虫病有一定疗效,但用药时间长,现少用。

本药不良反应轻,大剂量时可出现恶心、呕吐、腹泻、上腹部不适,甚至可见神经症状如嗜睡、眩晕、眼球震颤、共济失调、肌痉挛等。动物实验有致畸作用,孕妇禁用。有肝肾功能不良和神经系统疾病者禁用。

左旋咪唑

左旋咪唑(levamisle)为四咪唑的左旋异构体。对多种线虫有杀灭作用,其中对蛔虫的作用较强。左旋咪唑作用机制为抑制虫体琥珀酸脱氢酶活性,阻止延胡索酸还原为琥珀酸,减少能量生成,使虫体肌麻痹,失去附着能力而排出体外。用于治疗蛔虫、钩虫、蛲虫感染,对丝虫病和囊虫病也有一定疗效。

本药治疗剂量偶有恶心、呕吐、腹痛、头晕等症状。大剂量或多次用药,个别病例出现粒细胞减少、肝功能减退等不良反应。严重的不良反应为脱髓鞘脑病,表现为嗜睡、意识模糊、定向力障碍、昏迷、表情淡漠、认识障碍、记忆力下降、口齿不清、共济失调、肢体感觉异常、瘫痪等神经精神症状,发病机制未明,可能是其毒性或免疫反应的结果。可用激素治疗,能改善症状和体征。妊娠早期及肝肾功能不全者禁用。

噻嘧啶

噻嘧啶(pyrantel)为人工合成四氢嘧啶衍生物,为广谱抗肠蠕虫药。噻嘧啶抑制虫体胆碱酯酶,使神经肌肉接头处乙酰胆碱堆积,神经肌肉兴奋性增强,肌张力增高,随后虫体痉挛性麻痹,不能附壁而排出体外。对钩虫、绦虫、蛲虫、蛔虫等均有抑制作用,用于蛔虫、钩虫、蛲虫单独或混合感染。本药治疗剂量时不良反应较少,偶有发热、头痛、皮疹和腹部不适。少数患者出现血清转氨酶升高,故肝功能不全者慎用。孕妇及 2 岁以下儿童禁用。因与哌嗪有拮抗作用,不宜合用。

氯硝柳胺

氯硝柳胺(niclosamide,灭绦灵)为水杨酰胺类衍生物。对多种绦虫成虫有杀灭作用,对牛肉绦虫、猪肉绦虫、鱼绦虫、阔节裂头绦虫、短膜壳绦虫感染均有效。抗虫机制为抑制虫体细胞内线粒体氧化磷酸化过程,能量物质 ATP 生成减少,使绦虫的头节和邻近节片变质,虫体从肠壁脱落随粪便排出体外。对虫卵无效。死亡节片易被肠腔内蛋白酶消化分解,释放出虫卵,有致囊虫病的危险。本药对钉螺和日本血吸虫尾蚴亦有杀灭作用,可防止血吸虫传播。不良反应少,仅见胃肠不适、腹痛、头晕、乏力、皮肤瘙痒等。

吡喹酮

吡喹酮(praziqtlantel,环吡异喹酮)为广谱抗吸虫药和驱绦虫药,不仅对多种吸虫有强大的杀灭作用,对绦虫感染和囊虫病也有良好效果。本药是治疗各种绦虫病的首选药,治愈率可达 90% 以上。治疗囊虫病,有效率为 82%～98%。治疗脑型囊虫病时,可因虫体死亡后的炎症反应引起脑水肿、颅内压升高,宜同时使用脱水药和糖皮质激素以防意外。

抗肠蠕虫药的合理选用

抗肠蠕虫药的合理选用除根据药品的疗效、安全性外,还宜考虑药品的价格、来源以及病情特点等因素。常用抗肠蠕虫药的选用可参考表 44-1。

表 44-1 肠蠕虫病的药物治疗

肠蠕虫病	首选药物	次选药物
蛔虫感染	甲苯达唑、阿苯达唑	噻嘧啶、哌嗪、左旋咪唑
蛲虫感染	甲苯达唑、阿苯达唑	噻嘧啶、哌嗪
钩虫感染	甲苯达唑、阿苯达唑	噻嘧啶
鞭虫感染	甲苯达唑	
绦虫感染	吡喹酮	氯硝柳胺
囊虫病	吡喹酮、阿苯达唑	
包虫病	阿苯达唑	吡喹酮、甲苯达唑

制剂与用法

〖1〗甲苯达唑片(mebendazole) 片剂:50 mg/片、100 mg/片。蛔虫病、蛲虫病可采用 400 mg 顿服;鞭虫和钩虫病,一次 200 mg,每日两次,连服 3 d。第 1 疗程未完全治愈者,3～4 周后可服用第 2 疗程;绦虫病,一次 300 mg,每日两次,连服 3 d。

〖2〗阿苯达唑片(albendazole) 片剂:0.1 g/片、0.2 g/片、0.4 g/片。蛔虫及蛲虫病,一次 400 mg 顿服;钩虫病,鞭虫病,一次 400 mg,一日两次,连服 3 d;囊虫病,按体重每日 20 mg/kg,分 3 次口服,10 d 为 1 个疗程,一般需 1～3 个疗程。疗程间隔视病情而定,多为 3 个月;包虫病,按体重每日 20 mg/kg,分两次口服,疗程 1 个月,一般需 5 个疗程以上,疗程间隔为 7～10 d。12 岁以下小儿用量减半。

〖3〗枸橼酸哌嗪片(piperazine crtrate) 片剂:0.25 g/片、0.5 g/片。蛔虫病,成人常用量一次 3～3.5 g,睡前顿服,连服 2 d。小儿按体重一次 0.15 g/kg,一日量不超过 3.0 g,睡前顿服,连服 2 d;蛲虫病,成人常用量一日 2.0～2.5 g,两次分服,连服 7～10 d。小儿按体重一日 60 mg/kg,两次分服,一日量不超过 2.0 g,连服 7～10 d。

〖4〗双羟萘酸噻嘧啶片(pyrantel pamoate) 片剂:0.3 g/片。蛔虫病,每日 10 mg/kg(一般为 500 mg),睡前一次顿服,连服 2 d;钩虫病,剂量同上,连服 3 d;蛲虫病,每日 5～10 mg/kg,连服 3 d;鞭虫病,每日两次,每次 6 mg/kg,连服 2 d。

〖5〗氯硝柳胺(niclosamide) 片剂:0.5 g/片。牛带绦虫和猪带绦虫病,空腹口服,应嚼碎后服下,成人常用量:一次 1.0 g,隔 1 h 再服 1.0 g,2 h 后导泻,并可进食。小儿 2～6 岁每日服 1.0 g,<2 岁每日服 0.5 g。

(陈国祥 李先伟 杨解人)

第45章 影响免疫功能的药物

参与免疫反应的各种细胞、组织和器官,如胸腺、骨髓、淋巴结、脾、扁桃体及分布在全身组织中的淋巴细胞和浆细胞等构成机体的免疫系统。免疫系统在抗原刺激下所发生的一系列变化称为免疫应答反应,分为非特异性免疫和特异性免疫。非特异性免疫是机体遇到病原体之后,能够迅速产生的反应,主要执行者是肥大细胞、粒细胞、补体等,参与清除异物,介导和参与特异性免疫反应。特异性免疫包括细胞免疫和体液免疫,分别由 T、B 淋巴细胞介导,在非特异性免疫应答之后发挥作用,并在最终清除病原体,促进疾病愈合以及防止再感染中具有重要作用。影响免疫功能的药物主要分为两类:免疫抑制剂和免疫增强剂。这些药物通过影响以上一个或多个环节而发挥免疫抑制或免疫增强作用从而起到防治免疫功能异常所致疾病的作用。

45.1 免疫抑制剂

免疫抑制剂(immunosuppressant)是一类具有免疫抑制作用的药物。临床主要用于器官移植的排斥反应和自身免疫反应性疾病。大多数免疫抑制剂主要作用于免疫反应的诱导期,抑制淋巴细胞增殖,也有一些作用于免疫反应的效应期。长期应用可致机体抵抗力下降,从而诱发感染、增加肿瘤的发生率及影响生殖系统功能。

环孢素

环孢素(cyclosporin),又名环孢霉素 A(cyclosporin A,CsA),是从真菌的代谢产物中分离的中性环多肽,含 11 个氨基酸。1980 年已能人工合成。

【体内过程】 口服吸收慢且不完全,口服绝对生物利用度为 $20\%\sim50\%$,首过消除可达 27%。单次口服后 $3\sim4$ h 血药浓度达峰值。在血中约 50% 被红细胞摄取,$4\%\sim9\%$ 与淋巴细胞结合,约 30% 与血浆脂蛋白和其他蛋白质结合,血浆中游离药物仅为 5% 左右。大部分经肝代谢自胆汁排出,0.1% 药物以原形经尿排出。

【药理作用及机制】 环孢素对细胞免疫和体液免疫均有较高的选择性抑制作用,可应用于移植物排异反应以及某些自身免疫性疾病。该药抑制抗原刺激所引起的 T 细胞信号转导过程,减弱 IL-1 和抗凋亡蛋白等细胞因子的表达。环孢素增加转化生长因子-β(transforming growth factor-β,TGF-β)表达。TGF-β 对 IL-2 刺激 T 细胞的增殖有强大的抑制作用。

【临床应用】 环孢素主要用于器官移植后排异反应和自身免疫性疾病。

1. 器官移植 主要用于肾、肝、心、肺、角膜和骨髓等组织的移植手术,以防止排异反应,常单独应用或与小剂量糖皮质激素联合应用。

2. 自身免疫性疾病 用于治疗大疱性天疱疮及类天疱疮,能改善皮肤损伤,使自身抗体水平下降。局部用药治疗接触性过敏性皮炎,对牛皮癣亦有效。

3. 其他 环孢素可治疗血吸虫病,对雌虫的作用较明显。

【不良反应】 环孢素的不良反应发生率较高,其严重程度与用药剂量、用药时间及血药浓度有关,多具可逆性。

1. 肾毒性 肾毒性是该药最常见的不良反应,发生率为 $70\%\sim100\%$。用药时应控制剂量,并密切监测肾功能,若血清肌酐水平超过用药前 30% 时,即应减量或停用。

2. 肝损害 多见于用药早期,表现为高胆红素血症,转氨酶、乳酸脱氢酶、碱性磷酸酶升高。大部分患者在减量后可缓解,应用时注意定期检查肝功能。

3. 神经系统毒性 在器官移植或长期用药时发生,表现为震颤、惊厥、癫痫发作、神经痛、精神错乱、共济失调等。减量或停药后可缓解。

4. 胃肠道反应 常见恶心、呕吐、食欲减退等。与食物同用可减轻胃肠道反应。

5. 其他 较常见齿龈增生、多毛症等。一般无需处理,停药后可逐渐恢复。

6. 禁忌证 有恶性肿瘤史,未控制的高血压、肾功能减退、免疫缺陷以及孕妇和哺乳期妇女禁用。肝功能不良,高钾血症以及老年人慎用。

他克莫司

他克莫司(tacrolimus,KF506)是一种强效免疫抑制剂,从链霉菌属(Streptomyces tsukubaensis)分离而得,其化学结构属 23 元环大环内酯类。

【体内过程】 他克莫司口服吸收快,吸收部位主要在肠道上段,胆汁对吸收无明显影响。$t_{1/2}$ 为 $5\sim8$ h,有效血药浓度可维持 12 h。在体内经肝 CYP_{3A4} 异构酶代谢后,经肠道排泄。

【药理作用及机制】 他克莫司作用于细胞 G_0 期,能抑制不同刺激所致的淋巴细胞增殖,包括刀豆素 A、T 细胞受体的单克隆抗体、CD_3 复合体等,但对 IL-2 刺激而引起的淋巴细胞的增殖无抑制作用。同时本品还能抑制 Ca^{2+} 依赖性 T 和 B 淋巴细胞的活化;抑制 T 细胞依赖的 B 细胞产生免疫球蛋白的能力。

【临床应用】 主要用于器官移植抗移植排斥反应,如肝移植、肾移植和骨髓移植。其中对肝移植疗效最好,可降低急性排异反应的发生率和再次移植率,减少糖皮质激素的用量。还可以用于类风湿性关节炎、肾病综合征等免疫性疾病

【不良反应】

1. 中枢神经系统反应 为本品最常见的神经毒性,轻者可出现头痛、震颤、失眠、畏光、感觉迟钝等,重者可出现运动不能、缄默症、癫痫发作等。大多症状在减量或停用后消失。

2. 肾毒性 可出现肾功能异常,如肌酐和尿素氮升高,尿量减少等。用药期间应定期检测肾功能,如出现异常应立即停药。

3. 内分泌系统反应 对胰岛细胞具有毒性作用,可导致高血糖和糖尿病。用药期间应检测血糖情况,糖尿病患者慎用。

4. 其他 孕妇、哺乳期妇女及对大环内酯类药物过敏者禁用,肝肾功能不良者慎用。

肾上腺皮质激素类

肾上腺皮质激素(adrenocortical hormones)为一类具有多种生物活性的非选择性免疫抑制药,毒副作用大。常用泼尼松、泼尼松龙和地塞米松等,作用广泛而复杂,且随剂量不同而异。生理情况下所分泌的糖皮质激素主要影响物质代谢过程,超生理剂量则发挥抗炎抑

制免疫等药理作用。

【体内过程】　口服、注射均可吸收。口服可的松或氢化可的松后 1～2 h 血药浓度可达峰值。一次给药药效持续 8～12 h。药物吸收后,主要在肝脏代谢,与葡萄糖醛酸或硫酸结合,经尿排出体外。

【药理作用及机制】　作用于免疫反应的各期,通过抑制转录因子,降低它们对多种炎症因子转录的上调,进而减少炎症因子的合成。具有抗炎、免疫抑制、抗毒和抗休克等作用。其中,抑制免疫反应的机制包括:抑制巨噬细胞对抗原的吞噬和处理,抑制 IL-1 的合成和分泌;抑制淋巴细胞 DNA 合成和有丝分裂,破坏淋巴细胞,使外周淋巴细胞数量减少;抑制辅助性 T 细胞和 B 细胞,使抗体生成减少;抑制细胞因子如 IL-2、IL-6 等基因表达,减轻效应期的免疫性炎症反应等。

【临床应用】　主要用于急性炎症、预防器官移植的排斥反应、自身免疫疾病和变态反应性疾病。用于抗慢性排斥反应时,常将泼尼松与环孢素等其他免疫抑制剂合用,于器官移植前 1～2 d 开始给药。对于抗急性排斥反应时,多采用泼尼松大剂量给药。

【不良反应】　诱发或加重感染为主要的不良反应。较大剂量易引起糖尿病、消化道溃疡等,对下丘脑—垂体—肾上腺轴抑制作用较强。长期应用后突然停药可引起反跳现象。患有严重精神病、癫痫、糖尿病、活动性溃疡病以及新近胃肠手术者和孕妇禁用糖皮质激素。

抗代谢药

硫唑嘌呤(azathioprine,Aza)系嘌呤类抗代谢药,是 6-巯基嘌呤的衍生物。通过干扰嘌呤代谢的所有环节,抑制嘌呤核苷酸合成,进而抑制细胞 DNA、RNA 及蛋白质的合成,发挥抑制 T、B 淋巴细胞及自然杀伤细胞(NK)的效应,故能同时抑制细胞免疫和体液免疫反应,但不抑制巨噬细胞的吞噬功能。T 细胞较 B 细胞对该类药物更为敏感,但不同亚群 T 细胞敏感性有差别。主要用于肾移植排斥反应和类风湿性关节炎、全身性红斑狼疮等多种自身免疫性疾病的治疗。最主要的不良反应为骨髓抑制,此外尚有其他一些毒性效应包括胃肠道反应恶心呕吐等,口腔食道溃疡,皮疹及肝损害等。用药时应常规监测肝肾功能。

烷化剂

环磷酰胺(cyclophosphamide,CTX)不仅杀伤增殖期淋巴细胞,而且亦影响某些静止细胞,故使循环中淋巴细胞数目减少。B 细胞较 T 细胞对该药更为敏感,因而能选择性地抑制 B 细胞,还可以明显降低 NK 细胞的活性,从而抑制初次和再次体液与细胞免疫反应。临床常用于防止排异反应与移植物抗宿主反应以及长期应用糖皮质激素不能缓解的多种自身免疫性疾病。不良反应有骨髓抑制,胃肠道反应,出血性膀胱炎及脱发等。采用小剂量、短疗程及小剂量多种免疫抑制剂并用疗法,可避免或减轻不良反应。

霉酚酸酯

霉酚酸酯(mycophenolate mofeteil),又名麦考酚酸酯,是霉酚酸(mycophenolic acid,MPA)的酯类衍生物,具有独特的免疫抑制作用和较高的安全性。该药口服给药后吸收迅速,生物利用度较高,在体内可转化成活性代谢产物 MPA 而发挥作用。可抑制 T 细胞的增殖和抗体生成,抑制细胞毒性 T 细胞的产生;能快速抑制单核巨噬细胞的增殖,减轻炎症反应;减少细胞黏附分子,抑制血管平滑肌的增生。免疫抑制作用的主要机制与 MPA 选择性、可逆性抑制次黄嘌呤单核苷脱氢酶(IMPDH),从而抑制经典途径中嘌呤的合成,导致鸟嘌呤减少有关。主要用于肾移植和其他器官的移植。不良反应较少,主要为腹泻,减量或对症治疗可消除。

抗胸腺细胞球蛋白

抗胸腺细胞球蛋白（antithymocyte golbulin，ATG）系从人胸腺细胞免疫动物获得。ATG 含有细胞毒性抗体，能与人 T 淋巴细胞表面 CD2、CD3、CD4、CD25 等分子结合，在血清补体参与下，使外周血淋巴细胞裂解。对 T、B 细胞均有破坏作用，但对 T 细胞的作用较强。主要用于防治器官移植的排斥反应。与其他免疫抑制剂如糖皮质激素等联合使用，可使同种异体肾移植的一年存活率提高 10%～15%，还可明显减少糖皮质激素的用量。ATG 还适用于治疗白血病、多发性硬化症、重症肌无力、溃疡性结肠炎、类风湿性关节炎等疾病。常见的不良反应有寒战、发热、血小板减少、关节疼痛和血栓性静脉炎等，静脉注射可引起血清病及过敏性休克。如重复肌肉注射，注射部位可发生剧烈疼痛，为减少此种副反应，可以少量多次深部肌肉注射，或加用局部麻醉药，亦可用理疗、超声波按摩等加速该药的分布及缓解疼痛。

抗生素类

拉帕霉素（rapamycin，Rapa）是从 Easter 岛上吸水链霉菌中分离出来的一种抗真菌药物，1988 年发现其具有免疫抑制作用，单独或与环孢素联合应用，能延长移植物的存活时间。可抑制 T 细胞和 B 细胞的活化。此外，该药还抑制 IL-2 及 INF-γ 的生成，并抑制膜抗原表达，抑制 IL-2 和 IL-4 及生长因子诱导的成纤维细胞、内皮细胞、肝细胞和平滑肌细胞等的增殖，阻断 IL-2 和 IL-2 受体结合后的信号传道。主要用于治疗多种器官和皮肤移植物引起的排斥反应，尤其对慢性排斥反应疗效更为明显。与环孢素有协同抑制作用，能延长移植物存活时间，减轻环孢素的肾毒性，提高治疗指数。有一定的副作用，可引起厌食、呕吐和腹泻，严重者可出现消化性溃疡、间质性肺炎和脉管炎。联合用药和监测血药浓度是减少副作用并发挥最大免疫抑制作用的有效措施。

45.2 免疫增强剂

免疫增强剂（immunostimulants）能激活一种或多种免疫活性细胞，增强机体的非特异性和特异性免疫功能，使低下的免疫功能恢复正常，或具有佐剂作用，增强与之合用的抗原的免疫原性，加速诱导免疫应答反应等。临床主要用于免疫缺陷性疾病、恶性肿瘤的免疫治疗以及难治性细菌或病毒感染。

免疫佐剂

卡介苗（bacilluscalmette-guerin vaccine，BCG）又名结核菌素，是牛型结核杆菌的减毒活疫苗，为非特异性免疫增强剂。

【药理作用及机制】 BCG 具有免疫佐剂作用，能增强与其合用的各种抗原的免疫原性，加速诱导免疫应答，提高细胞和体液免疫的功能；刺激多种免疫细胞如巨噬细胞、T 细胞、B 细胞和 NK 细胞活性，增强机体的非特异性免疫功能。研究表明预先或早期应用 BCG，可增强小鼠对病毒或细菌感染的抵抗力，延长荷瘤动物的生存时间，减少死亡率减慢肿瘤增长速度及减少转移。

【临床应用】　主要用于肿瘤的辅助治疗,如恶性黑色素瘤、白血病及肺癌,亦可用于治疗乳腺癌、消化道肿瘤,可延长患者的存活期。也用于膀胱癌术后灌洗,可预防肿瘤的复发。

【不良反应】　注射局部可见红斑、硬结和溃疡,可用 1% 龙胆紫涂抹以防感染,一般 8~12 周可结痂愈合。反复瘤内注射可发生过敏性休克或肉芽肿性肝炎,一旦发生,立即停药,对症处理。剂量过大可降低免疫功能,甚至可促进肿瘤生长,应控制剂量予以避免。

干扰素

干扰素(interferon,IFN)是一族可诱导的分泌性糖蛋白,主要分为 α、β、γ 三类,对酸、碱、热有较强的抵抗力,但易被蛋白酶等破坏。各种哺乳动物的细胞包括淋巴细胞、巨噬细胞及成纤维细胞均可因病毒感染或其他刺激而产生 IFN。IFN 具有高度的种属特异性,故动物的 IFN 对人无效。

【体内过程】　口服均不吸收。肌肉或皮下注射,α 干扰素吸收率在 80% 以上,而 β 及 γ 干扰素的吸收率较低。一般在注射后 4~8 h 血药浓度达峰值。IFN-γ 吸收不稳定,全身给药后,可再分布至呼吸道分泌物、脑脊液、眼和脑;IFN-α、IFN-β 和 IFN-γ 血浆消除 $t_{1/2}$ 分别为 2 h,1 h 和 0.5 h,主要在肝和肾发生生物转化。

【药理作用及机制】　干扰素具有抗病毒、抗肿瘤和免疫调节作用。IFN-α 与 IFN-β 的抗病毒作用强于 IFN-γ。IFN-γ 具有免疫调节作用,能活化巨噬细胞,表达组织相容性抗原,介导局部炎症反应;调节抗体生成、特异性细胞毒作用和 NK 细胞的杀伤作用。IFN-γ 对免疫应答的总效应取决于剂量和注射时间;致敏前或大剂量给药可抑制免疫,致敏后或小剂量给药可增强免疫。其机制可能是通过不同的细胞膜受体介导。

【临床应用】　IFN 是广谱抗病毒药,多用于预防感冒、乙型肝炎、带状疱疹腺病毒性角膜炎等感染。还可用于肿瘤的辅助治疗,抑制器官移植的排斥反应、类风湿关节炎和多发性硬化症等。

【不良反应】　大剂量可致可逆性血细胞减少,以白细胞和血小板减少为主,故用药期间应定期检查血常规。偶见变态反应、肝功能障碍及注射局部疼痛、红肿等。过敏体质、严重肝功能不全、肾功能不全、白细胞及血小板减少患者慎用。

白介素-2

白介素-2(interleukin-2,IL-2)是由白细胞或其他细胞产生并介导白细胞间相互作用的一类细胞因子,也称为 T 细胞生长因子。现已能应用基因工程产生,称人重组白细胞介素-2。

【药理作用及机制】　IL-2 能激活细胞毒性淋巴细胞,促进其他细胞因子的合成,增强 NK 细胞的活性,并对细胞毒 T 细胞(CTL)和巨噬细胞有预激活作用。部分淋巴细胞经 IL-2 刺激后可转化为具有广谱杀伤肿瘤细胞和淋巴因子激活的杀伤细胞。同时,IL-2 可直接作用于 B 细胞,促进其增殖、分化和分泌免疫球蛋白。

【临床应用】

1. 抗肿瘤　IL-2 可增强机体对肿瘤的免疫力,可与其他细胞因子或化疗药物联用,治疗肾细胞癌、黑色素瘤、非霍奇金淋巴瘤、结肠癌、膀胱癌、卵巢癌、多发性骨髓瘤、肝癌等。

2. 感染性疾病　IL-2 本身无直接抗病毒作用,但它可通过增强 CTL、NK 细胞的活性以及诱导 IFN-γ 产生而介导抗病毒作用,对某些因细胞免疫功能低下而受病毒感染,需要增强细胞免疫功能的病人有一定的疗效。对活动性肝炎和单纯疱疹病毒感染等也有一定的疗效。

【不良反应】 常见有发热、寒战等流感样症状。一般情况无需处理,严重时可静脉注射派替啶控制寒战,用对乙酰氨基酚防止发热。大剂量使用毒性较大,可引起毛细血管渗漏综合征,能引起严重的低血压,并可伴致命的心血管毒性,如果发生,立即停药,并及时对症处理。严重低血压者、严重心肾功能不全者、高热者禁用,孕妇慎用。

左旋咪唑

左旋咪唑(lemamisole,LMS)系一种口服有效的免疫调节药物,为四咪唑的左旋体,咪唑环和含硫部分为其主要活性部位。口服易吸收,主要在肝内代谢,经肾排泄的原型不到5%。本品及其代谢物的消除 $t_{1/2}$ 分别为 4 h 和 16 h,但单剂的免疫药理作用往往可持续 5～7 d,故目前常用每周一次的治疗方案。

其免疫调节作用具有双向性:对免疫功能低下者,可促进抗体生成和恢复低下的细胞免疫功能,增强巨噬细胞的趋化和吞噬功能;对自身免疫性疾病患者,可减少其抗体的生成。但是对正常人和动物几乎不影响抗体的产生。主要用于免疫功能低下者恢复免疫功能,增强机体抗病能力。与抗癌药物合用治疗肿瘤,可巩固疗效,减少复发和转移,延长缓解期。可改善多种自身免疫疾病如类风湿关节炎、系统性红斑狼疮等免疫功能异常症状。

不良反应发生率较低,主要有恶心、呕吐、腹痛等,少数有发热、头痛、乏力等现象。偶见肝功能异常、白细胞及血小板减少等,一般无需处理,停药后能自行缓解。肝炎活动期患者禁用。

转移因子

转移因子(trasfer factor,TF)是从正常人的淋巴细胞或脾脏、扁桃体等淋巴组织提取的一种核酸肽,不被 RNA 酶、DNA 酶及胰酶破坏,无抗原性。TF 可将供体的细胞免疫信息转移给受体,使受体的淋巴细胞转化并增殖分化为致敏淋巴细胞,由此获得供体的特异性和非特异性的细胞免疫功能。TF 对细胞免疫有增强抑制的双向调节作用,但对体液免疫无影响。该药还能促进干扰素的释放。

转移因子主要用于原发或继发性细胞免疫缺陷病,难治性病毒或真菌感染以及肿瘤的辅助治疗;但对原发性淋巴细胞障碍、胸腺发育不全或 T 细胞活性完全缺如的患者,单用无效。先天性低丙种球蛋白血症患者经 TF 治疗后,IgG 的生成能得到改善。

不良反应较少,注射局部有酸、胀、痛感,个别病例出现风疹性皮疹、皮肤瘙痒,少数人有短暂发热。慢性活动性肝炎患者用药后可见肝功能损伤加重,然后逐渐恢复。

胸腺素

胸腺素(thymosin)是从动物胸腺分离的一组活性多肽,主要作用为促进 T 细胞分化成熟。胸腺素还可调节胸腺细胞的末端脱氧核苷酸转移酶水平,刺激 IFN、IL-2 及其受体产生,纠正免疫缺陷,与其他生物反应调节剂,如 IFN-α、IL-2、胸腺因子等有协同作用。临床主要作为肿瘤患者和慢性活动性肝炎患者的免疫调节剂。少数患者用药后出现过敏反应。注射前应作皮试。严重的不良反应为白细胞减少,用药期间应定期检查白细胞数,若见粒细胞减少,应立即停药。

异丙肌苷

异丙肌苷(isoprinosine)可诱导 T 淋巴细胞分化成熟,增强细胞免疫功能;对 B 细胞无直接作用,但可增加 T 细胞依赖性抗原的抗体产生。在一定条件下,可诱导抑制性 T 细胞的活性,呈现双向免疫调节作用。

主要用于病毒性疾病的治疗,疗效较佳。如急性病毒性脑炎患者,经用异丙肌苷治疗,恢复较快,且多数患者无神经系统后遗症。该药与化疗、放疗或 IFN 联合应用治疗肿瘤,可提高疗效,并恢复患者的免疫功能。类风湿性关节炎患者,用异丙肌苷治疗后症状迅速缓解,关节肿胀减退,血沉下降。对青霉胺及金制剂无效者亦有效,且副作用小。

制剂与用法

〔1〕环孢素(cyclosporin) 片剂:10 mg;注射剂:250 mg/5 mL。口服,一天 10～15 mg/kg,于器官移植前 3 h 开始应用并维持 1～2 周,然后逐渐减至维持量 5～10 mg/kg. 静脉滴注可将 50 mg 以注射用生理盐水或 5‰ 葡萄糖注射液 200 mL 稀释后于 2～6 h 缓慢点滴,剂量为口服剂量的 1/3。

〔2〕他克莫司(tacrolimus) 片剂:1 mg;注射剂:5 mg/mL。口服成人每天 150～250 μg/kg,儿童每天 200～300 μg/kg,分 3 次服。静脉注射成人每天 25～250 μg/kg,儿童每天 50～100 μg/kg。

〔3〕霉酚酸酯(mycophenolate mofeteil) 片剂:0.25 g。口服,2 次/d,每次 1.0 g,肾移植患者应在肾移植前 72 h 给予。

〔4〕卡介苗(bacillus calmette-guerin vaccine,BCG) 粉针剂:0.5 mg～0.75 mg 菌体。皮肤注射或皮肤划痕接种。

〔5〕盐酸左旋咪唑(levamisole hydrochloride) 片剂:50 mg 或 100 mg。口服,治疗肿瘤,每两周用药 3 d 或每周用药 2 d,3 次/d,50 mg/次。自身免疫性疾病:2～3 次/d,50 mg/次,连续用药。

〔6〕转移因子(trasfer factor,TF) 注射剂:3 mg/2 mL。肌肉注射,每次 2 mL,相当于 10^8 个淋巴细胞,1～2/周。

〔7〕胸腺素(thymosin) 注射剂:2 mg/1 mL;5 mg/2 mL。肌肉注射,2～10 mg/次,一天或隔天一次。

(李先伟 杨解人)

第46章 抗恶性肿瘤药

恶性肿瘤又称癌症,是严重威胁人类健康的常见病、多发病,尚无满意的防治措施。治疗恶性肿瘤的方法主要是手术切除、放射治疗和化学治疗,后者仍为临床治疗的重要方法。近年来,随着恶性肿瘤分子生物学研究的开展,新型的抗肿瘤药物单克隆抗体、细胞分化诱导剂、生物反应调节剂、分子靶向药物等开始出现。提高了恶性肿瘤化学治疗的疗效,减少了不良反应的发生。

46.1 肿瘤化疗概述

一、肿瘤细胞的增殖周期及药物作用

肿瘤细胞根据其增殖规律,可划分为增殖细胞群、静止细胞群、无增殖能力细胞群。三群细胞处于动态变化中,抗肿瘤药物对不同时期的肿瘤细胞的作用不同。药物根据细胞增殖动力学基本概念,可将组织中的细胞划分为3部分(图46-1):

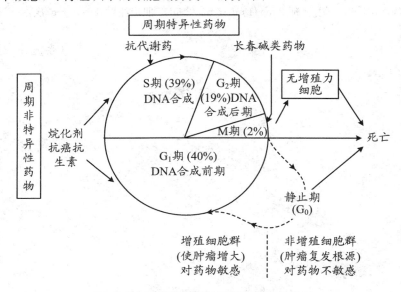

图 46-1　细胞增殖周期及药物作用示意图

1. 增殖周期的细胞　细胞增殖周期可分为 G_1(DNA 合成前期)、S(DNA 合成期)、G_2(DNA 合成后期)和 M(有丝分裂期)四期。肿瘤组织处于增殖周期的细胞较多,所以能不断

增大。这部分细胞占整个细胞群(同种组织或肿瘤)的比率,称为生长比率(growth fraction, GF)。生长比率高的肿瘤,瘤体增大 1 倍所需的倍增时间(doubling time,DT)较短,对抗恶性肿瘤药的敏感性亦较高。

2. 静止(G$_0$ 期)细胞　为有能力进入细胞增殖周期的后备细胞。G$_0$ 期肿瘤细胞对抗恶性肿瘤药敏感性低,是肿瘤复发的根源。

二、抗恶性肿瘤药的分类

1. 根据抗恶性肿瘤药对生物大分子的作用分类

可分为以下几种(图 46-2):①干扰核酸生物合成的药物。②直接影响 DNA 结构与功能

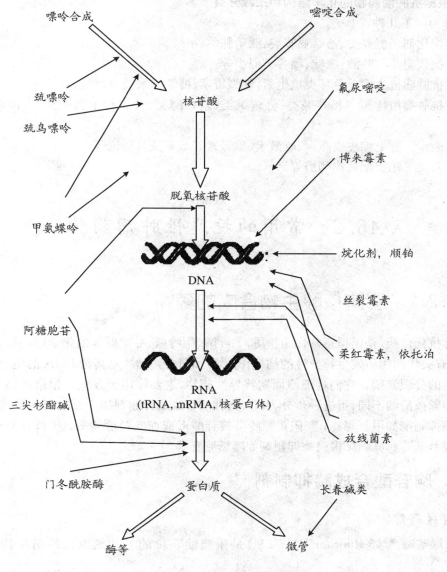

图 46-2　抗恶性肿瘤药的作用部位

的药物。③干扰转录过程和阻止 RNA 合成的药物。④干扰蛋白质合成与功能的药物。⑤影响激素平衡的药物。

2. 根据抗恶性肿瘤药对各期肿瘤细胞的杀伤作用分类

可将抗恶性肿瘤药分为以下两大类：

(1) 细胞周期非特异性药(cell cycle non-specific agents,CCNSA)　主要杀灭增殖细胞群中各期细胞甚至包括 G_0 期细胞的药物,如烷化剂等。

(2) 细胞周期特异性药物(cell cycle specific agents,CCSA)　本类药仅杀灭处于细胞增殖周期某期的细胞,如羟基脲、阿糖胞苷等抑制核酸合成的药对 S 期作用显著;长春碱等影响微管蛋白主要作用于 M 期。

3. 根据抗肿瘤药物的化学结构和来源分类

可分为以下几种：

(1) 烷化剂　氮芥类、乙烯亚胺类、亚硝脲类、甲烷磺酸酯类等。

(2) 抗代谢药　叶酸、嘧啶、嘌呤类似物等。

(3) 抗肿瘤抗生素　蒽环类抗生素、丝裂霉素、博莱霉素类、放线菌素类等。

(4) 抗肿瘤植物药　长春碱类、喜树碱类、紫杉醇类、三尖杉生物碱类、鬼臼毒素衍生物类。

(5) 激素　肾上腺皮质激素、雌激素、雄激素等激素及其拮抗药。

(6) 杂类　铂类配合物和酶等。

46.2　常用的抗恶性肿瘤药物

46.2.1　影响核酸生物合成的药物

又称抗代谢药,是模拟正常代谢物质,如叶酸、嘌呤碱、嘧啶碱等的化学结构所合成的类似物,与有关代谢物质发生特异性的拮抗作用,从而干扰核酸,尤其是 DNA 的生物合成,阻止瘤细胞的分裂繁殖。它们是细胞周期特异性药物,主要作用于 S 期。根据药物主要干扰的生化步骤或酶的不同,可进一步分为:① 胸苷酸合成酶抑制剂如 5-氟尿嘧啶等;② 二氢叶酸还原酶抑制剂如甲氨蝶呤;③ 阻止嘌呤类核苷酸形成如 6-巯嘌呤等;④ 核苷酸还原酶抑制剂如羟基脲等;⑤DNA 多聚酶抑制剂如阿糖胞苷等。

一、胸苷酸合成酶抑制剂

5-氟尿嘧啶

5-氟尿嘧啶[基](5-fluorouracil,5-FU)是尿嘧啶 5 位的氢被氟取代的衍生物,是抗嘧啶药。

【体内过程】　口服吸收不规则,常静脉给药。分布于全身体液,肿瘤组织中的浓度较高,易进入脑脊液内。由肝代谢灭活,变为 CO_2 和尿素分别由肺和尿排出。

【药理作用及机制】　在细胞内转变为 5-氟尿嘧啶脱氧核苷酸(5F-dUMP)而抑制脱氧胸苷酸合成酶,阻止脱氧尿苷酸(dUMP)甲基化为脱氧胸苷酸(dTMP),从而影响 DNA 的合成。另外,5-FU 在体内转化为 5-氟尿嘧啶核苷(5-FUR)后,也能掺入 RNA 中干扰蛋白质合成,故对其他各期细胞也有作用。

【临床应用】　对多种肿瘤有效,特别是对消化道癌症和乳腺癌疗效较好;对卵巢癌、宫颈癌、绒毛膜上皮癌、膀胱癌等也有效。

【不良反应】

1. 胃肠道反应　包括食欲缺乏、恶心、呕吐、腹部不适、腹泻、口腔及胃肠道黏膜炎和溃疡。

2. 骨髓抑制　可引起贫血、白细胞和血小板减少、嗜酸性粒细胞增多,停药后 3～4 周可恢复。

3. 局部反应与神经系统毒性　动静脉推注或滴注时可致静脉炎或动脉内膜炎。长期用药可出现欣快感、失眠、共济失调等。

4. 其他　可引起脱发、皮肤色素沉着等。偶见肝、肾功能损害与心绞痛、心电图变化。给药期间应注意观察和随访病人用药不良反应,检测血象、肝肾功能与心电图。

5. 禁忌证　营养不良、患有水痘、带状疱疹及骨髓抑制明显患者与孕妇和哺乳期妇女禁用。骨髓抑制与做过大剂量放疗患者、白细胞在 $3.5×10^9$/L 以下、血小板计数小于 $50×10^9$/L、感染、出血、有肝肾功能损害、肠道梗阻、水与电解质紊乱以及育龄男女慎用。

去氧氟尿苷

去氧氟尿苷(doxifluridine,FUDR,氟铁龙,脱氧氟尿苷)为 5′-脱氧-5-氟尿嘧啶核苷,在肿瘤组织中受嘧啶核苷磷酰化酶的作用转化为游离的 5-FU,用于胃癌、乳腺癌和结肠癌。本品具有选择性高、毒性低等特点。FUDR 静脉滴注时药效及毒性均远比静脉推注为强。

对本药有严重过敏者、孕妇与哺乳妇女禁用。骨髓抑制,肝、肾功能障碍,并发感染,心脏疾病,水痘患者以及老年与儿童患者慎用。

替加氟

替加氟[基](tegafur,FT-207)为氟尿嘧啶衍生物,在体外无抗肿瘤作用,在体内主要经肝脏转变为氟尿嘧啶而起作用。其作用与氟尿嘧啶相同。替加氟脂溶性高,口服吸收良好,血药浓度维持较久,易透过血脑屏障,在脑脊液中的药物浓度高于 5-FU。化疗指数约为 5-FU 的 2 倍,而毒性仅为氟尿嘧啶的(1/7)～(1/4)。主要用于胃癌、胆道癌、直肠癌、结肠癌、胰腺癌、肝癌、乳腺癌、肺癌及头颈部癌。疗效略优于 5-FU,不良反应较 5-FU 轻。

二、二氢叶酸还原酶抑制剂

甲氨蝶呤

甲氨蝶呤[基](methotrexate,MTX)又名氨甲蝶呤(amethopterin),化学结构与叶酸相似,为抗叶酸药。

【体内过程】　口服吸收良好。1 h 内血中浓度达峰值,血浆蛋白质结合率为 50%～80%,主要分布于肝、肾和骨髓,不易透过血脑屏障。大多以原形经肾排出,少量通过胆道排出。$t_{1/2}$ 约 2 h。

【药理作用及机制】 MTX 具有强而持久的抑制二氢叶酸还原酶,使 5,10-甲酰四氢叶酸不足,脱氧胸苷酸(dTMP)合成受阻,影响 DNA 合成(图 46-3);可阻止嘌呤核苷酸的合成,干扰 RNA 和蛋白质的合成。

【临床应用】 用于儿童急性白血病、恶性葡萄胎、绒毛膜上皮癌疗效较好。对非何杰金氏淋巴瘤、头颈部癌、肺癌、各种软组织肉瘤、乳腺癌、卵巢癌、宫颈癌、恶性淋巴瘤、睾丸癌亦有效。

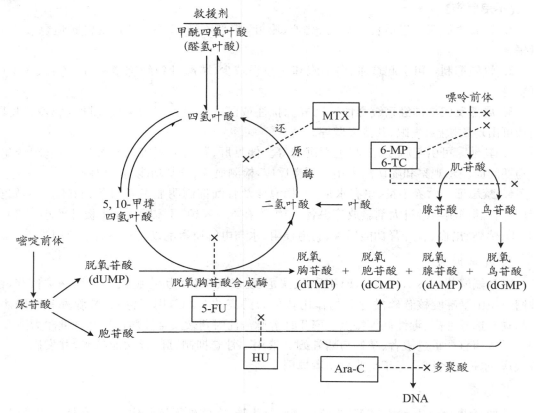

(缩写词: 5-FU: 5-氟尿嘧啶; Arc-C: 阿糖胞苷; 6-MP: 巯嘌呤; 6-TC: 巯鸟嘌呤; MTX: 甲氨蝶呤)

图 46-3 几种药物阻断 DNA 合成的作用环节

【不良反应】

1. 胃肠道反应 包括口腔炎、口唇溃疡、食欲缺乏、咽炎、恶心、呕吐、胃炎、腹泻、便血甚至死亡,偶见假膜性或出血性肠炎。

2. 骨髓抑制 可引起白细胞和血小板减少,严重可有贫血等。

3. 肝肾损害 出现黄疸、ALT、ALP 等增高,久用可致肝坏死、脂肪肝、肝纤维化或药物性肝炎,小量持久应用可致肝硬变。高剂量出现血尿、蛋白尿、少尿、氮质血症、尿毒症等肾脏损害。

4. 其他 可引起脱发、皮炎、色素沉着及药物性肺炎,妊娠早期使用可致畸胎,少数病人有月经延迟及生殖功能减退等。孕妇可致畸胎、死胎。

5. 禁忌证 对本品高度过敏的患者、孕妇及哺乳期妇女、原有贫血或骨髓功能障碍、肝、肾功能不全禁用。十二指肠溃疡、溃疡性结肠炎、用过骨髓抑制药及营养不良者、婴幼儿和老年人慎用。

依达曲沙

依达曲沙(edatrexate,EDX)为 MTX 的衍生物,对二氢叶酸还原酶有强大抑制作用,又能抑制胸腺苷酸合成酶及甘氨酸核糖核酸甲基转移酶,治疗指数较高。对非小细胞肺癌,乳腺癌和头颈部癌有效。主要毒性为口腔炎及骨髓抑制。

三甲曲沙

三甲曲沙(trimetrexate,TMTX)为 2,4-二氨喹唑啉,属非喋呤类亲脂性二氢叶酸还原酶抑制剂,抗瘤谱较 MTX 为广,对 MTX 耐药者也有效。单用对肺癌、头颈部肿瘤、泌尿系统恶性肿瘤、前列腺癌有效。主要毒性为白细胞减少、恶心、呕吐和腹泻。

吡曲克辛

吡曲克辛(piritrexim,PTX)为二氢叶酸还原酶抑制药,对膀胱癌、头颈部肿瘤和黑色素瘤有效。主要毒性为骨髓抑制和黏膜炎。

三、嘌呤类核苷酸互变抑制剂

6-巯嘌呤

6-巯嘌呤[基](6-mercaptopurine,6-MP)是腺嘌呤 6 位上的—NH$_2$ 被—SH 所取代的衍生物,为抗嘌呤药。

【体内过程】 口服吸收良好。分布到各组织,部分在肝内经黄嘌呤氧化酶催化为无效的硫尿酸与原形物一起由尿排泄。静脉注射的 $t_{1/2}$ 为 50~90 min。

【药理作用及机制】 在体内先经酶催化变成硫代肌苷酸,它阻止肌苷酸转变为腺苷酸和鸟苷酸,干扰嘌呤代谢、阻碍核酸合成,对 S 期细胞及其他期细胞有效。肿瘤细胞对 6-MP 可产生耐药性,因耐药性细胞中 6-MP 不易转变成硫代肌苷酸或产生后迅速降解之故。

【临床应用】 对儿童急性淋巴性白血病疗效好,因起效慢,多作维持用药。大剂量用于治疗绒毛膜上皮癌有一定疗效。对慢性粒细胞白血病也有效;对恶性淋巴瘤、多发性骨髓瘤也有一定疗效。

【不良反应】 主要表现食欲减退、恶心、呕吐、腹泻、口腔炎、口腔溃疡、白细胞和血小板下降,严重者可全血象抑制。少数病人有肝功能损害,可出现黄疸,敏感病人可有血尿酸过高、尿酸结晶尿及肾功能障碍。偶见间质性肺炎及肺纤维化。

硫鸟嘌呤

硫鸟嘌呤(tioguanine,6-TG)为 2-氨基-6-巯基嘌呤,抗瘤谱与 6-MP 相似,抗黄嘌呤氧化酶,$t_{1/2}$ 为 0.5~4 h,经肾排泄。临床应用同 6-MP,对骨髓有一定抑制作用,可使白细胞、血小板减少,用药期间应查血象。肝、肾功能不全患者及孕妇慎用。

磺巯嘌呤

磺巯嘌呤(tisupurine,AT-1438,溶癌呤,溶癌灵,溶癌呤)易溶于水,可作肌肉、静脉或鞘内注射。在体内转化成 6-MP 显效。临床用于急性白血病、慢性粒细胞白血病、绒毛膜上皮癌和恶性葡萄胎、恶性淋巴瘤、多发性骨髓瘤。鞘内注射用于绒毛膜上皮癌等颅内转移、脑膜白血病等。不良反应同 6-MP。

噻 唑 呋 林

噻唑呋林(tiazofurin,TCAR,核糖唑胺,噻唑羧胺核苷)在体内被腺嘌呤核苷激酶、5'-核苷酸酶代谢为 5'-单磷酸化合物,并进而代谢为噻唑-4-羧胺-腺嘌呤二核苷酸;后者为次黄嘌呤核苷酸脱氢酶的强大抑制剂,可阻止鸟苷酸生成。别嘌呤能加强其抗肿瘤作用,主要用于白血病。不良反应有头痛、昏睡、肌无力、恶心、呕吐、肌肉痛、暂时性白细胞及血小板减少、高尿酸血症、骨髓抑制与肠道反应等。

氯 脱 氧 腺 苷

氯脱氧腺苷(2-chlorodexyadenosine,CdA,2-氯脱氧腺苷,克拉屈平,克拉屈滨)为腺嘧啶核苷酸衍生物。在体内转化为 2-氯去氧腺嘌呤核苷-5'-三磷酸化合物(CI-dATP),后者抑制核苷酸还原酶,阻止二磷酸核苷酸转化为 2'-去氧二磷酸腺苷,抑制 DNA 链的延长及诱导肿瘤细胞凋亡。用于毛细胞白血病、慢性淋巴细胞白血病以及儿童急性白血病。不良反应有骨髓抑制、胃肠道反应、发热、肝肾功能损害及脱发。

四、核苷酸还原酶抑制剂

羟 基 脲

【体内过程】 本品口服吸收好,给药 2 h 血中浓度达到高峰;静脉注射后 1 h 达高峰,然后迅速下降,$t_{1/2}$ 为 1.5~5 h,本品进入体内后易透过细胞膜,能快速透过血脑屏障。主要由肾排泄。

【药理作用及机制】 羟基脲[基](hydroxycarbamide,hydroxyurea,HU)能抑制核苷酸还原酶,阻止胞苷酸转变为脱氧胞苷酸,从而抑制 DNA 的合成。它能选择性地作用于 S 期细胞。并可使癌细胞集中在 G_1 期达到同步化;因 G_1 期细胞对放射线高度敏感,故与放疗合用可起增敏作用,可双重抑制细胞增殖周期各个环节,提高疗效。

【临床应用】 对慢性粒细胞白血病有疗效,也可用于急性变者。对转移性黑色素瘤也有暂时缓解作用。对结肠癌、肾癌、胃癌、肝癌、乳腺癌、食管癌、肺癌、膀胱癌等实体瘤部分病例有效。

【不良反应】 常见食欲缺乏、恶心、呕吐、便秘、白细胞、血小板减少,巨幼细胞性贫血,较少见,头晕、头痛、幻觉、定向力丧失,偶见肾小管损伤、排尿疼痛、尿酸增高或尿酸性肾病。水痘、带状疱疹及骨髓抑制明显患者与孕妇禁用。肾功能不全、消化道溃疡患者、贫血及骨髓抑制者、痛风患者慎用。

五、DNA 多聚酶抑制剂

阿 糖 胞 苷

【体内过程】 性质不稳定,口服易破坏。静脉注射后迅速分布到各种体液及组织细胞内,在脑脊液浓度约为血药浓度的 40%。主要在肝中被胞苷酸脱氨酶催化为无活性的阿糖尿苷,迅速由尿排出。

【药理作用及机制】 阿糖胞苷[基](cytarabine,Ara-C)在体内经脱氧胞苷激酶催化成二磷酸阿糖胞苷(Ara-CDP)或三磷酸阿糖胞苷(Ara-CTP),进而抑制 DNA 多聚酶的活性而影响 DNA 合成;也可掺入 DNA 中干扰其复制,使细胞死亡。S 期细胞对之最敏感,属细胞周期特异性药物。

【临床应用】 主要用于急性白血病:对急性粒细胞白血病疗效最好,对急性单核细胞白血病及急性淋巴细胞白血病也有效。一般均与其他药物合并应用。对恶性淋巴瘤、肺癌、消化道癌、头颈部癌有一定疗效,对病毒性角膜炎及流行性结膜炎等也有一定疗效。

【不良反应】 常见食欲缺乏、恶心、呕吐、腹泻、口腔黏膜炎、白细胞和血小板减少,严重者可发生再生障碍性贫血。部分病人可出现轻度肝功能异常及黄疸,尚可发生皮疹、脱发、脱皮、严重心肌病、坏死性结肠炎、血栓性静脉炎;大脑或小脑功能障碍如性格改变、肌张力减退、癫痫、语音失调、步态不稳、嗜睡、昏迷、定向力障碍等。大剂量可引起肺水肿、肺衰竭。孕妇、哺乳期妇女禁用。骨髓抑制、白细胞或血小板显著减低、肝肾功能损害、胆道疾病史、痛风史、年老体弱与婴幼儿慎用。

安西他滨

安西他滨(ancitabine,cyclocytidine,环胞苷,环胞啶)为 Ara-C 脱水衍生物,在体内逐渐水解放出 Ara-C 而显效。抗瘤谱广。$t_{1/2}$ 较长。主要用于白血病,恶性淋巴瘤。毒性较阿糖胞苷低,主要不良反应有骨髓抑制、体位性低血压、转氨酶升高、腮腺肿胀及流涎。

46.2.2 破坏 DNA 结构与功能的药物

药物通过破坏 DNA 结构或抑制拓扑异构酶活性,影响 DNA 结构与功能。主要有:① DNA 交联剂,如氮芥、环磷酰胺等烷化剂;② 破坏 DNA 的铂类配合物,如卡铂;③ 破坏 DNA 的抗生素类,如丝裂霉素等;④ 拓扑异构酶(topoisomerase)抑制剂,如鬼臼毒素等。

一、烷化剂

烷化剂(alkylating agents)又称烃化剂,是一类化学性质很活泼的化合物。它们具有活泼的烷化基团,能与细胞中 DNA 或蛋白质中的氨基、巯基、羟基和磷酸基等起作用,常可形成交叉联结或引起脱嘌呤作用,使 DNA 链断裂,在下一次复制时,又可使碱基配对错码,造成 DNA 结构和功能的损害,重者可致细胞死亡。烷化剂对 G_1、S、G_2、G_0 期细胞都有杀伤作用,属于细胞周期非特异性药物。在杀灭肿瘤细胞同时,有免疫抑制作用。可引起造血系统抑制、胃肠道黏膜受损、致畸胎及死胎和脱发等不良反应。

氮芥

氮芥(chlorethamine,nitrogen mustard,mechlorethamine,HN_2)是最早应用的烷化剂,选择性低,局部刺激性强,必须静脉注射。作用迅速而短暂(数分钟),但对骨髓等抑制的作用却较久。目前主要利用其速效的特点,作为纵隔压迫症状明显的恶性淋巴瘤的化学治疗以及区域动脉内给药或半身化疗(压迫主动脉阻断下身循环),治疗头颈部等肿瘤,以提高肿瘤局部的药物浓度和减少毒性反应。

不良反应有呕吐、局部刺激、骨髓抑制、黄疸、眩晕、耳鸣、听力减退、脱发、月经失调、皮疹等。有致突变或致畸胎作用,可造成胎儿死亡或先天畸形,特别是妊娠早三月,孕妇及哺乳期妇女禁用。

环磷酰胺

环磷酰胺[基](cyclophosphamide,endoxan,cytoxan,CTX)为氮芥与磷酰胺基结合而成

的化合物。

【体内过程】　口服吸收良好,1 h 后血中药物达峰浓度,能迅速分布,在肝及肝癌组织药物较多。少量可通过血脑屏障。$t_{1/2}$ 为 4～6 h,17%～31%的药物以原形由粪排出。30%以活性型由尿排出,对肾和膀胱有刺激性。

【药理作用及机制】　环磷酰胺在体外无活性,在体内经肝细胞色素 P-450 氧化、裂环生成中间产物醛磷酰胺(aldophosphamide),它在肿瘤细胞内,分解出有强效的磷酰胺氮芥(phosphamide mustard),与 DNA 发生烷化,形成交叉联结,抑制肿瘤细胞的生长繁殖。

【临床应用】　抗瘤谱较广,与抗代谢药物间无交叉耐药性,主要用于治疗恶性淋巴瘤、多发性骨髓瘤、急性淋巴细胞性白血病、乳腺癌、精原细胞瘤、肺癌、卵巢癌、鼻咽癌、儿童的神经母细胞瘤及各种肉瘤等。

【不良反应】

1. 骨髓抑制　白细胞(尤其是粒细胞)计数明显下降,但对血小板数影响稍轻。

2. 出血性膀胱炎　大剂量环磷酰胺可引起出血性膀胱炎,可能与大量代谢产物丙烯醛引起泌尿道刺激有关,可表现为尿频、尿急、蛋白尿和血尿,大量饮水、碱化尿液和美司钠(mesna)可以减轻之。

3. 胃肠道反应　可表现为恶心和呕吐,偶致胃肠道黏膜溃疡。注射后 1～3 h 反应明显,可与给药前 1 h 给予镇静、止吐药。

4. 其他　有脱发、肝功能损害和过敏性湿疹。大剂量可产生心肌坏死,偶可发生肺纤维化。长期应用可抑制性腺,引起闭经或精子计数减少。育龄男女、孕妇及哺乳期妇女禁用。肝、肾功能损害、严重感染、骨髓抑制、有尿道结石、白细胞与血小板降低以及做过放疗者慎用。

异环磷酰胺

异环磷酰胺(ifosfamide,IFO)本品水溶性高于环磷酰胺,水溶液较稳定,在体内活化过程和环磷酰胺相似,$t_{1/2}$ 为 7 h。用于小细胞肺癌、卵巢癌、乳腺癌、睾丸肿瘤、软组织肉瘤、子宫体癌、胰腺癌、非小细胞肺癌、恶性淋巴瘤、胃癌、宫颈癌、骨肉瘤、恶性黑色素瘤、急慢性白血病等。有骨髓抑制、泌尿道系统、中枢神经系统毒性;长期用药可产生免疫抑制、垂体功能低下、不育症和继发性肿瘤等不良反应。严重骨髓抑制患者、对本品过敏者、妊娠及哺乳期妇女禁用。

苯丁酸氮芥

苯丁酸氮芥(chlorambucil,流克伦,瘤可宁,氯氨布西)本品为氮芥衍生物,作用与环磷酰胺相似,口服吸收完全,$t_{1/2}$ 为 1.5 h。作用缓慢,服药后 2～6 周才呈现治疗作用。对淋巴组织有选择性,是治疗慢性淋巴细胞白血病最好的药物。亦用于恶性淋巴瘤、卵巢癌、多发性骨髓瘤。恶心和呕吐和对骨髓的抑制较氮芥轻,偶见肝毒性。

溶肉瘤素

溶肉瘤素(phenylalanine mustard)利用苯丙氨酸作为氮芥的载体,携带烷化基团到达肿瘤组织,以提高选择性。主要用于睾丸精原细胞瘤,对睾丸混合瘤、多发性骨髓瘤、淋巴瘤、肺癌、卵巢癌、原发性骨肉瘤也有效。主要不良反应为骨髓抑制和胃肠道反应。本品与氯丙嗪、碳酸氢钠同服,可减少胃肠道反应。

硝卡芥

硝卡芥(nitrocaphane,消瘤芥)对癌细胞分裂各期均有影响,抑制 DNA 和 RNA 的合成,对 DNA 合成的作用更明显。注射后在血中维持时间较长,主要经肾脏排泄。主要用于肺癌、恶性淋巴瘤、头颈部癌、子宫颈癌及癌性腔内积液。不良反应有骨髓抑制和胃肠道反应。

卡莫司汀

卡莫司汀(carmustine,卡氮芥,BCNC)本品及其代谢物可通过烷化作用与核酸交链,亦对蛋白质和 RNA 产生烷化作用。在体内能与 DNA 聚合酶作用,对增殖期细胞各期都有作用。静脉注射入血后迅速分解,$t_{1/2}$ 为 15～30 min,由肝脏代谢,主要由肾脏排泄。与其他氯乙胺类无完全的交叉耐药性,与环磷酰胺有协同作用。主要用于治疗脑瘤(神经胶质细胞瘤、星形细胞瘤、室管膜瘤)、脑转移瘤和脑膜白血病,对恶性淋巴瘤、多发性骨髓瘤也有效,或与其他药物合用于恶性黑色素瘤。不良反应同其他烷化剂。

洛莫司汀和司莫司汀

洛莫司汀(lomustine)和司莫司汀[基](semustine),脂溶性高,用途同卡莫司汀。不良反应同其他烷化剂,

丙卡巴肼

丙卡巴肼(procarbazine)在体外没有细胞毒作用,在体内经红细胞或肝微粒体酶作用释出甲基碳正离子,与 DNA 结合使之解聚,并使 DNA 前体物胸腺苷酸及鸟嘌呤甲基化,进而抑制 RNA 及蛋白质合成,干扰肿瘤细胞增殖,在细胞周期中阻碍 S 期细胞进入 G_2 期。口服易吸收,分布广,$t_{1/2}$ 为 7～10 min。易透过血脑屏障,经肝迅速代谢,仅有 5% 原形物由肾排泄。

主要用于霍奇金病、恶性淋巴瘤、肺癌和脑瘤(原发或继发)。常见不良反应有骨髓抑制,恶心、呕吐、食欲不振,偶有口腔炎、口干、腹泻、便秘、眩晕、嗜睡、精神错乱、肝损害、皮炎、皮肤色素沉着、脱发、外周神经炎等。孕妇禁用,肝、肾功能不良者慎用。

达卡巴嗪

达卡巴嗪(dacarbazine,甲嗪咪唑胺,氮烯咪胺,三嗪咪唑胺)在体内释放出碳正离子,使 DNA 及 RNA 中鸟嘌呤烷化。$t_{1/2\alpha}$ 为 19 min,$t_{1/2\beta}$ 为 5 h。代谢物从肾排泄,原形药占 50%。常和其他抗恶性肿瘤药合用,主要用于黑色素瘤、淋巴瘤、直结肠癌和软组织肉瘤。不良反应有恶心和呕吐、骨髓抑制、面麻木和脱发等。

六甲蜜胺

六甲蜜胺(altretamine,六甲三聚氰胺,六甲基蜜胺)在体内释出活性一碳基团(如甲醛),与 DNA、RNA 和蛋白质等生物大分子形成共价复合物,选择性地抑制 DNA、RNA 及蛋白质的合成,与其他烷化剂无交叉耐药性。本品口服吸收迅速,2～3 h 后血浓度达最高峰,$t_{1/2}$ 为 13 h。主要用于卵巢癌,也用于乳腺癌、肺癌、肝癌、骨髓瘤和恶性淋巴瘤。不良反应有恶心、呕吐、骨髓抑制、迟发性外周神经炎。

噻替派

噻替派(thiotepa,thiophosphoramide,TSPA,三胺硫磷,三乙烯硫代磷酰胺,乙硫磷胺)

结构中含三个乙撑亚胺基,能与细胞内 DNA 的碱基结合,影响瘤细胞的分裂。其选择性较高,抗瘤谱较广,主要用于乳腺癌、卵巢癌、肝癌和恶性黑色素瘤等,对骨髓有抑制作用,引起白细胞和血小板减少,但较氮芥轻。胃肠道反应少见,局部刺激小,可作静脉注射、肌内注射及动脉内给药与胸(腹)腔内给药。

白消安

白消安[基](busulfan)又名马利兰(myleran)属磺酸酯类,在体内解离后起烷化作用。小剂量即可明显抑制粒细胞生成,对慢性粒细胞白血病疗效显著。对慢性粒细胞白血病急性病变及急性白血病无效。对其他肿瘤疗效不明显。口服吸收良好,$t_{1/2}$ 为 2～3 h,主要从肾排泄。绝大部分代谢成甲烷磺酸由尿排出。本药的胃肠道反应少,对骨髓有抑制作用。久用可致闭经或睾丸萎缩,偶见出血、再生障碍性贫血及肺纤维化等严重反应。

二、破坏 DNA 的铂类配合物

顺 铂

顺铂[基](cisplatin,DDP,顺氯氨铂,二氯二氨铂)为二价铂同一个氯原子和两个氨基结合成的金属配合物。

【体内过程】 本品口服无效,静脉注射后开始在肝、肾、大小肠及皮肤中分布最多,而脑组织中最少。在血浆中消失迅速,呈双相型。$t_{1/2\alpha}$ 为 25～49 min,$t_{1/2\beta}$ 为 58～73 h。静脉注射后 90% 与血浆蛋白等大分子结合;主要以原形经肾排泄,排泄较慢,有蓄积性肾毒性。腹腔给药时腹腔器官的药物浓度相当于静脉给药的 2.5～8 倍,这对卵巢癌等治疗有增效作用。

【药理作用及机制】 顺铂在体内先将氯解离,成双叉矛状,通过与 DNA 中鸟嘌呤、胞嘧啶、腺嘌呤形成链内交叉联结,从而破坏 DNA 的结构和功能;对 RNA 和蛋白质合成的抑制作用较弱。属细胞周期非特异性药物。顺铂能增加肿瘤细胞对放射治疗的敏感性。

【临床应用】 顺铂见效快,但缓解期较短,是治疗多种肿瘤联合化疗方案的主要组成。对非精原细胞性睾丸瘤最有效,对头颈部磷癌、卵巢癌、前列腺癌、肺癌和膀胱癌疗效好,对宫颈癌、乳腺癌、子宫内膜癌、肾上腺皮质癌、胃癌、儿童神经母细胞瘤也有一定的疗效。

【不良反应】

1. 胃肠道反应 最常见恶心和呕吐,其发生率达 90%,可选用 5-HT 受体阻断药昂丹司琼防治。

2. 骨髓抑制 表现为白细胞减少,多发生于剂量超过每日 100 mg/m² 时,血小板减少相对较轻。骨髓抑制一般在 3 周左右达高峰,停药后可迅速恢复。

3. 肾毒性和耳毒性 表现为肾小管损害、蛋白尿、管型尿、尿素消除率降低、肾浓缩功能下降和尿毒症,耳鸣和听力减退,用药期间定期查肾功能和听力。

4. 其他 总量＞300 mg/m²,出现周围神经损害,偶可引起癫痫和运动失调。

对本药过敏、肾功能损害、严重骨髓抑制、听力损害、有痛风病史以及小儿、孕妇和哺乳期妇女禁用。有肾病、中耳炎病史及用过其他耳毒性或肾毒性药物者慎用。

卡 铂

卡铂[基](crarboplatin,碳铂,CBP)抗瘤活性与顺铂大致相同,但水溶性较高,肾毒性较低,胃肠道反应轻,但骨髓抑制较强。静脉注射卡铂血药浓度衰减呈二房室模型,主要分布在肝、肾和皮肤,在肿瘤组织中分布亦多。可替代顺铂组成联合化疗方案。

异丙铂

异丙铂(iproplatin,氯羟丙胺铂)水溶性比顺铂高出 10～20 倍。血药浓度衰减呈二房室模型。骨髓抑制和剂量有关,恶心和呕吐发生率较低,肾毒性和耳毒性小。对小细胞肺癌及卵巢癌有较好的疗效。

三、破坏 DNA 的抗生素类

丝裂霉素

丝裂霉素[基](mitomycin C,MMC,自力霉素)为链霉菌培养液中得到的一种抗生素。

【体内过程】　静脉注射后分布于组织,并不积聚于某器官,不能透过血脑屏障,主要在肝脏中生物转化,经肾脏排泄。$t_{1/2\alpha}$ 为 5～10 min,$t_{1/2\beta}$ 为 50 min。

【药理作用及机制】　丝裂霉素化学结构中有乙撑亚胺及氨甲酰酯基团,具有烷化作用。能与 DNA 的双链交叉联结。可抑制 DNA 复制,也能使部分 DNA 断裂。属细胞周期非特异性药物。

【临床应用】　抗瘤谱广,可用于胃、肺、乳腺癌、慢性粒细胞白血病、恶性淋巴瘤等。

【不良反应】　常见恶心、呕吐、白细胞及血小板减少、脱发、皮疹、发热等。对局部组织有较强刺激性.注射时外渗可致组织坏死,应避免药液漏出血管外。偶可引起间质性肺炎及不可逆的肾衰竭。老年患者常有肾功能损害,用药期间定期检查肾功能,对本品过敏、血小板减少、凝血功能障碍患者、妊娠及哺乳妇女、水痘或带状疱疹患者禁用,心脏病患者慎用。

博莱霉素

博莱霉素(平阳霉素,bleomycin,BLM)为多种糖肽抗生素的混合物。

【体内过程】　给药后广泛分布到各组织,以肺及鳞癌较多,在该处不易被灭活,而其他组织的水解酶能使之迅速灭活。肉瘤使其灭活较癌瘤者快。部分药物可透过血脑屏障。本品 $t_{1/2\alpha}$ 为 24 min,$t_{1/2\beta}$ 为 3 h,主要由肾排泄,24 h 尿约排出 20%。

【药理作用及机制】　能与铜或铁离子络合,使氧分子转成氧自由基,从而使 DNA 单链断裂,阻止 DNA 复制,干扰细胞分裂繁殖。属细胞周期非特异性药物,作用于 G_2 及 M 期,并对 S/G_2 边界及 G_2 期有延缓作用。

【临床应用】　主要用于鳞状上皮癌(头、颈、口腔、食管、阴茎、外阴、宫颈等)。与 DDP 及长春碱合用治疗睾丸癌,可达根治效果。也用于淋巴瘤的联合治疗。

【不良反应】　对骨髓、免疫抑制及胃肠道反应较轻。约有 1/3 患者用药后可有发热、脱发等,少数患者可有皮肤色素沉着,最严重是肺纤维化,与剂量有关。应经常检查患者的肺功能,发现肺功能明显下降,应停止用药。对本药过敏者禁用,妊娠与哺乳期、肾功能或肺功能损害者慎用。

四、拓扑异构酶(topoisomerase)抑制剂

(一) 拓扑异构酶 I 抑制药

喜 树 碱

喜树碱(camptothecine,CPT)又名喜树素,是从我国所特有珙桐科乔木喜树(camptotheca acuminata)的根皮、果实提出的生物碱。喜树碱结构中的内酯环对其抗瘤活性很重要。

【体内过程】 静注后大部分喜树碱与血浆蛋白结合,$t_{1/2}$长,血中可停留达 6 d,药物在胃肠道停留时间最长。主要以原形从尿排泄,48 h 排出 17%。

【药理作用及机制】 喜树碱能与拓扑异构酶Ⅰ及 DNA 形成复合物,即药物—拓扑异构酶Ⅰ—DNA 复合物,特异性抑制 DNA 拓扑异构酶Ⅰ活性,从而干扰 DNA 结构和功能。属细胞周期非特异性药物,主要作用于 S 期,对 G_1、G_2 期也有效。与其他常用抗恶性肿瘤药无交叉耐药性,并有免疫抑制作用。

【临床应用】 对胃癌近期疗效显著,肠癌、肝癌、肺癌、绒毛膜上皮癌、急性及慢性粒细胞白血病也有效。

【不良反应】 最常见食欲缺乏、恶心、呕吐或腹泻、骨髓抑制,少数人可出现脱发、心电图异常,另外本品刺激膀胱黏膜可出现尿频和血尿症状。孕妇禁用。

羟 基 喜 树 碱

羟基喜树碱(hydroxycamptothecine,HCPT,HPT,10-羟基喜树碱)药理作用与喜树碱相似,抗瘤谱较广。血药浓度衰减呈双相曲线。$t_{1/2\alpha}$ 和 $t_{1/2\beta}$ 分别为 4.5 min 和 29 min,药物在胆汁和肠内容物中的含量较高,用药一天内从粪排出约占 48%,尿中排出为 13%。泌尿道毒性较比喜树碱少。用于原发性肝癌、白血病、胃癌、食道癌、头颈部癌、膀胱癌。

(二) 拓扑异构酶Ⅱ抑制药

鬼 臼 毒 素 类

鬼臼毒素(podophyllotoxin)是植物西藏鬼臼(podophyllus emodii Wall)的有效成分,经改造半合成又得依托泊苷(鬼臼乙叉苷,足草乙苷,etoposide,vepesid,VP16)和替尼泊苷(teniposide,鬼臼噻吩苷,特尼泊苷,VM-26)。鬼臼毒素能与微管蛋白相结合而破坏纺锤丝的形成。但 VP16 和 VM-26 则不同,它能干扰 DNA 拓扑异构酶Ⅱ,从而干扰 DNA 结构和功能。属细胞周期非特异性药物,主要作用于 S 期和 G_2 期细胞。

VP16 单用虽有效,但临床上常与顺铂联合用于治疗肺癌及睾丸肿瘤,有良好效果。VM-26 对脑瘤亦有效。不良反应有骨髓抑制及胃肠道反应。有重症骨髓抑制的患者及对本品有过敏既往史的患者禁用。对肝肾功能损害的患者及合并感染的患者,水痘患者应慎用。

46.2.3 干扰转录过程和阻止 RNA 合成的药物

放 线 菌 素 D

放线菌素 D(dactinomycin,更生霉素,DACT)是多肽类抗恶性肿瘤抗生素,国产品称更生霉素。

【体内过程】 口服疗效差。静脉注射后 2 min 内迅速分布到组织内。肝、肾中药物浓度较高,不易透过血脑屏障,$t_{1/2}$约 36 h。24 h 内,有 10%～20% 由尿中排出,50%～90% 由胆汁排泄。

【药理作用及机制】　放线菌素 D 能嵌入到 DNA 双螺旋链中相邻的鸟嘌呤和胞嘧啶 (G-C)碱基对之间,与 DNA 结合成复合体,阻碍 RNA 多聚酶的功能,阻止 RNA 特别是 mRNA 的合成,从而妨碍蛋白质合成而抑制肿瘤细胞生长。属细胞周期非特异性药物,但对 G_1 期作用较强,且可阻止 G_1 向 S 期的转变。放线菌素 D 浓集并滞留于细胞内,妨碍细胞修复放射损伤,对放射治疗有增敏作用。

【临床应用】　抗瘤谱较窄。对恶性葡萄胎、绒毛膜上皮癌、淋巴瘤、肾母细胞瘤、横纹肌肉瘤及神经母细胞瘤等的疗效较好。

【不良反应】

1. 骨髓抑制　最常见,表现为白细胞和血小板明显减少,用药后 10～14 d 最明显。应定期检查血象,骨髓抑制严重时应减量或停药。

2. 胃肠道反应　主要有食欲缺乏、恶心、呕吐或腹泻;偶有口腔溃疡。

3. 其他　少数人可出现脱发、皮炎、发热和肝功能异常,应定期检查肝肾功能。因有局部刺激作用,静脉注射可引起静脉炎。长期应用可抑制卵巢或睾丸功能,并可致畸胎等。

4. 禁忌证　患有水痘及骨髓抑制明显患者禁用。有肾病或肾结石史、肝功能不良、感染、孕妇及哺乳期妇女慎用本品。

阿霉素

阿霉素[基](doxorubicin,adriamycin,羟柔红霉素,羟正定霉素,多柔比星,ADM)能嵌入 DNA 碱基对之间,阻止转录过程,抑制 RNA 合成,也阻止 DNA 复制。属细胞周期非特异性药物,S 期细胞最敏感。主要适用于急性白血病,对急性淋巴细胞白血病及粒细胞白血病均有效,一般作为第二线药物,即在首选药物耐药时可考虑应用此药。恶性淋巴瘤,可作为交替使用的首选药物。乳腺癌、肉瘤、肺癌、膀胱癌等其他各种癌症都有一定疗效,多与其他抗癌药联合使用。不良反应有骨髓抑制及口腔炎,尤应注意其心脏毒性,早期可出现各种心律失常,积累量大时可致心肌损害或心力衰竭。禁用于严重骨髓抑制、心脏病或有心脏病史的病人以及妊娠和哺乳妇女;肝功能不全及老年人慎用。

柔红霉素

柔红霉素[基](daunorubicin,daunomycin,rubidomycin,正定霉素,柔毛霉素,红比霉素,红保霉素,佐柔比星,DNR,DRN)本品口服不吸收,静脉注射后血药浓度在 15 min 达峰值,12 h 消失,主要分布在骨髓及肠道;不易透过血脑屏障。$t_{1/2\alpha}$ 为 45 min,$t_{1/2\beta}$ 为 18.5 h。24 h 尿中排出 85%,主要在 4～6 h 排出。

柔红霉素作用机制与阿霉素类似,主要用于抗肿瘤药耐药的急性淋巴细胞性白血病或粒细胞白血病、恶性淋巴瘤、神经母细胞瘤和肾母细胞瘤。主要毒性反应为骨髓抑制(发生率可达 90%)、血小板减少,胃肠道反应(厌食、恶心、呕吐、口腔黏膜炎等)和心脏毒性。部分患者可出现蛋白尿、皮疹、脱发等。静脉注射时勿使药物漏出血管外,以免致局部坏死。

46.2.4 影响蛋白质合成与功能的药物

一、微管蛋白活性抑制剂

长春碱类

主要有长春碱(vinblastin,长春花碱,VLB)及长春新碱[基](vincristine,VCR)它们为夹竹桃科长春花(vinca rosea L.)植物所含的生物碱。半合成品有长春地辛(vindesine,VDS)和长春瑞滨(vinovelbine,NVB,长春烯碱,去甲长春花碱,长春瑞滨,失碳长春碱,异长春花碱)。

【体内过程】 长春碱、长春新碱和长春地辛口服吸收差,静脉注射后迅速分布至各内脏,但很少透过血脑屏障。在肝内代谢,代谢物主要由尿排出。长春碱：$t_{1/2\alpha}$为 3.7 min,$t_{1/2\beta}$为1.64 h,$t_{1/2\gamma}$为 24.8 h；长春新碱：$t_{1/2\alpha}$为 0.07 h,$t_{1/2\beta}$为 2.27 h,$t_{1/2\gamma}$为 85 h；长春地辛：$t_{1/2\alpha}$为2.2 min,$t_{1/2\beta}$为 55 min,$t_{1/2\gamma}$为 24.2 h；长春瑞滨终末消除相 $t_{1/2}$ 为 21～40 h,NVB 在组织中的药物浓度明显高于 VDS 和 VCR,在肝、肺组织中浓度较高,持续时间亦较久,而在脂肪和胃肠道组织各药浓度只有微小差别。

【药理作用及机制】 长春碱类结合在微管蛋白的特定受体部位,阻止微管蛋白质聚集以及形成微管蛋白复合物结晶,干扰纺锤丝的形成,使有丝分裂停止于中期。VLB 较 VCR强,属作用于 M 期细胞周期特异性药物。

【临床应用】 VLB 主要用于急性白血病、恶性淋巴瘤及绒毛膜上皮癌。VCR 对小儿急性淋巴细胞白血病疗效较好,起效较快,常与强的松合用作诱导缓解药。VDS 主要用于肺癌、急性淋巴性白血病、急性非淋巴性白血病、恶性淋巴瘤、睾丸肿瘤、慢性粒细胞性白血病急性变,此外,还可用于治疗小细胞肺癌、乳腺癌、食管癌和恶性黑色素瘤。NVB 主要用于非小细胞肺癌、乳腺癌以及难治性淋巴瘤、卵巢癌等。

【不良反应】

1. 骨髓抑制 长春碱类的毒性和剂量有关,对骨髓抑制 VLB＞VDS＞VCR。可使白细胞与血小板下降,用药期间应经常检测患者的血象。

2. 神经系统毒性 表现为外周神经症状,包括感觉异常、指端麻木刺痛灼痛、膝及腱反射减弱或消失、共济失调等,发生率以 VCR 最高,其次为 VLB、VDS 及 NVB,NVB 最低。注意观察患者用足跟行走的能力与以上不良反应的出现和严重程度。

3. 胃肠道反应 表现为食欲不振、恶心、呕吐、腹痛及便秘等。便秘可能是此类反应的早期表现,可给予缓泻剂处理,并嘱患者在用药前多饮水。

4. 其他 静脉注射因刺激性可导致血栓性静脉炎,严重骨髓抑制、老年人恶病质、孕妇及哺乳期妇女禁用。肝、肾功能损害、严重感染、骨髓抑制、有尿道结石、白细胞与血小板降低以及做过放疗者慎用。

紫杉醇类

紫杉醇[基](paclitaxel,taxol,泰素,紫素,特素)是从短叶紫杉(taxus brevifolia)或我国红豆杉树皮中提取的有效抗肿瘤成分。作用机制不同于长春新碱类,能促使微管蛋白组装成微管,抑制微管解聚,破坏了组装与解聚之间的平衡,因而破坏微管功能,影响纺锤体功能,抑制肿瘤细胞的有丝分裂。主要用于卵巢癌和乳腺癌。对肺癌、大肠癌、黑色素瘤、头颈部癌、淋巴瘤、脑瘤也都有一定疗效。不良反应有剂量依赖性骨髓抑制、外周神经毒性、脱发、胃肠道反应和过敏反应等,约 30% 病人有心电图异常。

紫杉特尔

紫杉特尔(tocetaxel,docetaxel,脱乙酰基紫杉醇,多西紫杉醇,多西他赛)本品从另一种欧洲植物 taxus baccata 的针叶中提取巴卡丁(baccatin),经过半合成而改造而成,其基本核与紫杉醇相似,来源广,水溶性较高。作用和应用与紫杉醇相似,但不良反应相对较少。

二、干扰核蛋白体功能的药物

三尖杉生物碱类

三尖杉酯碱(harringtonine)和高三尖杉酯碱[基](homoharringtonine)是从三尖杉属植物的枝、叶和树皮中提取而得。其作用机制是抑制蛋白质合成的起步阶段,并使核蛋白体分解,释出新生肽链,但对 mRNA 或 tRNA 与核蛋白体的结合并无阻抑作用。为细胞周期非特异性药物。适用于各型急性粒细胞白血病,对恶性淋巴瘤、急性单核细胞白血病和慢性粒细胞性白血病也有效。不良反应有骨髓抑制、胃肠道反应、心脏毒性;个别病人可产生脱发、过敏反应等。

三、影响氨基酸供应的药物

L-门冬酰胺酶[基]

L-门冬酰胺是重要氨基酸,某些肿瘤细胞不能自行合成,需从细胞外摄取。L-门冬酰胺酶(L-asparaginase)可将血清门冬酰胺水解而使肿瘤细胞缺乏门冬酰胺供应,生长受抑。正常细胞能合成门冬酰胺,受影响较少。

主要用于急性淋巴细胞白血病,但不持久;亦可用于急性单核细胞性白血病、慢性淋巴细胞性白血病、霍奇金病、非霍奇金淋巴瘤和黑色素细胞瘤。本品与其他抗恶性肿瘤药无交叉耐药性,可作联合用药。常见的不良反应有胃肠道反应及精神症状。也可有血浆蛋白低下及出血。可引起肝损害、胰腺炎、食欲减退、凝血因子Ⅴ、Ⅶ、Ⅷ、Ⅸ及纤维蛋白原缺乏,偶见血糖过多、高尿酸血症、高热、精神症状及神经毒性、过敏反应等。

46.2.5　影响激素平衡的药物

某些组织的正常生长发育受激素控制,而激素失调能诱发某些肿瘤,因此应用某些激素或其拮抗药,改变失调状态,可以抑制这些肿瘤生长,且无骨髓抑制等不良反应。但激素作用广泛,使用不当也会对机体造成不良反应。

一、肾上腺皮质激素与抗肾上腺皮质激素类

肾上腺皮质激素

肾上腺皮质激素能抑制淋巴组织,使淋巴细胞溶解。对急性淋巴细胞白血病及恶性淋

巴瘤的疗效较好,起效快但短暂,且易产生耐药性。对慢性淋巴细胞白血病除减低淋巴细胞数目外,还可缓解伴发的自身免疫性贫血。对其他恶性肿瘤无效,且可能因抑制免疫功能而助长癌瘤扩展。仅在癌瘤引起发热不退、毒血症状明显时可少量短期应用以改善症状(应合用抗癌药及抗菌药)。常用的有泼尼松、泼尼松龙、氟美松等。

米托坦

米托坦(mitotane 又称氯苯二氯乙烷)能选择性地使肾上腺皮质的束状带与网状带坏死与萎缩,还能抑制皮质的葡萄糖-6-磷酸脱氢酶,阻断氢化可的松合成。用于治疗肾上腺皮质癌、肾上腺皮质增生以及肿瘤所致的皮质醇增多症。

氨鲁米特

氨鲁米特(aminoglutethimide,AG,又称氨格鲁米特)抑制胆固醇变为孕烯醇酮,阻断皮质激素、孕激素、雄激素及雌激素合成。用于绝经后或卵巢切除后的晚期乳腺癌,对雌激素受体或孕激素受体阳性患者疗效较好。

二、雌激素、抗雌激素与孕激素类

雌激素类

雌激素(estrogens)抑制下丘脑及垂体,减少垂体前叶促间质细胞激素的分泌,从而减少睾丸间质细胞分泌睾丸酮;减少肾上腺皮质分泌雄激素,另有人认为雌激素直接对前列腺癌起细胞毒作用。用于前列腺癌及绝经期(或卵巢切除术后)5～10 年或以后妇女的晚期乳腺癌。主要有己烯雌酚(diethylstilbestrol)。

他莫昔芬

他莫昔芬[基](tamoxifen,TAM,三苯氧胺)为人工合成的雌激素竞争性拮抗药,有阻断雌激素促进 DNA 和 mRNA 合成作用,抑制乳腺癌生长。口服吸收迅速,在肝代谢,代谢产物也有拮抗雌激素活性;有肝肠循环故排泄较慢,主要从粪便排泄。用于绝经期后晚期乳腺癌,也用作乳腺癌手术后转移的辅助治疗以预防复发。主要不良反应有皮肤潮红干燥、脱发、外阴瘙痒,恶心、呕吐、久用可致水肿,子宫出血等。

孕激素

孕激素(progestrones)临床使用的孕激素为黄体酮(progesterone)的衍生物,如甲地孕酮(megestrol)、阿尔孕酮(algestrone)及达那唑(danazol)。用于子宫内膜癌、乳腺癌、肾癌和前列腺癌等,可改善症状,延长生存期。

三、雄激素及同化激素类

雄激素(testicoid)可抑制下丘脑和垂体,减少促卵泡激素(FSH)分泌,因而减低卵巢或其他来源的雌激素产生,使依赖于雌激素生长的乳腺癌受到抑制。可用于绝经期(或卵巢切除术后)5～10 年或以后妇女的晚期乳腺癌及乳腺癌骨转移患者。雄激素的蛋白质同化作用也有利于改善病人的主观症状,增加体重,促进红细胞生成,保护骨髓,改善主观症状。制剂有丙酸睾丸酮(testosterone propionate)、甲睾酮(methyltosterone)以及氟甲睾酮(fluoxymesterone)、苯丙酸诺龙(nandrolone phenylpropionate,苯丙酸去甲睾酮)等。

四、甲状腺素

甲状腺癌的生长受垂体促甲状腺激素所支持,手术切除或加上放射治疗后,宜长期服用甲状腺制剂,如甲状腺干粉、甲状腺素或三碘甲状腺原氨酸(T_3)等,通过负反馈作用抑制垂体促甲状腺素的分泌,可防止复发或抑制发展,一般用到轻度甲状腺功能亢进时止。

46.3　联合应用抗肿瘤药物的原则

根据抗肿瘤药物的作用机制和细胞增殖动力学,设计出联合用药方案,可以提高疗效、延缓耐药性的产生,减少毒性反应。联合用药原则如下。

一、根据细胞增殖动力学规律

1. 招募(recruitmemt)作用　即将细胞周期非特异性药物和细胞周期特异性药物序贯应用。① 增长缓慢的实体瘤,其 G_0 期细胞较多,一般先用细胞周期非特异性药物,杀灭增殖期及部分 G_0 期细胞,使瘤体缩小而驱动 G_0 期细胞进入增殖周期。继用细胞周期特异性药物杀死之。② 对生长比率高增长快的肿瘤如急性白血病,宜先用细胞周期特异性药物(作用于 S 期或 M 期的药物),以后再用细胞周期非特异性药物杀灭其他各期细胞。待 G_0 期细胞进入周期时,可重复上述疗程。此外,瘤细胞群中的细胞往往处于不同时期,若将作用于不同时期的药物联合应用,还可收到各药分别打击各期细胞的效果。

2. 同步化(synchronization)作用　即先用细胞周期特异性药物,将肿瘤细胞阻滞于某时相(如 G_1 期),当药物作用消失后,肿瘤细胞即进入下一时相,再选用作用于后一时相的药物。

二、从抗肿瘤药物的作用机制考虑

不同作用机制的抗肿瘤药合用可能增强疗效,如甲氨蝶呤和巯嘌呤的合用。用破坏DNA 结构与功能的烃化剂或铂类之后,随即使用阻止 DNA 修复与复制的药物如氟尿嘧啶等。

三、从抗瘤谱考虑

胃肠道腺癌宜用氟尿嘧啶、噻替派、环磷酰胺、丝裂霉素等。鳞癌可用博莱霉素、消卡芥、甲氨蝶呤等。肉瘤可用环磷酰胺、顺铂、阿霉素等。

四、从药物的毒性考虑

1. 减少毒性的重叠　多数抗肿瘤药均可抑制骨髓,而泼尼松、长春新碱、博莱霉素的骨髓抑制作用较少,可合用以降低毒性并提高疗效。

2. 降低药物的毒性　如用美司钠[基](mesna)可以减轻环磷酰胺引起的出血性膀胱炎。

制剂与用法

〖1〗氟尿嘧啶(5-fluorouracil) 片剂:50 mg。粉针剂:125 mg/5 mL、250 mg/10 mL。口服:0.15～0.3 g/d,分次服,疗程量10～15 g。静脉注射:每日10～12 mg/kg,连用3～5 d后改为每二日5～6 mg/kg,总量5～10 g为一疗程。必要时间隔1～2个月开始第2个疗程。胸腹腔内注射0.75～1 g/次,5～7 d一次。瘤内注射,如用于宫颈癌等,0.25～0.5 g/次,可以注射器直接应用,不必稀释。

〖2〗去氧氟尿苷(doxifluridine,FUDR,氟铁龙,脱氧氟尿苷) 胶囊:200 mg。注射剂:0.25 g/10 mL、0.5 g/20 mL。口服:800～1 200 mg/d,分3～4次服;静脉滴注:3 g/m²,1次/d,连续5 d,21 d为一疗程。

〖3〗替加氟(tegafur) 片剂:50 mg。栓剂:500 mg。注射剂:0.2 g/5 mL。口服:每次15～20 mg/kg,一般0.8～1.0 g,总量20～40 g为一疗程。直肠用药:一次500 mg,一日1～2次。每疗程总量20～40 g。静脉滴注:单药成人,800～1 000 mg/d或按体重一次15～20 mg/kg,溶于5%葡萄糖注射液或0.9%氯化钠注射液500 mL中,1次/d,总量20～40 g为一疗程。

〖4〗复方替加氟(tegafur),(复方喃氟啶,优福定,优福啶,复方替加氟胶囊,优氟泰,复方呋喃氟尿嘧啶) 片剂:每片含喃氟啶50 mg,尿嘧啶112 mg。胶囊剂:每胶囊含喃氟啶100 mg,尿嘧啶224 mg。口服:3～4次/d,2～3片/次,总量400～600片为一疗程。也可服用本品的胶囊3～4次/d,每次1～2个胶囊。

〖5〗甲氨蝶呤(methotrexate) 片剂:2.5 mg。注射剂:1 g。治疗白血病:口服:成人5～10 mg/次,4岁以上5 mg/次,4岁以下2.5 mg/次,每周两次,总量为50～150 mg。绒毛膜上皮癌:静脉滴注:10～20 mg/d,5～10次为一疗程。头颈部癌:动脉连续滴注,5～10 mg/d,连用5～10 d。鞘内注射:5～15 mg/次,每周1～2次。

〖6〗三甲曲沙(trimetrexate,TMTX) 冻干粉针剂:25 mg。用本品葡糖醛酸盐,静脉输注:治疗恶性肿瘤的剂量一般为每日8～12 mg/m²,连用5 d,或每14 d,给予125～150 mg/m²,通常合用叶酸救援疗法。

〖7〗6-巯嘌呤(6-mercaptopurine) 片剂:25 mg、50 mg、100 mg。白血病:每日1.5～2.5 mg/kg,分2～3次口服,疾病缓解后用原量(1/3)～(1/2)维持。绒癌:每日6.0～6.5 mg/kg,10 d为一疗程,隔3～4周后可再重复疗程。

〖8〗硫鸟嘌呤(tioguanine,6-TG) 片剂:25、50、100 mg。口服:成人常用量,开始每日2 mg/kg或100 mg/m²,每日一次或分次服用,5～7 d为一疗程。如4周后临床未见改进,白细胞未见抑制,可慎将剂量增至每日3 mg/kg,维持量每日2～3 mg/kg或100 mg/m²。

〖9〗磺巯嘌呤(Sulfomercaprine Sodium,AT-1438) 钠注射剂:200 mg、400 mg。静注或静滴:①白血病:每日4～5 mg/kg,溶于等渗盐水或5%葡萄糖液中静注或静滴。10～14 d为一疗程。②绒毛膜上皮癌或恶性葡萄胎:1次/d,每日8～10 mg/kg,10 d为一疗程。肌注或鞘内注射:每200 mg需先溶于2 mL 0.24 N稀醋酸液中。鞘内给药常用100～200 mg,隔1～2 d注射一次,5次为一疗程。

〖10〗噻唑呋林(tiazofurin,TCAR) 注射剂:0.5 mg。常用量:1.65 mg/m²,连用5 d,每3周重复。

〖11〗氯脱氧腺苷(chlorodexyadenosine) 注射剂:0.1 mg、1 mg。常用量:静脉滴注,0.05～0.2 mg/d,连用7 d。

〖12〗羟基脲(hydroxycarbamide) 片剂:400 mg、500 mg。胶囊剂:200 mg、400 mg、500 mg。每日20～40 mg/kg,分次口服或每三天60～80 mg/kg,4～6周为一疗程。小儿每次60 mg/kg,每周两次,一般6～7周为1周期。

〖13〗盐酸阿糖胞苷(cytarabine hydrochloride) 注射剂:50 mg、100 mg、500 mg。静脉注射或静脉滴注,每日1～3 mg/kg,10～14 d为一疗程。鞘内注射,25 mg/次,2～3次/周,连用3次,6周后重复应用。

〖14〗安西他滨(ancitabin) 片剂:100 mg。注射剂:100 mg、200 mg。口服:每日5～10 mg/kg,5～10 d

为一疗程。静脉注射或肌内注射剂量同口服。

〖15〗盐酸氮芥(chlorethamine hydrochloride)　注射剂：5 mg/1 mL、10 mg/2 mL。静脉注射或动脉插管灌注，每次 0.1 mg/kg，每 1～3 d 一次，4～6 次为一疗程，必要时间隔 4 周进行第 2 疗程。腔内给药：每次 5～10 mg，加生理盐水 20～40 mL 稀释，在抽液后即时注入，每周一次，可根据需要重复。

〖16〗环磷酰胺(cyclophosphamide)　片剂：50 mg。注射剂：0.5 g、1.0 g。口服：抗癌用，0.1 g～0.2 g/d，疗程量 10～15 g。静脉注射：每日 4 mg/kg，每日或隔日一次，总量 8～10 g 为一疗程。大剂量冲击疗法为每次 10～20 mg/kg，每周一次，8 g 为一疗程，以口服维持，每日 2～4 mg/kg，分次服用。

〖17〗苯丁酸氮芥(chlorambucil，流克伦，瘤可宁，氯氨布西)　纸型片：2 mg。口服：0.2 mg/kg，每 3～4 周连用 10～14 d。

〖18〗溶肉瘤素(phenylalanine mustard)　片剂：10 mg、50 mg、100 mg。注射剂：20 mg、40 mg。口服：每次剂量 25～50 mg(0.5～1.0 mg/kg)，每周服药 1 次，总量 150～250 mg 为 1 疗程。静注：剂量同口服。以等渗盐水 10～20 mL 溶解。1 疗程总量亦为 150～250 mg。

〖19〗硝卡芥(nitrocaphane)　注射剂：20 mg、40 mg。静注：20～40 mg，每日或隔日 1 次，总量 200～400 mg 为 1 疗程。动脉注射或滴注：用量同上。胸腔内注射：40～60 mg，每周 1～2 次。注射液应配现用，一般用等渗盐水或用 5％葡萄糖溶液作溶剂，将药物溶解稀释后供静注或滴注

〖20〗卡莫司汀(carmustine)　注射剂：100 mg、125 mg。静脉注射按体表面积 100 mg/m²，1 次/d，连用 2～3 d；或 200 mg/m²，用一次，每 6～8 周重复。溶入 5％葡萄糖或生理盐水 150 mL 中快速点滴。

〖21〗司莫司汀(semustine)　胶囊剂：10 mg、50 mg。口服：单用为 200～225 mg/m²，每 6～8 周给药 1 次，或 36 mg/m²，每周 1 次，6 周为 1 疗程。

〖22〗盐酸丙卡巴肼(procarbazine)　肠溶片：25 mg、50 mg。口服：成人一次 50 mg，3 次/d，亦可临睡前顿服，以减轻胃肠道反应，连用两周，四周重复。

〖23〗达卡巴嗪(dacarbazine)　注射剂(枸橼酸盐)：200 mg。静注：每日 2.5～6 mg/kg 或 200～400 mg/m²，连用 5～10 d。为减少对血管的刺激，亦可用 5％葡萄糖液 100～250 mL 稀释后滴注，在 30 min 内滴完。间隔 4～6 周后可进行第 2 疗程。

〖24〗六甲蜜胺(altretamine)　片剂：50 mg、100 mg。胶囊剂：100 mg、200 mg。口服：每日 10～12 mg/kg，分 4 次口服(饭后及临睡前)，3 周为 1 周期，休息 4 周后进行第 2 个周期；或 8 mg/(kg·d)，13 周为 1 周期。

〖25〗噻替派(thiotepa)　注射剂：5 mg、10 mg。静脉注射、动脉注射或肌内注射：每日 0.2 mg/kg 每次，连用 5～7 d，以后改为每周 2～3 次，总量 200～400 mg。体腔注射：20～40 mg/次，1～2 次/周。胸腹腔及心包腔内注射：每次 10～50 mg，每周 1～2 次。注射前应尽量抽出积液。膀胱内灌注：每次 60 mg，溶于等渗盐水或注射用水 30～60 mL 中，将尿排空后经导尿管注入，变换体位，保留 2 h，每周 1 次，4 周后改为每月 1 次，共 10 次。

〖26〗白消安(busulfan)　片剂：0.5 mg、2 mg。口服：2～8 mg/d，分 3 次空腹服用，有效后用维持量，0.5～2 mg/d，1 次/d。

〖27〗顺铂(顺氯氨铂，cisplatin，DDP，二氯二氨铂)　注射剂：10 mg、20 mg、30 mg、50 mg。静脉注射或静脉滴注：每次 20～30 mg，或 20 mg/m²，溶于生理盐水 20～30 mL 中静脉注射，或溶于 5％葡萄糖注射液 250～500 mL 中静脉滴注，连用 5 d 为一周期，一般 3～4 周重复，可间断用药 3～4 个周期。大剂量：80～120 mg/m²，每 3 周一次，同时注意水化，使患者尿量保持在 2 000～3 000 mL，也可加用甘露醇利尿。胸腹腔注射：胸腔 7～10 d 一次，每次 30～60 mg。腹腔每次 100～160 mg。动脉注射：每次 20～30 mL，由插管推注，连用 5 d 为一周期，间隔 3 周可重复。动脉灌注主要用于头颈部肿瘤。

〖28〗卡铂(crarboplatin)　粉针剂：50 mg、100 mg、150 mg、450 mg。静脉滴注：每次 0.3～0.4 g/m²，每 3～4 周给药一次。

〖29〗异丙铂(iproplatin，氯羟丙胺铂)　注射剂：60 mg。静脉滴注：每次 180～300 mg/m²；联用 CTX 600 mg/m²，4 周为 1 个周期，可用 6 个周期。

〖30〗丝裂霉素(mitomycin C，MMC)　片剂：1 mg。注射剂：2 mg、4 mg。口服：每日 2～6 mg，100～150 mg 为一疗程。静脉注射:4～6 mg/d,每周 1～2 次。连日用药法:2 mg/d,连日静脉注射。大量间歇用药法 10～30 mg/d,以 1～3 周以上间隔静脉注射。必要时也可以 2～10 mg/d,注入动脉、髓腔或胸、腹腔。

〖31〗博莱霉素(bleomycin) 注射剂:5 mg、15 mg、30 mg。静脉或肌内注射:15～30 mg/次,每日或隔日一次,总量 300～600 mg 为一疗程。

〖32〗喜树碱(Camptothecine,CPT) 片剂:5 mg。注射剂:5 mg/2 mL。口服:每日两次,每次 5～10 mg。静脉注射或肌肉注射,每日或隔日注射一次,每次 15～20 mg,每疗程总量 140～200 mg。亦可用于膀胱冲洗,治疗膀胱癌。

〖33〗羟基喜树碱(hydroxycamptothecine) 注射剂:2 mg、5 mg。供静脉注射用,每次 10～30 mg,每日注射一次,每周 3 次,每疗程 6～8 周。

〖34〗依托泊苷(etoposid,vepesid,VP16) 胶囊剂:50 mg、100 mg。注射剂:100 mg/5 mL。口服,日剂量 70～100 mg/m²,连续 5 d。供静脉注射用,日剂量 50～100 mg/m²,连续用药 3～5 d,每疗程 3～4 周。

〖35〗放线菌素 D(dactinomycin) 注射剂:0.2 mg。静脉注射或静脉滴注:每次量 0.2～0.4 mg,每日或隔日一次,一疗程总量 4～6 mg。儿童用药,每日 0.45 mg/m²,连用 5 d,3～6 周为一疗程。

〖36〗阿霉素(doxorubicin,adriamycin) 注射剂:10 mg。静注:每次 40～60 mg/m²,3 周一次或每日 20 mg/m²,连续 3 d,间隔 3 周再给药。目前认为总量不宜超过 450～550 mg/m²。

〖37〗盐酸柔红霉素(daunorubicin,daunomycin,rubidomycin) 注射剂:10 mg、20 mg。静脉滴注,每次用量 30～40 mg/m²,每 3～4 周连用 2～3 d,总量应控制在 400 mg/m²。

〖38〗长春新碱(vinblastine,VCR) 注射剂:1 mg。成人剂量 1～2 mg(或 1～1.4 mg/m²)最大不大于 2 mg,年龄大于 65 岁者,最大每次 1 mg。儿童 75 μg/kg 或 2.0 mg/m²,每周一次静脉注射。

〖39〗长春瑞滨(vinovelbine,NVB) 注射剂:10 mg、15 mg。静脉注射:每次 10 mg,每周一次,每疗程总量 60～80 mg。

〖40〗长春地辛(vindesine,VDS) 注射剂:1 mg、4 mg。静脉注射:3 mg/m²,每周一次,每疗程 4～6 周,每疗程注射 4～6 次。

〖41〗紫杉醇(paclitaxel,taxol) 注射剂:30 mg/5 mL、100 mg/16.7 mL。静脉滴注:135～175 mg/m²,应先将注射液加于生理盐水或 5%葡萄糖液 500～1 000 mL 中,需用玻璃瓶或聚乙烯输液器,应用特制的胶管及 0.22 μm 的微孔膜滤过。为了防止发生严重的过敏反应,给药前应事先给予预防用药,可采用口服地塞米松 20 mg。

〖42〗紫杉特尔(taxotere,docetaxel) 注射剂:20 mg、80 mg。静脉滴注:每次 100 mg/m²,静脉滴注 1 h,每 3 周重复一次。应以生理盐水或 5%葡萄糖液稀释成浓度为 0.3～0.9 mg/mL。

〖43〗高三尖杉酯碱(homoharringtonine) 注射剂:1 mg、2 mg。静脉滴注:1～4 mg/d 加入 5%葡萄糖注射液 250～500 mL,缓慢滴入 3 h 以上,以 4～6 d 为一疗程,间歇 1～2 周再重复用药。

〖44〗三尖杉酯碱(harringtonine) 注射剂:1 mg、2 mg。静脉滴注:每日 0.1～0.2 mg/kg,7 d 为一疗程,停 2 周后再用。

〖45〗L-门冬酰胺酶(L-asparaginase) 注射剂:1 000 U、2 000 U。肌内或静脉注射:每次 20～200 U/kg,每日或隔日一次,10～20 次为一疗程。用药前皮内注射 10～50 U 作过敏试验,观察 3 h。

(丁伯平)

参 考 文 献

[1] 朱大年. 生理学[M]. 北京：人民卫生出版社,2007.

[2] 金惠铭,王建枝. 病理生理学[M]. 北京：人民卫生出版社,2007.

[3] 杨宝峰. 药理学[M]. 北京：人民卫生出版社,2007.

[4] 陆再英,钟南山. 内科学[M]. 北京：人民卫生出版社,2007.

[5] 杨解人,宋建国,黄正明. 护理药理学[M]. 北京：军事医学科学出版社,2010.